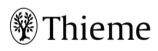

Sprechapraxie im Kindes- und Erwachsenenalter

Reihe herausgegeben von
Norina Lauer, Juliane Leinweber

Norina Lauer
Beate Janusch

3., vollständig überarbeitete und
erweiterte Auflage

26 Abbildungen

Georg Thieme Verlag
Stuttgart • New York

Bibliografische Information der Deutschen Nationalbibliothek
Die Deutsche Nationalbibliothek verzeichnet diese Publikation in der Deutschen Nationalbibliografie; detaillierte bibliografische Daten sind im Internet über http://dnb.d-nb.de abrufbar.

Ihre Meinung ist uns wichtig! Bitte schreiben Sie uns unter:
www.thieme.de/service/feedback.html

1. Auflage 2007
2. Auflage 2010

© 2024. Thieme. All rights reserved.
Georg Thieme Verlag KG
Rüdigerstraße 14, 70469 Stuttgart, Germany
www.thieme.com

Printed in Germany

Redaktion: Katharina Georgi-Hellriegel, Stuttgart
Zeichnungen: Christine Lackner, Ittlingen
Covergestaltung: © Thieme
Bildnachweis Cover: © Dorit David/Thieme
Satz: Druckhaus Götz GmbH, Ludwigsburg
Druck: Grafisches Centrum Cuno, Calbe

DOI 10.1055/b000 000 737

ISBN 978-3-13-244686-1   1 2 3 4 5 6

Auch erhältlich als E-Book:
eISBN (PDF) 978-3-13-244699-1
eISBN (epub) 978-3-13-244700-4

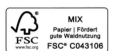

Wichtiger Hinweis: Wie jede Wissenschaft ist die Medizin ständigen Entwicklungen unterworfen. Forschung und klinische Erfahrung erweitern unsere Erkenntnisse, insbesondere was Behandlung und medikamentöse Therapie anbelangt. Soweit in diesem Werk eine Dosierung oder eine Applikation erwähnt wird, dürfen die Lesenden zwar darauf vertrauen, dass Autor*innen, Herausgeber*innen und Verlag große Sorgfalt darauf verwandt haben, dass diese Angabe dem Wissensstand bei Fertigstellung des Werkes entspricht.

Für Angaben über Dosierungsanweisungen und Applikationsformen kann vom Verlag jedoch keine Gewähr übernommen werden. Jede*r Benutzende ist angehalten, durch sorgfältige Prüfung der Beipackzettel der verwendeten Präparate und gegebenenfalls nach Konsultation eines/r Spezialist*in festzustellen, ob die dort gegebene Empfehlung für Dosierungen oder die Beachtung von Kontraindikationen gegenüber der Angabe in diesem Buch abweicht. Eine solche Prüfung ist besonders wichtig bei selten verwendeten Präparaten oder solchen, die neu auf den Markt gebracht worden sind. **Jede Dosierung oder Applikation erfolgt auf eigene Gefahr des Benutzenden.** Autor*innen und Verlag appellieren an alle Benutzenden, ihnen etwa auffallende Ungenauigkeiten dem Verlag mitzuteilen.

Marken, geschäftliche Bezeichnungen oder Handelsnamen werden nicht in jedem Fall besonders kenntlich gemacht. Aus dem Fehlen eines solchen Hinweises kann nicht geschlossen werden, dass es sich um einen freien Handelsnamen handelt.

Das Werk, einschließlich aller seiner Teile, ist urheberrechtlich geschützt. Jede Verwendung außerhalb der engen Grenzen des Urheberrechtsgesetzes ist ohne Zustimmung des Verlages unzulässig und strafbar. Das gilt insbesondere für Vervielfältigung und Verbreitung in gedruckter Form, Übersetzung, Übertragung und Bearbeitung in andere Sprachen oder Fassungen sowie die Einspeicherung und Verbreitung in elektronischen Medienformen (z. B. CD-Rom, DVD, USB-Speicher, Datenbank, cloud-basierter Dienst, e-book und sonstige Formen des electronic publishing) und auch öffentlicher Zugänglichmachung (z. B. Internet, Intranet oder andere leitungsgebundene oder -ungebundene Datennetze), u. a. durch Wiedergabe auf stationären oder mobilen Empfangsgeräten, Monitoren, Smartphones, Tablets oder sonstigen Empfangsgeräten per Download (z. B. PDF, ePub, App) oder Abruf in sonstiger Form etc.

Wo datenschutzrechtlich erforderlich, wurden die Namen und weitere Daten von Personen redaktionell verändert (Tarnnamen). Dies ist grundsätzlich der Fall bei Patient*innen, ihren Angehörigen und Freund*innen, z. T. auch bei weiteren Personen, die z. B. in die Behandlung von Patient*innen eingebunden sind.

Die abgebildeten Personen haben in keiner Weise etwas mit der Krankheit zu tun.

Thieme Publikationen streben nach einer fachlich korrekten und unmissverständlichen Sprache. Dabei lehnt Thieme jeden Sprachgebrauch ab, der Menschen beleidigt oder diskriminiert, beispielsweise aufgrund einer Herkunft, Behinderung oder eines Geschlechts. Thieme wendet sich zudem gleichermaßen an Menschen jeder Geschlechtsidentität. Die Thieme Rechtschreibkonvention nennt Autor*innen mittlerweile konkrete Beispiele, wie alle Lesenden gleichberechtigt ansprechen können. Die Ansprache aller Menschen ist ausdrücklich auch dort intendiert, wo im Text (etwa aus Gründen der Leseleichtigkeit, des Text-Umfangs oder des situativen Stil-Empfindens) z. B. nur ein generisches Maskulinum verwendet wird.

Forum Logopädie

Herausgegeben von Norina Lauer und Juliane Leinweber

In dieser Reihe sind folgende Titel bereits erschienen:

Vorwort der Herausgeberinnen zur 3. Auflage

Seit mittlerweile 15 Jahren ist das Buch zur erworbenen und kindlichen Sprechapraxie ein beliebtes und geschätztes Standardwerk der Reihe *Forum Logopädie*. Nachdem die 2. Auflage aufgrund der hohen Nachfrage der 1. Auflage in größerer Anzahl gedruckt wurde, sind einige Jahre vergangen. Die nun vorliegende Neuauflage basiert auf einer grundlegenden Überarbeitung des Buches, die nicht zuletzt durch die Zunahme an Forschung in diesem Fachgebiet notwendig geworden ist. Wesentliche neue Inhalte im Bereich der Theorien und Modelle sowie der Kindersprache wurden ebenso integriert wie eine Aktualisierung der Evidenzen zu therapeutischen Maßnahmen.

Nach wie vor soll das Buch vor allem praktisch tätigen Therapeutinnen sowie Lehrenden, Auszubildenden und Studierenden die Grundlagen der Sprechapraxie bei Kindern und Erwachsenen gut verständlich näherbringen, konkrete diagnostische Möglichkeiten aufzeigen und evidenzbasierte Therapiemethoden vorstellen. Die aktualisierten, online zur Verfügung gestellten Formularbögen zu Anamnese und Befunderhebung können nun noch einfacher im Praxisalltag eingesetzt werden.

Regensburg und Göttingen,
im Februar 2024

Norina Lauer
Juliane Leinweber

Vorwort der Autorinnen zur 3. Auflage

Die dritte Auflage wurde grundlegend revidiert. Dazu wurden neben der Einarbeitung des aktuellen Stands der Forschung auch wesentliche Erweiterungen vorgenommen. So findet sich nun im gemeinsamen Teil zu den modelltheoretischen Grundlagen auch das DIVA-Modell, anhand dessen die neuronale sprechmotorische Kontrolle erläutert wird. Das Modell erlaubt sowohl die Einordnung der erworbenen Sprechapraxie als auch Erklärungen zur Entwicklung der sprechmotorischen Kontrolle im Rahmen des Sprecherwerbs. Darüber hinaus werden motorische Lernprinzipien und deren Bedeutung für die Therapieplanung genauer erklärt.

Hinsichtlich der erworbenen Sprechapraxie werden u. a. aktuelle Befunde zur Variabilität der Lautbildungsfehler beschrieben, da dieser Aspekt ein wichtiges Kriterium bei der Diagnosestellung darstellt. Auch wurden Hilfestellungen zur Schweregradeinteilung der Sprechapraxie integriert. Die Untersuchungsbögen wurden grundlegend überarbeitet und Prüfbereiche umgestellt, um die Notwendigkeit der Diagnosestellung über das Prüfen sprechmotorischer Fähigkeiten zu verdeutlichen. Die Befundbögen stehen jetzt online in Form von ausfüllbaren Formularen zum Download zur Verfügung. Im Therapieteil wurden die Evidenzen zu allen Therapieansätzen überprüft und aktualisiert. Beim Sound Production Treatment findet sich nun eine Darstellung der konkreten Übungsschritte,

um diese der Evidenz nach sehr wirklungsvolle Methode in der Praxis leicht einsetzen zu können. Ergänzt wurden außerdem Kapitel zur primärprogressiven Sprechapraxie und Verfahren zur Hirnstimulation in der Sprechapraxietherapie.

Im Bereich der kindlichen Sprechapraxie haben die letzten 12 Jahre sehr viele neue Erkenntnisse entstehen lassen. Es werden aktuelle Befunde zur möglichen Ätiologie vorgestellt, auch im Hinblick auf die Erkenntnisse der Forschung im Bereich der Genetik und möglicher anderer Ätiologien. Grundlegende Überlegungen zur Diagnostik mit und ohne modelltheoretische Untermauerung werden diskutiert. Im Bereich der Behandlungswirksamkeit liegen mittlerweile englischsprachige Studien auf höchstem Evidenzniveau sowie Studien zu mehrsprachigen Kindern vor. Bezüglich der Behandlungsplanung kommen neben diesen Ergebnissen mit konkreten Vorschlägen für die Umsetzung im Deutschen wie die 2017 neu überarbeitete ICF-CY zum Tragen. Der Informationsstand im deutschen Sprachraum, der anhand einer Stichprobe im Rahmen einer internationalen Tagung erhoben wurde, wird vorgestellt. Der Anamnesebogen und die Befundbögen wurden entsprechend angepasst und können ebenfalls als Formulare zum Ausfüllen heruntergeladen werden.

Regensburg und Greven, im Februar 2024

Norina Lauer
Beate Janusch

Anschriften

Autorinnen

Prof. Dr. Norina **Lauer**
Dipl.-Log. Beate **Janusch**

Reihenherausgeberinnen

Prof. Dr. Norina **Lauer**
  https://orcid.org/0000-0001-8218-0786

Prof. Dr. Juliane **Leinweber**
  https://orcid.org/0000-0002-5655-7882

Inhaltsverzeichnis

Teil 3 Sprechapraxie im Kindesalter

B. Janusch (ehemals Birner-Janusch)

Teil I

I

1 Einführung

Bereits im 19. Jahrhundert wurde von führenden Vertretern der damaligen Aphasieforschung über Patienten berichtet, die Probleme in der willkürlichen Ausführung sprechmotorischer Bewegungen aufwiesen. Zunächst wurden einerseits die beobachteten Defizite als Symptome bzw. Sonderformen der Aphasie betrachtet. Pierre Paul Broca bezeichnete die von ihm bei einem Patienten festgestellte gestörte Programmierung von Sprechbewegungen als „Aphémie" (Broca 1861, zitiert in [562]). Bis ins 20. Jahrhundert wurden andererseits Störungen der Sprechprogrammierung von vielen Autoren eher den Dysarthrien zugeordnet, z. B. Holland et al. [237]. Darley et al. [131] stellten bereits 1969 die These auf, dass es sich bei der Sprechapraxie um eine eigenständige Störung handelt, die häufig in Verbindung mit Aphasien auftreten kann. Square führte 1981 den Nachweis, dass die Sprechapraxie ein eigenständiges Störungsbild ist [554]. Ausführliche Erläuterungen zur historischen Sichtweise und der Eigenständigkeit der sprechapraktischen Störung finden sich u. a. bei Rosenbek et al. [493], Springer [553], Wertz et al. [655] und Ziegler [685].

Allein aufgrund der Spontansprache ist eine Differenzierung zwischen Sprechapraxie, Aphasie und Dysarthrie oft nicht klar vorzunehmen. Die Störungsbilder liegen häufig gemeinsam vor. Mittlerweile gibt es Kriterien, anhand derer man die verschiedenen Störungen voneinander abgrenzen kann. Eine klare Differenzierung, die Erforschung der Entstehungsmechanismen und eine genaue Bezeichnung der Störung stellen die Grundlagen für eine effektive Therapieplanung dar.

Darauf wies Darley bereits 1971 hin [133]. Er forderte sowohl für die Sprechapraxie bei Erwachsenen als auch bei Kindern eine exakte Nomenklatur mit aussagekräftiger Terminologie. Schon in den 1970er Jahren beschäftigte er sich mit der kindlichen Störungsform, die Hadden 1891 erstmals als Artikulationsstörung beschrieb [211]. Allerdings stellte er bereits damals fest, dass sowohl die Ätiologie funktioneller Artikulationsauffälligkeiten wie auch die der kindlichen Sprechapraxie noch unklar sind [579], [676]. Dies hat sich im 21. Jahrhundert in Ansätzen – aber noch nicht grundlegend – geändert.

Während die erworbene Sprechapraxie ein in der logopädischen Behandlung neurologischer Störungen anerkanntes Störungsbild ist, etabliert sich die kindliche Sprechapraxie im deutschen Sprachraum zunehmend. Es liegen immer mehr Daten zur physiologischen Sprechentwicklung im Deutschen vor, auch wenn im Hinblick auf die Vorkommenshäufigkeit der deutschen Sprache als elfthäufigst gesprochene Sprache der Welt noch mehr Daten wünschenswert wären. Es gilt weiterhin, genauere Anhaltspunkte dafür zu finden, welche sprechmotorischen Leistungen noch der Altersnorm entsprechen bzw. ab wann die Pathologie beginnt.

In diesem Buch werden die erworbene und die kindliche Sprechapraxie vorgestellt. Es wird ein Überblick aktueller theoretischer Grundlagen und Modelle, möglicher diagnostischer Vorgehensweisen, differenzialdiagnostischer Fragestellungen und therapeutischer Interventionen gegeben. In der logopädischen Praxis einsetzbare Diagnostikbögen runden das Werk ab.

2 Modelltheoretische Grundannahmen

2.1 Gemeinsamkeiten und Unterschiede zwischen erworbener und kindlicher Sprechapraxie

In der klinischen Beobachtung von sprechapraktischen Kindern und Erwachsenen lässt sich eine Reihe von gemeinsamen Symptomen beobachten. Diese sind in ▸ Tab. 2.1 zusammengefasst.

Unterschiede zwischen kindlicher und erworbener Sprechapraxie können der ▸ Tab. 2.2 entnommen werden. Bei Kindern mit Sprechapraxie wird diskutiert, dass ihnen bereits zu Beginn der Sprachentwicklung die silbische Grundausstattung fehlt. Einige Autoren wie Marquardt et al. [368] gehen davon aus, dass diese angeboren ist. Die fortschreitende Forschung zeigt, dass genetische Faktoren für das Vorliegen einer kindlichen Sprechapraxie immer präziser beschrieben werden können (vgl. Kap. 7.3)

Nicht alle Symptome, die man bei Kindern und Erwachsenen mit Sprechapraxie beobachten kann, lassen sich mit dem dargestellten Sprachverarbeitungsmodell erklären. ▸ Tab. 2.2 enthält weitere Symptome, die die beiden Störungsformen voneinander unterscheiden.

In der Bezeichnung der erworbenen Störung hat sich der Begriff Sprechapraxie, im englischen Sprachraum „Apraxia of Speech" (AOS), durchgesetzt.

Die im Rahmen der kindlichen Entwicklung auftretende Störung wird im deutschen Sprachraum vielfach als verbale Entwicklungsdyspraxie oder Sprechdyspraxie bezeichnet. In diesem Buch wird der aktuelle und dem internationalen Standard entsprechende Begriff der kindlichen Sprechapraxie (engl.: „Childhood Apraxia of Speech" (CAS)) präferiert. Dieser hat sich seit 2004 im anglo-amerikanischen Raum durchgesetzt. In der ICD-10-Klassifikation wird die (kindliche) Sprechapraxie unter R 48.2 von anderen Artikulationsstörungen klar unterschieden. Diese Differenzierung wird in der ICD-11 nicht mehr so deutlich vorgenommen.

Tab. 2.1 Gemeinsamkeiten von erworbener und kindlicher Sprechapraxie.

Erworbene Sprachapraxie / Kindliche Sprachapraxie	
Symptomatik	
Segmentale Fehler	Es treten Substitutionen, Elisionen, Additionen, Metathesen und Iterationen von Lauten sowie Lautentstellungen auf.
Prosodie	Der Sprechablauf ist räumlich-zeitlich gestört.
Sprechmuskulatur	Die Sprechmuskulatur an sich ist bei beiden Formen im Sinne einer muskulären Schwäche, Atrophie, Parese, Dystonie oder Ataxie nicht grundlegend beeinträchtigt.
Schweregrade	Es sind im Kindes- wie Erwachsenenalter unterschiedliche Ausprägungsformen von leicht bis schwer möglich.
Diagnostik	Bei beiden Störungsbildern erfolgt der Befund über eine Ausschlussdiagnose und ein Expertenurteil. Normierte Verfahren liegen bislang nicht vor bzw. wurden noch nicht veröffentlicht.
Zusammenhänge mit anderen Störungen	In der Regel treten beide Störungsformen als Begleitstörung zu einer Sprachstörung auf. Weitere Apraxieformen wie bukkofaziale und laryngeale Apraxie können ebenfalls bestehen.
Therapie	Für beide Störungsformen liegen Therapieverfahren vor. Nur für einige Therapieverfahren wurden Wirksamkeitsstudien durchgeführt.

Tab. 2.2 Unterschiede zwischen erworbener Sprechapraxie und kindlicher Sprechapraxie.

	Erworbene Sprechapraxie	Kindliche Sprechapraxie
Störungsursachen		
Läsionsort	• Basalganglien und frontale weiße Substanz primärer motorischer Kortex (Brodmann Area 4) • nicht primär motorische Areale (prämotorische Area 44 + laterale Area 6 + mesiale supplementär motorische Area 6) • Parietallappen (scheint für die Integration des sensorischen Inputs für die Vorbereitung des motorischen Verhaltens zuständig zu sein). • Die Beteiligung der Inselregion wird dokumentiert, ist aber umstritten. • Die Läsion betrifft immer die dominante Hemisphäre.	• keine genauen Läsionsorte bekannt – es werden Störungen der Konnektivität diskutiert [163] • häufig leichte neurologische Auffälligkeiten wie z. B. EEG-Veränderungen. MRT sowie Schlaf- und Wach-EEG können aber auch unauffällig sein, so dass nur funktionelle Aufnahmen Einblick geben. Marien et al. [366] zeigen bei einem 7-jährigen Patienten in einer funktionellen Darstellung des Gehirns (SPECT-Aufnahme), dass es zu einer signifikant geringeren Durchblutung im Kleinhirnwurm, in beiden Nuclei lentiformis, im linken Thalamus und in beiden Okzipitallappen kommt. Es müssen bilaterale Läsionen auftreten, um eine nachhaltige Störung zu verursachen. • Bei betroffenen Familienmitgliedern der KE-Familie zeigten sich Veränderungen beidseits im Nucleus caudatus sowie Auffälligkeiten in den Basalganglien.
Störungsbeginn	• in direktem Zusammenhang mit dem neurologischen Ereignis	• unklar
andere Ursachen	• klarer Zusammenhang mit neurologischer Schädigung	• genetische Veränderungen (besonders auf dem Chromosom 7, FOXP2 Gen in der KE Familie) • Stoffwechselerkrankungen (Galaktosämie; in 50–63 % der Fälle leiden die Kinder unter kindlicher Sprechapraxie)
Symptomatik		
auditive Verarbeitung	• Die auditive Verarbeitung ist bei der reinen Form unbeeinträchtigt.	• Es können auditive Verarbeitungsstörungen auftreten.
begleitende Störungen	• Zusätzliche taktil-kinästhetische und propriozeptive Störungen werden per Definition der Störung ausgeschlossen. • Artikulatorische Suchbewegungen sind häufig.	• Zusätzliche taktil-kinästhetische und propriozeptive Störungen sind nicht ausgeschlossen (orosensorische Wahrnehmungsstörungen) und liegen in der Regel vor. • Artikulatorische Suchbewegungen treten seltener auf, da noch keine automatisierten sprechmotorischen Muster vorhanden sind.
Eigenwahrnehmung	• Fehler werden in der Regel bemerkt und der Patient versucht, sie zu korrigieren, wenn keine zusätzliche aphasische Störung vorliegt.	• Fehler werden nicht immer bemerkt und korrigiert.
Einfluss auf das Sprachsystem	• Das Sprachsystem kann völlig unbeeinträchtigt sein, auch die phonologischen Leistungen.	• Bei mittelschwerer bis schwerer Ausprägung kann die kindliche Sprechapraxie eine regelgerechte Sprachentwicklung behindern. Dies gilt besonders für die phonologische Entwicklung, die morphologische Entwicklung und den Wortschatzerwerb. In der Folge entstehen häufig ein Dysgrammatismus und/oder eine Lese-Rechtschreib-Störung mit Schwerpunkt auf dem Schreiben.

Tab. 2.2 Fortsetzung

	Erworbene Sprechapraxie	Kindliche Sprechapraxie
Sprechmotorik	• Automatisierte Sprechbewegungen liegen bereits vor, können jedoch durch die Störung nicht aktiviert werden. • Es sind mehr Fehler auf der Lautebene zu beobachten, da der Zugriff auf ganzheitlich abgespeicherte Silben misslingt. • Laut- und Silbenmetathesen sind seltener. Es gibt „Inseln störungsfreier Produktion".	• Die Automatisierung von Sprechbewegungen und Sprechbewegungsfolgen ist deutlich erschwert. • Es werden mehr Fehler auf Silbenebene gemacht, da sich die Sprechentwicklung der Kinder auf Silbenebene vollzieht und auf dieser Ebene nicht gelingt. • Laut- und Silbenmetathesen treten häufiger auf.
Therapie	• Über die Schriftsprache können Diagnostik und Therapie unterstützt werden.	• Über die beeinträchtigten Sprechleistungen können höhere Sprachleistungen wie Grammatik und Schriftsprachkompetenzen nur unzureichend aufgebaut werden. So steht die Schriftsprache ggf. nur bedingt als Hilfe in der Therapie zur Verfügung.

2.2 Sprachproduktionsmodell nach Levelt et al.

Sprechen und Sprache sind bis heute in ihren Produktionsmechanismen noch nicht ganz genau erforscht. Daher wird über modelltheoretische Annahmen versucht, sich den grundlegenden Mechanismen der Sprech- und Sprachproduktion zu nähern und diese zu erklären.

Eines der aktuellen Sprachproduktionsmodelle, anhand dessen sich sowohl Sprache als auch Sprechen erklären lassen, ist das Sprachproduktionsmodell nach Levelt et al. [330]. Es ermöglicht eine differenziertere Lokalisation sprachlicher und sprechmotorischer Störungen [5] und eine spezifische Betrachtung phonetisch-phonologischer Prozesse (▶ Abb. 2.1). Levelt definiert die Silbe als sprechmotorische Einheit [328], [329], [330]. Im konzeptuell-semantischen System werden in der konzeptuellen Repräsentation präverbale Einheiten ausgewählt, die in Sprache umgesetzt werden sollen. Dies bedeutet, dass eine Mitteilungsabsicht besteht, die in ein Thema gefasst wird. Dabei kommt es zunächst zur semantisch-syntaktischen Enkodierung. Konkret wird dazu aus dem mentalen Lexikon ein Lemma-Eintrag ausgewählt, der semantische und syntaktische Merkmale beinhaltet. Im nächsten Schritt erfolgt im phonologisch-phonetischen System die Enkodierung der Wortform über den Zugriff auf das Lexem (Wortschatzeinheit) innerhalb des mentalen Lexikons. Das Lexem wird nach morphologischen und phonologischen Aspekten enkodiert. Das heißt, es werden Phoneme ausgewählt und in die korrekte Abfolge gebracht, die mit den passenden Vorsilben und Endungen versehen ist. Schließlich folgt die phonetische Enkodierung, bei der das zu artikulierende Wort silbisch oder einzellautlich zusammengestellt wird. Bei hochfrequenten Silben wird über die silbische Route auf die im mentalen Silbenlexikon ganzheitlich abgespeicherten Silben zugegriffen. Niedrigfrequente Silben werden über die segmentale Route aus einzelnen lautlichen Einheiten zusammengesetzt.

In der Sprachproduktion sprechgesunder Personen spielen Einzellaute eine untergeordnete Rolle, da der Abruf ganzheitlicher Silben aus dem mentalen Silbenlexikon eine schnellere und damit ökonomischere Sprachproduktion gewährleistet [5].

Nach diesem Sprachproduktionsmodell können Aphasien sowohl durch eine Störung im konzeptuell-semantischen System hervorgerufen werden als auch durch Störungen im phonologisch-phonetischen System. Im konzeptuell-semantischen System zeigen sich aphasische Symptome aufgrund

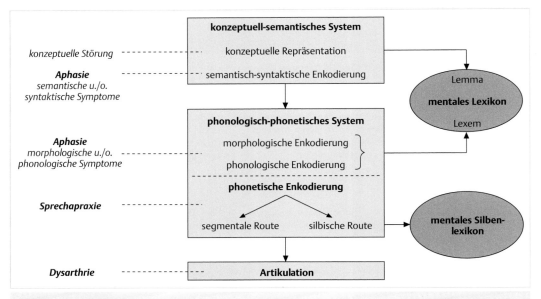

Abb. 2.1 Sprachproduktionsmodell mit Lokalisation von Sprach- und Sprechstörungen. (Quelle: Aichert I, Ziegler W. Sprechapraxie und die Silbe: Theoretische Überlegungen, empirische Beobachtungen und therapeutische Konsequenzen. Forum Logopädie 2004; 18(2): 6–13)

von Störungen der semantisch-syntaktischen Enkodierung. Im phonologisch-phonetischen System sind es Störungen der morphologischen oder phonologischen Enkodierung, die zu aphasischen Symptomen führen können.

Merke

Die Sprechapraxie stellt eine Störung der phonetischen Enkodierung dar. Dysarthrien sind auf Störungen des Artikulationsvorgangs selbst zurückzuführen.

Im Folgenden soll der für die Sprechapraxie relevante Prozess der phonetischen Enkodierung genauer betrachtet werden. Das in ▶ Abb. 2.2 dargestellte Modell zeigt die *phonologisch-phonetische Enkodierung* von Wörtern [693], [330].

Am Beispiel des Wortes „sprechen" wird der Weg der Umsetzung abstrakter linguistischer Einheiten in artikulatorische Bewegungen aufgezeigt.

Die Morpheme „sprech" und „en" werden mittels phonologischer Enkodierung in die phonologische Wortform umgesetzt. Es folgen 2 mögliche Wege zur Erstellung der phonetischen Wortform [ʃpʀɛ]-[çən] und Planung der zur Aussprache notwendigen artikulatorischen Gesten. Der eine Weg führt über ein mentales Silbenlexikon. In diesem liegen häufig vorkommende Silben als Ganzes gespeichert vor und werden auch auf diese Weise abgerufen. Dies ermöglicht eine schnelle Übertragung abstrakter linguistischer Einheiten in konkret wahrnehmbare Sprachlaute. Niedrigfrequente Silben werden Phonem für Phonem über den Weg der Phonemzusammensetzung programmiert und umgesetzt.

Aichert und Ziegler [5] nennen folgende Argumente für die Annahme *sprechmotorischer Silbenprogramme*:

- In der Sprachentwicklung wird die Silbe in der Lallphase als erste sprechmotorische Einheit erworben [358].
- Die Silbe gilt als Hauptdomäne der Koartikulation.

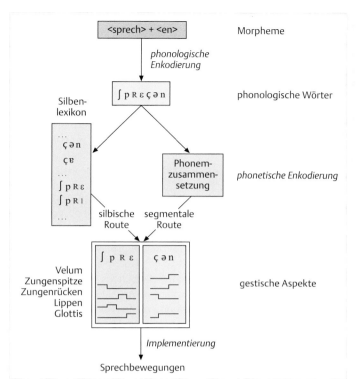

Abb. 2.2 Modell der phonologisch-phonetischen Enkodierung. (Quelle: Ziegler W. Psycholinguistic and motor theories of apraxia of speech. In: Seminars in speech and language 2002; 23(4): 231–244. DOI: 10.1055/s-2002-35798)

- In Reaktionszeitexperimenten konnte ein Silbenfrequenzeffekt beobachtet werden, bei dem hochfrequente Silben von Sprechgesunden schneller produziert werden konnten als niedrigfrequente Silben [329].
- Mit einer relativ geringen Anzahl hochfrequenter Silben lässt sich im Deutschen ein hoher Prozentsatz (ca. 85 %) von Wörtern bilden.

Die *silbische Route* wird auch als *direkte phonetische Enkodierung* bezeichnet, während die *segmentale Route* als *indirekte phonetische Enkodierung* gilt [660]. Aichert und Ziegler [5] konnten in einer Studie nachweisen, dass „Patienten mit leichter und schwerer Sprechapraxie auf sprechmotorische Programme in der Größe von Silben zugreifen können, auch wenn diese Programme in sich teilweise zerstört sind" [5]: S. 13.

Artikulationsstörungen bei erworbener Sprechapraxie sind also die Folge eines eingeschränkten Zugriffs auf bereits vorliegende sprechmotorische Programme. Varley und Whiteside [622] sehen die Ursache in einem Defekt des Silbenlexikons bei gleichzeitig beeinträchtigter segmentaler Route. Aichert und Ziegler [5] hingegen halten den Zugriff auf sprechmotorische Programme für möglich. Sie gehen davon aus, dass die Silbenprogramme je nach Schweregrad der Sprechapraxie mehr oder weniger in sich zerstört sind. Sie sehen daher die Silbe als zentrale Einheit innerhalb der Sprechapraxietherapie. Eine direkte Erklärung für die bei erworbener Sprechapraxie beobachtbaren prosodischen Defizite gibt dieses Modell nicht.

Bei Kindern hingegen liegen noch keine automatisierten sprechmotorischen Muster vor. Wie in ▶ Abb. 2.3 dargestellt, besteht im Kindesalter eine direkte Verbindung zwischen der lexikalischen Verarbeitung und der Artikulation [356], [330].

Die Mitteilungsabsicht des Kindes wird wie im Erwachsenenalter konzeptuell geplant und in lexikalische Einheiten überführt, die aber noch keine weiteren Spezifizierungen wie Geschlecht oder morphologische Informationen enthalten. Diese erwirbt das Kind erst später.

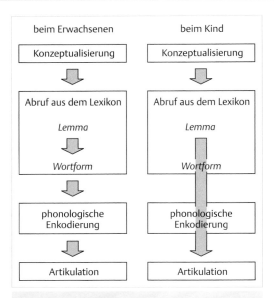

	beim Erwachsenen	beim Kind

Abb. 2.3 Schematische Darstellung der Sprechproduktionsmechanismen bei Erwachsenen und Kindern.

Dem Kind steht in der frühen Phase der Sprechentwicklung (2. und 3. Lallphase ab dem 6. Lebensmonat) lediglich eine begrenzte Auswahl artikulatorischer Möglichkeiten in Form von Silben zur Verfügung. Im Laufe der Entwicklung wächst unter dem kommunikativen Druck und dem sich entwickelnden Wortschatz das phonologische Regelwissen. Mit immer mehr artikulatorischen Möglichkeiten ausgestattet, macht sich das Kind die produktiven phonologischen und phonotaktischen Regeln mittels des statistischen Lernens der Zielsprache zu eigen.

So entsteht als Ergebnis dieser Entwicklung der phonologische Wortformspeicher im mentalen Lexikon wie auch das mentale Silbenlexikon. Über die motorische Ausführung der Artikulation, die sich durch körperliche Veränderungen wie z. B. das Zungenwachstum und die Veränderung von Resonanzräumen ständig im Wandel befindet, wird

eine phonetische Enkodierung im Sinne der motorischen Programmierung aufgebaut. Trotz des sich ständig wandelnden Vokaltrakts gelingt es dem Kind immer besser, Gehörtes konstanter in Sprechbewegungen umzusetzen und abstraktere Ziele zu verfolgen. Die regelmäßiger werdenden Sprechbewegungen werden taktil-kinästhetisch wie auditiv abgespeichert, was zur Automatisierung der Sprechbewegungen in Form einer inneren Repräsentation beiträgt. Dies ist auch daran zu erkennen, dass sich die durchschnittliche Artikulationsgeschwindigkeit bei Kindern zwischen dem Sprechbeginn und dem Schuleintritt kontinuierlich erhöht.

Der Bedeutung des taktil-kinästhetischen und des auditiven Wahrnehmungskanals für das Sprechen wurde in dem von Guenther [209] veröffentlichten DIVA-Modell (Directions in an orosensory-space Into Velocities of Articulators), einem sich selbst organisierenden, anpassungsfähigen neuralen Netzwerk, genauer auf die Spur gegangen. Die Ausgangsfragestellung dazu war, ob man anhand einer Computersimulation nachvollziehen kann, wie sich aus dem Lallen der Sprecherwerb eines Kindes entwickelt. Im DIVA-Modell kann ebenfalls das Sprechen Erwachsener simuliert und getestet werden. In neueren Studien (vgl. [590]) konnte für Erwachsene und in vorangegangenen Studien auch für Kinder [591] mit Sprechapraxie in Simulationsstudien gezeigt werden, dass bei beiden Patientengruppen ein Problem im Feedforward Control Subsystem, d. h. der Sprechplanung und -programmierung, besteht. Daran sind das linke frontale Operculum, das Kleinhirn sowie der motorische Kortex beteiligt. Der genaue Störungsmechanismus ist für beide Patientengruppen bislang nicht exakt geklärt.

Zunächst wird das DIVA-Modell von Guenther [209] erläutert (▸ Abb. 2.4), um im Anschluss die Hypothesen der Entstehung einer Sprechapraxie bei entwicklungsbedingten wie erworbenen Störungen erläutern zu können.

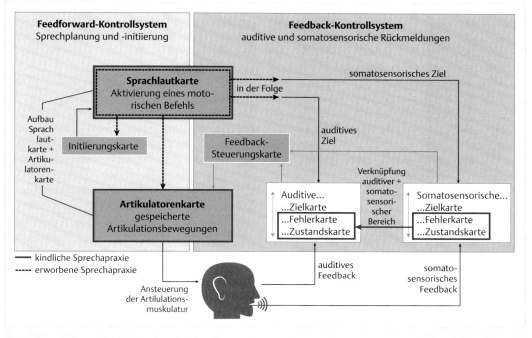

Abb. 2.4 Das DIVA-Modell nach Guenther [209].

2.3 DIVA-Modell

Computersimulationen wie beispielweise mit dem DIVA-Modell zur Sprachwahrnehmung und -produktion mit einer Bezugnahme auf natürliche neuronale Prozesse im Zentralnervensystem des Menschen sind recht komplex. Sie umfassen immer einen kognitiv-linguistischen, einen motorischen und einen sensorischen Teil. Diese Teile werden in einem künstlichen, neuronalen Netz abgebildet. Ein solches neuronales Netz beinhaltet 3 sog. „Schichten", die auch als neuronale Karten bezeichnet werden. Innerhalb der neuronalen Karten sind verschiedene Neuronen, die als kortikale Säule dargestellt werden, in der Modellierung miteinander verbunden. So kann man einen temporär aktivierten neuronalen Zustand als ein spezifisches neuronales Aktivierungsmuster innerhalb des künstlichen neuronalen Netzes darstellen. Das Aktivierungsmuster kann sich während der Sprachverarbeitung (z. B. von Silbe zu Silbe) verändern.

Bei der Sprachverarbeitung werden 3 Arten von neuronalen Karten unterschieden, die sich auch im DIVA-Modell finden:
1. Input-Karten: primäre auditive Karten innerhalb des auditiven Kortex und primäre somatosensorische Karte innerhalb des somatosensorischen Kortex
2. Ausgabekarten: primäre motorische Karte innerhalb des primären motorischen Kortex
3. kortikale Karten höherer Ebene („versteckte Schichten" genannt)

Die neuronalen Korrelate und Netzwerke, die für die Sprach- und Sprechverarbeitung herangezogen werden, sind bei Guenther [209] genauer dargestellt.

Das DIVA-Modell teilt sich in 2 Bereiche: Das Feedforward-Kontrollsystem, was der Sprechplanung und -initiierung entspricht und das Feedback-Kontrollsystem, welches für die Rückmeldungen über den auditiven und somatosensorischen Weg zuständig ist. Pfeile entsprechen anregenden axonalen Verbindungen zwischen 2 neuralen Speichern.

Um die Verarbeitungsschritte im DIVA-Modell verständlicher darstellen zu können, wurde hier auf eine detaillierte Beschreibung der Aktivierung der zuständigen Hirnareale verzichtet und eine vereinfachte Darstellung des Modells vorgenommen. Die genaue Darstellung des gesamten Modells findet sich bei Guenther [209].

Zunächst wird der linke Teil der Sprechplanung und -initiierung (Feedforward-Kontrollsystem) vorgestellt. Die Produktion eines Sprachlautes beginnt laut DIVA-Modell mit der Aktivierung eines Knotenpunkts eines Neuronenverbands. Dieser Neuronenverband repräsentiert einen spezifischen Laut, eine Silbe oder eine größere Einheit in der Sprachlautkarte. Die Aktivierung dieses Knotenpunktes führt zu einem motorischen Befehl, der über 2 Systeme an den motorischen Kortex weitergeleitet wird: an die Sprechplanung und -initiierung (Feedforward-Kontrollsystem) und dann an das auditive und sensomotorische Rückmeldesystem (Feedback-Kontrollsystem).

Dieser Prozess beinhaltet 2 Komponenten. Die erste Komponente ist dafür zuständig, das motorische Programm zum richtigen Zeitpunkt abzurufen. Bei der Ausführung des motorischen Programms wird die Erkennung des korrekten kognitiven und sensomotorischen Kontextes zur Sprachlaut- bzw. Silbenproduktion durchgeführt. Diese Sprachlautkarte steht in Verbindung mit der Initiierungskarte. Wenn der passende Realisationskontext für einen Laut oder eine Silbe erkannt wurde, wird die Initiierungskarte aktiviert. Die Aktivierung der Initiierungskarte führt zum Auslesen des gelernten motorischen Programms des gewünschten Sprachlautes oder der Silbe.

Der zweite Anteil des Sprechplanungs- und -initiierungssytems (Feedforward-Kontrollsystem) umfasst die motorischen Programme selbst. Sie sind dafür verantwortlich, weiterführende Befehle zu generieren, um erlernte Sprachlaute oder Silben zu produzieren. Diese Befehle werden von der Sprachlautkarte (Speech Sound Map) als Auftrag zur Artikulationskarte weitergegeben. Während der Ausführung des Auftrags werden die auditiven und sensomotorischen Rückmeldesysteme aktiv.

Das auditive Feedback ist dafür verantwortlich, die Unterschiede zwischen dem intendierten auditiven Signal eines Sprachlauts und dem realen, aktuellen auditiven Feedback zu erkennen und zu korrigieren.

Diese Projektionen enkodieren das erwartete auditive Signal des Sprachlauts oder der Silbe, der bzw. die akutell produziert wird. Die Aktivität in der auditiven Zielkarte repräsentiert somit das auditive Feedback. Dieses sollte sich einstellen, wenn ein Sprecher sich selbst beim Produzieren des gewünschten Lautes bzw. der gewünschten Silbe zuhört. Das Ziel besteht in zeitlich variierenden Zielregionen. Das bedeutet, dass nicht immer eine absolut identische Ausführung einer Sprechbewegung erfolgt, sondern eine gewisse Variabilität möglich ist. Die Zielregionen bestimmen die zulässige Variabilität des akustischen Signals über die ganze Silbe hinweg. Der Ansatz von Zielregionen im Gegensatz zu Zielpunkten ist ein wichtiger Aspekt im DIVA-Modell. Dadurch bietet sich eine einheitliche Erklärungsmöglichkeit für eine Vielzahl von Sprechproduktionsphänomenen wie z. B. die der motorischen Äquivalenz. Die *motorische Äquivalenz* bedeutet, dass unterschiedliche Bewegungen zum Erreichen des Ziellauts oder der Zielsilbe gleichwertig eingesetzt werden können.

Das auditive Ziel für den gewählten Laut oder die Silbe wird mit der ankommenden auditiven Information verglichen. Diese Information wird in der auditiven Zustandskarte verarbeitet. Wenn das aktuelle auditive Feedback außerhalb der Zielregion liegt, werden auditive Fehlerkarten in den höheren kortikalen auditiven Verarbeitungszentren aktiviert. Eine Aktivierung auditiver Fehlerknoten wird dann über Verbindungen der auditiven Fehlerknoten zur Rückmeldungskarte in korrigierende motorische Befehle umgewandelt. Korrigierende motorische Befehle kommen auch zum Einsatz, wenn suprasegmentale Eigenschaften wie Intonation, Betonung und metrische Struktur verbessert werden müssen. Diese supragsegmentalen, prosodischen Eigenschaften kommen in Form von Tonhöhe, Lautstärke und Dauer zum Ausdruck, die neben der auditiven Kontolle auch den sensomotorischen Feedbackmechanismen unterliegen.

Parallel zum auditiven Feedback besteht im DIVA-Modell eine Steuerung des Sprechablaufs über das somatosensorische Feedback. Es bestehen Verbindungen zwischen der Sprachlautkarte und der somatosensorischen Zielkarte. Die somatosensorische Zustandskarte steht für die taktil-kinästhetische und propriozeptive Informationen der Artikulatoren. Aktivierungen in der somatosensorischen Fehlerkarte entstehen dann beim Sprechen, wenn der somatosensorische Zustand des Sprechers von den somatosensorischen Zielregionen bei dem Laut oder der Silbe, der/die gerade produziert wird, abweichen. Das Ergebnis des somatosensorischen Fehlerspeichers wird an die Feedback-Kontrollkarte übertragen. Diese wandeln die somatosensorischen Fehler ebenfalls in motorische Befehle um, damit diese Fehler ausgeglichen werden können.

Der Sprachwerb vom Lallen über Imitation zum freien Sprechen kann im DIVA-Modell simuliert werden. In der Lallphase werden zufällige artikulatorische Bewegungen im Modell hergestellt. Anhand der daraus resultierenden sensomotorischen Ergebnisse wird eine Lernerfahrung gemacht, die in die Imitationsphase übergeht. In der Imitationsphase werden Laute, Silben bis hin zu Wörtern gezielt nachgesprochen. Guenter [209] geht davon aus, dass sprachlicher Input vorhanden sein muss, um auditive Zielbereiche zu erwerben. Diese stehen nach ausreichender Wiederholung zur Laut- und Silbenproduktion zur Verfügung. Das kann dann passieren, wenn die sprechapraktische Person den Laut oder die Silbe von einem flüssigen Sprecher hört. So werden die auditven Zielbereiche gemeinsam mit den in Entwicklung befindlichen motorischen Programmen in der Sprachlautkarte gespeichert. Es besteht die Annahme, dass die Sprachlautkarte über Spiegelneurone verfügt. Diese sind sowohl beim Hören wie auch bei der Produktion von Lauten und Silben aktiv. Wenn die Phase der Imitation zwischen dem ersten und zweiten Lebensjahr eines Kindes einsetzt, wird in der Simulation dieser Leistung nicht auf Sprechplanungsimpulse zur Laut- oder Silbenproduktion zurückgegriffen. Die Sprechplanung erfolgt im Hinblick auf das auditive Feedback, da noch keine Sprechplanungsimpulse abgespeichert wurden.

Durch zahlreiche Wiederholungen werden die motorischen Einträge und somit die Sprechplanungsimpulse in der Sprachlautkarte über die Rückmeldungen des auditiven Feedback-Kontrollsystems aktualisiert und verfeinert. So entstehen mit jedem Nachsprechversuch genauere Feedforward-Kommandos oder Sprechplanungsimpulse bis hin zu übereinstimmenden Realisationen mit dem Gehörten. Der Lernprozess verläuft parallel zum Vokaltraktwachstum. Dieser anatomische Veränderungsprozess zieht im physiologischen Fall immer wieder Kontrollimpulse der auditiven Fehlerkarte (Auditory Error Map) und entsprechende Anpassungen nach sich.

Terband und Maassen [591] erklären nach einem Stimulationsversuch mit dem DIVA-Modell die Entstehungsmechanismen einer kindlichen Sprechapraxie auf unterschiedliche Weise:

a) *Störung der oralen Sensibilität*: Eine herabgesetzte orale Sensibilität kann den Aufbau einer festen Verknüpfung zwischen der auditiven Wahrnehmung und Anpassung und der somatosensorischen Wahrnehmung und Anpassung zur sofortigen Anpassung der nachfolgenden Sprechbewegung über die Feedback-Steuerungskarte erschweren und zu einer weniger stabilen Abspeicherung in der Artikulationskarte führen. Das bedeutet, dass es häufigerer Wiederholungen bedarf, um diese Verbindung zwischen dem auditiven und somatosensorischen Zielbereich sicher und langfristig entstehen zu lassen. So können die Inittierungskarte und die Sprachlautkarte wie auch die Artikulatorenkarte nicht so schnell und stabil aufgebaut werden im Vergleich zu einem Kind ohne gestörte orale Sensibilität.

b) *Allgemein herabgesetzte Verarbeitungsleistung des Gehirns („neural noise")*: Bestehen allgemeine Leistungseinschränkungen des Gehirns im Sinne von Aufmerksamkeits- und Konzentrationsproblemen, die oft zu Gedächtnisschwierigkeiten führen, können neue Sprechmuster bei rein auditiver Vorgabe weniger gut im Langzeitgedächtnis verankert werden. Auditive Reize sind sehr schnell und somit flüchtig. Sie stehen bei einem eingeschränkten Arbeitsgedächtnis nicht mehr oder nur rudimentär als Grundlage für die Entwicklung von Sprechplanungsimpulsen zur Verfügung. Somit ist der Aufbau der Sprachlautkarte und der nachfolgenden Feedbacksysteme wie auch im zweiten Schritt der

Aufbau der Artikulatorenkarte erschwert. Das wiederum hat Auswirklungen auf die Initiierungskarte. Insgesamt ist der Sprecherwerb dadurch beeinträchtigt bis unmöglich.

Terband et al. [588] zeigen in einer weiteren Studie mit dem DIVA-Modell, dass ein reines motorisches Defizit in der Sprechplanung und -initiierung bei intakter auditiver Selbstkontrolle wie eine Störung der auditiven Selbstkontrolle und ein motorisches Defizit zu erhöhter abweichender Koartikulation, Sprachlautentstellungen, artikulatorischem Suchverhalten und einem inkonsequenten Störungsmuster führen, also den Symptomen, die bei kindlicher Sprechapraxie typischerweise zu beobachten sind. Dafür gibt es unterschiedliche Ursachen. Eine rein motorische Störung ohne eine Einschränkung der auditiven Selbstkontrolle führe zu einer Störung auf phonologischer Ebene. Dies entspreche phonologischen Ausspracheproblemen mit sprechmotorischen Anteilen. Hierbei zeigen sich Schwierigkeiten beim Lernen durch Imitation. Sind hingegen die auditive Selbstkontrolle und die motorische Sprechplanung gestört, so führe dies zu einer Einschränkung in der Verbindung der auditiven Zielbereiche mit der sensomotorischen Umsetzung in artikulatorische Parameter, die automatisch in aufgabenspezifische Gruppen durch muskuläre Koalitionen aufgeteilt werden (z. B. Zusammenarbeit zwischen der Vorderzunge und den Lippen). Dies wird der phonetischen Ebene zugeordnet und entspricht dem Störungsmuster, das für die bei kindlicher Sprechapraxie typischen Ausprachefehler verantwortlich ist.

Die Autoren weisen darauf hin, dass bei der großen Überlappung der Symptome ein Erklärungsansatz von Nöten sei, der auf das entwicklungsbedingte Verarbeitungsproblem abziele und sich weniger an einzelnen diagnostischen Markern zur Differentialdiagnostik orientiere. Dies könnte für die Diagnostik wie die Therapie deutlich spezifischere, prozessorientierte Maßnahmen ermöglichen und somit eine ggf. effektivere und effizientere Therapie. Es wurden in dieser Studie aber auch Grenzen der Simulation im DIVA-Modell aufgezeigt, da z. B. Symptome wie eine auffällige Prosodie oder Fehler in der Phonemauswahl oder -sequenzierung wie Lautauslassungen oder Meta-

thesen nicht durch das DIVA-Modell erklärbar sind.

Bei der erworbenen Sprechapraxie wird auf der Basis des DIVA-Modells angenommen, dass primär eine Störung des Feedforward-Kontrollprozesses vorliegt. Beeinträchtigt ist dabei die unter Einbezug der Sprachlautkarte vorzunehmende Enkodierung von Feedforward-Befehlen. In der Folge kommt es zu Störungen der Artikulation sowie artikulatorischem Suchverhalten, da das korrekte motorische Programm nicht abgerufen werden kann. Die anatomische Zuordnung der Sprachlautkarte zu linkshemisphärischen inferioren frontalen kortikalen Gebieten mit dem posterioren Gyrus frontalis inferior, dem rostralen Gyrus präzentralis und der anterioren Inselrinde entspricht typischen Läsionsorten einer erworbenen Sprechapraxie. In der Folge kommt es durch die Schädigung der Sprachlautkarte auch zu einer gestörten Feedbackkontrolle. Das DIVA-Modell stützt auch das Dual-Route-Modell von Varley und Whiteside [622], nach dem hochfrequente Silben als Einheit über eine direkte Route geplant werden, während niedrigfrequente Silben über eine Zusammensetzung von Einzellauten programmiert werden [209]. Nach dem DIVA-Modell kann es zu Abrufstörungen intakter motorischer Programme kommen. Darüber hinaus wird angenommen, dass ein Abruf mehrerer Silben nacheinander durch eine verminderte Speicherkapazität beeinträchtigt sein kann, was z. B. das Auftreten intersilbischer Pausen erklären würde.

2.4 Motorisches Lernen

Interessante Erkenntnisse für die Gestaltung von (sprech)motorischen Übungen und therapeutischem Feedback liefern Studien zum motorischen Lernen. Einschränkend ist festzuhalten, dass die meisten Studien bisher mit gesunden Probanden [293] und überwiegend zu nichtsprachlichen Bewegungen durchgeführt wurden. Dennoch können sie Hinweise für die Unterstützung von motorischem Lernen bei Menschen mit Sprechstörungen liefern. Vereinzelt gibt es mittlerweile aber auch Studien zum sprechmotorischen Lernen bei Kindern [353], [355] sowie bei erworbener Dysarthrie oder Sprechapraxie [646].

Studien bei erworbenen Hirnschädigungen zeigen, dass ein früh einsetzendes Training für die Erholung und Reorganisation von Hirnstrukturen essenziell ist und eine hohe Therapiefrequenz, insbesondere in den ersten drei Monaten nach dem Ereignis, sowie intensives Üben das Wiedererlernen unterstützen [293].

Beim motorischen Lernen geht es darum, dass das Erlernen und Üben von Bewegungen zu dauerhaften Veränderungen der Bewegungsfähigkeit führen [508]. Durch intensives Training entwickeln sich laut der Schema-Theorie sogenannte generalisierte motorische Programme (GMP), die eine Zusammenstellung motorischer Befehle darstellen [507]. Diese motorischen Programme sind bis zu einem gewissen Grad flexibel, da die Anpassung einer Bewegung an den jeweiligen Bewegungskontext anhand situationsrelevanter Parameter erfolgen kann. Beim Ballwerfen beispielsweise wird mittels der Parameter in den Ablauf des motorischen Programms eingeplant, wie weit das Ziel entfernt ist, um Höhe und Kraft des Wurfs anzupassen. Die Schema-Theorie ist aber nur eine von mehreren Theorien zur Erklärung motorischen Lernens und Übens und kann allein nicht alle dabei auftretenden Phänomene erklären.

Beim Erlernen einer Bewegung werden 3 Phasen unterschieden [351]:
- Aneignung (acquisition)
- Aufrechterhaltung (retention) und
- Transfer (transfer).

Während der Aneignungsphase wird ein Bewegungsablauf neu erlernt. Nach dem Erlernen des grundlegenden Ablaufs wird die Bewegung weiter verfeinert und stabiler durchgeführt, da sie zunehmend in ein generalisiertes motorisches Programm überführt wird. Dies wird als Aufrechterhaltung bezeichnet. Der Transfer schließlich bedeutet die flexible Anpassung des Bewegungsablaufs in neuen Situationen.

Sprechbewegungen stellen eine besondere motorische Herausforderung dar, da sie hochkomplex, variabel und sehr schnell durchgeführt werden [67]. In der artikulatorischen Phonologie wird dabei von artikulatorischen Gesten gesprochen. „Artikulatorische Gesten sind abstrakte Repräsentationen phonetisch relevanter motorischer Handlungen. Sie sind als artikulatorische Ziele definiert, die durch Konstriktionen (also Verengungen) innerhalb des Vokaltrakts realisiert werden" ([702]: S. 45). Neben Zunge, Lippen und Kiefer sind das Gaumensegel und die Kehlkopfmuskulatur an der Bildung der Konstriktionen beteiligt. Es handelt sich um ein dynamisches System, das – wie bei den bereits genannten generalisierten motorischen Programmen – an den jeweiligen sprechmotorischen Kontext anzupassen ist. Die besondere Komplexität besteht darin, dass die beteiligten Organe nicht völlig getrennt voneinander zu sehen sind, sondern funktionelle Einheiten bilden [702]. So sind beispielsweise an Lippenbewegungen gleichzeitig Oberlippe, Unterlippe, Unterkiefer und Zähne beteiligt. Zudem kommt es zu Überlappungen, die über einzelne Laute hinausreichen, wie z. B. die Lippenrundung beim Wort „Tomate", die bereits bei der Artikulation des Lautes /t/ einsetzt.

Bei der Ausführung einer Sprechbewegung spielen, wie im vorherigen Kapitel bereits erläutert, innere Feedback- und Feedforward-Prozesse eine wichtige Rolle [209], [457]. Beim Feedforward werden Sprechbewegungen auf der Basis bisher gelernter Bewegungsabläufe und der daraus resultierenden motorischen Programme erzeugt. Im Rahmen des intrinsischen Feedbacks werden während des Sprechens die tatsächlichen auditiven und somatosensorischen Rückmeldungen mit den vorab erwarteten auditiven und somatosensorischen Konsequenzen verglichen. Feedbackprozesse dienen also der Kontrolle einer Bewegung und überwachen mögliche Bewegungsabweichungen. Solche Rückkopplungsprozesse finden bei gesunden Erwachsenen kontinuierlich statt, auch wenn Abweichungen nur selten auftreten [354]. Inwieweit dieses interne Feedback dazu genutzt werden kann, die eigenen Bewegungen zu verbessern, hängt von der Selbstwahrnehmung ab, die dazu erforderlich ist, die Angemessenheit der Bewegungen in Bezug auf das Bewegungsziel zu erkennen [210]. Ziegler et al. [702] gehen auf Grund bisheriger Studien davon aus, dass Personen mit einer Sprechapraxie ein relativ intaktes somatosensorisches Feedback aufweisen, das auditive Feedback aber hingegen in stärkerem Ausmaß anwenden als gesunde Personen und es dadurch zu dem bei Sprechapraxie typischen verlangsamten und unflüssigen Sprechen kommt. Das Feedforward System ist bei der Sprechapraxie, im Sinne der Planungsstörung, beeinträchtigt.

Das motorische Lernen bzw. Üben unterliegt vielen Einflussfaktoren. Auf Seiten der Betroffenen sind dies z. B. Motivation, Aufmerksamkeit und Kognition. Im Hinblick auf die Übungskonzeption nehmen Aspekte wie Anzahl, Variabilität oder Komplexität Einfluss auf die motorische Umset-zung. Bei der Gestaltung des externen therapeutischen Feedbacks wiederum wirken Art, Häufigkeit und Timing auf das Training von Bewegungen [351].

In ▸ Tab. 2.3 sind die therapeutisch modifizierbaren Einflussfaktoren zur Übungskonzeption und

Tab. 2.3 Einflussfaktoren auf das motorische Lernen

Einfluss-faktoren	Erläuterungen	Hinweise zur therapeutischen Umsetzung
Übungskonzeption		
Übungs-anzahl	• hoch vs. niedrig • Anzahl an Übungsversuchen in einer bestimmten Zeitspanne (z. B. innerhalb einer Therapiestunde)	• hohe Anzahl von Übungen pro Therapiesitzung mit vielen Wiederholungen pro Übung ermöglicht wiederholten und zunehmend sicheren Zugriff auf motorische Programme • hohe Anzahl variabler Übungen pro Therapiesitzung hat einen positiven Einfluss auf Erwerb, Aufrechterhaltung und Transfer (z. B. bei Kindern bis zu 100 Wiederholungen sinnfreier Silben pro Sitzung [421]) • häufige Wiederholungen von nicht weniger als 20 Bewegungen [385]
Übungs-verteilung	• verteilt vs. gehäuft • Abstände von Übungen über einen bestimmten Zeitraum (z. B. 2 Therapien pro Woche über 8 Wochen hinweg)	• bei erworbener Sprechapraxie erleichtert das verteilte Üben sowohl die kurzfristige Leistung als auch das langfristige Lernen [351] • bei kindlicher Sprechapraxie scheint das gehäufte Üben wirkungsvoller zu sein (8 Sitzungen/Woche statt 1x/Woche über 8 Wochen, [240]) • andere Studien mit Erwachsenen fanden keine Unterschiede [644]
Übungs-variabilität	• variabel vs. konstant • Übung einzelner oder mehrerer Übungsvarianten, z. B. Wörter immer in derselben Sprechgeschwindigkeit üben vs. Variation der Sprechgeschwindigkeit	• konstante Übungen sind im frühen Behandlungsstadium oder bei schweren sprechmotorischen Störungen sinnvoll • variable Übungen sind im späteren Behandlungsstadium günstig, insbesondere für den Transfer
Übungs-reihen-folge	• random vs. blocked • Zielbewegungen ohne bzw. mit vorhersagbarem Ziel, z. B. eine Liste mit 40 unterschiedlichen Wörtern (random) vs. eine Liste mit 4 Wörtern, die 10x wiederholt werden müssen (blocked)	• beide Bedingungen führen zu Artikulationsverbesserungen, wobei bei Kindern die Datenlage weniger eindeutig ist als bei Erwachsenen [352] • randomisiertes Üben ist bei erworbener Sprechapraxie effektiver [642] • die Kombination von random und blocked für das Sprechen bei Erwachsenen ist erfolgreicher als nur random oder blocked [646]
Übungs-komplexi-tät	• einfach vs. komplex • einfache Bewegungsmuster (z. B. Wörter ohne Konsonantenkombinationen) vs. komplexe Bewegungsmuster (z. B. Wörter mit Konsonantenkombinationen)	• das Üben komplexer Wörter überträgt sich auf einfache Wörter und weitere komplexe Wörter, während das Üben einfacher Wörter keinen Transfer auf komplexe Wörter zeigt [350] • es sollten auch Sprechübungen mit komplexen Wörtern erfolgen • bei Kindern sollte vom Einfachen zum Schwierigen vorgegangen werden [353]

Tab. 2.3 Fortsetzung

Einfluss-faktoren	Erläuterungen	Hinweise zur therapeutischen Umsetzung
Aufmerk-samkeits-fokus	• intern vs. extern • Konzentration auf kinetische und somatosensorische Informationen einer Bewegung (intern) vs. Konzentration auf den externen, aufgabenspezifischen Aspekt einer Bewegung, um ein Ziel zu erreichen (extern)	• ein externer Fokus führt zu besserer Bewegungseffektivität und -effizienz • beim Sprechen können als externer Fokus der akustische Output, Taktgeber oder die Konzentration auf prosodische Elemente dienen [702]
Feedbackgabe		
Feedback-Art	• Knowledge of Performance (KP) = Feedback zur Bewegungsdurchführung • Knowledge of Results (KR) = Feedback zum Bewegungsergebnis	• KP ist bei einer neuen Aufgabe angemessen, wenn die übende Person noch keine verlässliche interne Repräsentation des Bewegungsziels hat (Bsp.: „Bei der Artikulation des /t/ war ihr Kiefer zu weit geöffnet.") • im späteren Therapieverlauf und bei Personen mit guter Selbsteinschätzung ist KR sinnvoller (Bsp.: „Das /t/ war korrekt artikuliert.") • beide Feedback-Arten sollten auch bei Kindern eingesetzt werden [353]
Feedback-Häufigkeit	• hochfrequent vs. niedrigfrequent • Häufigkeit der Gabe von Feedback bezogen auf die Anzahl der Bewegungsausführungen	• hochfrequentes Feedback unterstützt bei Erwachsenen das initiale Lernen von Bewegungen und das Training einzelner Bewegungsparameter; bei Kindern gilt dies eher für jüngere und stärker betroffene Kinder [352] • niedrigfrequentes Feedback zeigt bei Erwachsenen einen höheren Nutzen bei Aufrechterhaltung und Transfer und unterstützt das Lernen generalisierter motorischer Programme; bei Kindern betrifft dies eher ältere und leichter betroffene Kinder [352] • niedrigfrequentes Feedback fördert die Fähigkeit zur Selbstbeurteilung
Feedback-Timing	• verzögert vs. unmittelbar • Zeitpunkt, zu dem Feedback in Bezug auf die Ausführung einer Aufgabe gegeben wird	• unmittelbares Feedback ist möglich, wenn anschließend ausreichend Zeit bleibt, um das Feedback zu verarbeiten • verzögertes Feedback unterstützt die Selbstbeurteilung • nach dem therapeutischen Feedback sollte den Übenden genügend Zeit gegeben werden, das Feedback mit der eigenen Einschätzung zu vergleichen

Feedbackgabe bei Kindern wie Erwachsenen zusammengestellt. Neben einer Erläuterung finden sich Hinweise zur therapeutischen Umsetzung.

Wambaugh [646] macht in ihrer Übersicht zu evidenzbasierten Therapiemethoden zur Behandlung der erworbenen Sprechapraxie deutlich, dass motorische Lernprinzipien im Rahmen artikulationsorientierter Therapieverfahren eine zunehmende Bedeutung erlangt haben. Dies wird auch bei den nachgewiesen wirksamen Methoden in der Behandlung von Kindern betont. Die Studienergebnisse bei Kindern wurden an unterschiedlich großen Gruppen bzw. in Einzelfallstudien mit Kindern unterschiedlichen Alters und Schwere der

Störung erhoben. So sind die Ergebnisse nicht sehr aussagekräfig, teilweise sogar widersprüchlich. Es wird weitere Forschungsarbeit benötigt, um die vielversprechenden Vorgehensweisen bei Kindern mit Sprechapraxie identifizieren zu können. Erst dann kann ein gewinnbringender Einsatz möglich werden, da es abhängig vom Alter, der gesamtkörperlichen Koodinationsentwicklung, der Schwere der Störung und der Motivationslage sowie der Kooperationsfähigkeit ist, welches Übungskonzept mit welchen motorischen Lernprinzipien zum Einsatz kommen und seine Wirksamkeit entfalten kann [353], [355].

Eine spezifische Behandlungsform bei erworbener Sprechapraxie stellt hierbei das *Motor Learning Guided (MLG) treatment* dar. Das MLG beinhaltet Modelllernen, unmittelbares und verzögertes Nachsprechen, lautes Lesen, das Üben von Items in zufälliger Reihenfolge und ein verzögertes zusammenfassendes Feedback in Form von Knowledge of Results, wobei dieses Feedback bei etwa einem Drittel der Übungen eingesetzt wird [314]. Erste positive Studienergebnisse aus Einzelfallstudien konnten durch weitere Studien bestätigt werden. Ungeklärt ist bislang, ob eine niedrig- oder hochfrequente Therapie der erworbenen Sprechapraxie zu besseren Erfolgen führt [646].

Um der Komplexität beider Störungsbilder gerecht zu werden und die jeweiligen weiteren Grundlagen, diagnostischen Vorschläge und Therapiekonzepte strukturiert und störungsbildspezifisch darzustellen, wurde eine Zweiteilung des Buches vorgenommen. Die erworbenen und kindlichen Sprechapraxien werden im Folgenden getrennt beschrieben.

Teil II

Sprechapraxie bei Erwachsenen

Norina Lauer

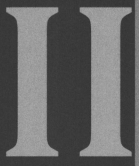

3 Theoretische Grundlagen der erworbenen Sprechapraxie

3.1 Definition der Sprechapraxie

In der Literatur gibt es verschiedene Definitionen der Sprechapraxie, die jeweils unterschiedliche Aspekte des Störungsbildes hervorheben.

Darley et al. [131] verstehen unter der Sprechapraxie eine Beeinträchtigung der Fähigkeit, die Stellung der Artikulationsmuskulatur und die Abfolge der Muskelbewegungen zur willentlichen Phonemproduktion zu programmieren, ohne dass Schwäche, Verlangsamung oder eine Koordinationsstörung dafür verantwortlich gemacht werden können. Damit wird neben der Feststellung, dass es sich bei der Sprechapraxie um eine *Programmierungsstörung* handelt, das Störungsbild von der Dysarthrie, insbesondere einer ataktischen Dysarthrie, abgegrenzt. Ziegler und von Cramon [682] stellen fest, dass die Artikulationsstörungen bei Sprechapraxie auf einer Auflösung der zeitlichen Beziehung zwischen einzelnen Komponenten komplexer artikulatorischer Bewegungen basieren. Die Sprechapraxie wird somit als *zeitliche Koordinationsstörung von Sprechbewegungen* bezeichnet.

Vorsicht

Duffy beschreibt die Sprechapraxie als neurologisch bedingte Sprechstörung, die eine beeinträchtigte Fähigkeit widerspiegelt, sensomotorische Befehle zu planen oder zu programmieren, die für die Steuerung von Bewegungen eines phonetisch und prosodisch normalen Sprechens notwendig sind ([147]: S. 257).

Die *Störung sprechmotorischer Programmierungsprozesse* zeigt sich in Form einer parapraktischen Fehlersymptomatik, weshalb die Sprechapraxie allgemein den Apraxien zugeordnet werden kann [246], [684].

Der Begriff der *Parapraxie* bezeichnet Veränderungen von Bewegungsabläufen durch Entstellung, Ersetzung, Hinzufügung oder Auslassung von Bewegungen oder Bewegungsanteilen, die durch Planungs- und Programmierungsstörungen hervorgerufen werden. Die Sprechapraxie zeigt sich sowohl bei der Überprüfung willentlicher artikulatorischer Bewegungen als auch in der Spontansprache. Sie tritt häufig in Kombination mit einer *bukkofazialen Apraxie* auf, bei der eine *Programmierungsstörung orofazialer Bewegungen* vorliegt, kann aber auch isoliert von ihr vorkommen [685]. Neuere Untersuchungen bestätigen, dass die beiden Störungsbilder überwiegend parallel auftreten, während das isolierte Vorkommen eher selten ist. Auf der Basis bildgebender Verfahren wird von einer anatomischen Überlappung der für Sprechbewegungen bzw. orofaziale Bewegungen zuständigen Netzwerke ausgegangen [118].

Vorsicht

McNeil et al. definieren die Sprechapraxie als phonetisch-motorische Störung bei intakten phonologischen Fähigkeiten, bei der es zu intra- und interartikulatorischen, zeitlichen und räumlichen, segmentalen und prosodischen Abweichungen kommt ([385]: S. 329).

Es liegen keine Störungen in der Wahrnehmung oder Verarbeitung von Sprache vor [385]. Charakteristischerweise zeigen sich eine verlängerte Dauer von Konsonanten und Vokalen sowie Pausen zwischen Lauten, Silben und Wörtern. Im Gegensatz zu anderen Definitionen [134] bezeichnen die Autoren die Fehlermuster als konsistent hinsichtlich des Fehlerortes und konstant bezüglich der Fehlerart. Dabei stehen *phonetische Fehler* im Vordergrund der Betrachtung. Damit entspricht die Definition Forschungsergebnissen, in denen *phonetische Fehler* als dominierendes Symptom sprechapraktischer Störungen gesehen werden, während *phonologische Fehler* seltener auftreten [385], [438].

3.2 Ätiologie und Lokalisation

Die meisten Sprechapraxien werden durch *zerebrovaskuläre Ursachen* im Versorgungsgebiet der linken mittleren Hirnarterie hervorgerufen [38]. Seltener werden Sprechapraxien durch *Schädel-Hirn-Traumata, zerebrale Tumoren* oder *entzündliche Prozesse* verursacht [147], [685]. Bei degenerativen Erkrankungen kann eine sprechapraktische Störung meist zusätzlich zu einer *primär-progressiven Aphasie* beobachtet werden (Kap. 3.4).

Bei 202 Erkrankten mit der primären Diagnose Sprechapraxie konnte festgestellt werden, dass in 61 % der Fälle eine degenerative Erkrankung vorlag. 25 % der Betroffenen hatten eine vaskulär bedingte Sprechapraxie, 5 % eine Tumorerkrankung und 4 % eine traumatische Ursache. Weitere 5 % der Fälle hatten eine andere fortschreitende Erkrankung oder eine unklare Ätiologie [147]. Somit sollte bei Vorliegen einer Sprechapraxie als Hauptdiagnose auch an die Möglichkeit einer progredienten Ursache gedacht werden.

Verortet werden die sprechmotorischen Planungszentren im *ventrolateralen Frontallappen der sprachdominanten*, in der Regel *linken Hirnhälfte* [702]. Daher liegt der Schädigungsort bei einer Sprechapraxie meist in diesem Bereich. Es werden aber auch weitere Regionen beschrieben, wie z. B. der Inselkortex sowie subkortikale Verbindungen, die eine Rolle bei der Verursachung spielen könnten. Das Broca-Zentrum kann, muss aber nicht notwendigerweise einbezogen sein [560]. Da das Sprechen auf der Basis verstreuter paralleler und sequenzieller Interaktionen innerhalb weiter Teile

des Gehirns zustande kommt, sind neben linkshemisphärischen Kreisläufen oft auch rechtshemisphärische Areale mit einbezogen [395]. Sofern nur ein Hirnlappen beteiligt ist, handelt es sich üblicherweise um den *Frontallappen*. Der Temporallappen kann ebenfalls betroffen sein, allerdings nur in Verbindung mit anderen Hirnregionen [147]. Je ausgeprägter die Läsionen und je mehr Areale beteiligt sind, umso schwerer und dauerhafter sind die beobachtbaren Symptome der Sprechapraxie [702].

In einer aktuellen Untersuchung von 137 Personen mit einem akuten ischämischen linkshemisphärischen Schlaganfall zeigte sich in 33 Fällen eine Sprechapraxie bzw. bukkofaziale Apraxie [118]. Alle diese Personen hatten eine Aphasie. In 28 Fällen lagen zusätzlich eine Sprechapraxie und eine bukkofaziale Apraxie vor, während in 2 Fällen nur eine Sprechapraxie und in 3 Fällen nur eine bukkofaziale Apraxie beobachtet werden konnte. Alle Personen mit gleichzeitiger Sprechapraxie und bukkofazialer Apraxie wiesen überwiegend eine Schädigung im Inselkortex auf, während dieser bei den isolierten Apraxien nicht beteiligt war. Bei der isolierten Sprechapraxie zeigten sich frontale Läsionen, während die isolierten bukkofazialen Apraxien auf temporoparietale und subkortikale Läsionen zurückzuführen waren [118].

3.3 Prävalenz und Prognose

Betrachtet man die Verteilung neurogener Kommunikationsstörungen (▸ Abb. 3.1), tritt eine Sprechapraxie in 2,4 % aller Fälle als Hauptdiagnose

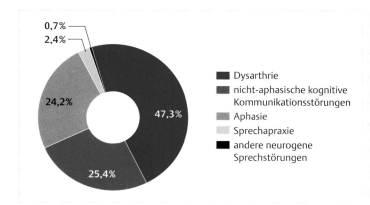

Abb. 3.1 Verteilung erworbener neurogener Kommunikationsstörungen [147].

0,7 %
2,4 %
24,2 %
47,3 %
25,4 %

■ Dysarthrie
■ nicht-aphasische kognitive Kommunikationsstörungen
■ Aphasie
□ Sprechapraxie
■ andere neurogene Sprechstörungen

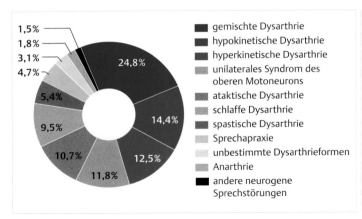

1,5%
1,8%
3,1%
4,7%

24,8%

5,4%

14,4%

9,5%

10,7%

12,5%

11,8%

■ gemischte Dysarthrie
■ hypokinetische Dysarthrie
■ hyperkinetische Dysarthrie
▦ unilaterales Syndrom des oberen Motoneurons
▦ ataktische Dysarthrie
▦ schlaffe Dysarthrie
▦ spastische Dysarthrie
▦ Sprechapraxie
□ unbestimmte Dysarthrieformen
▦ Anarthrie
■ andere neurogene Sprechstörungen

Abb. 3.2 Verteilung neurogener Sprechstörungen [147].

auf. Bei der Verteilung neurogener Sprechstörungen (▸ Abb. 3.2) macht sie 4,7 % der Fälle aus [147]. Diese Angaben beruhen auf Untersuchungen der Mayo-Klinik bei 9430 Personen mit neurogenen Kommunikationsstörungen bzw. 4756 Personen mit neurogenen Sprechstörungen.

In den meisten Fällen tritt die Sprechapraxie gemeinsam mit einer Aphasie auf. Zur Schätzung der Häufigkeit des Vorkommens von Sprechapraxie bei Aphasie führten Ziegler et al. [703], [704] eine Metaanalyse bisheriger Studien durch, befragten 209 Therapeutinnen und Therapeuten nach ihrer diagnostischen Einschätzung und untersuchten eine repräsentative Stichprobe von 156 Patientinnen und Patienten aus der FCET 2EC-Therapiestudie [88] mittels Expertenbeurteilungen (n = 3). Die Metaanalyse ergab einen Prävalenzschätzwert von 35 % (21–51 %). Bei den therapeutischen Beurteilungen wurden nur diejenigen berücksichtigt, die von Personen kamen, die große Erfahrung mit Aphasiebetroffenen anführten und sich selbst als diagnostisch sicher bewerteten (n = 17). Die therapeutische Einschätzung lag bei 21 % (6–46 %) und war damit vergleichbar mit den Angaben der American Speech-Language-Hearing Association (ASHA), die eine Prävalenz von Sprechapraxie bei Aphasie mit 22–23 % angibt (www.asha.org/norms). Aus den Expertenbeurteilungen ergab sich ein Schätzwert von 44 % (30–58 %) dafür, dass bei einer chronischen Aphasie zumindest eine leichte Sprechapraxie vorliegt [703], [704]. Somit wird in der klinischen Einschätzung das Auftreten von

Sprechapraxien eher unterschätzt. Dies könnte daran liegen, dass Sprechapraxien aufgrund von stärker hervortretenden aphasischen Symptomen schlechter wahrgenommen und/oder leichtere Sprechapraxien insgesamt seltener diagnostiziert werden. Es ist also davon auszugehen, dass eine die Aphasie begleitende Sprechapraxie häufiger im therapeutischen Alltag vorkommt als angenommen.

Für eine *günstige Prognose* sprechapraktischer Störungen sprechen nach Wertz et al. [655] **folgende Faktoren**:

- geringes Ausmaß der Läsion
- wenig Begleitstörungen, d. h. minimale Aphasie, keine schwere bukkofaziale Apraxie
- guter allgemeiner Gesundheitszustand der Betroffenen
- Motivation der Betroffenen, aktiv an der Verbesserung des Sprechens zu arbeiten.
- früher Therapiebeginn (innerhalb des 1. Monats nach Erkrankungsbeginn)

Studien bestätigen das Ausmaß der Läsion als wichtigen prognostischen Faktor für die Symptomverbesserung [606]. Kleinere Läsionen können mitunter zu geringen oder nur vorübergehenden Symptomen führen, während größere Läsionen, die mehrere Hirnareale betreffen, stärkere und anhaltendere Symptome verursachen. Bei Erkrankten ohne Therapie sind funktionelle Verbesserungen nur in sehr geringem Ausmaß zu erwarten, während Personen mit schweren Störungen durch

Therapie mittelmäßige Verbesserungen und Personen mit leichten oder mittelgradigen Störungen gute Verbesserungen erzielen können.

3.4 Primär-progressive Sprechapraxie

Sprechapraxien können auch im Rahmen der degenerativ bedingten *primär-progressiven Aphasie (PPA)* häufiger beobachtet werden. Dies betrifft vor allem die *nichtflüssige bzw. agrammatische Variante (nfvPPA)* [146], [148]. Die in Zusammenhang mit einer PPA auftretende Sprechapraxie wird als *Progressive Apraxia of Speech (PAOS)* bezeichnet [148]. Aber auch eine *reine progrediente Sprechapraxie (Primary progressive Apraxia of Speech, PPAOS)* wird diskutiert [146], [147], [148]. Die Häufigkeit einer PPAOS wird jedoch als sehr gering eingeschätzt [702]. Allerdings sollte bei Auftreten sprechapraktischer Symptome ohne spezifisches verursachendes Ereignis an das Vorliegen einer neurodegenerativen Erkrankung gedacht werden, da die Sprechapraxie das erste Zeichen einer solchen Erkrankung sein kann [79].

Die wesentlichen Merkmale der PAOS bzw. PPAOS entsprechen denen nicht degenerativer Sprechapraxien. Zusätzlich konnte bei PAOS bzw. PPAOS eine verringerte Wortanzahl pro Atemdauer während des Sprechens beobachtet werden, obwohl die Vokalhaltedauer gut war. Eine Erklärung hierfür könnte sein, dass weniger Silben programmiert werden konnten, was zu einer Reduktion der Phrasenlänge führte [148].

Bei fast allen Betroffenen mit PAOS können phonetische Fehler und prosodische Fehler beobachtet werden. Diese können in unterschiedlicher relativer Häufigkeit auftreten, so dass **3 Subtypen** diskutiert werden:
- gemischte Variante mit relativ gleichwertig auftretenden phonetischen und prosodischen Fehlern
- Variante mit eher phonetischen Fehlern
- Variante mit vorwiegend prosodischen Fehlern

Bei der PPAOS scheint der prosodische Subtyp häufiger aufzutreten, während der phonetische Subtyp eher bei PAOS zu finden ist. Interindividuell unterschiedlich sind das Fortschreiten des PPAOS und die Dauer bis zum Auftreten weiterer Störungen [148]. Dysarthrien kommen bei PPAOS zu Beginn seltener vor, können sich aber später zunehmend zeigen und anschließend kann auch eine Dysphagie auftreten. Aphasien sind bei PPAOS eher im späteren Verlauf zu sehen, sind aber vom Schweregrad eher leicht und die Sprechapraxie bleibt im weiteren Verlauf das Hauptsymptom der Erkrankung.

Es ist bislang unklar, ob eine funktionsorientierte logopädische Therapie das Sprechen der Betroffenen erhalten oder vorübergehend verbessern kann. Das oberste Therapieziel sollte auf die Optimierung der Kommunikationsfähigkeit unter Einbezug kompensatorischer Strategien ausgerichtet sein. Falls zusätzlich funktionsorientiert geübt wird, sollten – wie bei einer nicht-degenerativen Sprechapraxie – artikulatorisch-kinematische Therapieansätze und rhythmische Ansätze genutzt werden, da diese bei nicht-degenerativen Sprechapraxien die besten Behandlungseffekte zeigen [38], [148].

3.5 Zusammenhänge mit anderen Störungsbildern

Der Begriff der Sprechapraxie wird in der Literatur vorwiegend im Zusammenhang mit der *Broca-Aphasie* erwähnt und wurde früher als Symptom einer Broca-Aphasie angesehen. Hierfür lassen sich **2 Gründe** vermuten:
- Zum einen tritt eine Sprechapraxie häufiger in Zusammenhang mit einer Broca-Aphasie auf. Wie sich allerdings aus den oben genannten Ausführungen bezüglich der Lokalisation schließen lässt, muss bei einer Sprechapraxie keine Schädigung des Broca-Areals vorliegen. Zudem gibt es Fallbeschreibungen, die zeigen, dass eine Sprechapraxie nicht notwendigerweise von einer aphasischen Störung begleitet sein muss [438], [560].
- Ein anderer Grund könnte darin liegen, dass es bei Sprechapraxien und Broca-Aphasien zu ähnlichen Symptomen kommt, die eine Verbindung beider Störungsbilder nahelegen könnten. Menschen mit Sprechapraxie und Broca-Aphasie sprechen nicht flüssig und zeigen Probleme bei der Initiierung von Äußerungen. Das Sprechen wirkt mühsam und angestrengt.

Bei einer reinen Sprechapraxie ist im Gegensatz zu einer aphasischen Störung, bei der Laut- und Schriftsprache durch die bestehende zentrale Störung relativ parallele Symptome aufweisen, zu erwarten, dass es zu einer Diskrepanz zwischen lautsprachlichen und schriftsprachlichen Leistungen kommt. Typischerweise zeigen aphasische Personen mit einer zusätzlich vorliegenden Sprechapraxie im Aachener Aphasie Test [245] deutlich bessere Leistungen in den schriftsprachlichen Untertests, da hier die Symptome der Sprechstörung, außer beim lauten Lesen, nicht zum Tragen kommen.

Auch wenn die Sprechapraxie häufig in Zusammenhang mit einer Broca-Aphasie beobachtet wird, können vereinzelt auch Sprechapraxien zusätzlich bei Personen mit flüssigen Aphasien auftreten [151], [683]. Sehr schwere Sprechapraxien, bei denen die Betroffenen ggf. über Monate hinweg mutistisch sind, treten oft in Kombination mit einer globalen Aphasie auf. Diese Personen haben meist eine rechtsseitige Hemiparese mit motorischen und sensiblen Beeinträchtigungen der rechten unteren Gesichtshälfte. Die Prognose für solche schweren sprechapraktischen Störungen mit gleichzeitiger globaler Aphasie ist eher ungünstig.

Häufig besteht auch eine ausgeprägte Hemiparese rechts, welche vor allem die oberen, teilweise auch die unteren Extremitäten betrifft. In der Frühphase können auch eine zentrale Fazialisparese und/oder eine Hypoglossusparese zusätzlich zur Sprechapraxie auftreten. Diese bilden sich meist innerhalb weniger Wochen zurück [692].

Bei sprechapraktischen Störungen ist häufig auch eine zusätzliche *bukkofaziale Apraxie* zu beobachten. Die bukkofazialen Symptome bilden sich meist schneller zurück als die der Sprechapraxie [559]. Trotz des häufigen parallelen Auftretens der beiden Störungsbilder konnten auch isolierte Störungen nachgewiesen werden, so dass von einer Dissoziation beider Störungsformen auszugehen ist [118], [684], [694].

Die genauere Abgrenzung dieser und weiterer Störungsbilder von der Sprechapraxie wird in Kap. 5.4 ausführlich behandelt.

3.6 Einordnung in Sprachverarbeitungsmodelle

Um die Einordnung der Sprechapraxie innerhalb der neurologischen Sprach- und Sprechstörungen näher zu beleuchten, können Sprachproduktionsmodelle herangezogen werden. Diese stellen Konstrukte des möglichen Ablaufs der Sprachproduktion dar. Da das Logogen-Modell hinsichtlich der Darstellung phonetisch-phonologischer Prozesse zu unspezifisch erscheint, wurden in der modelltheoretischen Einführung das *Nijmegen-Modell* nach Levelt et al. [330] und das *DIVA-Modell* von Guenther [209] als Erklärungsmodelle für die Sprechapraxie gewählt. An dieser Stelle soll u. a. die Einordnung der Sprechapraxie in das *Sprachproduktionsmodell nach Huber* [246] beschrieben werden.

3.6.1 Sprachproduktionsmodell nach Huber

Das Sprachproduktionsmodell nach Huber (▸ Abb. 3.3) verdeutlicht die Trennung von Sprachsystem und Artikulationssystem. Allerdings fokussiert es vor allem auf segmentale Artikulationsplanung und lässt den suprasegmentalen Speicher des Silbenlexikons unberücksichtigt. Die gedanklich gefasste Mitteilungsabsicht wird zunächst an das Sprachsystem weitergeleitet. In diesem zentralen System finden semantisch-lexikalische und morphologisch-syntaktische Prozesse statt, um die Mitteilung für die phonologisch-prosodische Planung vorzustrukturieren. Die phonologische Planung beinhaltet das Auffinden und Abrufen der phonologischen Wortformen aus dem mentalen Lexikon und die Spezifizierung der in ihnen enthaltenen Phoneme und Phonemkombinationen.

Unter der **prosodischen Planung** versteht man die Gliederung der Oberflächenstruktur, also die Gestaltung von Wörtern und Sätzen in der Kommunikation, hinsichtlich

- Akzentuierung,
- Intonation,
- Rhythmus,
- Sprechgeschwindigkeit und
- Sprechpausen [100].

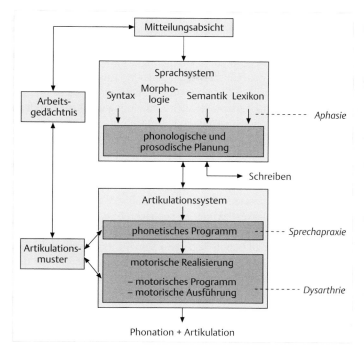

Abb. 3.3 Sprachproduktionsmodell nach Huber [246].

Diese Prozesse finden unter Einbeziehung des Arbeitsgedächtnisses statt, in dem die Strukturen für die jeweilige Weiterverarbeitung zwischengespeichert werden.

Sind die Prozesse des Sprachsystems abgeschlossen, liegt die fertige Mitteilung, z. B. als Satz, in ihrer kompletten Struktur vor. Um die Mitteilung zu produzieren, können **2 Wege** gewählt werden:

1. die Mitteilung kann aufgeschrieben werden, wobei die dafür erforderlichen Schritte in diesem Modell nicht näher ausgeführt werden.
2. die Mitteilung kann ausgesprochen werden. Dazu muss sie an das Artikulationssystem weitergegeben werden. Dort werden die abstrakten phonologischen Strukturen des Sprachsystems an die dialektalen und ideolektalen Eigenheiten des jeweiligen Sprechers phonetisch angepasst. Es entsteht der für jedes Individuum typische Rede- und Aussprachestil mit der entsprechenden prosodischen Gliederung von Sätzen.

Dieser Vorgang wird als *phonetische Programmierung* bezeichnet. In diesem Programm müssen die zeitlichen und räumlichen Aspekte der geplanten Artikulationsvorgänge vorgeplant werden. Bei repetitiven Äußerungen, die keiner sprachsystematischen Kontrolle unterliegen, kann auf spezielle Artikulationsmuster für Phoneme und Phonemverbindungen bzw. Silben, Wörter oder Wortgruppen zurückgegriffen werden, um einen schnellen Abruf zu ermöglichen.

Die motorische Realisierung umfasst die Erstellung eines motorischen Programms für die gezielte Innervation der Artikulationsmuskulatur und die motorische Ausführung, die in der Phonation und Artikulation mündet.

Aufgrund der oben bereits beschriebenen Tatsache, dass bei einer reinen Sprechapraxie deutlich bessere Leistungen in der Schriftsprache im Gegensatz zur Lautsprache zu beobachten sind, kann die Schlussfolgerung gezogen werden, dass es sich nicht um eine Störung innerhalb des Sprachsystems handelt. Da das Schreiben nach dem Modell keine Beteiligung des Artikulationssystems erfordert, ist die Sprechapraxie als Störung innerhalb

35

des Artikulationssystems zu sehen. Auch eine Überprüfung des Sprachverständnisses ist bei reiner Sprechapraxie ohne Befund.

Während Störungen der motorischen Realisierung durch fehlerhafte Innervation der Artikulationsmuskulatur Dysarthrien hervorrufen, ist die Sprechapraxie nach diesem Modell am ehesten einer Störung im phonetischen Programm zuzurechnen. Ordnet man die verschiedenen erworbenen neurologischen Sprach- und Sprechstörungen dem Modell zu, so liegt die durch eine Störung des Sprachsystems hervorgerufene Aphasie auf der höchsten Ebene des Modells. Beide Sprechstörungen, die Sprechapraxie und die Dysarthrie, liegen auf der niedrigeren Ebene des Artikulationssystems, wobei die *Sprechapraxie* wiederum innerhalb des Artikulationssystems *oberhalb einer Störung der motorischen Realisierung* angeordnet ist.

Auch wenn dieses sequenziell strukturierte Sprachverarbeitungsmodell eine vereinfachte Darstellung von in der Realität sehr komplexen parallelen und sequenziellen Verarbeitungsprozessen ist, bietet es eine mögliche Arbeitshypothese zur Einordnung der Sprechapraxie und ihrer Abgrenzung zu aphasischen und dysarthrischen Störungen.

Das Modell nach Huber [246] stellt die segmentale Artikulationsplanung und deren Ausführung in den Vordergrund. Es berücksichtigt nicht explizit die suprasegmentale Ebene des Silbenabrufs und der Akzentuierung. Auch der Prozess der Zusammensetzung der einzelnen Laute zu Wörtern wird nicht genauer thematisiert.

3.6.2 Erklärungsansatz der artikulatorischen Phonologie

Während traditionelle linguistische Ansätze annehmen, dass die zugrunde liegenden phonologischen und phonetischen Repräsentationen der Laute intakt sind, geht man im Erklärungsansatz der artikulatorischen Phonologie davon aus, dass artikulatorische Gesten bereits Teil der linguistischen Repräsentation sind. Artikulatorische Gesten werden dabei als Klasse von Artikulationsbewegungen betrachtet. Sie sind abstrakte und diskrete Spezifikationen räumlich-zeitlicher Muster [91]. Bei Sprechapraxie kommt es zu einer Störung in der Überlappung artikulatorischer Gesten, was Lautentstellungen oder Lautersetzungen sowie ggf. deren Kombination zur Folge hat [289]. Bei einer fehlenden Aktivierung von Artikulationsorganen können auch Lautauslassungen zustande kommen [702].

Mayer [372] hingegen interpretiert sprechapraktische Fehler als Überspezifizierung in der zeitlichen Domäne. In einer Studie zur Stimmansatzzeit (Voice Onset Time, VOT) und Koartikulation konnte er beobachten, dass Personen mit Sprechapraxie pathologischerweise versuchen, „alle phonologischen Spezifikationen eines Lautes in der zeitlichen Domäne zu realisieren, die der Laut in der phonetischen Repräsentation belegt, eine Verschiebung bzw. Ausdehnung der Parameter in die Domäne eines anderen, benachbarten Lautes wird vermieden" ([372]: S. 73). Diese Überspezifizierung in der zeitlichen Domäne kann auch als artikulatorische Überkorrektheit von Personen mit Sprechapraxie bezeichnet werden [141]. Während Sprechgesunde eine zeitliche Überlappung von Merkmalen zeigen, wird dieses als Koartikulation bezeichnete Phänomen laut Mayer bei Sprechapraxie blockiert. Für diese Hypothese spricht die Beobachtung, dass die Einzellautartikulation bei Sprechapraxie in der Regel nicht beeinträchtigt ist. Mayer folgert daraus, dass „nicht die Implementierung phonetischer Repräsentationen, der Abruf oder die Sequenzierung motorischer Muster" gestört sind, „sondern es sind die phonologisch-phonetischen Repräsentationen selbst, die in einem bestimmten Sinne fehlerhaft sind ([372]: S. 50).

Hinsichtlich der Produktion von Phonemsequenzen gibt es in der Phonetik 2 konkurrierende Modelle: das *Modell der koartikulierten Segmentreihe* („Feature Spreading"-Modell) und das *Koproduktionsmodell* [50], [258], [259].

3.6.3 Modell der koartikulierten Segmentreihe

Das Modell der koartikulierten Segmentreihe geht davon aus, dass die einzelnen, zeitlich aufeinander folgenden Segmente auf die jeweils direkt benachbarten Segmente einen koartikulatorischen Einfluss ausüben. Jaeger und Ziegler [258], [259] nennen als Beispiel das Wort „Kinn", bei dem – bezogen auf den Vorderzungenvokal /ɪ/ – das Merkmal der Stimmlosigkeit des Anlauts /k/ kurz beibehalten und dann das Merkmal der Nasalität des Auslauts /n/ antizipiert wird. Ebenso übt auch der Laut /ɪ/ einen Einfluss auf die ihn umgebenden Laute aus, da beispielsweise das /k/ in diesem lautlichen Kontext weiter vorne gebildet wird. Segmentorientierte Ansätze, wie z. B. der Phonem-Drill nach Darley oder der Therapieansatz nach Luzzatti und Springer, basieren auf dem Modell der koartikulierten Segmentreihe.

3.6.4 Koproduktionsmodell

Im Koproduktionsmodell hingegen wird angenommen, dass es zu einer „zeitlich abgestimmten Koproduktion parallel organisierter artikulatorischer Gesten" kommt ([259]: S. 31). Nicht einzelne Segmente werden zu Äußerungen zusammengesetzt, sondern es kommt zu einer parallelen Programmierung von Zungen-, Kehlkopf- und Gaumensegelbewegungen bei der Produktion von Äußerungen. Das Koproduktionsmodell findet Berücksichtigung beim metrischen Therapieansatz nach Jaeger [257], [258], [259]. Dieser Ansatz wird im Rahmen der Darstellung einzelner Therapieansätze genauer vorgestellt.

Ziegler et al. [702] beschreiben hierzu **3 Fehlermechanismen**:

- Durch die Aktivierung eines falschen Artikulationsorgans kommt es zu Lautersetzungen (Substitutionen).
- Eine gleichzeitige Aktivierung mehrerer Artikulationsorgane kann Lautersetzungen, aber auch Hinzufügungen von Lauten (Additionen) zur Folge haben. Geschieht die gleichzeitige Aktivierung von Artikulationsorganen nicht synchron, können daraus Lautentstellungen resultieren.
- Die fehlende Aktivierung eines Artikulationsorgans ruft wiederum Lautauslassungen (Elisionen) hervor.

Fazit

Sprechapraxien treten bei Erwachsenen häufig in Zusammenhang mit einer Aphasie auf, meist einer Broca-Aphasie. Ihnen liegen jedoch andere Pathomechanismen zugrunde als aphasischen Störungen. Bei der Sprechapraxie treten phonetisch-motorische Störungen. Diese führen zu zeitlichen und räumlichen, segmentalen und prosodischen Auffälligkeiten. Sprechapraktische Störungen entstehen meist durch zerebrovaskuläre Ursachen im Versorgungsgebiet der mittleren Hirnarterie der linken Hirnhälfte. Zusätzlich besteht oft eine bukkofaziale Apraxie. In Sprachverarbeitungsmodellen findet sich die Sprechapraxie auf der Ebene der Artikulationsplanung zwischen der Aphasie (sprachsystematische Störung) und der Dysarthrie (Störung der motorischen Ausführung). In Modellen wie dem Sprachproduktionsmodell nach Huber [246] wird die generelle Verortung der Sprechapraxie deutlich. Andere Modelle, wie das DIVA-Modell nach Guenther [209], zeigen hingegen die konkreten Schritte zur Generierung von Sprechbewegungen genau auf, die für das Verstehen der Pathomechanismen und die Einordnung der Symptome der Sprechapraxie von besonderer Bedeutung sind.

4 Symptomatik der erworbenen Sprechapraxie

Bei der Symptomatik der Sprechapraxie werden **3 Symptomkategorien** unterschieden, in denen Störungen zu beobachten sind:

- Artikulation
- Prosodie
- Sprechverhalten

Diesen Kategorien werden verschiedene Symptome zugeordnet. Die Diagnose Sprechapraxie anhand eines Symptoms oder weniger Symptome einer Symptomkategorie zu stellen, ist als problematisch zu betrachten. Dazu bedarf es eher einer Kombination von verschiedenen Symptomen, wobei es auch möglich ist, dass mitunter als charakteristisch betrachtete Symptome bei einzelnen Betroffenen fehlen können. Croot [126] hingegen fordert einen „variablen Symptombereich zur Diagnose von Sprechapraxie" ([198]: S. 11) und hält die Verdachtsdiagnose Sprechapraxie bereits dann für sinnvoll, wenn das Auftreten eines einzigen kritischen Symptoms beobachtet wurde.

Die in der Kategorie Sprechverhalten beobachtbaren Symptome sind Folgen der artikulatorischen Störungen. Ob auch die prosodischen Störungen aufgrund der Artikulationsstörungen auftreten, hängt davon ab, ob man die Symptome der intrinsischen Prosodie zurechnet oder den Merkmalen der Lautbildung (Kap. 4.2).

4.1 Artikulation

Die Artikulationsfehler werden in *phonetische* und *phonologische* Fehler eingeteilt (▶ Abb. 4.1). Häufig ist eine Kombination beider Fehlertypen zu beobachten.

Merke

In der Literatur werden *kategoriale Lautabweichungen* bei Sprechapraxie mit dem Begriff phonologisch oder phonematisch bezeichnet. Kategoriale Lautabweichungen bei Sprechapraxie basieren aber auf einem anderen Entstehungsmechanismus als phonematische Paraphasien bei Aphasie.

4.1.1 Phonetische Fehler

Merke

Unter phonetischen Fehlern versteht man *Lautabweichungen bzw. -entstellungen*, die zwar der Kategorie des Ziellautes noch zugeordnet werden können, deren Merkmale jedoch so verändert sind, dass der Ziellaut nicht korrekt gebildet wird, wie z. B. die Nasalierung eines Vokals.

Beispiele für Lautentstellungen[438], [629], [682], [685]:

- übermäßige Aspiration stimmloser Plosive
- Entstimmung stimmhafter Konsonanten
- Denasalierung von Nasalen
- unangemessene Dehnung eines Lautes
- unscharfe oder lateralisierte Frikative
- Vor- oder Rückverlagerung lingualer Konsonanten

Meist betreffen die Lautentstellungen die zeitlichen Parameter der Artikulationsmuster [116]. Solche Fehler können auch über Segmentgrenzen hinausreichen.

▶ Tab. 4.1 zeigt einige Beispiele für phonetische Fehler bei Sprechapraxie. Weitere Beispiele finden sich u. a. bei Ziegler [685] und Liepold et al. [338].

Tab. 4.1 Beispiele für phonetische Fehler.

Zielwort	Transkript	Fehlerart
Ofen	[o̞fən]	Behauchung von /o/
Tube	[tuḅə]	Entstimmung von /b/
Apfel	[apfːəl]	Lautdehnung von /f/
Masche	[mãʃ̃ə]	Nasalierung von /a/ und /ə/
Tisch	[tɪʃ]	Rückverlagerung von /i/
Post	[pʰɔst]	Überaspiration von /p/

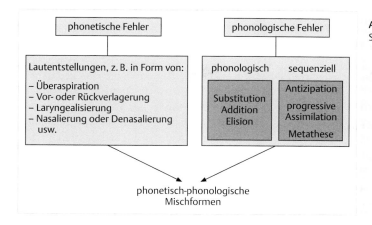

Abb. 4.1 Artikulationsfehler bei Sprechapraxie.

Tab. 4.2 Transkriptionszeichen aus dem Internationalen Phonetischen Alphabet in Anlehnung an Liepold et al. [338].

IPA-Zeichen	Bedeutung	Beispiel	IPA-Zeichen	Bedeutung	Beispiel
̥	stimmlos	n̥	ˤ	pharyngealisiert	kˤ
̬	stimmhaft	t̬	̃	nasaliert	ẽ
ʰ	aspiriert	tʰ	˖	denasaliert	n̆
̈	behaucht	a̤	˜	nasaler Durchschlag	p̃
̰	laryngealisiert	a̰	̚	ungelöst	t̚
̼	linguolabial	d̼	̏	fortisiert	f̏
̪	dental	d̪	̜	lenisiert	p̜
̺	laminal	d̺	̩	silbisch	m̩
˖	vorverlagert	u̟	̈	zentralisiert	ë
˗	rückverlagert	i̠	̝	erhöht	e̝
˞	rhotaziert	ə˞	̞	erniedrigt	e̞
ʷ	labialisiert	dʷ	̹	übermäßig gerundet	a̹
ʲ	palatalisiert	dʲ	̜	weniger gerundet	a̜
ˠ	velarisiert	dˠ	↔	gespreizt	y̫

In ▶ Tab. 4.2 ist eine Liste mit *phonetischen Transkriptionszeichen* aus dem Zeicheninventar des Internationalen Phonetischen Alphabets dargestellt [338]. Diese dienen zur qualitativen Fehlerkennzeichnung. Phonetische Fehler treten nicht nur bei einer Sprechapraxie auf, sondern können auch auf das Vorliegen einer Dysarthrie hinweisen (vgl. Kap. 5.4.2). In einigen Literaturquellen wird als Unterscheidungskriterium angegeben, dass phonetische Fehler bei der Sprechapraxie inkonstant und inkonsistent auftreten, während sie bei der Dysarthrie konstant und konsistent seien [385], [692], hingegen beschreiben auch die bei der Sprechapraxie auftretenden Fehler als konsistent hinsichtlich des Fehlerortes und konstant bezüglich der Fehlerart.

Merke

Die International Phonetic Association (https://www.internationalphoneticassociation.org/) bietet eine Übersicht über alle phonetischen Transkriptionszeichen sowie Links zu Schriftarten, die zur Anwendung in Textdokumenten genutzt werden können.

4.1.2 Phonologische Fehler

Phonologische Fehler lassen sich in folgende **Fehlerarten** einteilen:
• Substitution
• Addition
• Elision

Der Ziellaut wird entweder durch einen korrekt gebildeten Laut ersetzt (*Substitution*), ein korrekt gebildeter Laut wird hinzugefügt (*Addition*) oder ein Ziellaut wird ausgelassen (*Elision*). Dabei sind die Lautersetzungen dem Ziellaut oft phonetisch ähnlich und unterscheiden sich selten in mehr als 2 distinktiven Merkmalen (z.B. /t/ statt /k/) [372], [695].

Phonologische Fehler können aber auch durch einen Einfluss der Lautumgebung innerhalb eines Wortes zustande kommen. In diesem Fall spricht man auch von **sequenziellen Fehlern**, da sie die Abfolge der Laute innerhalb eines Wortes betreffen. Zu ihnen zählen:
• Antizipation
• progressive Assimilation
• Metathese

Im Fall der *Antizipation* wird ein später zu produzierender Laut im Wort zusätzlich vorangestellt und ersetzt dabei einen anderen Laut. Bei der *progressiven Assimilation* (auch Reiteration oder Perseveration genannt) wird ein zuvor produzierter Laut wiederholt. Die *Metathese* bezeichnet den Prozess einer Lautumstellung, bei der Laute eines Wortes miteinander vertauscht werden [453]. Substitutionen werden am häufigsten beobachtet. Eine Ursache dafür ist die Tendenz der menschlichen Hörverarbeitung, das Wahrgenommene zu kategorisieren. Dadurch wird die Wahrnehmung zusätzlich vorliegender geringfügiger phonetischer Entstellungen ggf. überdeckt [287], [438]. Substitutionen werden, wie auch Additionen, häufig als Antizipationen interpretiert. Seltener können progressive Assimilationen beobachtet werden [372], [453]. In ▶ Tab. 4.3 sind Beispiele für phonologische und sequenzielle Fehler enthalten.

Bei den phonologischen Fehlern ist differenzialdiagnostisch zu beachten, dass sie auch im Rahmen einer aphasischen Störung vorkommen können und dann als *phonematische Paraphasien* bezeichnet werden. Wird durch eine phonologische Veränderung ein bedeutungsmäßig anderes Wort produziert (z.B. Nadel statt Nagel), ist abzuklären, ob es sich um eine aphasisch bedingte semantische Paraphasie handeln könnte (vgl. Kap. 5.4.1).

Tab. 4.3 Beispiele für phonologische Fehler.

Zielwort	Transkript	Fehlerart
Panne	[palə]	Substitution von /n/ durch /l/
Sofa	[zo:fan]	Addition von /n/
Treppe	[tɛpə]	Elision von /ʀ/
Kino	[ni:no:]	Antizipation von /n/
Dose	[do:də]	progressive Assimilation von /d/
Löwe	[vø:lə]	Metathese von /l/ und /v/

Zusatzinfo

Phonetische oder phonologische Fehler?

Die Entstehung phonetischer und phonologischer Fehler ist bei der erworbenen Sprechapraxie nicht eindeutig geklärt. Laganaro [309] diskutiert hierzu 2 Hypothesen. Einerseits könnten zeitgleich eine Aphasie und eine Sprechapraxie vorliegen. Die phonologischen Störungen könnten dann auf die Aphasie und die phonetischen Störungen auf die Sprechapraxie zurückgeführt werden. Andererseits könnten, sofern die phonetische und phonologische Enkodierung als getrennte Prozesse betrachtet werden, phonetische Fehler von Untersuchenden fälschlicherweise als phonologische Fehler eingeschätzt werden, da Lautentstellungen als Substitutionen klassifiziert werden. Damit wären die phonologisch klassifizierten Fehler aber eigentlich phonetischen Ursprungs.

In einer Studie [93] zur Unterscheidung von phonologischen und phonetischen Fehlern wurde bei zwei englischsprachigen Studienteilnehmenden mit Aphasie akustische Analysen bei Plosiven durchgeführt, die auf eine Auslassung des Anlauts /s/ folgte (z. B. bei der Realisierung des Wortes /spot/, das als /pot/ realisiert, also ohne /s/ artikuliert wurde). Bei einem Teilnehmenden hatten die Plosive nach einer Anlaut-/s/-Auslassung dieselben akustischen Eigenschaften wie Plosive im Wortanlaut, was als phonologisch verursacht eingeschätzt wurde. Bei der akustischen Analyse des zweiten Teilnehmenden zeigten sich nicht die typischen akustischen Merkmale initialer Plosive, so dass hier eine phonetische Ursache angenommen wurde [93].

Bei der Artikulation von Normalsprechern, die Zungenbrecher artikulieren sollten, konnten wiederum sowohl phonologische als auch phonetische Fehler nachgewiesen werden [181]. Phonologische Fehler im Sinne einer Substitution könnten dadurch entstehen, dass ein Nicht-Zielphonem gegenüber einem Zielphonem produziert wird, während phonetische Fehler damit erklärbar wären, dass ein Zielphonem und ein Nicht-Zielphonem eine vergleichbare Aktivierung erreichen und daraus ein phonetischer Fehler entsteht, der aber phonologisch verursacht wurde [309]. Somit könnten phonologische und phonetische Enkodierung als interaktive Prozesse betrachtet werden. Sequenzielle Fehler sind hierüber allerdings nicht erklärbar.

4.1.3 Phonetisch-phonologische Fehler

Die genannten Fehlerkategorien können kombiniert auftreten. Das bedeutet, dass ein phonologischer Fehler, z. B. bei einer Lautsubstitution, zusätzlich lautlich entstellt sein kann. Beispiele hierfür finden sich in ▶ Tab. 4.4.

4.1.4 Merkmale der Artikulationsfehler

Wie bereits beschrieben, ist das Kriterium der *Inkonstanz* (korrekte und fehlerhafte Artikulationen) und *Inkonsistenz* (Variation fehlerhafter Artikulationen) sprechpraktischer Artikulationsfehler in der Literatur umstritten. Zum einen wird davon berichtet, dass auf einen Laut bezogen sowohl phonetische als auch phonologische Störungen auftreten können und auch die Art des phonetischen oder phonologischen Fehlertyps unterschiedlich sein kann. Das Wort „Tomate" kann beispielsweise innerhalb eines Gesprächs als [tʰobaːtə], [moːmaːtə], [moːtʰaːtə], aber auch korrekt realisiert werden.

Schon Darley et al. [134] beschrieben das Auftreten von Lautbildungsfehlern bei erworbener Sprechapraxie als inkonstant und inkonsistent. Die hohe Variabilität des Fehlermusters wurde daher lange als wesentliches diagnostisches Kriterium verwendet. McNeil et al. [384] fanden demgegenüber eine hohe Konstanz und Konsistenz bei der Lautbildung von Personen mit Sprechapraxie. Wambaugh et al. [639] forderten somit in ihren Leitlinien zur Sprechapraxietherapie die Berücksichtigung von Konstanz und Konsistenz als pri-

Tab. 4.4 Beispiele für phonetisch-phonologische Fehler

Zielwort	Transkript	Fehlerart
Katze	[tʰatsə]	Antizipation durch überaspiriertes /t/
Messer	[mãsɐ]	Substitution von /ə/ durch nasaliertes /a/
Tonne	[tɔsːə]	Substitution von /n/ durch gedehntes /s/
Kette	[kɛkˤə]	progressive Assimilation durch pharyngealisiertes /k/
Trompete	[tʀampeːtə]	Substitution von /ɔ/ durch übermäßig gerundetes /a/
Wasser	[vaʂt]	Addition eines stimmhaften /t/

märes diagnostisches Kriterium. Staiger et al. [570] konnten wiederum in einer Studie zur perzeptiven und akustischen Artikulationsanalyse auf Wortebene eine Fehlerinkonstanz und -inkonsistenz beobachten und empfehlen somit weiterhin die Berücksichtigung des Kriteriums der Inkonstanz und Inkonsistenz bei der Diagnosestellung. Sie weisen aber darauf hin, dass es unter bestimmten Bedingungen, wie z. B. bei der Wiederholung von Wörtern, dazu kommen kann, dass Lautbildungsfehler konstanter und konsistenter auftreten [702]. Somit sollte das Kriterium der Inkonstanz und Inkonsistenz bei der Diagnosestellung berücksichtigt, gleichzeitig aber nicht in allen Kontexten als zwingend beobachtbar gesehen werden.

Dennoch erschwert diese Unklarheit die Abgrenzung zur Dysarthrie, bei der die Artikulationsfehler ebenfalls konstant und konsistent auftreten. Allerdings können die bei dysarthrischen Personen als konstant und konsistent beschriebenen Lautentstellungen, z. B. aufgrund der Tagesform, auch variieren. Insbesondere bei der ataktischen Dysarthrie ist eine größere Fehlervariabilität zu beobachten [338]. In Kombination mit einer skandierenden Sprechweise, die als typisches Merkmal einer ataktischen Dysarthrie gilt und auch bei einer Sprechapraxie häufiger auftritt, wird die Abgrenzung der Störungsbilder problematisch, wenn

man sie nur anhand des akustischen Eindrucks vornimmt.

Die Analyse distinktiver Merkmale sprechapraktischer Artikulationsfehler zeigt, dass die meisten Fehler den Artikulationsort betreffen, gefolgt von der Artikulationsart, der Stimmhaftigkeit und schließlich dem Merkmal der oralen bzw. nasalen Lautgebung. Die den Artikulationsort betreffenden Fehler beziehen sich meist auf bilabiale und lingual-alveolare Konsonanten. Fehler in der Artikulationsart treten vor allem bei Affrikaten und Frikativen auf [453]. Für phonetische und phonologische Fehler gilt, dass Ziel- und Ersatzlaut überwiegend eine hohe artikulatorische Ähnlichkeit aufweisen [104], [438], [685].

Hinsichtlich der Verteilung des Auftretens phonetischer und phonologischer Fehler gibt es noch keinen Konsens. In älteren Studien [266], [605] wurde ein häufigeres Auftreten phonologischer Fehler beobachtet, während in späteren Einzelfallstudien [438] ein Überwiegen phonetischer Fehler nachgewiesen werden konnte. Als möglicher Grund für diese unterschiedlichen Betrachtungsweisen wird eine geringere Detailgenauigkeit in der phonetischen Fehleranalyse bei der perzeptiven Beurteilung verantwortlich gemacht [685].

Merke

Ausgeprägtere Lautabweichungen werden aufgrund des Phänomens der *kategorialen Wahrnehmung* ggf. fälschlicherweise als phonologische Fehler klassifiziert [114], [126], [691]. Demgegenüber werden leichte Abweichungen aufgrund der Toleranz der kategorialen Wahrnehmung möglicherweise gar nicht als Fehler wahrgenommen [702].

Apparative Untersuchungsverfahren (Kap. 5.3) können hier die perzeptive Diagnostik unterstützen und objektivieren.

4.1.5 Einflussfaktoren

Es werden verschiedene Faktoren diskutiert, welche einen Einfluss auf die Artikulationsfehler ausüben.

▶ **Sprechmotorische Komplexität.** Es besteht weitgehende Einigkeit darüber, dass die sprechmotorische Komplexität einen wichtigen Einflussfaktor für die Artikulation sprechapraktischer Personen darstellt [685]. Je größer die sprechmotorischen Anforderungen bei der Durchführung komplexer Artikulationsbewegungen sind, desto höher ist die Wahrscheinlichkeit des Auftretens von Fehlern der Artikulation, da komplexe Silbenstrukturen eine höhere Anforderung an die artikulatorische Präzision stellen [3], [438], [569]. Ferner spielt die Komplexität der Artikulation des einzelnen Lautes eine entscheidende Rolle. Nach Romani et al. [488] und Wertz et al. [655] sind Konsonanten häufiger betroffen als Vokale, wobei Plosive weniger fehleranfällig sind als Liquide oder Frikative und stimmlose Konsonanten meist besser artikuliert werden als stimmhafte Konsonanten [266], [438]. Sowohl Menschen mit Dysarthrie als auch solche mit Sprechapraxie tendieren zu einer Vereinfachung der Komplexität der Silbenstruktur. Nach Strand et al. [582] sind für die Sprechapraxie phonetisch veränderte Additionen von Lauten typisch, die eine Sprechapraxie von der Dysarthrie oder Aphasie abgrenzen.

Es ist umstritten, ob die Lautposition im Wort eine bedeutsame Rolle für das Auftreten von Artikulationsstörungen spielt. Einige Forschende geben an, dass Konsonanten in Anlautposition bzw. im Anlaut einer akzentuierten Silbe häufiger von Artikulationsfehlern betroffen sind als solche im In- oder Auslaut [217], [257]. Liepold et al. [338] benennen die vermehrt gestörte Anlautartikulation auch für Konsonantencluster. In anderen Untersuchungen zeigte sich die Anlautposition nicht als überdurchschnittlich fehleranfällig. Es konnten sogar mehr Fehler bei Inlautpositionen beobachtet werden [155], [438].

Bei Silben mit Konsonantenverbindungen sind sog. *homorgane Cluster* („Stift") weniger fehleranfällig als *heterorgane Cluster* („Knecht") [571]. Der Grad des Wechsels des Artikulationsortes eines benachbarten Konsonanten ist somit bei der Planung des Wortmaterials für die Therapien zu berücksichtigen.

Beim Üben einfacher Silben (z. B. „ba") können sich Transfereffekte auf ungeübte komplexe, aber phonologisch ähnliche Silben zeigen (z. B. „bra"). So können komplexe Silben über phonologisch ähnliche, einfache Silben aufgebaut werden. Ein Transfereffekt auf ungeübte komplexe Silben ist dadurch aber nicht zu erwarten [7].

▶ **Lexikalität.** Artikulationsfehler sind seltener in bedeutungstragenden Wörtern zu erwarten als in Pseudowörtern. Diese These wird von konnektionistischen Sprachproduktionsmodellen [520] unterstützt, während das Logogen-Modell eine gleiche Verteilung der Fehler auf Real- und Pseudowörter voraussetzt [338]. In der Therapie kann es jedoch erforderlich sein, mit Pseudowörtern (Logatomen) zu arbeiten, um Auswahl und Abfolge von Lauten in Lautkombinationen systematisch und streng kontrollieren zu können [154]. Dies erscheint aber nur bei leichten Sprechapraxien sinnvoll, da die Verwendung von Pseudowörtern den Transfer in den Alltag erschwert.

▶ **Wortkategorie.** Substantive werden von Menschen mit Sprechapraxie meist besser artikuliert als Verben [655]. Dies ist allerdings empirisch nicht gesichert [702]. Zudem kann es aus kommunikativen Gründen notwendig sein, Verben relativ früh in die Therapie zu integrieren. Diese lassen sich auch mit spezifischen Gesten verbinden [492]. Das Vorschalten eines unbestimmten Artikels (z. B. „eine Nelke" statt „Nelke") kann die Wortproduktion fazilitieren und erhöht die Fehlerrate nicht [10].

▶ **Wortlängeneffekt.** Generell nimmt die Wahrscheinlichkeit für das Auftreten von Fehlern mit der Länge von Wörtern zu, da immer mehr artikulatorische Gesten geplant und produziert werden müssen. Dies kann aber durch verschiedene Faktoren beeinflusst sein.

Bei einem *echten positiven Wortlängeneffekt* geht z. B. die Fehlerzunahme über die statistische Erwartung hinaus [266], [685]. Dies ist wahrscheinlich die Folge eines größeren Aufwands bei der motorischen Programmierung und somit eine erhöhte sprechmotorische Anforderung. *Schwache positive Wortlängeneffekte* sprechen für ein Problem bei der Initiierung eines Wortes, unabhängig von seiner Silbenanzahl. *Negative Wortlängeneffekte*, bei denen es zu einer Fehlerzunahme bei kürzeren Wörtern kommt, sind möglicherweise durch einen fehlerhaften Zugriff auf kurze Wörter erklärbar, da diese im Lexikon mehr phonologische

Nachbarn aufweisen als längere Wörter. Nach Liepold et al. [338] sind auch Probleme in der auditiven Verarbeitung denkbar.

▶ **Wortakzent.** Im Deutschen erfolgt am häufigsten eine trochäische Betonung von Wörtern. Bei einem Zweisilber wird dabei die erste Silbe betont, wie z. B. beim Wort „Nase". Die Betonung auf der zweiten Silbe, wie bei „Pilot", wird demgegenüber als Jambus bezeichnet. Personen mit Sprechapraxie zeigen bei zweisilbigen, trochäisch betonten Wörtern weniger Fehler als bei jambischer Betonung [9]. Dieser Effekt kann therapeutisch genutzt werden, indem bei mittelschweren und ggf. auch schweren Sprechapraxien zunächst mit trochäisch betonten Zweisilbern geübt wird.

▶ **Konkretheit und Häufigkeit.** Konkrete Wörter werden störungsfreier artikuliert als abstrakte Wörter. Ebenso werden individuell hochfrequentere Wörter besser artikuliert als niedrigfrequente Wörter[657].

▶ **Automatisierungsgrad.** In der Literatur wird immer wieder von „Inseln (relativ) störungsfreien Sprechens" bei Sprechapraxie berichtet. Das bedeutet, dass es zu weniger oder gar keinen Fehlern sowie flüssiger Sprachproduktion kommen kann, je automatisierter die Äußerungen sind (z. B. bei Begrüßungsfloskeln [692]).

▶ **Adaptationseffekt.** Auch das Vorhandensein eines Adaptationseffekts (z. B. weniger Fehler bei wiederholtem Lesen) ist bislang nicht erwiesen und steht im Widerspruch zur ebenfalls beschriebenen Beobachtung eines Konsistenzeffekts, bei dem es zu wiederholtem Auftreten gleicher Fehler an den gleichen Textstellen kommen kann.

▶ **Stimulusmodalität.** Keine eindeutigen Ergebnisse finden sich zu der These, dass die Stimulusmodalität (Spontansprache, Nachsprechen, lautes Lesen) die Auftretenshäufigkeit von Artikulationsfehlern beeinflusst [685]. Das Nachsprechen wird aber gegenüber der Spontansprache als einfacher bewertet, da es weniger zusätzliche linguistische Planung erfordert und das Mundbild als Hilfe zur Verfügung steht [702].

4.2 Prosodie

Um die Bedeutung der Prosodie näher zu erklären, soll hier zunächst auf prosodische Faktoren eingegangen werden. Davon ausgehend werden die Stellung der Prosodie innerhalb der sprechapraktischen Symptomatik und die einzelnen prosodischen Symptome erläutert.

Merke

Die Prosodie entsteht durch sprechspezifische Veränderungen von *Dauer, Tonhöhe, Lautstärke* und *Kontinuität* des akustischen Signals die dazu eingesetzt werden, emotionale Aspekte und persönliche Einstellungen in einer Mitteilung zu transportieren [81].

Es wird zwischen *intrinsischer* und *extrinsischer Prosodie* unterschieden (▶ Abb. 4.2).

▶ **Intrinsische Prosodie.** Die intrinsische Prosodie wird während der Sprachentwicklung erlernt und trainiert. Sie ist *linkshemisphärisch* lokalisiert und wird von linkskortikalen Strukturen und den Basalganglien gesteuert. Dazu gehören kortikale Kreisläufe unter Einbeziehung des anterioren Inselkortex mit einer Schleife zum Kleinhirn und den Basalganglien. Die intrinsische Prosodie läuft unbewusst ab und dient zur Organisation eines reibungslosen Ablaufs des Sprechens. Man beobachtet intrinsisch-prosodische Merkmale insbesondere bei *kurzen, einfachen* und *vertrauten Äußerungen*.

▶ **Extrinsische Prosodie.** Die extrinsische Prosodie dient dem *bewussten Ausdruck von Stimmung und Intention.* Sie verläuft parallel zur intrinsischen Prosodie, wird aber *wahrscheinlich eher rechtshemisphärisch* gesteuert [80]. Allerdings ist die extrinsische Prosodie von autonom gesteuertem, emotionalem Sprechen zu trennen. Das heißt, sie ist zwar *affektiv,* aber *nicht limbisch,* sondern ein *mehr oder weniger bewusster Prozess,* der sich auch in langen und komplexen Äußerungen findet. Innerhalb des in ▶ Abb. 4.2 dargestellten Trichters

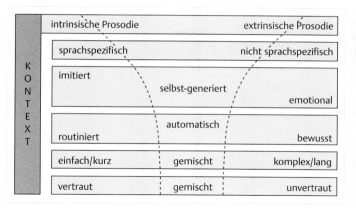

Abb. 4.2 Intrinsische und extrinsische Prosodie. (Quelle: Boutsen FR, Christman SS. Prosody in apraxia of speech. Semin Speech Lang 2002: 245–256)

befinden sich die für eine typische Äußerung relevanten intrinsischen und extrinsischen Aspekte.

Nicht eindeutig geklärt ist, ob die prosodischen Störungen als Kompensationsversuch sprechapraktischer Personen zu werten sind, der dazu dient, gegen die Fehler in der Artikulation anzusteuern [132], [134], oder ob sie ein primäres prosodisches Problem darstellen [81]. McNeil et al. [385], [386] betrachten prosodische Störungen eher als ein *Kernsymptom der Sprechapraxie*, während Ziegler et al. [702] prosodische Störungen als Folge der Artikulationsstörungen und damit als sekundär beeinträchtigt ansehen. Unterschiedliche Zuordnungen könnten aber auch auf divergierende terminologische Zuordnungen zurückgeführt werden. So ordnen Ziegler et al. [702] die „zeitlich-dynamische(n) Phänomene wie Segmentdauern, die Kontrolle der Voice Onset Time (…) oder die Steuerung koartikulatorischer Prozesse" ([702]: S. 118) den segmentalen Störungen zu, während sie gleichzeitig auch der intrinsischen Prosodie zugeordnet werden können [81].

4.2.1 Prosodische Störungen

Die bei Sprechapraxie zu beobachtenden Symptome sind vor allem Folge einer *Störung der intrinsischen Prosodie*, die aufgrund der linkshemisphärischen Lokalisation auch am ehesten zu erwarten ist.

Es zeigen sich Auffälligkeiten im Bereich des *Redeflusses* und bei der *Akzentuierung*. Der *Redefluss* ist generell verlangsamt, also auch bei fehlerfreien Sequenzen. Durch intersilbische Pausen entsteht

die für die Sprechapraxie *typische skandierende Sprechweise*, die allerdings auch für die Sprechweise von Personen mit ataktischer Dysarthrie charakteristisch ist, bei dieser aber mit einer ataktischen nichtsprachlichen Motorik einhergeht. Der Eindruck der *skandierenden Sprechweise* wird auch dadurch unterstützt, dass Menschen mit Sprechapraxie im Gegensatz zu Normalsprechern Vokale in unbetonten Silben kaum reduzieren [372]. Rogers und Storkel [487] nehmen an, dass die Betroffenen aufgrund eines Speicherdefizits Silben nur einzeln programmieren können. Zusätzlich kann es zu *intrasilbischen Pausen* kommen, die aufgrund ihrer prosodischen Unangemessenheit als besonders auffällig wahrgenommen werden [702]. Ungefüllte Pausen treten oft vor der Initiierung von Äußerungen auf. Neben Lautdehnungen von Vokalen und auch Konsonanten sowie Lautauslassungen kommt es zu Iterationen von Anfangslauten und -silben, welche bei leichteren Sprechapraxien den Eindruck einer stotterähnlichen Symptomatik entstehen lassen können. Bei der *Akzentuierung* von Wörtern ist häufig eine *Akzentnivellierung* zu hören, also eine gleichmäßige Betonung aller Silben, egal ob betont oder unbetont. Dies verstärkt die Wahrnehmung des monotonen Sprechens. Typisch ist dabei eine Dehnung von Vokalen, während in Silben mit dem Schwa-Laut durch Vollvokale ersetzt werden (z.B. [ge-my-se] statt [gəˈmysə]) [702]. Wird diese gleichmäßige Betonung besonders stark durchgeführt, spricht man von einer *Überakzentuierung*. Werden üblicherweise unbetonte Silben betont, liegt eine *Akzentverschiebung* vor (▶ Tab. 4.5).

Tab. 4.5 Prosodische Störungen bei Sprechapraxie.

Prosodischer Bereich	Symptom
Redefluss	• silbisches Sprechen/skandierende Sprechweise durch intersilbische Pausen • intrasilbische Pausen • ungefüllte Pausen vor Initiierung des Sprechens • reduziertes Sprechtempo auch bei fehlerfreien Sequenzen • Iterationen von Anfangslauten und Silben • Lautdehnungen und -auslassungen
Akzentuierung	• Akzentnivellierung • gleichmäßige Akzentuierung aller Silben • Überakzentuierung • Akzentverschiebung • fehlerhafte Akzentuierung sonst unbetonter Silben

Stimmstörungen werden im Rahmen sprechapraktischer Störungen eher selten genannt, es konnten aber vereinzelt *Störungen laryngealer Ab- und Adduktion* sowie eine *Dyskoordination laryngealer Einstellbewegungen* beobachtet werden [553]. Sieron et al. [537] berichten von einem Patienten mit einer Apraxie des Kehlkopfs mit Aphonie und einer Störung der Sprechatmung, wobei die artikulatorischen Fähigkeiten weitgehend erhalten waren.

Einige Autoren sind der Meinung, dass es bei Sprechapraxien gelegentlich zum sog. *Foreign Accent Syndrome* kommen kann [2]. Bei diesem Syndrom erwecken die prosodischen Defizite den Eindruck, dass die Betroffenen mit fremdsprachigem Akzent sprechen. Takayama et al. [585] halten das Foreign Accent Syndrom demgegenüber für ein von der Sprechapraxie abzugrenzendes, eigenständiges Krankheitsbild.

Die prosodischen Defizite sind *konstant und konsistent* zu beobachten. Da sie auch als *primäres Defizit* gesehen werden können, sollten sie in die logopädische Behandlung sprechapraktischer Personen integriert werden, sofern die Arbeit an den segmentalen Störungen nicht zu einer Reduktion der prosodischen Störungen führt.

4.3 Sprechverhalten

Suchbewegungen der Artikulationsorgane werden besonders häufig im Rahmen sprechpraktischer Störungen im Erwachsenenalter beschrieben. Dieses Suchverhalten zeigt sich sowohl bei der Initiierung von Sprechbewegungen als auch während der Realisierung von Äußerungen und trägt deutlich zur Verlangsamung des Redeflusses bei. Diese bei der Artikulation sichtbaren Suchbewegungen von Zunge, Lippen und Kiefer konnten mit instrumentellen Verfahren auch am Kehlkopf nachgewiesen werden [241]. Ziegler [685] beschreibt, dass es neben stummen Suchbewegungen auch zu hörbaren Varianten kommen kann, die als Zeichen für eine Überschneidung der Symptomatik im segmentalen Bereich und im Sprechverhalten gesehen werden können.

Des Weiteren lässt sich eine *Sprechanstrengung* beobachten, die in Form von mimischen Mitbewegungen oder einer Anspannung der Hals- und/oder Gesichtsmuskulatur zu sehen ist. Die Stimme klingt manchmal gepresst und/oder die Sprechstimmlage ist erhöht [338]. Die Betroffenen zeigen eine deutliche *Unzufriedenheit* und *Selbstkorrekturversuche*, die mitunter, aber nicht immer, eine zunehmende Annäherung an die artikulatorische Zielform aufweisen. Diese Versuche, sich dem Ziellaut durch wiederholte Selbstkorrektur immer weiter anzunähern, werden auch als *„Trial-and-Error-Phänomen"* bezeichnet [323] und tragen ebenfalls zur Verlangsamung der Sprechgeschwindigkeit bei. Auch der Begriff *„conduite d'approche"* kennzeichnet eine zunehmende Annäherung an die gewünschte Zielform (▶ Tab. 4.6).

Tab. 4.6 Störungen des Sprechverhaltens bei Sprechapraxie.

Bereich	Symptom
Suchbewegungen der Artikulationsorgane	• bei der Initiierung von Äußerungen • während der Realisierung von Äußerungen • stumm oder hörbar
Sprechanstrengung	• mit mimischen Mitbewegungen • Anspannung der Hals-/Gesichtsmuskulatur • gepresste Stimme • erhöhte Sprechstimmlage
Unzufriedenheit	Unzufriedenheit mit dem eigenen Sprechen
Selbstkorrektur	nur zum Teil mit zunehmender Annäherung an die artikulatorische Zielform

4.4 Schweregradeinteilung sprechapraktischer Störungen

Sprechapraxien können verschiedene *Ausprägungsgrade* zeigen. Ziegler et al. [702] sprechen von einem Schweregradkontinuum, also keiner eindeutigen Abgrenzung von Schweregraden. Dies kann von kaum wahrnehmbaren Symptomen bis hin zum *apraktischen Mutismus* reichen. Dabei sind die Betroffenen nicht in der Lage, willkürliche Sprachäußerungen zu produzieren, so dass keine auf den oben genannten Symptomen basierende Diagnostik möglich ist. Ein apraktischer Mutismus tritt oft in der Frühphase direkt nach Eintritt des hirnschädigenden Ereignisses auf und zeigt unterschiedliche Rückbildungstendenzen [692]. Während es einigen Betroffenen nur mühsam gelingt, einzelne Laute, Wörter oder kurze, hoch automatisierte Phrasen zu äußern, zeigen Personen mit guter Rückbildung hauptsächlich prosodische Defizite und vereinzelte artikulatorische Unsicherheiten. Aber auch leichte sprechapraktische Störungen können die Kommunikation beeinträchtigen, wenn sie zu wahrnehmbaren Veränderungen der *Sprechnatürlichkeit* führen.

Für die Zuordnung der Sprechapraxie zu einem bestimmten Schweregrad gibt es im deutschsprachigen Raum kein spezifisches Verfahren. Daher ist die Schweregradeinteilung Ergebnis der therapeutischen Einschätzung. Im englischsprachigen Raum existiert mit der *Apraxia of Speech Rating Scale (ASRS)* [580] ein valides Verfahren zur Bestimmung des Schweregrads der Sprechapraxie über eine Bewertung von Symptomhäufigkeiten. Dabei korreliert die ASRS mit der klinischen Beurteilung der Sprechapraxie und zeigt sowohl eine akzeptable Intra- und Interrater-Reliabilität als auch eine angemessene Sensitivität und Spezifität.

Duffy [147] beschreibt mit der *Motor Speech Disorders Severity Rating Scale* eine zehnstufige Bewertungsskala zur Einordnung des Schweregrads von Sprechstörungen auf der Basis der Sprechverständlichkeit ([147]: S. 79, modifiziert nach Hillel et al. [234]). Sie reicht von *nicht vokalischem Sprechen* (1) als niedrigste Stufe der Verständlichkeit bis zu *normalem Sprechen* (10) als höchste Verständlichkeitsstufe. Die Bewertung soll ausschließlich anhand der sprechmotorischen Aspekte erfolgen und keine sprachlichen oder kognitiven Defizite einbeziehen.

Motor Speech Disorders Severity Rating Scale ([147]: S. 79):

1: Nicht vokalisch: Vokalisierung ist nicht möglich oder anstrengend, zeitlich begrenzt oder selten. Kann beim Lachen, Weinen oder bei Schmerzen vokalisieren.

2: Vokalisierungen bei emotionalen Äußerungen: Vokalisiert mit entsprechendem Tonfall nur zum Ausdrücken von Emotion, Bestätigung, Verneinung etc.

3: Begrenztes Sprechen: vokalisiert über ja/nein hinausgehende Einwortäußerungen. Schreibt ansonsten oder verwendet andere nonverbale Strategien oder nutzt eine Person, die stellvertretend spricht. Kann Kommunikation nichtsprachlich initiieren.

4: Sprechen plus augmentative Kommunikation: Sprechen wird häufig verwendet, aber Verständlichkeitsprobleme müssen oft mit anderen Mitteln gelöst werden (z. B. Schreiben, stellvertretender Sprecher).

5: Häufige Wiederholung benötigt: Sprechen kann mühevoll/anstrengend sein. Häufige Wiederholung oder ein „Übersetzer" wird oft benötigt. Der Patient kann die Komplexität oder Länge der Äußerung reduzieren.

6: Gelegentliche Wiederholung nötig: Sprechgeschwindigkeit kann merklich langsamer oder pathologisch beschleunigt sein. Der Patient muss bei ungünstigen Hörbedingungen einige Äußerungen wiederholen, aber die Komplexität oder Länge der Äußerungen muss nicht reduziert werden.

7: Deutlich verändertes Sprechen: Das Sprechen ist offensichtlich nicht normal. Der Patient ist aber gut verständlich.

8: Wahrnehmbare Veränderungen des Sprechens: Das Sprechen ist verständlich, aber Veränderungen werden von anderen Personen wahrgenommen, vor allem unter ungünstigen Bedingungen (z. B. Müdigkeit, Stress, in geräuschvoller Umgebung).

9: Vorhandene Sprechstörung: Nur der Patient oder enge Angehörige erkennen eine Veränderung des Sprechens. Sprechgeschwindigkeit und Lautstärke sind normal. Der Patient berichtet möglicherweise, dass das Sprechen anstrengender ist.

10: Normales Sprechen: Der Patient verneint Probleme beim Sprechen. Keine Auffälligkeiten bei der Untersuchung.

Zusammenfassung

Sprechapraktische Störungen zeigen sich in den Bereichen Artikulation, Prosodie und Sprechverhalten. Im Rahmen der Artikulationsstörungen treten phonetische und phonologische Fehler auf, wobei der Schwerpunkt in dem Auftreten phonetischer Fehler liegt. Zudem kann es zu einer Kombination phonetischer und phonologischer Fehler kommen. Es werden unterschiedliche Faktoren diskutiert, die einen Einfluss auf das Ausmaß der Artikulationsfehler haben können. Prosodische Störungen treten im Redefluss und in der Akzentuierung auf. Typischerweise, aber nicht zwingend, kommt es zu einer durch intersilbische Pausen bedingten skandierenden Sprechweise. Die Betroffenen sprechen überwiegend verlangsamt und tendieren zu Lautdehnungen. Akzente werden verschoben, nivelliert oder übermäßig eingesetzt. Das Sprechverhalten ist durch artikulatorische Suchbewegungen, Sprechanstrengung, Unzufriedenheit und Selbstkorrekturversuche gekennzeichnet. Die genannten Symptome treten in individuell unterschiedlicher Zusammensetzung und Ausprägung auf. Die schwerste Form der Sprechapraxie wird als apraktischer Mutismus bezeichnet. Eine Schweregradeinteilung kann auf der Basis von Symptomhäufigkeiten oder der Sprechverständlichkeit vorgenommen werden.

5 Diagnostik der erworbenen Sprechapraxie

Das Ziel der Diagnostik ist das Erkennen der Sprechapraxie und ihre Abgrenzung zu anderen Störungsbildern. Zudem sollen der Schweregrad der Sprechapraxie (leicht-, mittel-, schwergradig) und der jeweilige Störungsschwerpunkt (segmental oder suprasegmental) erfasst werden. In Bezug auf das Erkennen einer Sprechapraxie finden sich hohe Übereinstimmungen bei erfahrenen Therapeutinnen und Therapeuten [213], [416], während sich bei solchen ohne initiales Training eine begrenzte Übereinstimmung in der Identifikation des Störungsbildes zeigt [214]. Somit ist für die Identifikation einer Sprechapraxie berufliche Erfahrung bzw. ein initiales Training für weniger erfahrene Therapeutinnen und Therapeuten notwendig. Generell wird die Häufigkeit des Vorkommens einer parallel zu einer Aphasie auftretenden Sprechapraxie therapeutisch unterschätzt [703]

Liepold et al. [338] schlagen zur möglichen Identifikation des Vorliegens einer Sprechapraxie eine **10-Punkte-Checkliste** vor (▶ Tab. 5.1). Jeder der in der Checkliste genannten Hinweise für sich allein ermöglicht noch keine sichere Diagnosestellung. Manche Punkte können auch auf eine Dysarthrie, Aphasie oder eine Kombination dieser Störungsbilder hinweisen. Auch das Vorliegen einer bukkofazialen Apraxie allein bedeutet nicht immer, dass auch eine Sprechapraxie vorliegt. Zum einen sind beide Störungsbilder dissoziiert, zum anderen tritt eine bukkofaziale Apraxie generell häufig nach linkshemisphärischer Schädigung auf. Erst das Vorliegen mehrerer Hinweise erhöht die Wahrscheinlichkeit für das Vorliegen einer Sprechapraxie. Mit Zunahme der Ja-Antworten steigt also die Wahrscheinlichkeit für das Bestehen einer sprechapraktischen Störung.

Ein Diagnostikverfahren zur systematischen Untersuchung der Sprechapraxie sind die „Hierarchischen Wortlisten (HWL)" von Liepold et al. [338]. Damit können leicht bis mittelschwer gestörte sprechapraktische Patienten hinsichtlich ihrer Fehler im Bereich der Artikulation, der Prosodie und des Sprechverhaltens auf Einzelwortebene untersucht werden. Der Schwerpunkt dieser Untersuchung liegt auf der Beurteilung der Artikulationsfehler und der sie beeinflussenden Varia-

Tab. 5.1 10-Punkte-Checkliste für das Vorliegen einer Sprechapraxie [338].

10-Punkte-Checkliste		ja	nein
1	Es besteht ein Infarkt/eine Blutung der mittleren Hirnarterie links.		
2	Die Artikulation ist durch phonetische und phonematische Störungen gekennzeichnet.		
3	Die Lautentstellungen sind inkonstant und inkonsistent.		
4	Es treten „Inseln störungsfreier Produktion" auf.		
5	Es sind Suchbewegungen zu beobachten.		
6	Sprechstimme und -atmung sind vergleichsweise wenig oder nicht beeinträchtigt.		
7	Der Redefluss ist durch Fehlversuche, Iterationen, Selbstkorrekturen unterbrochen.		
8	Die Sprechanstrengung ist sicht- oder hörbar.		
9	Die Störung betrifft alle Modalitäten mündlicher Sprachproduktion in ähnlichem Ausmaß.		
10	Es besteht eine bukkofaziale Apraxie.		

blen beim Nachsprechen bzw. lauten Lesen von Real- und Pseudowörtern. Mit dem HWL-kompakt [701] liegt mittlerweile ein deutlich verkürztes Verfahren vor, bei dem eine geringere Anzahl von Realwörtern überprüft wird.

Feiken und Jonkers [159] entwickelten in den Niederlanden das „Diagnostisch instrument voor apraxie van de spraak (DIAS)" zur Untersuchung sprechapraktischer Störungen. Dabei werden das Vorliegen einer bukkofazialen Apraxie geprüft sowie diadochokinetische Leistungen. Der Schwerpunkt des Tests liegt auf der Untersuchung der Artikulation von Lauten und Wörtern. Prosodische Aspekte werden allerdings nicht kontrolliert. Jonkers et al. [271] untersuchten in einer Studie Menschen mit Sprechapraxie, Aphasie, Dysarthrie und Kontrollpersonen, um distinktive Merkmale für eine Diagnose der Sprechapraxie festzustellen. Dabei identifizierten sie **8 Merkmale**, die **häufiger bei der Sprechapraxie** zu beobachten waren:

- Inkonsistenz der Fehler
- höhere Fehleranzahl von Konsonanten versus Vokalen
- höhere Fehlerrate bei alternierenden diadochokinetischen Aufgaben
- Suchverhalten
- Probleme bei der Initiierung des Sprechens
- Probleme bei der Silbensegmentation (skandierendes Sprechen)
- Fehler bei der Segmentierung von Konsonantenclustern
- Fehlerzunahme bei höherer artikulatorischer Komplexität

Allerdings waren mehrere der genannten Merkmale nur bei etwa der Hälfte oder einem Drittel der 30 Probanden mit Sprechapraxie zu beobachten. Besonders häufig zeigten sich Probleme bei der Initiierung des Sprechens, Störungen der Silbensegmentation und Suchverhalten [271]. Insofern ist die Diagnosestellung weiterhin Aufgabe der klinischen Beurteilung von Logopädinnen und Sprachtherapeutinnen. Die Identifikation spezifischer typischer Merkmale erleichtert jedoch den Prozess der Diagnosestellung. Der DIAS wurde in einer Masterarbeit an der Universität Potsdam übersetzt und an die deutsche Sprache angepasst. Anhand von Kontrollpersonen unterschiedlichen Alters wurden erste Normdaten erhoben [648].

Mithilfe gezielter apparativer Untersuchungen, wie z. B. der Zungensonografie, lassen sich artikulatorische Bewegungsabläufe sowie präphonatorische Artikulationsbewegungen darstellen. Diese Untersuchungsmethoden stehen allerdings meist nur in größeren Kliniken zur Verfügung oder werden im Rahmen der Grundlagenforschung eingesetzt.

Molloy und Jagoe [399] kritisieren, dass sowohl in der Forschung als auch in der Praxis keine einheitlichen Untersuchungskriterien angewandt werden, um eine Sprechapraxie zu diagnostizieren.

5.1 Anamnese

Zur Anamnese empfiehlt sich die Verwendung des Leitfadens für die Anamnese bei Erwachsenen mit neurogenen Sprach- und Sprechstörungen [298]. Neben theoretischen Grundlagen enthält der Leitfaden einen Dokumentationsbogen mit Fragen für das Anamnesegespräch. Die Fragen basieren auf der *International Classification of Functioning, Disability and Health (ICF)* [663], [664] und beinhalten somit auch Themen, die auf Aktivitäten und Teilhabe ausgerichtet sind. Ebenso kann der unter https://neurophonetik.de herunterladbare *Anamnesebogen für Sprechapraxie* zur Erhebung der Anamnese genutzt werden [702]. Auch dieser enthält ICF-orientierte Fragen zur Alltagskommunikation und sozialen Teilhabe.

5.2 Perzeptive Verfahren

Während die Spontansprachbeurteilung die Sprechfähigkeiten des Betroffenen im Alltag sehr gut widerspiegelt und auch nonverbale Kommunikationsmöglichkeiten beobachtet werden können, bieten spezifische Untersuchungsverfahren eine systematische Erfassung der Symptomatik unter Berücksichtigung verschiedener Einflussgrößen, die eine spezifische Zu- oder Abnahme der Symptomatik hervorrufen. Die tatsächlichen, alltäglichen Kommunikationsfähigkeiten der Betroffenen können mit den systematischen Untersuchungsverfahren nicht erfasst werden. Daher bietet es sich an, sowohl eine Beurteilung der Spontansprache vorzunehmen als auch gezielte, systematische Untersuchungsverfahren einzusetzen.

Merke

Unter perzeptiven Verfahren versteht man die auditive Beurteilung von Artikulation und Prosodie sowie die audio-visuelle Einschätzung des Sprechverhaltens. Diese kann anhand einer Bewertung der Spontansprache, einer Verständlichkeitsmessung oder mit systematischen Untersuchungsverfahren vorgenommen werden.

5.2.1 Spontansprachbeurteilung

Eine Spontanspracherhebung kann mittels spezifischer Fragen oder eines zur Diskussion gestellten Themas erhoben werden. Der Vorteil spezifischer Fragen ist, dass die Antwortmöglichkeiten je nach Konstruktion der Fragen mehr oder weniger eingeschränkt sind. Dies ermöglicht Untersuchenden gerade bei Menschen mit einer mittel- bis schwergradigen Sprechapraxie und meist zusätzlich auftretender Aphasie, die Antworten besser überprüfen zu können. Geschlossene Fragen können eventuell auch mit ja/nein oder kurzen Phrasen beantwortet werden. Eine zusätzliche Videoaufnahme erleichtert eine differenzierte Beurteilung der Spontanspracherhebung.

Mangold et al. [361] schlagen für eine gezielte Spontanspracherhebung sprach- und sprechgestörter Patienten Fragen aus dem *Alltagsbereich der Betroffenen* vor (▶ Tab. 5.2). Mit ihnen werden persönliche Informationen, Floskeln, allgemeines Wissen oder spezielle Situationen abgefragt. Für jede Antwort sind Mindestanforderungen formuliert, die eine Einschätzung des Schweregrads ermöglichen.

Die Auswertung erfolgt in zwei Schritten. Neben einer Beurteilung der allgemeinen Kommunikationsfähigkeiten wird eine genaue Analyse der verbalen Kommunikationsfähigkeiten vorgenommen. Bei der Beurteilung der allgemeinen Kommunikationsfähigkeit wird der Erfolg der Kommunikation eingeschätzt (▶ Tab. 5.3). Die möglichen Vermittlungsmodalitäten werden getrennt bewertet (▶ Tab. 5.4). Bei der anschließenden qualitativen Bewertung der verbalen Antworten werden die in der Artikulation und Prosodie beobachtbaren Symptome detailliert analysiert.

Tab. 5.2 Aufbau des Interviews zur Spontanspracherhebung nach Mangold et al. [361].

Fragen	Antworten
Sind Sie verheiratet?	ja/nein
Wie alt sind Sie?	Alter (Jahre bzw. Geburtsdatum)
Was macht man im Bad?	3 typische Tätigkeiten
Beschreiben Sie, wie Ihr Wohnzimmer aussieht.	kurzer beschreibender Text
Ein Freund hat Geburtstag. Was sagen Sie?	Gratulationsfloskel

Tab. 5.3 Beurteilung des Kommunikationserfolgs nach Mangold et al. [361].

Bewertung	Kommunikationserfolg
0	keine Inhaltsvermittlung
1	nur bruchstückhafte Vermittlung
2	leicht unvollständige Vermittlung
3	vollständige Vermittlung

Tab. 5.4 Bewertung der Vermittlungsmodalitäten nach Mangold et al. [361].

Bewertung	mündlich	mimisch/ gestisch	schriftlich/ grafisch
0	keine bzw. unverständliche/unspezifische/ unleserliche Antwort		
1	fragmentarisch; als unterstützender Hinweis verwendbar, isoliert nicht interpretierbar		
2	verwertbare Information, jedoch unvollständig		
3	vollständige Information		

Eine weitere Möglichkeit der Spontansprachprüfung ist die Bildbeschreibung. Hierüber kann eine gelenkte Spontansprachprobe erhoben werden. Dies bietet den Vorteil, dass der Kontext des Gesprächs klar ist und die Äußerungen, gerade bei

Vorliegen einer schweren Sprechapraxie, besser eingeordnet werden können. Hierfür empfiehlt sich z. B. die Nutzung der Zeichnung aus dem *Cookie Theft Picture Test*, der Teil der *Boston Diagnostic Aphasia Examination* ist [197]. Generell ist zu berücksichtigen, dass die Überprüfung der Spontansprache immer einen sehr hohen Anspruch an die kognitive und sprecherische Planung stellt. Dafür bietet sie aber wichtige Hinweise zur Beurteilung der Alltagskommunikation der Betroffenen [702].

5.2.2 Verständlichkeitsmessung

Eine gezielte Beurteilung der Verständlichkeit bei Personen mit Sprechstörungen bietet das *Münchner Verständlichkeits-Profil* (MVP) [686], [697]. In diesem ursprünglich für die Beurteilung von Dysarthrien entwickelten Verfahren werden Wortlisten verwendet, die nach phonetischen Kriterien zusammengestellt wurden. Sie sind nach Ziellauten sortiert und enthalten Minimalpaare. Die Wörter werden in Sätze eingebettet und in randomisierter Reihenfolge per PC angeboten. Auf der Basis der vom Hörer identifizierten Wörter wird ermittelt, ob spezifische Lautklassen für die Verständlichkeitsbeeinträchtigung verantwortlich sind. Bei dysarthrischen Personen konnten Ziegler und Hartmann [687] eine hohe Reliabilität und Validität des Verfahrens nachweisen. Allerdings zeigte sich in einer Untersuchung von Nowack et al. [436], dass Übung und Alter der Zuhörenden die Einschätzung der Verständlichkeit beeinflussen. So gaben ungeübte Zuhörende geringere Verständlichkeitswerte an als geübte Hörer, und ältere Zuhörende geringere Verständlichkeitswerte als jüngere Zuhörende. Daher sind diese Faktoren bei der Durchführung der Beurteilung zu berücksichtigen.

Eine weitere Möglichkeit ist die Bewertung der Verständlichkeit nach der aus der Beurteilung hörschädigungsbedingter Sprechstörungen stammenden *NTID-Skala* (National Technical Institute of the Deaf) [500]. Diese in ▶ Tab. 5.5 vorgestellte Skala ermöglicht die Zuordnung der Sprechverständlichkeit zu einer von 5 Stufen. Ebenso lässt sich die in Kap. 4.4 vorgestellte 10-stufige *Motor Speech Disorders Severity Rating Scale* [147] für die Beurteilung der Verständlichkeit und eine darauf aufbauende Schweregradzuordnung nutzen.

Um einen Vertrautheitseffekt auszuschließen, ist es sinnvoll, wenn die Einschätzung der Sprechverständlichkeit von Personen vorgenommen wird, denen die zu beurteilende Person nicht bekannt ist. Das Programm *KommPaS* (Kommunikations-Parameter für Sprechstörungen) [327] bietet hierfür eine Lösung. Dabei werden Sprechproben von Laienhörern über eine Crowdsourcing-Plattform hinsichtlich ihrer Verständlichkeit, Natürlichkeit und kommunikativen Effizienz beurteilt. Das Verfahren kann auf Anfrage auch für Personen mit Sprechapraxie verwendet werden. Voraussetzung dafür ist, dass diese Personen in der Lage sind, kurze Sätze nachzusprechen oder zu lesen [702].

5.2.3 Fremd- und Selbstbeurteilungsverfahren

Mittlerweile existieren zahlreiche Fragebögen zur Fremdbeurteilung der Kommunikationsfähigkeit, die zumeist für Personen mit Aphasie entwickelt wurden. Ein Beispiel hierfür ist der *Communicative Effectiveness Index* (CETI) [343]. Mit diesem Fragebogen sollen Angehörige oder ähnlich vertraute

Tab. 5.5 NTID-Skala [500] in der deutschen Übersetzung von Siegert [533].

Bewertung	Parameter
1	Die sprachlichen Äußerungen sind unverständlich.
2	Die sprachlichen Äußerungen sind mit Ausnahme einiger Wörter/Phrasen unverständlich.
3	Die sprachlichen Äußerungen sind schwer zu verstehen, doch der Inhalt ist im Wesentlichen verständlich. Die Verständlichkeit kann sich bei längerem Zuhören erhöhen.
4	Die sprachlichen Äußerungen sind mit Ausnahme einiger Wörter und Phrasen verständlich.
5	Die sprachlichen Äußerungen sind völlig verständlich.

Personen die Effektivität der Kommunikation des betroffenen Gesprächspartners anhand von 16 Situationsbeschreibungen einschätzen. Die Beurteilung erfolgt anhand einer 10 cm langen visuell-analogen Skala. Die Veränderungssensitivität und die Interrater-Reliabilität werden teilweise aber als nicht ausreichend angesehen [312]. Eine Studie zur Erprobung des CETI bei Personen mit Sprechapraxie liegt bisher nicht vor.

Zur Selbstbeurteilung kann der *Fragebogen zur Selbsteinschätzung der Kommunikationsfähigkeit bei Dysarthrie* auch für Personen mit Sprechapraxie genutzt werden [506], [689]. Dieser ist über die Seite https://neurophonetik.de abrufbar. Auch über die *Communicative Participation Item Bank* (CPIB) [45] kann eine Selbstbeurteilung der kommunikativen Partizipation erfolgen. Das Verfahren wurde im Rahmen eines Forschungsprojekts zur digitalen Peer-to-Peer-Unterstützung bei Aphasie (PeerPAL) ins Deutsche übersetzt, ist bislang aber noch nicht veröffentlicht [306].

5.2.4 Systematische Untersuchungsverfahren

Die systematischen Untersuchungsverfahren ermöglichen eine am sprechapraktischen Störungsbild orientierte Erfassung spezifischer *Symptome* und der sie betreffenden *Einflussgrößen*. Durch die gezielte Untersuchung der Symptomatik können *Schweregrad* und *Störungsschwerpunkt* der Sprechapraxie besser eingeschätzt werden. Auch zur Qualitätssicherung ist es notwendig, den Eindruck, der durch die Spontansprachbeurteilung gewonnen wurde, mit systematischen Untersuchungsverfahren zu objektivieren.

Ein weiterer Vorteil systematischer Untersuchungsverfahren ist die Möglichkeit der *Verlaufskontrolle*. Dies ist z. B. über den Einsatz spezifischer Diagnostikbögen möglich, welche die Symptomatik der Sprechapraxie systematisch erfassen und die verschiedenen Parameter berücksichtigen, die das Sprechen des Betroffenen beeinflussen können. Beispielhaft werden hier Diagnostikbögen vorgestellt, mit denen eine differenzierte Erfassung der sprechapraktischen Symptomatik möglich ist. Neben einem ausführlichen Untersuchungsbogen wird auch eine verkürzte Variante für Betroffene mit schwerer Sprechapraxie vorgestellt.

Im Gegensatz zu den Untersuchungsbögen in der vorherigen Auflage werden die Überprüfung der bukkofazialen Apraxie und der artikulatorischen Diadochokinese nun gesondert am Ende dargestellt, um zu verdeutlichen, dass es sich hierbei um vom Sprechen dissoziierte Störungen handelt, die zwar erfasst werden können, aber keinen Hinweis auf die sprechmotorischen Beeinträchtigungen geben. Alle Untersuchungsbögen stehen als Online-Material zur Verfügung (S. 202).

Im Anschluss werden das einzige deutsche Screeningverfahren zur Untersuchung der Sprechapraxie von Liepold et al. [338] sowie dessen Kurzversion [701] dargestellt, die sich für die Untersuchung von Personen mit leichter bis mittelgradiger Sprechapraxie eignen.

Untersuchungsbogen – Schweregradeinteilung

Die Beurteilung des Schweregrads der Sprechapraxie kann anhand der *Motor Speech Disorders Severity Rating Scale* nach Duffy ([147]: S. 79) erfolgen. Sie wurde bereits in Kap. 4.4 vorgestellt und steht im Anhang als Bewertungsbogen zur Verfügung.

Untersuchungsbogen – leichte bis mittelschwere Sprechapraxie

Der online abrufbare Diagnostikbogen zur Untersuchung leichter bis mittelschwerer sprechapraktischer Störungen (S. 202) ist in die folgenden Bereiche unterteilt.

▶ **Spontansprache und Lesetext.** In diesem Untertest werden die Spontansprache sowie das laute Lesen eines kurzen, im Anhang des Untersuchungsbogens befindlichen Textes hinsichtlich der Artikulation, der Prosodie und des Sprechverhaltens beurteilt. Im Gegensatz zur bisherigen Beurteilung von Auffälligkeiten als vorliegend oder nicht, wurde eine Bewertungsskala von 0 bis 4 Punkten in Anlehnung an Strand et al. [580] eingeführt (0 = nicht vorhanden, 1 = selten, 2 = häufig, aber nicht durchgängig, 3 = fast durchgängig, aber wenig ausgeprägt, 4 = fast durchgängig und stark ausgeprägt). Damit sollen eine differenziertere Beurteilung ermöglicht und Hinweise auf den Schweregrad der Störung gesammelt werden. Weiterhin können zusätzliche Notizen zur Art der Symptomatik gemacht werden. Die Einschätzungen und Beobachtungen sind für die Festlegung des Störungsschwerpunkts und der daraus resultierenden Therapieplanung notwendig.

Eine *Gegenüberstellung der Leistungen bei Spontansprache und Lesetext* erscheint sinnvoll, weil in der Literatur immer wieder von bei der Spontansprache zu beobachtenden *Inseln störungsfreien Sprechens* bei Sprechapraxie berichtet wird, die in diesem Vergleich möglicherweise auffallen könnten. Andererseits kann es aber auch sein, dass bei einer zusätzlich vorliegenden Aphasie oder einer zusätzlichen Schriftsprachestörung der Lesetext entfallen muss, so dass zumindest die Spontansprache zur Beurteilung ggf. längerer Sprechsequenzen herangezogen werden kann.

Zusätzlich zu den bei der Sprechapraxie vermuteten Störungsbereichen soll auch die *Verständlichkeit* erfasst werden. Dies geschieht über eine Einteilung von 0 (vollkommen unverständlich) bis 5 (sehr gut verständlich). In Anlehnung an die Beurteilung des Kommunikationsverhaltens bei Aphasien durch die Spontansprachbeurteilung des *Aachener Aphasie Tests* lässt sich die Auswirkung der Sprechstörung auf die Alltagskommunikation der Betroffenen zumindest näherungsweise bestimmen.

▶ **Artikulation (Wortebene).** Zur differenzierten Überprüfung artikulatorischer sprechapraktischer Prozesse wird die Artikulation auf Wortebene getestet. Die in den Tabellen aufgelisteten Items können nachgesprochen oder ggf. selbst gelesen werden, falls beispielsweise eine Hörstörung vorliegt, welche die Testergebnisse beeinflussen könnte.

4 Tabellen:
- **1. Tabelle**: Hier werden einzelne Konsonanten und Affrikate, nach Artikulationszonen geordnet, in allen Positionen überprüft, in denen sie in der deutschen Sprache vorkommen.
  Auch hier wird, wie bei der Notierung der bukkofazialen Symptomatik, unterschieden in diese **Möglichkeiten**:
  ○ richtige Reaktion
  ○ keine Reaktion
  ○ parapraktische Reaktion

Es werden verschiedene **Arten von Parapraxien** unterschieden:
- ○ Phonetische Fehler: Lautentstellung (L)
- ○ Phonologische Fehler: Substitution (S), Elision (E), Addition (Ad)
- ○ Sequenzielle Fehler: Antizipation (An), progressive Assimilation (P), Metathese (M)

Als Testitems wurden fast ausschließlich *1- und 2-silbige Wörter mit einfachen Konsonant-Vokal-Verbindungen (KV-Verbindungen)* gewählt. Um die *Variabilität der Fehler* erfassen zu können, sollte die Artikulationsüberprüfung wiederholt durchgeführt werden. Es stehen 2 Spalten zur Verfügung, um die Reaktionen einzutragen. Eine differenzierte Fehleranalyse wird möglich, wenn nicht nur die jeweiligen Abkürzungen der beobachteten Fehlerarten notiert werden, sondern das ganze Wort zunächst transkribiert wird. Bezüglich der *Transkription von Lautentstellungen* können z. B. phonetische Zeichen herangezogen werden, wie sie in den Hierarchischen Wortlisten [338] aufgelistet sind.

- **2. Tabelle**: Konsonantenkombinationen werden überprüft, um die Komplexität der Silbenstruktur zu erhöhen. Bei sprechapraktischen Personen ist zu erwarten, dass es zu einer Fehlerzunahme aufgrund der erhöhten sprechmotorischen Anforderung kommt. Eine wiederholte Durchführung ist auch hier sinnvoll.
- **3. Tabelle**: Der Untertest „Artikulation" dient der *Überprüfung von Vokalen und Diphthongen in 2-silbigen Wörtern*. Vielfach bleiben Vokale in der Beschreibung der sprechapraktischen Symptomatik unberücksichtigt, obwohl sich auch hier Fehler beobachten lassen, wie z. B. Lautentstellungen in der Spontansprache. Die Integration der Vokale dient somit der vollständigen Erfassung aller Laute. Insgesamt ist davon auszugehen, dass sich die Symptomatik bei Konsonanten und vor allem Konsonantenkombinationen deutlicher zeigt, da diese eine höhere sprechmotorische Anforderung an die Artikulation stellen.
- **4. Tabelle**: Ergänzt wird die Artikulationsüberprüfung auf Wortebene durch Minimalpaare, bei denen Wechselbewegungen wie Lippenrundung und -spreizung, unterschiedliche Kieferöffnungsweiten sowie die Gegenüberstellung von Lang- und Kurzvokalen geprüft werden.

▶ **Prosodie.** Die Erfassung prosodischer Defizite wurde aufgrund der Vorstellung, dass es sich hierbei um eher sekundäre Defizite handeln könnte, in früheren Befunderhebungen eher vernachlässigt. Der Beachtung der Auffälligkeiten in der Prosodie als mögliche primäre Defizite soll durch die Integration spezieller Aufgaben dieses Bereichs Rechnung getragen werden. Neben der *Beurteilung prosodischer Aspekte im Rahmen der Überprüfung von Spontansprache und Lesetext* werden in diesem Untertest **folgende Bereiche** systematisch überprüft:

• Grenzmarkierung auf Wort- und Satzebene
• Akzentuierung auf Wort- und Satzebene
• Äußerungsart (Aussage versus Frage)
• Ausdruck von Emotionen

Die untersuchte Person wird gebeten, die Wörter bzw. Sätze und Wortfolgen nachzusprechen oder sie laut zu lesen. Bei der Aufgabe *Ausdruck von Emotionen* sollen Lebensmittel benannt werden. Dabei soll deutlich gemacht werden, ob man sie mag oder nicht. Die Einteilung der prosodischen Aufgaben orientiert sich an den diagnostischen Hinweisen von Otten und Walther [444].

▶ **Floskeln.** Die Floskeln dienen dazu, den Aspekt des *Automatisierungsgrads* kurz zu überprüfen. Bei Personen mit Sprechapraxie wird vielfach davon berichtet, dass die Fehlerhäufigkeit bei Zunahme des Automatisierungsgrads einer Äußerung abnimmt.

▶ **Wortlängeneffekte und Silbenkomplexität.** Es sollen *3- bis 4-silbige Wörter mit einfacher bzw. komplexer Silbenstruktur* nachgesprochen werden. Die Leistungen können denen des Untertests „Artikulation" gegenübergestellt werden, um zu erfahren, ob die Fehler bei zunehmender Wortlänge mehr als statistisch erwartet zunehmen. Eine generelle Fehlerzunahme ist ohnehin zu erwarten, da bei zunehmender Wortlänge mehr Silben realisiert werden müssen und sich demnach die Wahrscheinlichkeit von Fehlern erhöht.

Bei Sprechapraxie kann es jedoch passieren, dass es bei mehrsilbigen Wörtern zu mehr Fehlern kommt, als statistisch zu erwarten ist – wenn also beispielsweise bei einem einsilbigen Wort ein Fehler beobachtet wird, bei einem zweisilbigen Wort aber nicht 2, sondern 4 Fehler auftreten. In diesem Fall spricht man von einem echten positiven Wortlängeneffekt. Über die Einteilung von Mehrsilbern in solche mit einfacher und solche mit komplexer Silbenstruktur kann wieder der Einfluss der Komplexität der Silbenstruktur beobachtet werden.

Untersuchungsbogen – schwere Sprechapraxie

Bei Vorliegen schwerer sprechapraktischer Störungen ist es den Betroffenen kaum oder gar nicht möglich zu artikulieren. Daher beschränkt sich die Befunderhebung auf wenige Bereiche (Untersuchungsbogen online verfügbar Kap. 11).

▶ **Inspektion.** Bei Betroffenen mit deutlich reduzierten expressiven Leistungen ist es sinnvoll, sich mithilfe der Inspektion des Mundraums einen Überblick darüber zu verschaffen, ob ggf. auch motorische Störungen im Sinne einer Dysarthrie vorliegen könnten. Die Inspektion dient also der Differenzialdiagnostik und nicht der Beurteilung der Sprechapraxie selbst.

▶ **Artikulation auf Silben- und Kurzwortebene.** Da Silben die Bausteine des Sprechens darstellen und selbst Menschen mit einer schweren Sprechapraxie in der Lage sind, vereinzelt Silben abzurufen [7], [702], wird in der aktuell vorliegenden Version des Untersuchungsbogens die Überprüfung von Einzellauten zugunsten von *hochfrequenten Silben und kurzen, hochfrequenten Wörtern* ersetzt. So soll die Stimulierbarkeit für Silben bei schwer Betroffenen ermittelt werden. Sofern dies nicht möglich ist, kann versucht werden, zunächst Einzellaute unter Einbezug affektiv stimulierenden Bildmaterials über *Interjektionen* („ah", „oh", „au"), *Vorstellungshilfen* (z. B. „m" beim Anblick von schmackhaftem Essen) oder *taktil-kinästhetische Stimulation* zu stimulieren, die dann aber direkt in einfache Silbenmuster überführt werden sollten [11]. Der Untertest beinhaltet Silben und Wörter mit einer Auswahl von Lauten aus allen Lautklassen.

▶ **Automatisierte Äußerungen.** Da bei Sprechapraxie immer wieder *Inseln störungsfreien Sprechens* beobachtet werden können und automatisierte Äußerungen bei artikulatorisch schwer beeinträchtigten Personen noch am ehesten erhalten sein können, sollte deren Stimulierbarkeit anhand einiger *Floskeln* getestet werden. Dazu bieten sich *Begrüßungsfloskeln*, aber auch *automatisierte Reihen* an.

Untersuchungsbogen – bukkofaziale Apraxie

Eine bukkofaziale Apraxie tritt bei Aphasien und Sprechapraxien sehr häufig zusätzlich auf. In diesem Fall müssen ggf. auch orofaziale Bewegungen, sofern diese z. B. im Rahmen der Rehabilitation von gleichzeitig vorliegenden Schluckstörungen relevant sind. Zur Überprüfung kann der Befundbogen im Online-Material (Kap. 11) verwendet werden, der in der Neurologischen Abteilung der Rheinisch-Westfälischen Technischen Hochschule (RWTH) Aachen entwickelt wurde [42], [326], [466]. Es gibt 20 Aufgaben, die *verbal (v)* oder *imitatorisch (i)* präsentiert werden. Bei der verbalen Vorgabe soll eine sprachlich vorgegebene orofaziale Bewegung ausgeführt werden. Die imitatorische Aufgabe beinhaltet, dass eine vorgegebene Bewegung nachgeahmt werden soll. Die durchgeführte Bewegung oder Bewegungsfolge wird protokolliert. Richtige Reaktionen werden in der Spalte „RI" eingetragen, Nullreaktionen in der Spalte „∅" und Parapraxien unter Verwendung der entsprechenden Abkürzungen in der Spalte „Art und Abfolge der Parapraxien".

Bei der bukkofazialen Apraxie werden **6 verschiedene Kategorien von Parapraxien** unterschieden:

- **Substitution (S):** Es wird eine bedeutungsmäßig andere Bewegung oder ein anderes Geräusch durchgeführt. Beispiel: Die Nase wird gerümpft, statt die Lippen zu spitzen.
- **Fragmentarische Bewegung (F):** Die geforderte Bewegung wird zwar ansatzweise ausgeführt, es wird aber ein Teil der Bewegung ausgelassen. Beispiel: Bei der geforderten Bewegung „Schmatzen" wird der Mund geöffnet und geschlossen, es wird aber nicht das dazugehörende Schmatzgeräusch produziert.
- **Reden statt Handeln (R):** Es wird gesprochen, anstatt die Bewegung auszuführen. Beispiel: Statt der geforderten Bewegung „Zähne fletschen" wird gesagt: „Wie ein Hund."

- **Überschussbewegung (Ü):** Der geforderten Bewegung wird eine weitere Bewegung hinzugefügt. Beispiel: Bei der Bewegung „Lippen spitzen" wird zusätzlich gepustet.
- **Perseveration (Pi):** Eine zuvor durchgeführte Bewegung wird unpassenderweise wiederholt. Der Index „i" gibt an, über wie viele Aufgaben die Perseveration zurückreicht. Daran kann abgelesen werden, wie stark die Perseverationsneigung ist. Ein niedriger Index spricht für eine hohe Perseverationsneigung, ein hoher Index für eine geringe Perseverationsneigung.
- **Amorphe Bewegung (A):** Als amorphe Bewegung werden solche Realisationen bezeichnet, die nicht eindeutig der geforderten oder einer anderen Bewegung zuzuordnen sind. Die Bewegungen können somit nicht eindeutig klassifiziert werden. Diese Kategorie wird also erst dann verwendet, wenn die Reaktion nicht in die Kategorien 1–5 eingeordnet werden kann.

Kommt es bei einer Aufgabe zu einer *Abfolge mehrerer Parapraxien*, wird diese Abfolge als *Kette von Fehlersymbolen* gekennzeichnet. Als Beispiel ist auf dem Befundbogen genannt, dass die untersuchte Person auf die Aufforderung zu schmatzen, die Parapraxiefolge S-R-F-Ü zeigt. Anstatt zu schmatzen, bläst sie die Wangen auf (S), sagt „matzen (R), öffnet und schließt mehrmals tonlos den Mund (F) und zieht dabei zusätzlich mit der linken Hand an der Unterlippe (Ü).

Beobachtet man im Rahmen einer parapraktischen Bewegungsfolge eine schrittweise Annäherung an die geforderte Bewegung, so bezeichnet man dies als *conduite d'approche*. Bei parapraktischen Reaktionen muss es aber nicht notwendigerweise zu einer Annäherung kommen. Die Bewegung kann sich auch von der gewünschten Bewegung formal weiter entfernen (*conduite d'écart*).

In der Auswertung werden die Reaktionen auf die imitatorische und die verbale Aufgabenstellung hin getrennt notiert. Dabei wird anhand der Aufgabennummer markiert, ob eine Aufgabe richtig, gar nicht oder parapraktisch ausgeführt wurde. Bei der Diagnose der bukkofazialen Apraxie werden nur die imitatorischen Aufgaben berücksichtigt, um möglicherweise zusätzlich vorliegende Sprachverständnisdefizite auszuschließen.

Im englischsprachigen Raum steht mit dem *Upper and Lower Face Apraxia Test* [68] ein Testverfahren zur Verfügung, das sowohl standardisiert ist als auch an einer Gruppe von gesunden italienischen und britischen Kontrollpersonen normiert wurde. Eine deutsche Übersetzung und Normierung für den deutschen Sprachraum gibt es bisher nicht.

Merke

Eine bukkofaziale Apraxie liegt vor, wenn bei mehr als einer der imitatorischen Aufgaben Parapraxien auftreten.

Diese Einschätzung beruht auf klinischer Erprobung und wurde nicht empirisch überprüft. Da bukkofaziale Bewegungen und Sprechbewegungen voneinander unabhängig sind, lassen sich aus der Überprüfung bukkofazialer Bewegungen keine Rückschlüsse auf die Sprechapraxie ziehen. Bukkofaziale Übungen können Sprechbewegungen nicht verbessern, können jedoch indiziert sein, sofern parallel eine Störung der Nahrungsaufnahme vorliegt.

Untersuchungsbogen – bukkofaziale Apraxis kurz

Sofern eine schwere Sprechapraxie von einer Aphasie mit deutlichen Beeinträchtigungen des Sprachverständnisses begleitet ist, bietet es sich an, die bukkofaziale Apraxie ausschließlich anhand *nonverbaler Aufgabenstellungen* zu überprüfen. Bei gutem Sprachverständnis sollte der ausführliche Untersuchungsbogen verwendet werden (Untersuchungsbogen online verfügbar Kap. 11).

Untersuchungsbogen – artikulatorische Diadochokinese

Auch wenn die Leistungen von Personen mit einer Sprechstörung im Bereich der Diadochokinese nicht generell zur Vorhersage der Beeinträchtigungen in der Spontansprache herangezogen werden können [694], kann eine Testung dieses Bereichs sinnvoll sein, um die *zeitliche Komponente* weiterer sprechmotorischer Anforderungen zu erfassen. Die zu untersuchende Person wird aufgefordert, die

Silben „ba" „da", „ga" und die Silbenfolge „badaga" auf einen Atemzug in möglichst schneller Abfolge zu artikulieren. Gemessen wird über einen Zeitraum von 5 Sekunden. Danach wird die Anzahl der Silben pro Sekunde bestimmt. Die Werte und zusätzliche Beobachtungen werden in der nebenstehenden Spalte notiert (Untersuchungsbogen online verfügbar Kap. 11).

Ziegler et al. [690] geben **folgende Normwerte** (Silben pro Sekunde) an:

- **Erwachsene ohne Sprechstörungen bis 65 Jahre:**
  - /ba/ – Median 6,8 (min. 5,2 – max. 8,2)
  - /da/ – Median 6,7 (min. 5,0 – max. 8,6)
  - /ga/ – Median 6,0 (min. 5,0 – max. 7,8)
- **Ältere Menschen:**
  - /ba/ – Median 5,5 (min. 3,0 – max. 8,2)
  - /da/ – Median 5,0 (min. 2,5 – max. 6,8)
  - /ga/ – Median 4,5 (min. 2,5 – max. 6,5)

Hierarchische Wortlisten

Liepold et al. [338] haben 2003 mit den Hierarchischen Wortlisten (HWL) das erste deutsche Untersuchungsverfahren veröffentlicht, das eine systematische Erfassung der sprechapraktischen Symptomatik erlaubt. Zielsetzung, Aufbau, Durchführung und Auswertung sowie deren Interpretation werden nachfolgend dargestellt.

▶ **Zielsetzung.** Mithilfe der Hierarchischen Wortlisten sollen sprechapraktische Symptome *quantitativ* erfasst werden. Der Test enthält Wörter und Pseudowörter zur Beurteilung der *Lexikalität*, unterschiedliche Wortlängen zur Erfassung von *Wortlängeneffekten* sowie einfache und komplexe Silbenstrukturen zur Beurteilung der *Silbenkomplexität*.

▶ **Aufbau und Durchführung.** Es handelt sich um einen *Nachsprechtest*, der *48 Wörter* und *48 Pseudowörter* enthält. Um eine möglichst gute Vergleichbarkeit von Wörtern und Pseudowörtern zu gewährleisten, wurden die Pseudowörter phonologisch parallelisiert (Beispiel: Wort = „Kuh" – Pseudowort = „Keh"). Die Wörter und Pseudowörter sollen nachgesprochen oder ggf. laut gelesen werden. Der Test wird abgebrochen, wenn in 3 aufeinander folgenden Listen je mindestens 3 nicht verwertbare Reaktionen auftreten.

Die Testitems sind in Kategorien mit steigender Silbenanzahl eingeteilt. Zudem variieren die Items in ihrer Silbenstruktur. Jede Liste besteht aus 6 Wörtern bzw. Pseudowörtern mit gleicher Silbenanzahl und Silbenstruktur. Während also die erste Liste Einsilber mit einfacher Silbenstruktur (CV = Konsonant-Vokal) enthält, gibt es in der zweiten Liste 2 Einsilber mit komplexer Silbenstruktur (CC = Konsonant-Konsonant). Diese Struktur wird mit Zweisilberlisten, Dreisilberlisten und Viersilberlisten fortgeführt.

Alle nachgesprochenen Wörter und Pseudowörter werden hinsichtlich der Korrektheit der *phonetischen Struktur (PT)*, der *phonematischen Struktur (PM)* und des *Redeflusses (RF)* beurteilt. Während der Untersuchung, die ca. 10–20 Minuten dauert, markiert der Untersucher – sofern er die Untersuchung nicht per Video dokumentiert und eine nachträgliche Bewertung vornimmt – bei den einzelnen Items die beobachteten Fehler. Zur darüber hinaus gehenden *qualitativen Auswertung* ist eine phonetische Transkription mit phonetischen Zeichen und Diakritika notwendig.

Die Anzahl der korrekten Items wird, auf die jeweilige Fehlerkategorie bezogen, für alle 16 Listen in den Auswertungsbogen zur quantitativen Erfassung eingetragen. Auf diesem Bogen werden zusätzlich Symptome wie Sprechanstrengung, Suchverhalten, silbisches Sprechen und veränderter Wortakzent über eine Skala von 0 (unauffällig) bis 3 (stark ausgeprägt) beurteilt.

▶ **Auswertung und Interpretation.** Die eingetragenen Zahlen werden für jede Fehlerkategorie und für Wörter und Pseudowörter getrennt summiert. Je nach zu beurteilendem Aspekt (Lexikalität, Wortlängeneffekt oder Silbenstruktur) müssen zusätzlich mehrere Listenwerte miteinander kombiniert und anderen Werten gegenübergestellt werden. Die erhaltenen Werte *phonetisch*, *phonematisch* und *im Redefluss* korrekter Items werden in verschiedene Grafiken eingetragen, die einen direkten Vergleich von Wörtern und Pseudowörtern ermöglichen oder Wortlängeneffekte darstellen.

Bei einem Vergleich der Fehleranzahl bei Wörtern und Pseudowörtern zeigt sich bei der Sprechapraxie, dass Wörter tendenziell weniger Fehler aufweisen als Pseudowörter. Beim Vergleich von Items mit unterschiedlichen Silbenstrukturen fällt auf, dass Menschen mit Sprechapraxie mehr Fehler bei Wörtern mit komplexer Silbenstruktur machen. Ursache dafür ist vermutlich die höhere Anforderung an die artikulatorische Präzision bei komplexen Silbenstrukturen. Zur Identifikation von Wortlängeneffekten wird die Fehleranzahl in den verschiedenen Fehlerkategorien bei Einsilbern der Fehleranzahl bei Mehrsilbern systematisch gegenübergestellt. Ein bei Sprechapraxie häufig zu beobachtender **positiver** Wortlängeneffekt liegt vor, wenn die Fehleranzahl bei Mehrsilbern über die aus der Fehleranzahl bei Einsilbern statistisch vorhergesagte Fehlermenge deutlich hinausgeht. Es kann aber auch zu **negativen** Wortlängeneffekten kommen. Dies bedeutet, dass weniger Fehler bei längeren Wörtern auftreten, als statistisch zu erwarten wäre. Als mögliche Erklärung hierfür geben Liepold et al. [338] an, dass kürzere Wörter im Lexikon mehr phonologische Nachbarn besitzen. Dadurch kann es zu Fehlern im Abruf kommen. Da die in den HWL enthaltenen Zweisilber überwiegend trochäisch betont und somit von Personen mit Sprechapraxie leichter zu realisieren sind, erhöhen sich die artikulatorischen Anforderungen von den Einsilbern zu den Zweisilbern kaum, während sie mit den Dreisilbern deutlich ansteigen [702].

▶ **Bewertung.** Zur Überprüfung der *Testgütekriterien* wurde u. a. eine Beurteiler-Übereinstimmung erhoben. Es konnte nachgewiesen werden, dass es zu einer *hohen Hörerübereinstimmung* kommt (Kendalls t zwischen 0,59 und 0,90). Damit ist die *Auswertungsobjektivität* des Tests gegeben. Die *innere Konsistenz* ergab für alle Fehlerarten signifikante Korrelationen von p < 0,001 (n = 58). Auch die Korrelationskoeffizienten im Bereich der Validität lagen für alle Testvariablen bei p < 0,001. Dies bestätigt die gute Konzeption des Tests.

In der praktischen Durchführung zeigt sich aber auch der Nachteil der parallelisierten, also den Wörtern sehr ähnlichen, Pseudowörter. Auch bei leichten zusätzlichen aphasischen Störungen zeigen die Betroffenen eine Lexikalisierungstendenz, da sie versuchen, die den Wörtern ähnlich klingenden Pseudowörter wie Realwörter auszusprechen.

Insgesamt liegt mit den Hierarchischen Wortlisten ein zwar nicht standardisiertes, aber sehr gut strukturiertes Verfahren vor, das vor allem eine systematische quantitative, aber auch eine darüber hinaus gehende qualitative Beurteilung sprechapraktischer Symptome und Einflussfaktoren bietet. Anhand der Ergebnisse lässt sich eine Auswahl für die Strukturierung des Therapiematerials treffen. Auch eine Verlaufskontrolle ist möglich. Der Test liefert jedoch keine festgelegten Kriterien für die Diagnosestellung der Sprechapraxie. Es handelt sich weiterhin um eine Ausschlussdiagnose, die auf der gesamten klinischen Beobachtung der Untersuchenden beruht.

Die mit 15–30 Minuten angegebene *Auswertungszeit* erscheint aufgrund der zahlreichen vorzunehmenden Berechnungen und Eintragungen nur für sehr geübte Untersuchende realistisch. Setzt man den Test eher selten ein, ist mit einer deutlich höheren Auswertungsdauer zu rechnen. Zur *zeitökonomischeren Auswertung* der Hierarchischen Wortlisten empfiehlt sich die *Nutzung einer spezifischen Tabelle in einem Tabellenkalkulationsprogramm (z. B. Excel)*. Man kann damit leicht die zahlreichen Summenwerte berechnen und aus diesen Werten die erforderlichen Grafiken automatisch generieren lassen. Dies reduziert die Auswertungszeit erheblich (ca. 10 Minuten) und macht den Test im therapeutischen Alltag wesentlich handhabbarer. Eine excelbasierte Auswertungsdatei findet sich unter https://logopaedie-lauer.de.

▶ **HWL-kompakt.** Mittlerweile liegt mit *HWL-kompakt* eine im Praxisalltag gut verwendbare Kurzform der Hierarchischen Wortlisten vor [701]. Dabei werden lediglich Realwörter geprüft und keine Pseudowörter. Die Anzahl der Realwörter wurde von 48 auf 32 reduziert und auf abbildbare Nomen eingegrenzt. So kann die Testung mit Bildvorlagen unterstützt werden. Vier ausgewählte Wörter werden jeweils 5-mal geprüft, um Aussagen zur Konstanz und Konsistenz treffen zu können. Damit umfasst der Kurztest insgesamt 48 Realwörter. Die Untersuchungsdauer beträgt 5–10 Minuten, die Auswertung dauert 15–30 Minuten. In der Auswertungsweise ist das Verfahren mit den HWL vergleichbar. Zusätzlich wird bei HWL-kompakt ein Konsistenzwert berechnet, der auf der Gesamtzahl unterschiedlicher Reaktionen ba-

siert. Alle zur Durchführung und Auswertung der HWL-kompakt nötigen Materialien liegen online unter https://neurophonetik.de vor.

5.3 Apparative Verfahren

Apparative Verfahren bieten die Möglichkeit, den subjektiven Höreindruck mittels spezifischer technischer Hilfsmittel zu objektivieren. Die Darstellung der *Schalldruckkurve*, die Messung der *Grundfrequenz* sowie die *Spektrografie* ermöglichen eine Objektivierung der akustischen Untersuchung. Mit anderen apparativen Verfahren lassen sich wiederum die Bewegungen der Artikulatoren darstellen. Dadurch werden artikulatorische Ungenauigkeiten und Suchbewegungen sichtbar. Zu diesen **Verfahren** gehören:

- Zungensonografie
- Elektromyografie
- Elektropalatografie
- Elektroglottografie
- Dehnungsmessstreifen
- elektromagnetische Artikulografie
- Röntgen-Microbeam-Untersuchung
- Echtzeit-Magnetresonanztomografie

Im Folgenden werden die einzelnen Verfahren kurz beschrieben. ▶ Tab. 5.6 gibt eine Übersicht über die apparativen Verfahren im Hinblick auf die durch sie untersuchten Aspekte, ihren Aufwand und ihre Invasivität bzw. Belastung für die Untersuchten. Invasivität bedeutet in diesem Zusammenhang das Einstechen von Elektroden in Muskeln oder eine Strahlenbelastung durch Röntgenstrahlen. Eine Belastung tritt bei einem Verfahren dann auf, wenn z. B. an den Artikulatoren angebrachte Elektroden erforderlich sind.

▶ **Schalldruckkurve.** Über einen Oszillografen kann die sich während der Artikulation spezifisch verändernde Schallintensität sichtbar gemacht werden. Anhand des aufgezeichneten Signals lassen sich Pausen im Sprechablauf sowie stimmhafte und stimmlose Anteile identifizieren. Zeitliche Aspekte wie die Dauer von Lauten, Silben, Wörtern und Sätzen lassen sich über dieses Verfahren ebenso beurteilen wie der Aspekt der Stimmhaftigkeit, bei dem eine größere Schallintensität zu beobachten ist als bei stimmlosen Gesprächsanteilen.

Tab. 5.6 Übersicht über apparative diagnostische Verfahren zur Untersuchung der Sprechapraxie.

Untersuchungsverfahren	untersuchte Aspekte	Aufwand	Invasivität bzw. Belastung
Schalldruckkurve	Schallintensität, zeitliche Aspekte, Stimmhaftigkeit	gering	keine
Grundfrequenz	mittlere Sprechstimmlage, Tonhöhenumfang	gering	keine
Spektrografie	Dauer, Vokalqualität über Formanten, Schallintensität, Grundfrequenz	gering	keine
Zungensonografie	Zungenbewegungen (ohne Zungenspitze und Velum)	mittel	gering
Elektromyografie (EMG)	Zungen-/Lippenbewegungen	mittel	hoch
Elektropalatografie (EPG)	Zungenbewegungen	hoch	gering
Elektroglottografie (EGG)	laryngeale Bewegungen	gering	gering
Dehnungsmessstreifen	Lippen- und Kieferbewegungen	mittel	gering
elektromagnetische Artikulografie (EMA)	Zungen-/Lippenbewegungen	hoch	mittel
Röntgen-Microbeam	Zungen-/Lippenbewegungen	hoch	hoch
Echtzeit-Magnetresonanztomografie (MRT)	Zungen-/Lippenbewegungen	mittel	gering

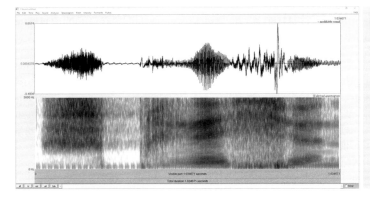

Abb. 5.1 Spektrogramm am Beispiel des Freeware-Programms Praat [74].

▶ **Grundfrequenzanalyse.** Die Analyse der Grundfrequenz ermöglicht die Beurteilung eines Teilaspekts der Prosodie bzw. des Sprechverhaltens. Sie errechnet sich aus der Anzahl der Stimmlippenschwingungen pro Sekunde. Die mittlere Sprechstimmlage und der Tonhöhenumfang können bestimmt werden. Bei sprechapraktischen Personen liegt zwar meist keine primäre Phonationsstörung vor, es kann aber häufiger eine aus der Sprechanstrengung resultierende erhöhte Sprechstimmlage beobachtet werden.

▶ **Spektrografie.** Bei der Spektrografie bzw. Sonografie wird der *spektrale Verlauf des Sprechens* (Frequenz über Zeit) gemessen und als Diagramm (Spektrogramm, ▶ Abb. 5.1) dargestellt. Darüber können zeitliche Aspekte, wie z. B. die Dauer von Vokalen und Konsonanten sowie Pausen innerhalb der Sprechrealisierung oder die Stimmeinsatzzeit sichtbar gemacht werden. Außerdem kann die Vokalqualität anhand der dargestellten Formanten beurteilt werden. Das phonetische Analyseprogramm Praat [75] beinhaltet auch die Messung der Schallintensität und Grundfrequenz.

Collins et al. [116] verwendeten die Spektrografie, um die Vokaldauer in Wortstämmen bei Sprechapraxie zu messen. Dabei stellten sie fest, dass die Untersuchten die phonologische Regel der abnehmenden Vokaldauer bei zunehmender Wortlänge beherrschten, aber nicht adäquat umsetzen konnten.

5.3.1 Zungensonografie

Die Zungensonografie stellt eine im Vergleich zu sonstigen physiologischen apparativen Verfahren wenig invasive Methode dar. Es handelt sich um eine *Ultraschalluntersuchung*, bei der eine Sonde am Mundboden der zu untersuchenden Person angebracht wird (▶ Abb. 5.2). Die Ultraschallwellen durchdringen Haut und Gewebe und werden an Grenzflächen von Geweben unterschiedlicher Dichte reflektiert. Das hervorgerufene Echo wird aufgezeichnet (Impuls-Echo-Verfahren).

Über diese Untersuchung lässt sich ein Profil der gesamten Zungenoberfläche darstellen (▶ Abb. 5.3). Neben Artikulationsbewegungen können auch Suchbewegungen der Zunge in Echtzeit sichtbar gemacht werden. Das Verfahren ist schmerzfrei und ohne Gefahren für die Untersuchten. Meistens kann nur der Zungenkörper dargestellt werden. Eine Beurteilung von Velum oder Zungenspitze ist nicht möglich [401]. Die Zungensonografie wird, wenn überhaupt, in Kliniken eingesetzt und eignet sich theoretisch auch als *Biofeedback-Methode* bei der Behandlung der Sprechapraxie [473].

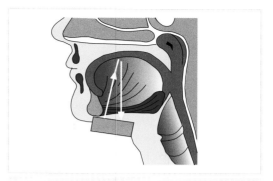

Abb. 5.2 Impuls-Echo-Verfahren bei der Zungensonografie.

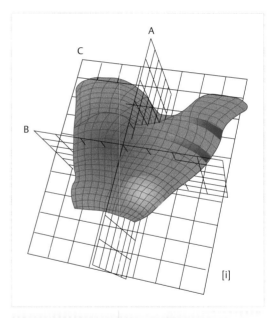

Abb. 5.3 Ultraschallprofil der Zungenoberfläche bei Artikulation des Vokals [i].

5.3.2 Elektromyografie

Bei der Elektromyografie (EMG) handelt es sich um ein Verfahren zur Untersuchung von Muskelaktionspotenzialen [54]. Die elektrische Aktivität, die durch die Spannung eines Muskels erzeugt wird, kann so sichtbar gemacht werden. Hierbei werden bei der Untersuchung sprechapraktischer

Störungen Oberflächenelektroden auf Zunge und Lippen geklebt oder Nadelelektroden eingestochen. Es ist die einzige Methode, mit der die Muskelaktivität selbst gemessen werden kann. Allerdings ist es bei dieser Methode schwierig nachzuweisen, welche Muskelaktivität der einzelnen Zungenmuskeln genau aufgenommen wurde, wenn die Dichte der Muskeln – wie bei der Zunge – besonders hoch ist. Das Ziel des Einsatzes dieses Verfahrens bei Sprechapraxien ist die Aufzeichnung von nicht zur ursprünglichen Bewegung gehörenden Aktionspotenzialen. Suchbewegungen oder Koordinationsstörungen können somit dargestellt werden. Das Verfahren ermöglicht keine Differenzialdiagnose zur Dysarthrie.

5.3.3 Elektropalatografie

> **Merke**
>
> Die Elektropalatografie (EPG) ist ein zeitlich-räumliches Verfahren, bei dem ein speziell angefertigter, mit Elektroden versehener *Kunststoffgaumen* auf Gaumen und Backenzähnen aufliegt.

In den für die Artikulation relevanten Bereichen befinden sich als erhöhte Kontaktpunkte ca. 62–96 Elektroden. Durch Zungenbewegungen wird an den Elektroden ein elektrisches Signal ausgelöst, das als typisches Lautmuster auf einem Bildschirm in Echtzeit sichtbar gemacht wird (▶ Abb. 5.4). Dabei wird nicht gemessen, welche Zungenanteile für das Auslösen der elektrischen Signale jeweils verantwortlich sind, sondern nur der am Gaumen hervorgerufene Abdruck. Über die Zusammensetzung verschiedener *Elektropalatogramme* ist eine dreidimensionale Darstellung der palatalen Kontaktänderungen möglich.

Da für jede Person eine eigene Gaumenplatte mit Elektroden hergestellt werden muss, ist die Untersuchung sehr kostenintensiv. Sie eignet sich deshalb eher als *Biofeedback-Verfahren* für die Therapie sprechapraktischer Artikulationsstörungen [204]. Eine wichtige Voraussetzung für eine effektive Therapie ist die Fähigkeit der Behandelten, die abstrakten Lautdarstellungen auf dem Bildschirm zu imitieren und auf die eigene Artikulation zu übertragen [244].

5.3.4 Elektroglottografie

Bei der nichtinvasiven *Elektroglottografie (EGG) bzw. Elektrolaryngografie (ELG)* können Stimmlippenbewegungen beobachtet werden. Hierzu werden auf der Haut 2 Elektroden an den Flügeln des Schildknorpels platziert. Bei Phonation wird durch die Elektroden die Impedanz der Stimmlippenbewegungen gemessen, so dass die Öffnung und Schließung der Stimmlippen sichtbar gemacht wird. Bei synchroner Stimmaufnahme können die Bewegungen direkt mit dem Stimmklang verglichen werden. Das Verfahren kommt bei der Untersuchung von Stimmstörungen zur Anwendung. Für die Sprechapraxie konnten mittels EGG laryngeale Symptome wie Suchverhalten und apraktische laryngeale Bewegungen nachgewiesen werden [242].

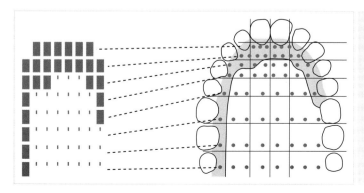

Abb. 5.4 Beziehung zwischen Elektrodenplatzierung am Gaumen und Darstellung der artikulatorischen Kontaktstellen beim Elektropalatogramm.

5.3.5 Dehnungsmessstreifen

Mittels *Dehnungsmessstreifen* lassen sich *Lippen- und Kieferbewegungen* messen [40], [415]. Hierbei werden an einem am Kopf getragenen Rahmen befestigte Metallstreifen an den Artikulatoren angebracht. Bei Bewegung der Artikulatoren werden die Dehnungen der Metallstreifen gemessen. So lassen sich Rückschlüsse auf das Ausmaß und die Dauer der Bewegungen ziehen [702]. Mit dieser nichtinvasiven Methode wurde beispielsweise die Variabilität von sprechapraktischen Fehlern untersucht und festgestellt, dass Artikulationsfehler bei Sprechapraxie sehr unterschiedliche Laute betreffen können, wobei sie bei einzelnen Lauten (v. a. bei /s/) häufiger auftraten [371].

5.3.6 Elektromagnetische Artikulografie

Bei der *elektromagnetischen Artikulografie (EMA)* werden per *Induktion* Sprechbewegungen sichtbar gemacht [203]. Die zu untersuchende Person trägt einen Helm mit Senderspulen, die ein Magnetfeld erzeugen. Auf die Artikulatoren innerhalb und außerhalb des Mundraums werden Empfängerspulen geklebt (▶ Abb. 5.5). Bei der Artikulation werden die Abstände der Sender- zu den Empfängerspulen gemessen. Per Computer wird die räumliche Lage der Spulen berechnet und dadurch ein Bild der Artikulationsbewegungen erzeugt. Bartle-Meyer et al. [41] beobachteten mittels EMA eine verlängerte artikulatorische Bewegungsdauer bei Personen mit Sprechapraxie im Gegensatz zu Kontrollpersonen ohne Sprechapraxie. Katz und Carstens [279] setzten die elektromagnetische Elektrografie als Biofeedback-Methode bei einem Patienten mit Broca-Aphasie und Sprechapraxie ein. Verbesserungen konnten sowohl für nichtartikulatorische wie für artikulatorische Bewegungen nachgewiesen werden, jedoch war der Leistungszuwachs bei verbalen Bewegungen geringer.

Neuere Entwicklungen ermöglichen zukünftig 3D-Messungen. Dabei wird der Helm durch einen speziellen Rahmen mit Sonden ersetzt. Die Methode ist generell schmerzfrei und gestattet eine exakte Berechnung von Artikulationsbewegungen mit einer guten zeitlichen Auflösung. Nachteilig sind

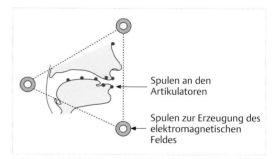

Abb. 5.5 Untersuchungsschema der elektromagnetischen Artikulografie.

Spulen an den Artikulatoren

Spulen zur Erzeugung des elektromagnetischen Feldes

die aufwendige Vorbereitung und Auswertung sowie die apparativ bedingte sensorische Beeinträchtigung der Untersuchten bei der Artikulation.

5.3.7 Röntgen-Microbeam

Mit dieser Methode können *zeitliche Aspekte von Sprechbewegungen* dargestellt werden [292]. Dazu werden bis zu 6 kleine Bleikugeln auf den Artikulatoren angebracht, deren Positionen während der *Artikulationsbewegungen über Röntgenstrahlen aufgezeichnet* werden (▶ Abb. 5.6). Itoh und Sasanuma [250] konnten mit dieser Methode zeitliche Abstimmungsprobleme bei Sprechapraxie darstellen. Auch wenn die Strahlenbelastung während der Untersuchung gegenüber konventionellen Röntgenaufnahmen relativ gering ist und derjenigen einer zahnärztlichen Röntgenaufnahme entspricht, erscheint das Verfahren lediglich für Forschungszwecke geeignet. Ein entsprechendes Gerät hierfür gibt es zudem nur an der University of Wisconsin und Vergleichsdaten von Normalsprechern liegen lediglich für das amerikanische Englisch vor.

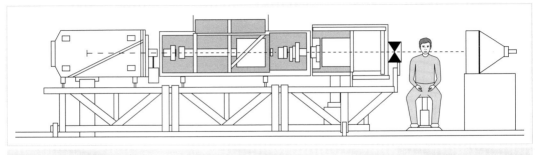

Abb. 5.6 Schema der Röntgen-Microbeam-Untersuchung (nach Hashi, 2005).

5.3.8 Echtzeit-Magnetresonanztomografie

Bei der Magnetresonanztomografie (MRT) wird mit einem *Kernspintomografen die Wasserstoffdichte im Körper* gemessen. Grundlage dafür sind die magnetischen Eigenschaften der Atomkerne von Wasserstoffatomen. Je wasserstoffärmer die Anteile des Körpers sind, umso dunkler werden diese dargestellt. Vorteile dieses für die untersuchte Person schmerzfreien Verfahrens sind die gesundheitliche Unbedenklichkeit und die mittlerweile sehr klaren Darstellungen (▶ Abb. 5.7. Während in der Vergangenheit zunächst nur statische Bilder möglich waren und danach Bewegungssequenzen über 8 Bilder pro Sekunde genutzt werden konnten [302], können nun mit einem neuen Verfahren Bilder mit einer sehr hohen zeitlichen Auflösung aufgenommen werden, so dass Echtzeit-Videos und auch dreidimensionale Aufnahmen möglich sind [432]. Auf diese Weise lassen sich Bewegungen beim Sprechen, Singen und Schlucken in Echtzeit differenziert beobachten.

Angewendet wurde das Verfahren u. a. zur Beurteilung von Bewegungsstörungen bei Sprechapraxie in einer Einzelfallstudie [212]. Auf der Videoplattform YouTube finden sich diverse Videos von Echtzeit-MRT während des Sprechens, Singens oder Schluckens.

Merke

Da die meisten apparativen Verfahren mit einem hohen technischen Aufwand verbunden sind, demgegenüber aber oft nur begrenzte Informationen zu einzelnen Teilaspekten von Sprechbewegungen liefern, spielen sie im Praxisalltag für Diagnostik und Therapie der Sprechapraxie keine Rolle. Bei der Forschung zur Sprechapraxie können sie allerdings wichtige Erkenntnisse liefern. Mit der Echtzeit-Magnetresonanztomografie steht mittlerweile ein nichtinvasives Verfahren zur Verfügung, das für die weitere Erforschung des Sprechvorgangs vielversprechend sein kann. Im therapeutischen Alltag lässt sich das kostenfreie Programm Praat [75] sehr gut nutzen, um akustische Analysen vorzunehmen, wie z. B. Tonhöhenverlauf, Lautstärke, Spektrografie und Sprechgeschwindigkeit, um die perzeptiven Befunde durch objektive Messungen zu stützen.

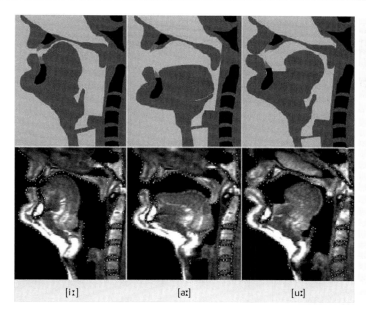

Abb. 5.7 Magnetresonanztomografie am Beispiel der Vokale [i:], [a:] und [u:]. (Quelle: Kröger BJ, Hoole P, Sader R et al. MRT-Sequenzen als Datenbasis eines visuellen Artikulationsmodells. HNO 2004; 52: 837–843)

[i:]   [a:]   [u:]

5.4 Differenzialdiagnostik

Die Sprechapraxie ist vor allem von aphasischen und dysarthrischen Störungen abzugrenzen. Im Folgenden werden die Störungsbilder einander gegenübergestellt und Gemeinsamkeiten und Unterschiede beschrieben.

5.4.1 Abgrenzung zur Aphasie

Da die Sprechapraxie häufig gemeinsam mit einer Aphasie auftritt, ist es wichtig, die beiden Störungsbilder voneinander abzugrenzen und die unterschiedlichen zugrundeliegenden Pathomechanismen bei der Therapieplanung zu berücksichtigen. In der Therapie kann die Behandlung beider Störungsbilder auch miteinander kombiniert werden, wie z. B. beim Combined Aphasia and Apraxia of Speech Treatment (CAAST) [645].

Merke

Aphasien beruhen auf Störungen im Sprachsystem, die sich auf alle sprachlichen Modalitäten (Sprachproduktion, Sprachverständnis, Lesen und Schreiben) in unterschiedlichem Ausmaß auswirken.

Das jeweilige Kardinalsymptom der aphasischen Störung ist abhängig von der vorliegenden Aphasieform. In der aphasischen Symptomatik zeigen sich oft *Parallelen in Laut- und Schriftsprache*. Personen mit Aphasie zeigen im Gegensatz zu solchen mit Sprechapraxie eher selten phonetische Fehler. Phonologische Fehler können jedoch bei beiden Störungsbildern beobachtet werden, wobei phonetische Fehler bei reiner Sprechapraxie deutlich vorherrschend sind. Daher ist es von besonderer Bedeutung, die Art der phonologischen Störung bei Aphasien gegenüber Sprechapraxien genauer zu charakterisieren. Besonders wichtig für diese Abgrenzung ist die *Leitungsaphasie*, bei der phonologische Paraphasien mit guter Erkennbarkeit des Zielwortes dominieren (▶ Tab. 5.7).

Phonologische Fehler sind bei Sprechapraxie und Leitungsaphasie in allen lautsprachlichen Modalitäten beobachtbar (Spontansprache, Nachsprechen, lautes Lesen, Benennen). Es können sog. *Inseln störungsfreien Sprechens* auftreten. Während *Selbstkorrekturen* bei Sprechapraxie nicht unbedingt zu einer Verbesserung der Artikulation führen, sind diese bei Personen mit Leitungsaphasie eher zu beobachten. Bei beiden Störungsbildern dominieren dem Ziellaut ähnliche Lautsubstitutionen. Fehler sind eher bei Konsonanten als bei Vokalen zu beobachten, und es besteht eine Tendenz zur Vereinfachung der Komplexität der Silbenstruktur.

Tab. 5.7 Differenzialdiagnostik Sprechapraxie – Leitungsaphasie (in Anlehnung an McNeil et al. [385]).

	Sprechapraxie	Leitungsaphasie
Gemeinsamkeiten	phonologische Fehler in allen lautsprachlichen Modalitäten	
	Selbstkorrekturversuche	
	„Inseln störungsfreien Sprechens"	
	Wortlängeneffekte (signifikant mehr Fehler bei längeren Wörtern)	
	Lautsubstitutionen dominieren	
	Lautsubstitutionen unterscheiden sich vom Ziellaut nur in wenigen distinktiven Merkmalen	
	Konsonanten häufiger betroffen als Vokale	
	eher Vereinfachungen der Phonemstruktur	
Unterschiede	Frequenzeffekt	kein Frequenzeffekt
	Lexikalitätseffekt	kein Lexikalitätseffekt
	mehr Fehler im An- und Inlaut	mehr Fehler im Auslaut
	artikulatorisches Suchverhalten	kein artikulatorisches Suchverhalten
	Wiederholungen nicht immer effektiv	Wiederholungen eher erfolgreich
	unflüssiges Sprechen	flüssige Sprachproduktion
	gestörte Prosodie	intakte Prosodie

Während Wortlängeneffekte bei beiden Störungsbildern auftreten, zeigen sich *Frequenz- und Lexikalitätseffekte* eher bei der Sprechapraxie [391]. Für Personen mit Leitungsaphasie spielt es also eine untergeordnete Rolle, ob ein Wort häufig oder selten vorkommt oder ob es sich um ein Wort oder Pseudowort handelt. Hinsichtlich der entsprechenden *Lautposition* im Wort machen von Sprechapraxie betroffene Personen mehr Fehler im An- oder Inlaut und Personen mit Leitungsaphasie mehr Fehler in der finalen Wortposition.

Phonologischen Fehlern bei Sprechapraxie und Leitungsaphasie liegen **unterschiedliche Pathomechanismen** zugrunde:

- Phonologische Fehler bei *Leitungsaphasie* sind auf ein *sprachsystematisches Defizit* zurückzuführen, speziell auf eine *Störung der Phonemselektion und -sequenzierung.*
- Phonemfehler bei *Sprechapraxie* hingegen entstehen als Folge einer sprechmotorischen Störung an der Schnittstelle zwischen der phonologischen Enkodierung und der motorischen Ausführung. Studien von Seddoh et al. [518] zur Analyse zeitlicher Parameter beim Sprechen von Personen mit Sprechapraxie und Personen mit Leitungsaphasie unterstützen diese Hypothese.
- Bei der Sprechapraxie liegt eine Störung der sprechmotorischen Programmierung vor, die bei der Leitungsaphasie nicht besteht. Robin et al. [486] fanden in einer Studie zum oralen visuomotorischen Tracking planbarer Signale bei Probanden mit Sprechapraxie eine signifikant schlechtere orale motorische Kontrolle als bei Studienteilnehmenden mit Leitungsaphasie.

McNeil et al. [385] haben eine Liste von differenzialdiagnostischen Kriterien zusammengestellt, um sprechapraktische Artikulationsfehler von phonologischen Paraphasien bei Aphasie zu unterscheiden. Diese sind in ▶ Tab. 5.8 zusammenge-

Tab. 5.8 Differenzialdiagnostik der Artikulationsstörungen bei Sprechapraxie – phonologische Störungen bei Aphasie in Anlehnung an McNeil et al. [385].

Artikulationsstörungen bei Sprechapraxie	phonologische Störungen bei Aphasie
Prosodie	
Sprechgeschwindigkeit allgemein	
• langsame Sprechgeschwindigkeit bei phonologisch korrekten und abweichenden Phrasen und Sätzen • Unfähigkeit zur Erhöhung der Sprechgeschwindigkeit ohne Verlust an phonologischer Korrektheit	• fast normale Sprechgeschwindigkeit bei phonologisch korrekten Phrasen und Sätzen • variable Fähigkeit zur Erhöhung der Sprechgeschwindigkeit, aber innerhalb der Norm, mit Beibehalten der phonologischen Korrektheit
mikrosegmentale Sprechgeschwindigkeit	
• variable, aber insgesamt verlängerte Dauer von Bewegungsübergängen • variable, aber verlängerte Intervalle zwischen Wörtern bei phonologisch korrekten Äußerungen • variable, aber auffällig lange Vokale bei mehrsilbigen Wörtern oder Wörtern in Sätzen • variable, aber verlängerte Bewegungsdauer bei individuellen Artikulationsgesten in zusammenhängender Sprache	• variable, aber normale Dauer von Bewegungsübergängen • variable, aber normal durchschnittliche Intervalle zwischen Wörtern bei phonologisch korrekten Äußerungen • variable, aber normale Vokaldauer bei mehrsilbigen Wörtern oder Wörtern in Sätzen • variable, aber normal durchschnittliche Bewegungsdauer
Betonung	
• Fehler auf betonten Silben • eventuell skandierende Sprechweise	• kein eindeutiger Zusammenhang zwischen Silbenbetonung und Fehlerhäufigkeit • keine skandierende Sprechweise
phonologische Merkmale	
• lautlich entstellte Perseverationen, Antizipationen, Additionen, Elisionen, Substitutionen und Fehler bei Konsonantenverbindungen • Lautentstellungen • entstellte Lautersetzungen, primär durch verlängerte Phoneme, sekundär durch entstimmte Laute	• lautlich nicht entstellte Perseverationen, Antizipationen, Substitutionen und Fehler bei Konsonantenverbindungen • keine Lautentstellungen • keine entstellten Lautersetzungen
andere kinematische Merkmale	
• Unfähigkeit, vorhersagbare Bewegungsmuster mit den Sprechwerkzeugen zu verfolgen • Fähigkeit, unvorhersagbare Bewegungsmuster mit den Sprechwerkzeugen zu verfolgen	• Fähigkeit, vorhersagbare Bewegungsmuster mit den Sprechwerkzeugen zu verfolgen • Unfähigkeit, unvorhersagbare Bewegungsmuster mit den Sprechwerkzeugen zu verfolgen
weitere Merkmale	
• konsistenterer Fehlerort bei mehrfachen Artikulationsversuchen • konsistentere Fehlerart bei mehrfachen Artikulationsversuchen • sukzessive selbstinitiierte Selbstkorrekturversuche ohne Annäherung an den Ziellaut	• inkonsistenter Fehlerort bei mehrfachen Artikulationsversuchen • inkonsistente Fehlerart bei mehrfachen Artikulationsversuchen • sukzessive selbstinitiierte Selbstkorrekturversuche mit Annäherung an den Ziellaut
Behandlungsmerkmale	
• positive Reaktion auf Minimalpaartherapie • positive Reaktion auf eine auf motorischen Lernprinzipien basierende Behandlung	• eventuell negative Reaktion auf Minimalpaartherapie • negative Reaktion auf eine auf motorischen Lernprinzipien basierende Behandlung

fasst. Das *Sprechtempo* ist bei Sprechapraxie deutlich verlangsamt, unabhängig davon, ob es sich um phonologisch korrekte oder abweichende Phrasen und Sätze handelt. Es zeigen sich eine verlangsamte Zeit bei Bewegungsübergängen und verlängerte Intervalle zwischen Wörtern. Vokale werden auffällig lang produziert. Demgegenüber haben aphasische Personen eine flüssige Sprachproduktion mit fast normalem Sprechtempo in phonologisch korrekten Phrasen und Sätzen. Die *Bewegungsübergänge* sind normal lang, ebenso wie Zwischenwortintervalle bei phonologisch korrekten Äußerungen. Auch die Vokale werden normal lang artikuliert. Akzentuierungsfehler sind bei Sprechapraxie zu beobachten, nicht aber bei Aphasie.

Während Personen mit Sprechapraxie neben phonologischen Fehlern auch *Lautentstellungen* zeigen, produzieren Menschen mit Aphasie nur vereinzelt entstellte Laute. Daher sind Lautentstellungen ein relevantes differentialdiagnostisches Kriterium zur Unterscheidung zwischen Sprechapraxien und Aphasien. Von Aphasie Betroffene können im Gegensatz zu Personen mit Sprechapraxie vorhersagbare Bewegungsmuster mit den Sprechwerkzeugen verfolgen. Im Unterschied zur Aphasie zeigen Menschen mit Sprechapraxie, bezogen auf Artikulationsort und Artikulationsart, ggf. konsistentere Phonemfehler bei wiederholten Artikulationsversuchen. Bei nicht vorhersagbarer Artikulation sind die Fehler bei der Sprechapraxie inkonstanter und inkonsistenter. Cunningham et al. [128] konnten in einer Studie feststellen, dass Stimmgebungsfehler, Lautdehnungen und Lautentstellungen bei Personen mit erworbener Sprechapraxie besonders häufig zu beobachten waren im Gegensatz zu Personen mit phonematischen Fehlern, die keine Sprechapraxie aufwiesen.

Eine *Minimalpaartherapie* ist laut McNeil et al. [385] erfolgreicher bei Sprechapraxie als bei Aphasie. Menschen mit Sprechapraxie reagieren zudem positiv auf Therapiemethoden, die auf motorischen Lernprogrammen basieren, während Personen mit Aphasie von solchen Methoden nicht profitieren.

5.4.2 Abgrenzung zur Dysarthrie

Dysarthrische Störungen resultieren aus einer *Schädigung des zentralen und/oder peripheren Nervensystems*. Diese zeigen sich nicht nur in Artikulation und Prosodie, sondern auch bei der Phonation, Sprechatmung und Resonanz. Es liegt also eine neuromotorische Störung vor, welche die motorische Ausführungsebene betrifft. Bei der Sprechapraxie kann die Resonanz aufgrund von Suchbewegungen des Gaumensegels ebenfalls auffällig sein. Dies ist aber meist nicht so durchgängig beobachtbar wie bei der Dysarthrie. Bei apraktischem Mutismus ist die Stimmgebung oft gar nicht möglich.

Demgegenüber werden *Sprechapraxien* durch eine *Störung der Planung von Sprechbewegungen* hervorgerufen, ohne dass eine neuromotorische Störung existiert. Sie zeigen sich in den Bereichen Artikulation, Prosodie und Sprechverhalten. ▶ Tab. 5.9 enthält die wesentlichen Merkmale zur Unterscheidung von Sprechapraxie und Dysarthrie [376], [385], [692].

Bei *Sprechapraxien* liegen typischerweise *unilaterale Läsionen der sprachdominanten Hemisphäre* vor, bei *Dysarthrien* können *unilaterale und bilaterale Schädigungen* beobachtet werden [126], wobei bilaterale Läsionen zu ausgeprägten und anhaltenden dysarthrischen Störungen führen [692].

Im Gegensatz zur Dysarthrie gibt es bei Sprechapraxien *keine Tonusveränderungen*. Tonusveränderungen können bei Sprechapraxie allerdings kompensatorisch auftreten. Bei der Phonation zeigen sich bei Sprechapraxie Veränderungen der Voice Onset Time (VOT) und eventuell Störungen der phasischen Ab- und Adduktionsbewegungen der Stimmlippen sowie eine laryngeale Dyskoordination. Die Phonation von Personen mit Dysarthrie ist in Abhängigkeit von der jeweiligen Dysarthrieform in unterschiedlicher Weise und insgesamt konstanter gestört. Dabei sind die Stimm- und Artikulationsstörungen oft ähnlich stark ausgeprägt [692].

Die *Artikulationsfehler* von Personen mit Sprechapraxie sind im Gegensatz zu denen von dysarthrischen Personen inkonstanter und unvorhersagbarer mit phonologischen und phonetischen Fehlern, während bei der Dysarthrie ausschließlich

Tab. 5.9 Differenzialdiagnostik Sprechapraxie – Dysarthrie.

Bereich	Sprechapraxie	Dysarthrie
Störungsebene	Planungs- und Programmierungsstörung von Sprechbewegungen	neuromotorische Ausführungsstörung durch Schädigung des zentralen und/oder peripheren Nervensystems
Läsionsorte	unilaterale Schädigung	ausgeprägte und persistierende Störungen nur nach bilateraler Schädigung
betroffene Systeme	• Artikulation, Prosodie und Sprechverhalten • keine primären Phonationsstörungen	Artikulation, Phonation, Resonanz, Prosodie, Sprechatmung
Motorik	nur kompensatorisch bedingte Tonusveränderung	Tonusveränderung, Koordinationsstörung
Phonation	• Veränderung der Voice Onset Time (VOT) möglich • eventuell Störungen der phasischen Ab- und Adduktionsbewegungen der Stimmlippen und Dyskoordination laryngealer Einstellbewegungen	kann in unterschiedlicher Weise gestört sein
artikulatorische Merkmale	• inkonsistentere und unvorhersagbarere Fehler • unterschiedliche Fehlermuster bei spontanen Äußerungen versus repetitive Aufgaben • „Inseln störungsfreien Sprechens" • Substitutionen (vorherrschend), Perseverationen, Antizipationen, Additionen, Elisionen • Lautentstellungen (verkomplizierend) • mehr Fehler im An- und Inlaut • viele Fehler bei Frikativen und Affrikaten • artikulatorisches Suchverhalten und Selbstkorrektur	• konsistente und vorhersagbare Fehler • keine „Inseln störungsfreien Sprechens" • Lautentstellungen und Lautauslassungen vorherrschend • Lautentstellungen typisch (vereinfachend) • gleiche Fehler im An- und Auslaut • Vokale je nach Ausmaß der motorischen Störung beeinträchtigt, eventuell nivelliert
Prosodie	• skandierende Sprechweise • Dauer und Ausmaß artikulatorischer Gesten erhöht	Skandierende Sprechweise nur bei ataktischer Dysarthrie, wobei nur die Dauer artikulatorischer Gesten verlängert ist.
Begleitstörungen	• keine Dysphagie, Paresen, Plegie, Ataxie • oft begleitet von bukkofazialer Apraxie	• oft begleitet von Dysphagie, Paresen, Plegie, Ataxie • keine bukkofaziale Apraxie
Einflussfaktoren	• weniger Fehler bei einfachen Silbenstrukturen als bei komplexen Silbenstrukturen • Wortlängeneffekte • Bei zunehmender Sprechgeschwindigkeit kann sich die Verständlichkeit kurzfristig erhöhen.	• Die Komplexität der Äußerungen hat keinen direkten Einfluss auf die Fehlerhäufigkeit. • selten Wortlängeneffekte • Bei zunehmender Sprechgeschwindigkeit nimmt die Verständlichkeit proportional ab.
Behandlungsmerkmale	kompensatorisch und substituierend bzw. reorganisierend	Therapie zur Verbesserung der Verständlichkeit und Natürlichkeit des Sprechens (verhaltensmodifizierend, prothetisch bzw. instrumentell, medizinisch)

konsistente Lautentstellungen bei fluktuierendem Ausprägungsgrad auftreten. Sprechapraktische Artikulationsfehler sind eher im An- und Inlaut zu finden. Menschen mit Dysarthrie produzieren gleiche Fehler im An- und Auslaut.

Personen mit Sprechapraxie haben zudem ein *artikulatorisches Suchverhalten*. Die für die Sprechapraxie oft typische *skandierende Sprechweise* ist bei Dysarthrie nur im Falle der ataktischen Dysarthrie zu sehen. Liss und Weismer [339] fanden jedoch Unterschiede in der Sprechweise von Personen mit Sprechapraxie und solchen mit ataktischer Dysarthrie. Während bei der ataktischen Dysarthrie eine übermäßige Dauer artikulatorischer Gesten zu beobachten ist, zeigen Personen mit Sprechapraxie neben einer übermäßigen Dauer auch ein übersteigertes Ausmaß artikulatorischer Gesten.

Eine Erhöhung der *Sprechgeschwindigkeit*, z. B. durch diadochokinetische Aufgaben, kann bei Sprechapraxien eventuell zu einer Artikulationsverbesserung führen, während dies bei Dysarthrien nicht der Fall ist.

Im Gegensatz zu Sprechapraxien, die oft von einer bukkofazialen Apraxie begleitet sind, findet man bei Dysarthrien meist *Begleitstörungen* wie Paresen, Plegien, Ataxien und Dysphagien. Die Erhöhung der *Komplexität der Silbenstrukturen* führt bei der Sprechapraxie zu einer Fehlerzunahme. Bei der Dysarthrie hat die Silbenkomplexität eher keinen direkten Einfluss auf die Fehlerhäufigkeit. Allerdings können Personen mit Dysarthrie auch dazu tendieren, die Artikulation zu vereinfachen, so dass es ggf. zu Vereinfachungen der Silbenstruktur kommen kann. *Wortlängeneffekte* zeigen sich vor allem bei Sprechapraxien.

5.4.3 Abgrenzung zu weiteren Störungsbildern

▶ **Bukkofaziale Apraxie.** Bei der bei Sprechapraxie häufig zu beobachtenden bukkofazialen Apraxie [559] handelt es sich um eine *Planungs- und Programmierungsstörung nonverbaler orofazialer Bewegungen*. Sie tritt sowohl bei Aphasien als auch bei Sprechapraxien häufig auf, kann aber auch isoliert von den genannten Störungsbildern vorkommen. Laut Poeck und Hartje kann sie bei ca. 80 % aller aphasischen Personen beobachtet werden [466]. Bei der primär-progressiven Aphasie fanden Morihara et al. [409] bei 74 Patient*innen in 23 Fällen eine bukkofaziale Apraxie, also bei ca. 31 % der Betroffenen. Die bukkofaziale Apraxie zeigt sich bei Aufforderung zu willkürlicher Bewegung und ist im Alltag eher unauffällig. Sprechapraktische Symptome werden hingegen immer im Alltag deutlich. Eine Behandlung der bukkofazialen Apraxie durch nonverbale Bewegungsübungen führt nicht zu einer Verbesserung artikulatorischer Bewegungsmuster, da beide Störungsbilder dissoziiert sind [661], also unabhängig voneinander auftreten können und damit auch getrennt zu betrachten sind.

▶ **Mutismus.** Liegt ein *organischer Mutismus* vor, also eine *völlige Unfähigkeit zu sprechen*, so ist zu klären, ob dieser durch eine Sprechapraxie verursacht wurde oder ob der Mutismus z. B. aphasisch (schwere globale Aphasie) oder dysarthrisch (Anarthrie) bedingt sein kann. Als Abgrenzungsmöglichkeit bietet sich die Schriftsprache an. Können sich Betroffene schriftsprachlich relativ gut mitteilen, so kann dies den Verdacht auf einen durch eine Sprechstörung bedingten Mutismus bestätigen. Durch die Prüfung der bukkofazialen Bewegungsfähigkeit kann eine Dysarthrie differenzialdiagnostisch abgeklärt werden [540].

Bei bilateraler Läsion des mesiofrontalen Kortex oder des mesodienzephalen Übergangs kann es zu einem *akinetischen Mutismus* kommen, der auf einer generellen motorischen Antriebsstörung beruht. Eine Störung des Sprechantriebs kann auch als Folge einer *transkortikal-motorischen Aphasie* auftreten. Dabei ist die Spontansprache reduziert, das Nachsprechen aber gut erhalten. Aufgrund der dabei vorkommenden Redeunflüssigkeiten kann die Störung der Sprechapraxie ähneln, auch wenn eine Störung der Sprechmotorik selbst nicht vorliegt [702].

▶ **Neurogenes Stottern.** Eine Stottersymptomatik nach erworbener Hirnschädigung ist *eher selten* zu beobachten. Meist handelt es sich um linkshemisphärische, selten um rechtshemisphärische Läsionen. Betroffene Strukturen sind laut Ziegler [692] subkortikale Gebiete, das extrapyramidale System oder das supplementär-motorische Feld. Dabei tritt eine *klonische Symptomatik mit Laut- und Silbeniterationen* auf, die auch bei Sprechapraxie beobachtet werden kann. Diesen Personen fehlen jedoch die für die Sprechapraxie typischen phonetisch-phonologischen Artikulationsfehler sowie das artikulatorische Suchverhalten. Gegenüber der sonstigen Stottersymptomatik treten Sekundärphänomene, z. B. mimische Mitbewegungen, nicht gemeinsam mit dem Stotterereignis auf, und das Muster des Stotterns bleibt bei unterschiedlichen Sprechaufgaben gleich [229].

▶ **Foreign Accent Syndrome.** Wenn Personen einen fremdsprachigen Akzent aufweisen, der durch artikulatorische und prosodische Auffälligkeiten hervorgerufen wird, kann dies auch auf ein Foreign Accent Syndrome hinweisen. Dieses Syndrom wurde erstmals von Monrad-Krohn [400] beschrieben. Er berichtete über eine Norwegerin, die nach einem schweren Schädel-Hirn-Trauma nach mehrmonatiger Rehabilitation einen deutschen Akzent entwickelte. Während einige Autoren die Symptomatik als Folge einer Sprechapraxie betrachten [2], interpretieren andere das Syndrom als eigenständiges Störungsbild [585] oder als dysarthrische Störung. Somit besteht keine Übereinstimmung darin, wie die Symptomatik einzuordnen ist [396].

Fazit

In der Diagnostik sprechpraktischer Störungen können perzeptive und apparative Verfahren eingesetzt werden. Perzeptive Verfahren basieren auf einer auditiven und visuellen Beurteilung der beobachteten Symptomatik. Sie beinhalten systematische Vorgehensweisen, die eine Beurteilung aller Störungsbereiche (Artikulation, Prosodie, Sprechverhalten) sowie der dadurch bedingten Verständlichkeit ermöglichen. Die Hierarchischen Wortlisten bzw. deren Kurzversion HWL-kompakt sind im Deutschen das bisher einzige Verfahren, das zur systematischen Untersuchung der Sprechapraxie veröffentlicht wurde. Apparative Techniken ermöglichen eine Objektivierung der perzeptiv erhobenen Befunde. Hierzu zählen u. a. die Spektrografie, die Zungensonografie und die Elektropalatografie. Einzelne Verfahren können auch als Biofeedback-Methode in die Therapie einbezogen werden. Differenzialdiagnostisch ist es von besonderer Bedeutung, die Sprechapraxie von Aphasien und Dysarthrien abzugrenzen. Dazu ist insbesondere eine differenzierte Beobachtung der phonetisch-phonologischen Störungen notwendig.

6 Therapie der erworbenen Sprechapraxie

6.1 Therapieindikation

Vor Behandlungsbeginn ist abzuwägen, wie stark die jeweilige sprechapraktische Störung die Kommunikationsfähigkeit im Hinblick auf Verständlichkeit und Natürlichkeit und die Behandlung der meist zusätzlich vorliegenden aphasischen Störung beeinflusst [154], [553]. Daraus ergibt sich der Zeitpunkt für die Berücksichtigung der Sprechapraxie in der Therapie. Bei schweren aphasiebedingten rezeptiven Störungen kann eine Verbesserung des Sprachverständnisses vor der Behandlung der Sprechapraxie und weiterer aphasischer Symptome sinnvoll sein. An der Sprechapraxie kann auch begleitend zur Aphasie oder sogar vorrangig gearbeitet werden.

6.2 Ziele der Sprechapraxietherapie

Abhängig von der Ausprägung der Sprechapraxie sind verschiedene funktionsorientierte Ziele zu definieren [4] (▶ Tab. 6.1).

Neben einer von den funktionellen Einschränkungen des Betroffenen ausgehenden Zielsetzung ist es erforderlich, die Behandlung am Alltag der Behandelten auszurichten und damit ihre Möglichkeiten zu Aktivität und Teilhabe zu erweitern. Als Grundlage hierfür dient die *International Clas-*

sification of Functioning, Disability and Health (ICF) der Weltgesundheitsorganisation [663], [664]. Nach diesem Klassifikationssystem wird das Gesundheitsproblem der Betroffenen nicht allein als Störung von Körperfunktionen und -strukturen gesehen, sondern es berücksichtigt auch die Auswirkungen der Störung auf die Möglichkeiten der Betroffenen zur Durchführung von Aktivitäten und zur Teilhabe am sozialen Leben. Darüber hinaus können Umweltfaktoren, wie z.B. Familie oder Wohnsituation, positive oder negative Einflüsse auf das Gesundheitsproblem einer Person haben. Ebenso sind personenbezogene Faktoren wie Alter oder Geschlecht zu berücksichtigen. ▶ Tab. 6.2 zeigt ein ICF-Core-Set für die Sprechapraxie, also die Codes, die mit dem Störungsbild und seinen Folgen für die Teilhabe typischerweise in Zusammenhang stehen.

Über die ICF lassen sich das individuelle Gesundheitsproblem und die damit zusammenhängenden Faktoren im Rahmen des Diagnostikprozesses genauer bestimmen. Die Zielsetzung erfolgt *top-down*, indem zunächst teilhabeorientierte Ziele ermittelt werden. Von diesen Teilhabezielen werden Aktivitätsziele abgeleitet, aus denen wiederum Funktionsziele hergeleitet werden [317]. Über ein *partizipatives Zielsetzungsgespräch* gilt es somit herauszufinden, welche sozialen Rollen der Betroffene im Alltag wieder einnehmen möchte [206],

Tab. 6.1 Ziele der Sprechapraxietherapie nach Aichert und Wunderlich [4].

spezifische sprechmotorische Therapie	kommunikativer Ansatz	Behandlung spezifischer Symptome	
bei leichter bis schwerer Sprechapraxie	bei schwerer Sprechapraxie (bei ungünstiger Prognose)	bei apraktischem Mutismus	bei überwiegend vorliegenden Sprachautomatismen
Verbesserung sprechmotorischer Fähigkeiten über • Verbesserung der artikulatorischen Präzision • Verbesserung der Sprechnatürlichkeit (flüssige Sprechweise, normale Intonation)	Erarbeitung elementarer Kommunikationsfähigkeiten über • Erlernen ausgewählter alltagsrelevanter Äußerungen • Erarbeitung alternativer Kommunikationsmittel	Anbahnung erster Äußerungen über automatisierte Sprache	Reduktion der Sprachautomatismen (z.B. über verhaltenstherapeutische Ansätze)

Tab. 6.2 ICF-Core-Set Sprechapraxie.

ICF-Code	Beschreibung	
Körperstrukturen		
s110	Strukturen des Gehirns	
	s1100–s1109	Strukturen des Gehirns lokalisatorisch differenziert
Körperfunktionen		
b310	Funktionen der Stimme (sekundär)	
	b3100	Stimmbildung
	b3101	Stimmqualität
b320	Artikulationsstörungen	
b330	Funktionen des Redeflusses und des Sprechrhythmus	
	b3300	Sprechflüssigkeit
	b3301	Sprechrhythmus
	b3302	Sprechtempo
	b3303	Melodik des Sprechens
Aktivität und Partizipation		
d330–349	Kommunizieren als Sender (primär d330 Sprechen)	
d350–369	Konversation und Gebrauch von Kommunikationsgeräten und -techniken	
d610–629	Beschaffung von Lebensnotwendigkeiten	
d630–649	Haushaltsaufgaben	
d840–859	Arbeit und Beschäftigung	
d910–999	Gemeinschafts-, soziales und staatsbürgerliches Leben	
Umweltfaktoren		
e115	Produkte und Technologien zum persönlichen Gebrauch im täglichen Leben (z. B. Zahnprothese, Hörgerät)	
e125	Produkte und Technologien zur Kommunikation	
e310–399	Unterstützung und Beziehungen, z. B. Familie, Freunde, Fachleute der Gesundheitsberufe etc.	
Personenbezogene Faktoren		
in der ICF nicht klassifiziert (z. B. Alter, Geschlecht, kultureller Hintergrund, Lebensstil, Fitness)		

ICF: International Classification of Functioning, Disabilty and Health [664]

Tab. 6.3 SMART-Regel [205], [662].

Regel	Bedeutung
specific (spezifisch)	Welche konkrete Leistung soll verbessert werden?
measurable (messbar)	Ist die Leistung quantitativ erfassbar?
achievable (erreichbar)	Ist das Ziel erreichbar?
relevant (wichtig)	Ist das Ziel für den Betroffenen wichtig?
timed (terminierbar)	In welchem Zeitraum soll das Ziel erreicht werden?

[207]. Ist dies geklärt, können Zielsetzungen anhand der *SMART-Regel* [205], [662] (▶ Tab. 6.3) genauer definiert werden. Dabei ist festzulegen, was genau verbessert werden soll (*specific*), wie dies erfasst werden kann (*measurable*), ob das Ziel für den Betroffenen wirklich wichtig (*relevant*) und erreichbar (*achievable*) ist, und wenn ja, in welchem Zeitraum (*timed*) das Ziel angestrebt wird.

Geplant werden Ziele für überschaubare Zeiträume von 10 bis maximal 20 Therapieeinheiten. Handelt es sich um größere Ziele, sind diese in Teilziele zu untergliedern. Die *funktionellen Ziele* sind therapeutisch so auszuwählen, dass sie auf das Erreichen der von den betroffenen Personen formulierten *teilhabeorientierten Ziele* ausgerichtet sind. Möchte z. B. ein Betroffener mit leichter Sprechapraxie seinem Kind am Abend eine Gute-Nacht-Geschichte wieder „spannender" vorlesen können, sind die funktionellen Übungen auf die Verbesserung der Akzentsetzung und des Redeflusses auszurichten. Dabei kann die artikulatorische Korrektheit ggf. nachrangig sein. Die Angemessenheit von Redefluss und Akzentuierung beim Lesen von Kindergeschichten ist nach einer zuvor festgelegten Zeit zu überprüfen. Ist ein Betroffener mit schwerer Sprechapraxie und mittelschwerer Aphasie daran interessiert, sich bei seinen Freunden am Stammtisch zum Thema Fußball einzubringen, können Abruf und Artikulation von Wörtern und Redefloskeln zum Thema Fußball im Therapiemittelpunkt stehen. Somit dienen Funktionsübungen der Erweiterung der Aktivitäten des Betroffenen und seiner Teilhabe am familiären und gesellschaftlichen Leben. Darüber hinaus sollten, aufbauend auf den Funktionsübungen, *kommunikative Aktivitäten* geübt werden, um den Übertrag in den Alltag zu erleichtern.

Zur Unterstützung von Zielsetzungsgesprächen bei Menschen mit Aphasie und Sprechapraxie kann der *Fragebogen zur Erfassung von Aktivitäts- und Teilhabezielen im Sinne der ICF bei Menschen mit Aphasie, kurz FATMA 2.1*, genutzt werden [552]. Der Fragebogen beinhaltet prototypische Aktivitäten zu allen ICF-Domänen, die mit Bildern und Schlüsselwörtern veranschaulicht werden. Anhand einer grafischen Bewertungsskala sollen die Aktivitäten hinsichtlich ihrer Relevanz von der jeweils betroffenen Person eingeschätzt werden. Über den Fragebogen hinausgehende Aktivitäten können einbezogen und ebenfalls bewertet werden. Abschließend werden alle individuell relevanten Aktivitäten von der betroffenen Person priorisiert und gemeinsam erste Therapieziele festgelegt.

6.3 Grundsätze der Sprechapraxietherapie

Folgende **Grundsätze** sollten in der Behandlung von Sprechapraxien berücksichtigt werden [64], [145], [453]:

- Aufbau der Motivation der sprechapraktischen Person
- Ermittlung des individuellen Störungsprofils bezüglich der sprechapraktischen und aphasischen Problematik und Einschätzung des jeweiligen Schweregrads
- Orientierung am Sprechverhalten und an den vermuteten pathophysiologischen Prozessen zur Auswahl des Behandlungsansatzes
- Planung einer individuellen Aufgabenhierarchie (von einfach zu komplex):
  - Beginn mit einfachen, leicht zu realisierenden Silbenstrukturen
  - Erarbeitung individuell bedeutungsvoller und kommunikativ relevanter Wörter

- intensive Behandlung mit hoher Therapiefrequenz und häufigen Wiederholungen innerhalb der einzelnen Sitzungen
- Arbeit an Artikulation und Prosodie zur Verbesserung von Verständlichkeit und Natürlichkeit des Sprechens
- Variabilität in der Übungskonzeption und multimodale Stimulierung, um das motorische Lernen zu fördern, die Therapie abwechslungsreich zu gestalten, Perseverationen zu vermeiden und einen Übertrag auf ungeübte Items zu unterstützen
- Anpassung der Therapieansätze an den einzelnen Betroffenen bzw. Kombination verschiedener Therapieansätze
- systematische Verbesserung der Selbstwahrnehmung, insbesondere der taktil-kinästhetischen Wahrnehmung
- Vereinfachung der Instruktionen zur Sicherstellung des Aufgabenverständnisses
- Unterstützung der Selbstkorrekturfähigkeit der Behandelten
- klare Rückmeldung in einem individuell angepassten Ausmaß

Zur Therapieintensität gibt es bei der Sprechapraxietherapie noch keine gesicherten Angaben. Hierzu zählen u. a. die Übungsfrequenz oder Dosis, also wie viele Reaktionen in einer Therapiestunde erfolgen, und die Therapiefrequenz, d. h. wie häufig die Therapie z. B. innerhalb einer Woche durchgeführt wird [208]. Während bei einer Aphasie die positive Wirkung einer hohen Therapiefrequenz im Rahmen einer Intervalltherapie nachgewiesen wurde [88], gibt es dazu keine konsistenten Forschungsergebnisse aus der Sprechapraxieforschung im deutschsprachigen Raum [14]. Dass eine hohe Übungsfrequenz zu besseren Erfolgen beim sprechmotorischen Lernen führt, zeigt eine Studie von Wambaugh et al. [645]. Dies steht auch im Einklang mit generellen Ergebnissen zum motorischen Lernen [351].

6.4 Sprachliche versus nichtsprachliche Motorik

Wie in den Prinzipien des motorischen Lernens bereits dargestellt, sollte der Schwerpunkt der Therapie auf der Arbeit mit verbalen Items liegen. Ziegler [694] unterstützt dieses Prinzip mit seiner Darstellung der Autonomie sprechmotorischer Kontrollfunktionen. Verschiedenste *Befunde zu doppelten Dissoziationen* aus den Bereichen der vegetativen Funktionen, des emotionalen Ausdrucks, der Willkürmotorik und des Sprechens weisen darauf hin, dass es nicht ein universelles motorisches System gibt, das aufgabenunspezifisch Bewegungen organisiert. Vielmehr gibt es eine jeweils eigenständige neuronale Organisation für die genannten Funktionssysteme.

Ein Beispiel für eine solche doppelte Dissoziation ist, dass bukkofaziale Apraxien und Sprechapraxien durchaus getrennt voneinander auftreten können. Auch sagt die Umsetzung diadochokinetischer Aufgaben nicht unbedingt etwas über den Schweregrad einer gleichzeitig bestehenden Sprechstörung aus. Während bei der ataktischen Dysarthrie auch bei leichten zerebellären Störungen die Diadochokinese schwer beeinträchtigt sein kann, ist es möglich, dass bei schwerer Sprechapraxie die Diadochokinese ggf. nur leichte Störungen aufweist [694]. Es können also aus nonverbalen Leistungen keine direkten Rückschlüsse auf Sprechleistungen gezogen werden. Daher sind in der Diagnostik verbale Leistungen zu überprüfen, wenn der Schweregrad einer Sprechapraxie beurteilt werden soll.

Für die Therapie der Sprechapraxie – auch bei schwer betroffenen Personen – ist immer zu bedenken, dass man beim Üben von nichtsprachlichen Bewegungen „an einem motorischen Hilfssystem arbeitet, das die gewohnte Sprechmotorik allenfalls näherungsweise ersetzen kann" ([694]: S. 12). Folglich sollte in der Therapie schnellstmöglich mit verbalen Items gearbeitet werden, um an dem sprechmotorischen System selbst anzusetzen.

Die Arbeit mit nonverbalen Bewegungen kann dann notwendig sein, wenn diese zusätzlich beeinträchtigt sind und man über eine Therapie ausdrücklich nonverbale Bewegungen wieder verfügbar machen möchte, wie z. B. das Pusten zum Auspusten einer Kerze oder zum Abkühlen von Speisen oder Getränken. Nicht zu erwarten ist, dass sich das Üben des Pustens auch auf die Produktion von verbalen Leistungen, wie z. B. die Artikulation von Frikativen, positiv auswirken wird.

Im Sinne der *Aufgabenspezifität* ist es notwendig, therapeutisch an der Funktion anzusetzen, die verbessert werden soll. Bei neurogenen Störungen muss nicht vom ausführenden Organ ausgehend trainiert werden, sondern es ist das für die jeweilige Aufgabe spezifische neuronale Netzwerke zu aktivieren. Die Aufgabenspezifität neuronaler Netzwerke wird von Befunden aus PET-Studien [98] und fMRT-Studien [588] gestützt.

Auch das Üben von Teilaspekten der Artikulation ist kritisch zu sehen. Hierzu gehören das Zerlegen eines Lautes in Teilbewegungen (*Fraktionierung*), die Vereinfachung eines Lautes durch Reduzierung phonetischer Charakteristika (*Simplifizierung*) und das Üben von Einzellauten (*Segmentation*). Das Zusammenfügen von lautlichen Teilbewegungen entspricht nicht direkt einer koordinierten Sprechbewegung [98] und kann negative Auswirkungen auf die Koartikulation zeigen [7].

Eine ausführliche Diskussion zum Stellenwert mundmotorischer Übungen in der Therapie neurogener Sprechstörungen findet sich bei Lauer [316].

Merke

Die Motorik bei nichtsprachlichen Aufgaben ist von der Sprechmotorik dissoziiert. In der Therapie der Sprechapraxie sollte daher mit Sprechaufgaben gearbeitet werden.

6.5 Kriterien zur Auswahl von Übungsitems für die Artikulationstherapie

In ▶ Tab. 6.4 sind Kriterien zusammengefasst, die sich auf die Planung und damit auch auf die Ausführung von Sprechbewegungen auswirken und somit für die Therapieplanung genutzt werden können. Sie basieren auf den in Kap. 4 zur Symptomatik dargestellten Einflussfaktoren.

Tab. 6.4 Kriterien zur Auswahl von Übungsitems für die Artikulationstherapie.

Kriterium	Umsetzung
Größe des Zielitems	• Übungen auf Silben- oder Wortebene schon zu Beginn der Therapie • auf Lautebene auch bei schweren Sprechapraxien nur kurzfristig üben und die Artikulation in derselben Übungseinheit noch in Silben oder kurze Wörter überführen • bei der Steigerung der Wortlänge mögliche Wortlängeneffekte beachten
Silbenstruktur	• Übungen mit trochäischen Zweisilbern mit einfacher Silbenstruktur (z. B. Nase) sind dem Üben mit Einsilbern vorzuziehen • werden Einsilber geübt, sollten auch hierbei einfache Silbenstrukturen vor komplexen Silbenstrukturen geübt werden
Wortakzent	trochäisch betonte Zweisilber vor jambisch betonten Zweisilbern üben
Stimulierbarkeit	• Silben mit leicht stimulierbaren Lauten zuerst üben • Interjektionen („ah", „au", „oh") nutzen, um mit individuell leicht stimulierbaren Lauten auf bedeutungsvoller Ebene zu arbeiten. • automatisierte Äußerungen (Begrüßungsformeln, Wochentage) zur Stimulation von Äußerungen verwenden • Der Abruf eines Wortes kann durch das Vorschalten des unbestimmten Artikels stimuliert werden [10].
Stabilität der Produktion	Einbeziehung besonders beeinträchtigter Laute in Artikulationsübungen, die eine Fehlerrate von 60 % oder mehr aufweisen [634], [635], [636].
Lautposition im Wort	Die Artikulation von Lauten im Anlaut kann besonders erschwert sein [491] und ist daher gesondert zu beachten [479], [634], [635], [657].

Tab. 6.4 Fortsetzung

Kriterium	Umsetzung
artikulatorische Komplexität	• Vokale sind leichter zu artikulieren als Konsonanten. • bei den Konsonanten zuerst Nasale, dann Gleitlaute, Plosive, Frikative, Affrikate und zuletzt Konsonantencluster einbeziehen [385], [657] • Besonders schwierig sind vor allem Plosive, Frikative, Affrikate und Konsonantencluster. • Bei den Konsonantenclustern sind solche mit einem geringen Wechsel des Artikulationsortes vor Clustern mit einem größeren Wechsel zu üben (z. B. „Stift" vor „Knecht") [571].
Sonorität (Klangfülle)	• schrittweise Zunahme der Sonorität bei der Lautauswahl [120], [191] • mit stimmlosen Plosiven beginnen, dann stimmhafte Plosive, stimmlose Frikative, stimmhafte Frikative, Nasale, Liquide, Gleitlaute und schließlich Vokale
Silbenfrequenz	• hochfrequente Silben vor niedrigfrequenten Silben [5], [329] • Die Silbenfrequenz lässt sich über Frequenzdatenbanken ermitteln, wie z. B. CELEX [34]. Eine daraus erstellte Liste mit den 200 häufigsten Silben kann in Aichert et al. [6] nachgelesen werden • Auch hochfrequente Wörter lassen sich über Frequenzdatenbanken finden (z. B. CELEX, dlexDB, SUBTLEX), dabei ist jedoch nicht gewährleistet, dass die darin enthaltenen Silben hochfrequent sind.
Lexikalität	• Realwörter sind leichter zu artikulieren als Pseudowörter, daher mit dem Üben von Realwörtern beginnen. • Pseudowörter ermöglichen es allerdings, mehr Stimuli mit bestimmten Lauten in spezifischen Positionen und lautlichen Kontexten zu üben [276], allerdings ist der Transfer in die Spontansprache bei Pseudowörtern erschwert.
Stimulusmodalität	Nachsprechen von Wörtern ist leichter als Benennen oder spontanes Sprechen.

6.6 Vermittlungstechniken und Feedback-Prozesse

6.6.1 Vermittlungstechniken

In der Behandlung der Sprechapraxie werden **3 Vermittlungstechniken** unterschieden, um artikulatorische Gesten oder prosodische Aspekte zu unterstützen [154]:

• auditive Vermittlungstechniken
• visuelle Vermittlungstechniken
• taktil-kinästhetische Vermittlungstechniken

Nach Luria [348] dienen diese Techniken dazu, die Behandelten zu „Laienphonetikern" heranzubilden [122]. Die im Folgenden beschriebenen Vermittlungstechniken sind vielfach Komponenten spezieller, in diesem Kapitel dargestellter Therapiemethoden. An dieser Stelle werden einige wichtige Beispiele beschrieben.

Auditive Vermittlungstechniken

▶ **Vorsprechen des Zielitems durch die Therapeutin.** Das Vorsprechen der Therapeutin soll bewirken, dass die Behandelten eine Verbindung zwischen der auditiven Repräsentation der akustischen Lautgestalt und dem dazugehörigen Bewegungskonzept herzustellen versuchen [695]. Die sprechapraktische Person kann beim Nachsprechen ihre Äußerung mit der Realisierung der Therapeutin vergleichen. Die Therapie sollte aber nicht auf das Nachsprechen reduziert werden [702].

▶ **Verbale Erklärungen der Therapeutin zur Artikulation von Lauten.** Durch verbale Erklärungen von Artikulationsart und Artikulationsort soll eine konkrete Vorstellung von der geplanten artikulatorischen Zielkonfiguration vermittelt werden. Während die auditive Vermittlung innerhalb des Spracherwerbs für den Aufbau artikulatorischer Muster eine bedeutsame Rolle spielt, wird diese

Technik während des späteren Sprechens zur Kontrolle der Artikulation aufgrund der großen zeitlichen Verzögerung weniger genutzt. Suprasegmentale Aspekte wie Sprechgeschwindigkeit und Lautstärke können hingegen auditiv eher kontrolliert werden [4]. Betroffene benötigen zudem ein gutes Sprachverständnis, um die verbalen Hinweise der Therapeutin zu verstehen, sowie gute Aufmerksamkeits- und Gedächtnisleistungen, um die Bewegungsmuster nachvollziehen zu können [64].

▶ **Akustische Synchronisation.** Brendel und Ziegler [89] haben mit dem akustischen Synchronisationsverfahren eine Methode entwickelt, bei der sprechapraktische Personen synchron zu einer akustischen Vorgabe artikulieren sollen. Dieses Verfahren wird im Abschnitt Therapieansätze (S. 80) genauer dargestellt.

Visuelle Vermittlungstechniken

▶ **Mundbild der Therapeutin.** Die Beobachtung des *Mundbildes* der Therapeutin erscheint nur für solche Laute sinnvoll, die in den vorderen Artikulationszonen gebildet werden und damit gut absehbar sind. Schon die Veränderung der Zungenlage kann durch bloße Betrachtung des therapeutischen Mundbildes nicht immer nachvollzogen werden.

▶ **Spiegel.** Ein Spiegel kann der Unterstützung der *Eigenkontrolle* dienen [134]. Allerdings spielt er bei der alltäglichen Kontrolle von Artikulationsbewegungen keine Rolle, da die eigenen Sprechbewegungen nicht visuell repräsentiert sind. Insofern ist sein Einsatz möglichst schnell abzubauen.

▶ **Mundbilder und Sagittalschnitte.** Gezeichnete oder fotografische Frontalansichten des Mundes oder schematische *Sagittalschnitte des Ansatzrohrs*, wie z. B. im „Atlas der deutschen Sprachlaute" von Wängler [631], können ebenfalls eine visuelle Unterstützung darstellen. Die Sagittalschnitte ermöglichen eine Darstellung nicht sichtbarer artikulatorischer Zielkonfigurationen. Über einzelne Bilder lassen sich allerdings keine Artikulationsabläufe darstellen. Auch wenn man Bildfolgen aus Einzelbildern zusammenlegt, erhält man keinen Hinweis auf die Bewegungen, die nötig sind, um die nächste Zielkonfiguration einzunehmen. Zudem werden koartikulatorische Prozesse, wie z. B. das Lippenvorstülpen während der Artikulation des Lautes /t/ in „Tor" im Gegensatz zum Breitziehen der Lippen bei der Artikulation von /t/ im Wort „Tiger" nicht sichtbar.

▶ **Digitale Darstellungen von Artikulationsabläufen (SpeechArticulationTrainer).** Zur Unterstützung der verbalen Erklärungen der Therapeutin kann das Programm *SpeechTrainer* (http://speech-trainer.eu/spetra/) bzw. die als App erhältliche Folgeversion *SpeechArticulationTrainer* eingesetzt werden [184], [301], [303]. Damit können individuelle, von der Therapeutin schriftsprachlich eingegebene Artikulationsabläufe visualisiert werden. Zudem berücksichtigt der *SpeechTrainer* bei der Darstellung von Artikulationsabläufen auch *koartikulatorische Prozesse* [198]. Gotto konnte in einer Einzelfallstudie zeigen, dass der *SpeechTrainer* als visuelle Hilfe zur Verdeutlichung zeitlich-räumlicher Relationen von Artikulationsbewegungen einen spezifischen Einfluss auf die Artikulationsverbesserungen einer Patientin mit Sprechapraxie hatte. Der Wirkmechanismus des *SpeechTrainers* konnte jedoch nicht eindeutig geklärt werden [184]. Zur Erläuterung von Artikulationsabläufen mittels *SpeechTrainer* empfiehlt es sich, die Artikulationsgeschwindigkeit im Programm zu reduzieren, damit die Bewegungen leichter nachvollziehbar sind. Auch können einzelne Artikulatoren markiert werden, um deren jeweilige Beteiligung an einer Sprechbewegung zu verdeutlichen.

Visuell orientierte Feedback-Verfahren, wie die in Kap. 5.3 beschriebenen Verfahren der Spektrografie oder Elektropalatografie, können die artikulatorischen Bewegungsmuster stabilisieren und Lernprozesse beschleunigen [64], [122]. Während viele dieser Verfahren nur in der Forschung oder in wenigen Kliniken Anwendung finden, kann eine Spektrografie sehr leicht mit dem kostenfreien Programm Praat (https://www.fon.hum.uva.nl/praat/) erstellt werden [75]. Allerdings ist die Sprechaufnahme nicht in Echtzeit zu sehen, sondern kann erst nach der Aufnahme angeschaut werden. Somit wird ein gutes Erinnerungs- und Wahrnehmungsvermögen benötigt, um das eigene

Sprechen mit der im Nachhinein sichtbaren, und im Vergleich zum SpeechTrainer sehr abstrakten Darstellung vergleichen zu können.

▶ **Handgesten.** Eine weitere Möglichkeit zur Unterstützung der Artikulation ist die Anwendung *lauttypischer Gesten.* Durch die Verbindung von Geste und Sprechen wird „das Prinzip der ‚intersystemischen Reorganisation' (…) genutzt (vgl. Luria [348]), das auf der Überlegung beruht, dass ein gestörtes System durch die Kopplung an eine intakte Modalität reorganisiert werden kann." ([702]: S. 278). Shell [523] stellte mit der „Erweiterten Mediationstechnik für Sprechapraxie" Therapiematerial mit Fotos zusammen, das Handzeichen für jeden Laut beinhaltet, welche die Konfiguration oder eine typische Eigenschaft des Lautes darstellen. Diese Methode wird in Kap. Mediationstechnik beschrieben.

Ab der Silben- oder Wortebene sollten visuelle Hilfen über Einzelbilder oder Handzeichen nur noch zur Unterstützung des Anlauts eingesetzt werden oder bei Auftreten artikulatorischer Probleme als Erinnerungshilfe. Neben der visuellen Unterstützung durch die therapeutischen Handgesten können die Gesten aber auch von den Betroffenen selbst erlernt werden.

Bei allen visuell orientierten Ansätzen müssen die Übenden in der Lage sein, die meist recht abstrakte Darstellung der Artikulationsbewegungen auf das eigene räumliche Koordinatensystem des Vokaltrakts zu übertragen [154]. Unterstützend ist hierbei eine gute taktil-kinästhetische Wahrnehmung.

Taktil-kinästhetische Vermittlungstechniken

▶ **Hand der Therapeutin.** Taktil-kinästhetische Vermittlungshilfen sind besonders zur Unterstützung artikulatorischer Gesten geeignet. Taktile Reize vermitteln den Betroffenen über Tast- und Berührungsempfindung beispielsweise die Kontakte der Artikulationsorgane. Das kinästhetische Feedback dient der *Wahrnehmung von Lage- und Bewegungsempfindung.* Beide Aspekte spielen eine wichtige Rolle beim Erlernen und Üben motorischer Fähigkeiten. Durch Berührung von Lippen,

Wangen und/oder Mundboden mit den Fingern können therapeutische Hinweise zur Stellung der Artikulationsorgane gegeben werden.

▶ **Spatel.** Mit einem Spatel kann intra- und extraoral stimuliert werden, um z. B. den für die Artikulation alveolarer Laute wichtigen Alveolarkamm zu sensibilisieren, die Kieferöffnungsweite zu kontrollieren oder eine Lippenspreizung zu verdeutlichen.

▶ **Beißblock.** Ein Beißblock wird eher zu diagnostischen Zwecken eingesetzt, um zu testen, inwieweit noch die Fähigkeit erhalten ist, sich an veränderte äußere Bedingungen anzupassen [154].

▶ **Künstlicher Gaumen.** Ein am Krankenhaus München-Bogenhausen von Vogel [630] entwickelter *künstlicher Gaumen* (Beißschiene mit steckbaren Orientierungshilfen an artikulatorisch relevanten Kontaktpunkten für die Zunge) soll Menschen mit Sprechapraxie ein Gefühl dafür vermitteln, an welchen Stellen die Zunge während der Artikulation jeweils Kontakt zum Gaumen hat. Der künstliche Gaumen ist individuell anzufertigen.

▶ **Taktil-kinästhetische Hinweisreize.** Die Methode *TAKTKIN* stellt eine spezielle Therapiemethode dar, die auf der Begleitung taktil-kinästhetischer Hinweisreize basiert [65] (vgl. Kap. 6.7 (S. 80)).

Sinnvoll ist eine Kombination der oben genannten Vermittlungstechniken. So kann beispielsweise eine Verbesserung der Prosodie über rhythmisches Mitklopfen der Finger oder Hand der sprechapraktischen Person angestrebt werden. Silbensynchrones Mitklopfen kann aber auch den negativen Effekt mit sich bringen, die unerwünschte skandierende Sprechweise weiter zu forcieren. Im Rahmen des *Phonetic Placement* [492] werden Vermittlungstechniken zur Unterstützung der Lautbildung miteinander kombiniert.

6.6.2 Therapeutisches Feedback

Das therapeutische Feedback dient dazu, eine *Rückmeldung über das Ergebnis und die Durchführung des Sprechens* zu geben [385]. Die Rückmel-

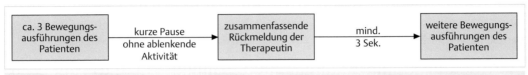

Abb. 6.1 Zeitlicher Ablauf des therapeutischen Feedbacks in der Artikulationstherapie nach McNeil et al. [385].

dung über das Ergebnis beinhaltet ein Feedback über die Korrektheit der Bewegung. McNeil et al. [385] halten kurze Pausen zwischen Bewegungsausführung und Feedback für erforderlich, um motorisches Lernen zu fördern und damit den Lernprozess optimal zu unterstützen. Innerhalb dieser Pausen sollten keine ablenkenden Aktivitäten stattfinden, damit sich die Übenden aktiv mit dem Feedback auseinandersetzen können. Hierzu sollte eine neutrale Position der Artikulationsorgane eingenommen werden [385]. Die nächste Bewegungsausführung sollte erst nach etwa 3 Sekunden geschehen (▶ Abb. 6.1).

Zudem sollte das Feedback nicht immer direkt nach einer Bewegungsausführung erfolgen, sondern erst nach ca. drei Artikulationsversuchen. Das Feedback sollte eine zusammenfassende Beurteilung der Artikulationsgenauigkeit sowie beobachteter Fehler enthalten. McNeil et al. [385] beschreiben, dass ein selteneres Feedback das motorische Lernen mehr unterstützt als eine häufige Feedback-Gabe. Diese Vorgehensweise gilt auch für die spezifische Rückmeldung zur Durchführung der Bewegung. Mehrere Einzelfallstudien von Austermann Hula et al. [29] bestätigen die positiven Effekte systematischen Feedbacks für das motorische Lernen sprechapraktischer Personen.

6.7 Therapieansätze

Es gibt verschiedene Möglichkeiten der Einteilung von Therapieansätzen zur Behandlung sprechapraktischer Störungen. Eine typische übergeordnete Einteilung ist die Unterteilung der Therapiekonzepte in *ganzheitliche* und *segmentorientierte* Ansätze. Diese Einteilung wird der Unterschiedlichkeit der zugeordneten Therapiekonzepte nicht gerecht, so dass hier eine differenziertere Unterscheidung vorgenommen wurde. Ein sehr guter

Überblick über Therapieverfahren für sprechapraktische Menschen findet sich bei Engl-Kasper [154]. Von ihr wurden für den deutschen Sprachraum erstmals die Therapiemethoden in einer ausführlicheren Übersichtsarbeit zusammengefasst.

Die hier vorgenommene **Einteilung** (▶ Tab. 6.5) umfasst folgende Ansätze:

- **Rhythmisch-melodische Ansätze** befassen sich mit der Unterstützung von Artikulation und Prosodie über die Hervorhebung rhythmischer und/ oder melodischer Elemente einer Äußerung.
- Demgegenüber beginnen die **segmentbasierten Ansätze** traditionell auf der Ebene von Einzellauten oder Silben und setzen diese anschließend zum Wortganzen zusammen. Auf Basis des aktuellen Forschungsstands sollte aber nicht mit Einzellauten, sondern direkt auf Silben- oder Wortebene geübt werden.
- **Wortstrukturelle Ansätze** stellen ganze Wörter in den Mittelpunkt, so dass Silbenanzahl und Akzentstruktur der zu übenden Wörter beibehalten, artikulatorisch aber ggf. vereinfacht oder systematisch miteinander variiert werden [154].
- Unter **Cueing-Techniken** versteht man Therapieansätze, bei denen es um die Unterstützung von Sprechbewegungen über gestische, visuelle oder taktil-kinästhetische Hinweisreize geht.
- Die **unterstützte Kommunikation** (**UK**), auch alternative und/oder augmentative Kommunikationsstrategien genannt, ist für Personen geeignet, die trotz intensiver therapeutischer Bemühungen nicht zu verbalen Äußerungen gelangen. Sie kann auch übergangsweise genutzt werden, um Betroffenen eine Kommunikationsmöglichkeit zur Verfügung zu stellen, bis sie zu expressiven Äußerungen in der Lage sind.

Tab. 6.5 Übersicht über Therapieansätze zur Behandlung der Sprechapraxie.

Therapieansätze	Methoden

rhythmisch-melodische Ansätze	• melodische Intonationstherapie
	• Externe und interne Taktgeber:
	  ○ Metronom
	  ○ vibrotaktile Stimulation
	  ○ Fingertapping und Pacing Board
	• artikulatorisches Synchronisationsverfahren
	• kontrastive Akzentuierung
	• rhythmische Kontrolle des Sprachmaterials
	• vereinfachtes Zeitlupensprechen
	• SIPARI

segmentbasierte Ansätze	• Ableitungsmethoden:
	  ○ phonetische Ableitung
	  ○ progressive Approximation
	• Phonetic Placement
	• Phonemdrill
	• Acht-Stufen-Kontinuum
	• Sprechapraxietherapie nach Luzzatti und Springer
	• Sprechapraxietherapie bei schwerer Aphasie

wortstrukturelle Ansätze	• phonetische Kontrastierung (Minimalpaartechnik)/Sound Production Treatment • metrischer Ansatz • Multiple Input Phoneme Therapy • Schlüsselworttechnik

Cueing-Techniken	• Gestische Reorganisation:
	  ○ Mediationstechnik (EMS)
	  ○ Gesten/Gebärden
	• PROMPT/TAKTKIN

unterstützte Kommunikation	• Nichtelektronische Kommunikationsformen:
	  ○ Kommunikationstafeln
	  ○ Kommunikationsbücher
	• elektronische Kommunikationsgeräte

Modifikation des Sprechverhaltens	• indirekte Verfahren • direkte Verfahren

6.7.1 Rhythmisch-melodische Ansätze

Melodische Intonationstherapie

▶ **Autoren.** Albert et al. [16], Keith und Aronson [282], Helm [228]

▶ **Prinzip.** Das Ziel der melodischen Intonationstherapie (MIT) ist die Erleichterung des Gebrauchs der noch verfügbaren sprachlichen Fähigkeiten der linken Hemisphäre über die Aktivierung der rechten Hemisphäre durch rhythmisch-melodische Muster. Der Ansatz wurde für Menschen mit schweren expressiven aphasischen Störungen bei gutem Sprachverständnis entwickelt und kann auch in der Therapie der Sprechapraxie eingesetzt werden, um Sprache und Sprechplanung zu stimulieren.

▶ **Vorgehen.** Es handelt sich um ein 3-Stufen-Programm mit jeweils mehreren Phasen, bei dem mit silbenweisem Singen von alltagsrelevanten Wörtern oder kurzen Phrasen und Redefloskeln bzw. Sätzen begonnen wird (▶ Tab. 6.6). Auf der elementaren Sprachstufe wird jede Äußerung intoniert und mit Handklopfen begleitet. Es wird zum Mitintonieren und Mitklopfen bzw. zum direkten Nachintonieren und Nachklopfen aufgefordert. Die Melodiekontur der Zieläußerung entspricht in der Regel der normalen Äußerung, wobei der Tonunterschied der intonierten Äußerung etwa eine Terz (max. eine Quarte) beträgt. Auf der mittleren Sprachstufe wird das Prinzip der verzögerten Wiederholung eingeführt, bei dem die Zieläußerung mit zeitlicher Verzögerung intoniert und geklopft werden soll. Zwischen der therapeutischen Vorgabe und der Äußerung der behandelten Person sollten ca. 6 Sekunden liegen. Dies soll die Betroffenen zu einer eigenständigeren Sprachproduktion führen. Die obere Sprachstufe ist durch die Übergangstechnik des Sprechgesangs gekennzeichnet. Während bislang alle Äußerungen aus einem Auf und Ab von Terzschritten bestanden, soll die Äußerung schrittweise einer natürlichen Intonation angepasst werden. Beim Sprechgesang wird bereits eine fluktuierende Tonhöhenveränderung vorgenommen, wobei Rhythmus und Betonung der Äußerung noch deutlich hervorgehoben werden.

Tab. 6.6 Vorgehen bei der melodischen Intonationstherapie nach Albert et al. [16].

Phase	Therapeutin	Patient
elementare Sprachstufe		
1	summt (1 ×), intoniert und klopft „Aufwachen!" (2 ×)	klopft mit (2 ×)
2	intoniert und klopft „Aufwachen!" (4 ×)	intoniert und klopft „Aufwachen!" (4 ×)
3	intoniert und klopft „Auf..." (verstummt)	intoniert und klopft „Aufwachen!"
4	intoniert und klopft „Aufwachen!"	intoniert und klopft „Aufwachen!"
5	intoniert „Was sagten Sie?" (klopft mit)	intoniert und klopft „Aufwachen!"
mittlere Sprachstufe		
1	intoniert und klopft „Gib mir Wasser!" (2 ×)	klopft mit (2 ×)
2	intoniert und klopft „Gib mir..." (verstummt)	intoniert und klopft „Gib mir Wasser!"
3	intoniert und klopft „Gib mir Wasser!", klopft mit	Nach ca. 6 Sekunden: intoniert und klopft „Gib mir Wasser!"
4	Intoniert nach 6 Sekunden: „Was sagten Sie?", klopft mit	intoniert und klopft „Gib mir Wasser!"
obere Sprachstufe		
1	intoniert und klopft „Öffne das Fenster!" (2 ×)	Nach ca. 6 Sekunden: intoniert und klopft „Öffne das Fenster!"
2	Im Sprechgesang und klopfend: „Öffne das Fenster!"	klopft mit
3	Im Sprechgesang und klopfend: „Öffne..." (verstummt)	Im Sprechgesang und klopfend: „Öffne das Fenster!"
4	Normal sprechend: „Öffne das Fenster!"	Nach ca. 6 Sekunden normal sprechend: „Öffne das Fenster!"
5	Nach ca. 6 Sekunden normal sprechend: „Was sagten Sie?"	Normal sprechend: „Öffne das Fenster!"

Auch beim Sprechgesang sollte das Sprechtempo vermindert geübt werden, um koartikulatorische Übergänge zu erleichtern. Die letzte Phase der oberen Sprachstufe beinhaltet das normale Sprechen der vorgegebenen Äußerung auf zeitlich verzögerte Nachfrage.

Die Nachsprechleistungen werden auf keiner Stufe korrigiert. Stattdessen werden Wiederholungen vorangegangener Erarbeitungsstufen angeboten.

▶ **Material.** Da sich dieser Ansatz vor allem für die Behandlung schwer beeinträchtigter Personen eig-

net, sollte das verwendete Sprachmaterial eine individuell hohe Gebrauchshäufigkeit aufweisen (z. B. Namen oder Begrüßungsfloskeln). Zudem sind die persönlichen Kommunikationsbedürfnisse der Betroffenen und der phonetische Schwierigkeitsgrad zu berücksichtigen. Bildmaterial oder Objekte sollten unterstützend eingesetzt werden.

▶ **Effektivitätsnachweis.** Die Effektivität dieser primär für den Einsatz bei schweren Aphasien konzipierten Therapie konnte in verschiedenen Studien nachgewiesen werden. Tonkovich und Marquardt [603] konnten einen Therapieerfolg bei

10 sprechapraktischen Studienteilnehmenden feststellen und sahen insbesondere einen positiven Effekt in dem hierarchischen Therapieaufbau und dem reorganisierenden Effekt des Mitklopfens [154]. Auch Laughlin et al. [320] beobachteten Therapieerfolge der MIT bei Sprechapraxie. Dieser Therapieerfolg wird allerdings bei der MIT nicht an der artikulatorischen Korrektheit gemessen, sondern an der generellen Verständlichkeit. „Gute Ergebnisse werden auch bei Sprechapraxie und bei der Hemmung von Sprachautomatismen berichtet." ([434]: S. 175). Die Wirksamkeit rhythmisch-melodischer Therapieansätze bei sprechmotorischen Störungen wird durch eine aktuelle Metaanalyse gestützt [708].

In einer Studie von Stahl et al. [566] zeigte sich, dass im Deutschen nicht die Melodie, sondern der *Rhythmus* einen positiven Einfluss auf die Sprachproduktion bei nichtflüssiger Aphasie hatte. Daher sollte dem Rhythmus besondere Beachtung geschenkt werden. Die Melodie scheint demgegenüber eher eine emotionale Unterstützung zu bieten und keinen direkten Einfluss auf den Therapieeffekt zu haben [503]. Die Verwendung von *Redefloskeln* bei der MIT führt zu einer stärkeren Aktivierung der rechten Hirnhälfte und könnte damit für die positive Wirkung bei schweren expressiven Störungen verantwortlich sein [567], [702].

Bei der Aphasie führt die MIT zu einer Leistungsverbesserung trainierter Items, hat aber eine begrenzte Auswirkung auf die Alltagskommunikation [468], wobei in einer Einzelfallstudie positive Auswirkungen auf funktionale Sprache beobachtet werden konnten [706]. Insgesamt scheint die MIT bei chronischer Aphasie weniger wirksam zu sein als in einem früheren Behandlungsstadium [392]. In einer Einzelfallstudie mit additiver transkranieller Gleichstromstimulation (tDCS) konnten bei einer Patientin mit Aphasie und Sprechapraxie nach dem Einsatz von MIT jedoch auch in der chronischen Phase komplexe sprachliche Muster beobachtet werden [168]. Wambaugh [646] kommt ebenfalls zu dem Schluss, dass Methoden wie die MIT bei der Behandlung der Sprechapraxie vielversprechend sein können, auch wenn noch unklar ist, welche neurophysiologischen Veränderungen den Verbesserungen zugrunde liegen.

Externe und interne Taktgeber

Metronom

▶ **Autoren.** Dworkin et al. [149]

▶ **Prinzip.** Das Metronom soll als externer Taktgeber den Rhythmus und die Geschwindigkeit des Sprechens beeinflussen.

▶ **Vorgehen.** Die sprechapraktische Person soll parallel zum Schlag eines Metronoms sprechen, das mit einer vorher von der Therapeutin eingestellten Geschwindigkeit tickt.

▶ **Material.** Metronom, Sprechübungen (mehrsilbige Wörter und Sätze)

▶ **Effektivitätsnachweis.** In einer Einzelfallstudie von Dworkin et al. [149] zeigten sich signifikante Verbesserungen eines Patienten in Bezug auf die trainierten Aufgaben. Ein Transfereffekt war allerdings nicht festzustellen. Shane und Darley [521] konnten bei einigen Studienteilnehmenden sogar nachweisen, dass ein gleichbleibender externer Taktgeber wie das Metronom auch zu Leistungsverschlechterungen führen kann. Eine Leistungsverbesserung konnte von ihnen nur beobachtet werden, wenn zusätzlich eine eigene Bewegung durchgeführt wurde oder eine direkte taktile Stimulation erfolgte [64]. Eine gleichbleibende Taktgebung kann zudem das silbische Sprechen verstärken. In einer Studie von Wambaugh und Martinez [637] wurde eine Kombination aus metronomischem Takt und Handklopfen eingesetzt, die zu einer Verbesserung der Lautproduktion in trainierten und untrainierten Wörtern führte.

Vibrotaktile Stimulation

▶ **Autoren.** Rubow et al. [496]

▶ **Prinzip.** Der Zeigefinger der sprechapraktischen Person wird während des Sprechens über einen leichten elektrischen Vibrationsreiz stimuliert. Über diese passive Stimulierung soll die Strukturierung der Sprechbewegungen unterstützt werden. Es wird keine zusätzliche Bewegung der übenden Person gefordert.

▸ **Vorgehen.** Bei dem von Rubow et al. [496] vorgeschlagenen Verfahren erhält die Person mit Sprechapraxie eine 50-Hz-Vibration (Haptometronom) an der Oberfläche des rechten Zeigefingers der Handinnenseite. Dauer und Intensität des Vibrationsreizes variieren in Abhängigkeit vom Wortakzent. Zeitgleich werden Nachsprechübungen durchgeführt.

▸ **Material.** Gerät zur vibrotaktilen Stimulation und Nachsprechübungen

▸ **Effektivitätsnachweis.** Rubow et al. [496] konnten in einer Fallstudie nachweisen, dass ein Patient mit mittelschwerer Sprechapraxie beim Nachsprechen von Wörtern, die mit vibrotaktiler Stimulierung geübt wurden, signifikant bessere Leistungen erzielte als bei ausschließlich auditiv trainierten Wörtern. Auch bei dieser Methode besteht die Möglichkeit, durch den gleichbleibenden Takt die ungewünschte silbische Sprechweise zu verstärken.

Fingertapping und Pacing Board

▸ **Autoren.** Simmons [539], Rosenbek [492], Wertz et al. [655]

▸ **Prinzip.** Unter Fingertapping versteht man die *Eigenstimulation der Betroffenen durch ein parallel zur Sprechbewegung durchgeführtes Mitklopfen* mit dem Finger bzw. das Gegeneinandertippen von Daumen und Zeigefinger. Dieses Mitklopfen kann auch über Hand- oder Fußbewegungen erfolgen und stellt eine interne Taktgebung dar. Das Führen der Fingerbewegung kann über ein *Pacing Board* (▸ Abb. 6.2a, b) erleichtert werden. Auf diesem „Sprechbrett" befinden sich Einbuchtungen, an denen der Finger während des Sprechens entlanggeführt wird.

Die Übenden bestimmen bei der internen Taktgebung selbst Rhythmus und Geschwindigkeit. Bei Personen mit stockender und monotoner Sprechweise kann eine Verbesserung der Prosodie erreicht werden, und Personen mit bereits flüssigem Sprechen und guter Prosodie können über eine interne Taktgebung die artikulatorische Präzision und somit die Verständlichkeit erhöhen [154]. Die Gefahr eines internen Taktgebers kann jedoch sein,

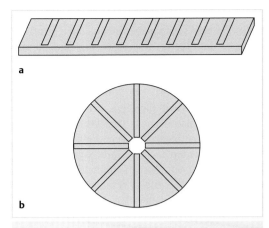

Abb. 6.2 Pacing Board: verschiedene Formen:
a längliches Pacing Board.
b rundes Pacing Board.

dass man sich seinem eigenen Tempo anpasst und nicht zu einer Erhöhung der Sprechgeschwindigkeit gelangt.

▸ **Vorgehen.** Während der Artikulation mehrsilbiger Wörter bzw. Sätze werden Daumen und Zeigefinger rhythmisch aneinander getippt oder es wird mit dem Finger, der Hand oder dem Fuß mitgeklopft. Bei Verwendung eines Pacing Board führt man während des Sprechens den Finger über die Einbuchtungen des Brettes. In der für Menschen mit Morbus Parkinson konzipierten Move App (https://www.speechcare.de/neue-app-move/) gibt es ein digitales Pacing Board, das für Übungen genutzt werden kann. Für den Alltag eignet sich eher das Fingertapping oder die Nutzung der eigenen Fingerknöchel [702].

▸ **Material.** mehrsilbige Wörter und Sätze

▸ **Effektivitätsnachweis.** In einer Einzelfallstudie von Simmons [539] erreichte ein sprechapraktischer Patient deutliche Verbesserungen des Sprechens durch Unterstützung der Sprechbewegungen über Fingertapping. Dabei zeigten sich auch Generalisierungseffekte.

Artikulatorisches Synchronisationsverfahren

▶ **Autoren.** Brendel und Ziegler [89], [90]

▶ **Prinzip.** Beim artikulatorischen Synchronisationsverfahren soll synchron zu einem vom Computer vorgegebenen Signal eine bestimmte Zieläußerung produziert werden. Die vom Computer generierten Tonsequenzen simulieren „unterschiedlich lange metrische Strukturen von natürlich gesprochenen Äußerungen mit bis zu 10 Silben" ([89]: S. 48). Somit dient das Synchronisationsverfahren als rhythmische Orientierungshilfe, die vor allem ein flüssigeres und schnelleres Sprechen ermöglichen soll. Wichtig ist zudem, dass Betroffene lernen, artikulatorisch inkorrekte Äußerungen zugunsten eines flüssigeren Sprechens zu akzeptieren.

▶ **Vorgehen.** Patient und Therapeutin sitzen vor einem Computermonitor. Der Patient trägt einen Kopfhörer. Nach einer Einhörphase wird der Patient aufgefordert, therapeutisch vorgegebene Äußerungen synchron zum Vorgabesignal zu produzieren. Ein Abweichen von der akustischen Vorgabe kann über den Computermonitor sichtbar gemacht und als Feedback gegeben werden.

Dabei werden bezüglich des Signals und der zu produzierenden Äußerungen **3 Variablen** berücksichtigt:

- Länge der Tonsequenz
- Vorgabetempo
- artikulatorische Komplexität der Äußerungen

Auf diese Weise kann der Schwierigkeitsgrad individuell angepasst werden.

Die Länge der Tonsequenz bestimmt die Äußerungslänge von bis zu 10 Silben. Die einzelnen Töne markieren den Beginn der Silben einer Äußerung, d. h. die Anzahl der vorgegebenen Töne pro Äußerung entspricht der Silbenanzahl der Äußerung. Der natürliche Sprechrhythmus wird dadurch gewährleistet, dass die relative Silbendauer in Abhängigkeit von der jeweils vorgegebenen Sprechgeschwindigkeit beibehalten wird.

Das Darbietungstempo kann schrittweise erhöht werden und bestimmt das Sprechtempo. Man soll sich zwar an die vorgegebene Struktur anpassen, muss aber nicht seine Äußerung exakt synchron zum Vorgabesignal produzieren. Vielmehr soll die Vorgabe als rhythmische Orientierungshilfe verstanden werden.

Auch wenn die segmentale Ebene der Äußerung nicht im Mittelpunkt der Therapie steht, soll die phonetische Struktur über eine systematische Auswahl von einfachen versus komplexen Silbenstrukturen berücksichtigt werden. Aus lernpsychologischer Sicht ist über diese Methode auch eine Abnahme der segmentalen Fehler zu erwarten, da ein externer Aufmerksamkeitsfokus bessere Lerneffekte bewirkt als ein interner im Sinne einer auf die eigene Sprechbewegung fokussierten Aufmerksamkeit der Betroffenen. Im Verlauf der Therapie wird das Vorgabesignal zunehmend ausgeblendet.

Obwohl das Verfahren nicht allgemein verfügbar ist, kann die Vorgehensweise therapeutisch dazu genutzt werden, Äußerungen und Rhythmen auditiv vorzugeben, deren Tempo in der Therapie systematisch gesteigert wird. Es könnten zudem Aufnahmen erstellt werden, bei denen für die jeweilige Person relevante Äußerungen vorgegeben werden. Anschließend wird die rhythmische Struktur präsentiert, zu der ein paralleles Mitsprechen erfolgen soll. Die Äußerungen könnten auf diese Weise inhaltlich und bezüglich des Tempos an den individuellen Stand angepasst werden. So ließe sich der Ansatz auch für das häusliche Üben nutzen.

▶ **Material.** Das im Originalverfahren verwendete Stimulusmaterial besteht aus Äußerungen von bis zu 10 Silben mit einfacher oder komplexer Silbenstruktur, die mit unterschiedlicher Geschwindigkeit angeboten werden.

▶ **Effektivitätsnachweis.** In einer Therapiestudie mit 4 Teilnehmenden mit leichter bis mittelgradiger chronischer Sprechapraxie konnten in Bezug auf das artikulatorische Synchronisationsverfahren positive Therapieeffekte nachgewiesen werden [89]. Dabei wurden die variable Sprechzeit für Sätze und die segmentalen Fehler pro Satz gemessen. Die Therapiestudie wurde in einem Cross-over-Design durchgeführt, so dass die Teilnehmenden zusätzlich eine Kontrolltherapie erhielten, in der keine rhythmischen Elemente verwendet wurden. Die Ergebnisse zeigten bei drei Teilnehmenden eine signifikant reduzierte Sprechzeit für Sätze aufgrund einer Abnahme intersilbischer Pausen und reduzierter Fehlversuche und/oder Selbstkorrekturen. Bei der 4. Person zeigten sich diesbezüglich keine Verbesserungen, bei ihr kam es jedoch zu einer signifikanten Verringerung phonetischer und phonologischer Fehler.

Kontrastive Akzentuierung (Contrastive Stress Drill)

▶ **Autoren.** Fairbanks [156], Rosenbek [492], [494], Wertz [655]

▶ **Prinzip.** Die kontrastive Akzentuierung eignet sich für Menschen mit Sprechapraxie, deren Nachsprechen für kurze Sätze relativ intakt ist. Ziele sind die „Verbesserung der rhythmischen Gliederung der Sprachproduktion, (…) die Präzisierung der Artikulation in betonungstragenden Wörtern und für die Einübung von alltagsrelevanten Dialogen" ([154]: S. 84). Der Therapieansatz eignet sich vor allem für Betroffene mit leichter Sprechapraxie und vorwiegend prosodischen Auffälligkeiten.

▶ **Vorgehen.** Das **Vorgehen** ist in **3 Schritte** unterteilt:
- Ein Phonem oder eine Phonemkombination wird in ein Wort eingebettet, das wiederum in einen Satz integriert wird (Beispiel: /p/ in „Post" und „Post" in „Maria geht zur Post.").
- Der Patient soll lernen, den Satz nachzusprechen, ggf. in modifizierter Form.
- Der Zielsatz wird geübt, indem die Therapeutin Fragen stellt, auf die der Patient mit diesem Satz antworten soll. Dabei soll der Zielsatz, abhängig von der von der Therapeutin gestellten Frage, betont werden (Beispiel: Therapeutin: „Wohin geht Maria?" – Patient: „Maria geht zur Post"; Therapeutin: „Wer geht zur Post?" – Patient: „Maria geht zur Post.").

Bei der Durchführung bietet sich eine Kombination mit gestischen Reorganisationsverfahren an [154].

▶ **Material.** Es werden Wörter mit zu übenden Ziellauten verwendet, die in kurze Sätze eingebettet werden.

▶ **Effektivitätsnachweis.** In einer Einzelfallstudie im Rahmen einer unveröffentlichten Masterarbeit [264] mit einem erwachsenen Patienten mit Sprechapraxie führte die Methode zu leichten Verbesserungen der Symptomatik. Liss und Weismer [340] kommen in einer Untersuchung mit Personen mit Sprechapraxie, ataktischer Dysarthrie und Normalsprechern zu dem Schluss, dass die Effekte des Verfahrens bei Sprechstörungen uneindeutig sind und die Methode teilweise zu einer Überartikulation führte. Dies wäre bei der Arbeit an der Natürlichkeit des Sprechens kontraindiziert. Ziegler et al. [702] weisen darauf hin, dass die Methode zur Verbesserung der Natürlichkeit eingesetzt werden kann, sofern das Sprachmaterial keine besondere Herausforderung darstellt.

Rhythmische Kontrolle des Sprachmaterials

▶ **Autoren.** Aichert und Ziegler [8], Aichert et al. [13], Ziegler et al. [702]

▶ **Prinzip.** Über die Kontrolle des Stimulusmaterials sollen segmentale und prosodische Leistungen verbessert werden. Hierbei wird die Beobachtung genutzt, dass Personen mit einer Sprechapraxie trochäisch betonte Wörter leichter produzieren können.

▶ **Vorgehen.** Bei schweren Sprechapraxien kann mit trochäisch betonten Zweisilbern ohne Konsonantenkombinationen (z. B. Panne, Hose) begonnen werden. Um intersilbische Pausen zu reduzieren, kann zunächst mit trochäischen Zweisilbern mit ambisilbischen Konsonanten (z. B. /n/ in Panne) gearbeitet werden, bei denen die Pausensetzung stärker unterdrückt wird als bei voneinander abgesetzten Silben (z. B. Ho-se). Gelingt die Produktion auf dieser Ebene gut, kann die Äußerungslänge über Phrasen mit mehreren aufeinanderfolgenden Trochäen vorgegeben werden (z. B. „eine dicke Biene"). Darauf aufbauend lassen sich trochäische Zweisilber mit komplexer Silbenkomplexität erarbeiten (z. B. „eine kalte Platte"). Zur Steigerung der Äußerungslänge können Phrasen angeboten werden, die aus mehreren Trochäen bestehen (z. B. „heute Morgen wollen alle lange schlafen"). Zur Stimulierung schwieriger Wörter sind Lückensätze als Hilfestellung geeignet. Bei leichteren oder isolierten Sprechapraxien können trochäisch betonte Gedichte verwendet werden [8]. Eine weitere Steigerung kann die Produktion von Wortpaaren mit trochäisch-jambischer Betonung darstellen (z. B. Nase – nasal) [702].

▶ **Material.** Zweisilbige Wörter lassen sich den „Materialien zur Sprechapraxietherapie" entnehmen [698]. Das Material ist allerdings nach Wortlänge und Silbenstruktur, aber nicht nach Betonungsmuster strukturiert. Büdel [95] hat in ihrer Masterarbeit hierarchisch strukturiertes Material für die Sprechapraxietherapie entwickelt, das aber nicht veröffentlicht ist [96]. Bei Ziegler et al. [702] werden einige Beispiele aus diesem Material zitiert.

▶ **Effektivitätsnachweis.** In einer 5-wöchigen Behandlung eines Patienten mit chronischer Sprechapraxie setzten Aichert und Ziegler [8] prosodisch strukturiertes Material mit trochäisch betonten Zweisilbern ein sowie Gedichte mit trochäischem Betonungsmuster. Bei der Durchführung der Übung wurde auf eine flüssige Sprechweise geachtet. Pausen, Längungen und Schwa-Laut-Einfügungen wurden vermieden. Es kam zu einer Verbesserung der artikulatorischen und prosodischen Fähigkeiten, aber auch zu Veränderungen des Sprechverhaltens. Die Verbesserungen blieben über eine therapiefreie Zeit von 17 Wochen hinweg relativ stabil. In weiteren Untersuchungen zeigte sich, dass die Wortproduktion bei Sprechapraxie durch „die rezeptive Vorgabe von Sätzen mit einem regulären, trochäischen Rhythmus (…) erleichtert werden" kann ([13]: S. 277).

Vereinfachtes Zeitlupensprechen

▶ **Autoren.** Bieber und Spelsberg [59], Bieber et al. [60]

▶ **Prinzip.** Bieber und Spelsberg [59] erprobten eine Variante des aus der Stottertherapie bekannten Zeitlupensprechens [484], wobei Äußerungen verlangsamt gesprochen werden sollen und das Sprechtempo stufenweise gesteigert wird. Das Ziel ist die Verbesserung der Natürlichkeit des Sprechens.

▶ **Vorgehen.** Mehrsilbige Wörter, Sätze und ggf. Texte werden zunächst in verlangsamtem Tempo gesprochen. Der Aufmerksamkeitsfokus wird dabei auf flüssige Silbenübergänge gelenkt. Die Artikulation soll nicht gesondert beachtet werden. Nach mehrmaligem Gelingen einer Äußerung im verlangsamten Tempo wird das Tempo stufenweise gesteigert, um eine Annäherung an eine natürliche Sprechweise zu erreichen. Das Programm Praat [75] kann als Feedback-Instrument eingesetzt werden, um nach einer Äußerung anhand der Spektrografie die Pausensetzung zu besprechen und zu lange Pausen zu verdeutlichen.

▶ **Material.** mehrsilbige Wörter, Phrasen, Sätze, Texte, ggf. PC-Programm Praat

▶ **Effektivitätsnachweis.** In einer Einzelfallstudie wurde das Verfahren bei einem Patienten mit mittelschwerer chronischer Sprechapraxie durchgeführt [59]. Es konnten signifikante Verbesserungen durch die Reduzierung unnatürlicher Pausen erreicht werden. Artikulatorische Verbesserungen wurden nicht beobachtet.

SIPARI

▶ **Autoren.** Jungblut und Aldridge [272], Jungblut [273], Jungblut et al. [274]

▶ **Prinzip.** Bei SIPARI handelt es sich um ein musiktherapeutisches Konzept zur einzel- und gruppentherapeutischen Behandlung chronischer Aphasien mit und ohne Sprechapraxien. Es beinhaltet Übungen zu den Bereichen *Singen, Intonation, Prosodie, Atmung, Rhythmus und Improvisation*.

Grundlage für den Einsatz dieser Therapieform bei Personen mit Sprachstörungen ist die Bedeutung von Rhythmus und Melodie für Sprache und Sprechen.

Die Methode setzt an der Beobachtung an, dass nach abgeschlossener Hirnreifung und Sprachdominanz der linken Hemisphäre ein Abruf ganzheitlicher Sprachfunktionen der rechten Hemisphäre erhalten bleibt. Diese ganzheitlichen Fähigkeiten können in der Rehabilitation von Menschen mit Aphasie gezielt genutzt werden und bilden die Grundlage für den musiktherapeutischen Ansatz SIPARI. Wie bei der melodischen Intonationstherapie sollen rechtshemisphärische Leistungen einen aktivierenden Einfluss auf die linkshemisphärisch noch erhaltenen sprachlichen Fähigkeiten ausüben. Am Beginn der SIPARI-Therapie steht das Singen, welches aufgrund der gleichzeitigen Aktivierung beider Hemisphären eine Brückenfunktion besitzt. Neben der Stimulierung der noch verbliebenen sprachlichen Fähigkeiten dient SIPARI auch der Unterstützung der Aufmerksamkeit und des Arbeitsgedächtnisses. Bei einer Sprechapraxie kann sich das rhythmische Singen positiv auf die Sprechmotorik auswirken [274].

▶ **Vorgehen.** Im Vordergrund der Therapiemethode steht die Arbeit mit Rhythmus und Stimme. Der Einstieg wird über das Singen vorgenommen, um diese bei schweren Aphasien häufig noch relativ erhaltene Leistung zu nutzen.

Singen: Neben bekannten Liedern werden auch neue Lieder gemeinsam erarbeitet. Der Therapieeinstieg beinhaltet auch Stimmbildungsübungen und Übungen zur Stimmimprovisation.

Intonation: Der Schwerpunkt liegt auf der metrischen Erarbeitung der rechtshemisphärisch organisierten Intonation über ein inneres Singen zur mentalen Vorbereitung von Laut-Wort-Klang-Imaginationen mit Tonvorgabe, z. B. mittels Handchimes (Tonstäben) und Initiierungsübungen zur Synchronisation von Phonation und Handbewegung. Zudem werden Transitionsübungen zur Erarbeitung von Diphthongen und Intonationsübungen mit Visualisierung der Intonationsmuster eingesetzt.

Prosodie: Im Rahmen der prosodischen Übungen soll ein Übergang vom melodisch-metrischen zum rhythmisch-temporalen Prozess geschaffen werden, so dass zunehmend linkshemisphärische Leistungen gefordert werden. Dies geschieht u. a. über Betonungs- und Stimmgebungsübungen. Bei Gruppierungsübungen sollen die Übungsteilnehmenden instrumental und/oder vokal synchron zu externen Zeitgebern (z. B. Trommeln) agieren. Zudem werden Übungen zum rhythmischen Singen und Sprechen mit zunehmender Steigerung des Tempos durchgeführt.

Atmung: Der Einsatz von Atemübungen dient als Basis für das Körpergefühl und als Grundlage vokaler Äußerungen und ist vor allem für Personen mit zusätzlicher Dysarthrie wichtig. Dieser Übungsteil beinhaltet Entspannungsübungen, Übungen zur Atemwahrnehmung, Atemführung und Atemverlängerung.

Rhythmus: Mittels Übungen zu Taktarten, Taktwechsel, Pausen, Tempowechsel und rhythmischen Wechselspielen (instrumentales/vokales Turn-Taking) sollen phonologische und segmentale Fähigkeiten und Sequenzierungsleistungen sowie das Arbeitsgedächtnis gefördert werden.

Improvisation: Die Improvisation ermöglicht den Betroffenen eine nonverbale Kontakt- bzw. Beziehungsaufnahme und die Verbesserung kognitiver und sozialer Fähigkeiten. Musikalische Rollenspiele (z. B. „Initiative ergreifen"), thematische (z. B. Begriffe verklanglichen) und assoziative (z. B. „Spaziergang", „Reise") Improvisationen sowie musikalische Arrangements zu von den Betroffenen erstellten Texten sollen zu einer größeren emotionalen Stabilität führen.

Die Therapie kann als *Einzel- oder Gruppentherapie* durchgeführt werden. Eine Einzeltherapie eignet sich vor allem für Personen mit sehr schweren Beeinträchtigungen und nonverbalen Begleitstörungen und wird auch bei Menschen mit schwerer Sprechapraxie empfohlen. Eine Gruppentherapie ist für solche Personen besonders geeignet, die aufgrund ihrer Sprachstörung sozial isoliert sind. Die Gruppeneinteilung sollte möglichst syndromspezifisch erfolgen, um auf die individuellen Probleme besonders gut eingehen zu können.

Beim Einsatz von SIPARI bei Personen mit Sprechapraxie setzt Jungblut folgende **Schwerpunkte**:

- Intonationsübungen mit „innerem Singen" zur Entwicklung einer Klangvorstellung des Lautes/Wortes und Verbindung von Klangbild und Artikulationsbewegung
- Singen in gedehntem Tempo mit schrittweiser Steigerung von Tempo und rhythmischer Komplexität
- Erarbeitung von Betonungsmustern auf Wort- und Satzebene, z. B. durch Summen von Intonationskonturen
- Sequenzierungsübungen in Form gesungener, metrisch gleichmäßiger melodischer Muster, später mit eigener Rhythmusunterstützung durch die Übenden (z. B. Trommeln)

▶ **Material.** Es wird hauptsächlich mit der Stimme gearbeitet. Zum Einsatz kommen außerdem Handchimes, Congas, Djembes, Yambús und Orff-Instrumente. Von therapeutischer Seite wird auch das Klavier genutzt.

▶ **Effektivitätsnachweis.** Bei Personen mit chronischer Aphasie konnten signifikante Verbesserungen nachgewiesen werden [272]. 75 % der Studienteilnehmenden zeigten erhebliche Leistungsverbesserungen in den Bereichen des als Vor- und Nachtest durchgeführten Aachener Aphasie Tests (AAT) [245], bei denen expressive Leistungen gefordert werden. Dies betraf die Untertests *Nachsprechen* und *Benennen* sowie die Aspekte *Artikulation* und *Prosodie* innerhalb der Spontansprachbeurteilung.

In einer Studie mit 3 Teilnehmenden mit schwerer nichtflüssiger chronischer Aphasie und Sprechapraxie und 30 gesunden Kontrollpersonen konnten signifikante Verbesserungen in den Bereichen stimmlich-rhythmische Produktion, Sprache und Sprechen beobachtet werden. So zeigte sich speziell in Bezug auf die Sprechapraxie eine verbesserte zeitliche Sequenzierung sublexikalischer Komponenten des Sprechens. Bei der in der Studie eingesetzten funktionellen Magnetresonanztomografie (fMRT) konnten Veränderungen der Hirnaktivierung nachgewiesen werden, die auf spezifische, durch die Therapie hervorgerufene Reorganisationsprozesse hinweisen [274].

6.7.2 Segmentbasierte Ansätze

Segmentbasierte Ansätze sollten nach aktuellem Wissensstand nicht an isolierten Lauten beginnen, sondern die Planung und Produktion von Lauten direkt im Kontext von Silben oder Wörtern unterstützen.

Ableitungsmethoden: phonetische Ableitung und progressive Approximation

▶ **Autoren.** van Riper und Irvin [484]

▶ **Prinzip.** Bei den Ableitungsmethoden werden nicht realisierbare Laute über nichtsprachliche Gesten (phonetische Ableitung) oder bereits verfügbare Laute (progressive Approximation) abgeleitet.

▶ **Vorgehen**
Phonetische Ableitung. Bei der Ableitung von Lauten über nichtsprachliche Gesten werden einzelne Mundstellungen, oral produzierbare Geräusche oder lautmalerische Assoziationen verwendet. So kann beispielsweise das /a/ aus dem Öffnen des Mundes, das /R/ aus dem Gurgeln oder das /s/ aus dem Geräusch des Zischens abgeleitet werden. Eine zusätzlich vorliegende bukkofaziale Apraxie kann ggf. den Erfolg dieser Methode behindern.

Progressive Approximation. Gelingt die Produktion bestimmter Laute bereits gut, können diese dazu genutzt werden, momentan nicht verfügbare Laute aus ihnen abzuleiten. Dabei werden systematisch einzelne phonetische Merkmale verändert, bis die Ableitung des Lautes abgeschlossen ist. Beispiele wären die Ableitung des Lautes /s/ aus dem /t/ über den Zwischenschritt des /ts/ oder die Ableitung des /R/ aus dem /k/ durch Dehnung und Rückverlagerung der Artikulation.

Bei Betroffenen mit deutlicher Tendenz zu Perseverationen kann die Durchführung der Ableitungsmethoden kontraindiziert sein.

▶ **Material.** Die Auswahl der Übungsitems orientiert sich an den individuellen Fähigkeiten und der Möglichkeit, aus den jeweiligen nichtsprachlichen und sprachlichen Gesten Laute abzuleiten.

▶ **Effektivitätsnachweis.** Ein spezifischer Effektivitätsnachweis für diese Methoden wird in der Literatur nicht beschrieben, da sie eher als Element anderer Therapieverfahren genutzt und somit nicht isoliert eingesetzt werden. Die Ableitung von Lauten sollte vor allem im Rahmen des Übens mit sprachlichem Material auf Silben- oder Wortebene erfolgen und nicht auf der Einzellautebene ansetzen.

Phonetic Placement

▶ **Autoren.** Rosenbek [492], [494]

▶ **Prinzip.** Beim Phonetic Placement handelt es sich im Grunde genommen nicht um eine Therapiemethode, sondern um Vermittlungstechniken, die bei verschiedenen Therapiemethoden genutzt werden, um artikulatorische Aspekte zu verdeutlichen. Dies kann verbal, visuell oder taktil-kinästhetisch geschehen (Kap. 6.6.1: Vermittlungstechniken).

▶ **Vorgehen.** Das Phonetic Placement beinhaltet 3 Aspekte [154].

Auditive Vermittlung. Die Therapeutin beschreibt den Artikulationsablauf. Dabei werden Artikulationsort und -art dargestellt und Hinweise zum sequenziellen Ablauf der Bewegungen gegeben. Auch kann das Zielwort von der Therapeutin vorgesprochen werden.

Visuelle Vermittlung. Als visuelle Hilfe kann das therapeutische Mundbild genutzt werden. Auch können Mundbilder oder Sagittalschnitte des Ansatzrohrs in Form von Zeichnungen oder Fotografien zur Vermittlung von Lauten eingesetzt werden. Sinnvoll für die Darstellung von Bewegungsfolgen ist der Einsatz digitaler Medien.

Taktil-kinästhetische Vermittlung. Taktile Hinweisreize kann die Therapeutin mit ihren Fingern an Lippen, Wangen und Kinn setzen. Weitere Hilfsmittel (Spatel, Beißblock, künstlicher Gaumen) können Orientierungshilfen für die Artikulation geben.

▶ **Material.** Bilder zur Veranschaulichung des Ansatzrohrs finden sich z. B. bei Wängler [631] oder Fiukowski [166]. Über das PC-Programm *SpeechTrainer* bzw. die App *SpeechArticulationTrainer* [184], [301], [303] können Artikulationsabläufe verdeutlicht werden. Hierzu können auch die Mundbildvideos von neolexon (https://neolexon.de/) oder die Gesichtsvideos von Speechcare (https://www.speechcare.de/) verwendet werden.

Spezielle Materialien, die zum Erhalt eines taktil-kinästhetischen Feedbacks eingesetzt werden können, müssen ggf. individuell angefertigt werden (z. B. künstlicher Gaumen).

▶ **Effektivitätsnachweis.** Während verbale Erläuterungen ein gutes Sprachverständnis voraussetzen und visuelle Hilfen ein hohes Abstraktionsvermögen erfordern, erscheinen taktil-kinästhetische Hilfen gerade bei schweren Sprechapraxien besonders effektiv in der Unterstützung von Artikulationsbewegungen. Orale Sensibilitätsstörungen können allerdings die Effektivität taktil-kinästhetischer Hinweisreize reduzieren, andererseits kann hierüber auch der Versuch unternommen werden, Sensibilität zu reaktivieren. Die Effektivität von Hinweisreizen konnte für einzelne Vermittlungstechniken nachgewiesen werden. Diese werden im Rahmen der spezifischen Methoden genauer benannt.

Phonemdrill

▶ **Autoren.** Darley et al. [134]

▶ **Prinzip.** Über ein 10-stufiges Verfahren wird die Artikulation von der Einzellautebene bis hin zu kurzen Sätzen geübt. Die sprechapraktische Person soll sich auf die Planung der Artikulationsbewegungen konzentrieren und ihre Artikulation kritisch reflektieren.

▶ **Vorgehen.** Ausgangspunkt sind einfach zu artikulierende und gut absehbare Laute, vorzugsweise /m/, die im ursprünglichen Verfahren zunächst isoliert und danach in Silben mit Konsonant-Vokal-Struktur (KV) und darauf aufbauend Konsonant-Vokal-Konsonant-Struktur (KVK) geübt werden. Im Anschluss wird die Silbenanzahl gesteigert. Es kommen Wörter hinzu und schließlich kurze Phrasen und Sätze.

Übungsstufen beim Phonemdrill nach Darley et al. [134] am Beispiel des Ausgangskonsonanten /m/:

- Summen des Lautes /m/
- Anhängen von Vokalen und Diphthongen an das /m/ (ma, me, mau, mei)
- Produktion der zuvor intensiv geübten Silben im schnellen Wechsel, so dass sich der Vokal bzw. Diphtong von Silbe zu Silbe immer ändert.
- Verdoppelung der Silben (mama, meme…)
- Anhängen eines /m/ an das Silbenende (mam, mem…)
- häufige Wiederholung der Silben mit verschiedenen Vokalen
- Artikulation phonetisch einfacher Wörter mit /m/ im Anlaut
- Artikulation von 2 Wörtern mit /m/ im Anlaut
- Artikulation von 2 Wörtern mit /m/ im Auslaut
- Artikulation von 2 Wörtern, wobei sich im ersten Wort das /m/ im Anlaut und beim zweiten Wort das /m/ im Inlaut befindet.
- Produktion von kurzen Phrasen und mehrsilbigen Wörtern, später Sätzen nach dem vorher eingeübten Schema des Phonemdrills

Ein Transfer in den Alltag soll anschließend über die Verlängerung der Äußerung, das Nachsprechen längerer Sätze, lautes Lesen bis hin zu freiem Sprechen erreicht werden [64].

▶ **Material.** Laute, Silben, Wörter, Phrasen, Sätze; später Minimalpaarübungen mit einem großen, dann geringen phonetischen Kontrast

▶ **Effektivitätsnachweis.** Nach Darley et al. [134] produzieren Betroffene zunächst langsam und übervorsichtig. Später werden die Äußerungen zunehmend natürlicher. Aus bereits dargelegten Gründen sollte direkt mit Übungen auf Silben- oder Wortebene begonnen werden. Auch wenn der Begriff „Drill" oft eher negativ verstanden wird, kann ein sehr hochfrequentes Üben alltagsrelevanter Wörter bei schwerer Sprechapraxie hilfreich sein und einen ersten Einstieg in die Therapie bieten.

Acht-Stufen-Kontinuum

▶ **Autoren.** Rosenbek et al. [491]

▶ **Prinzip.** Es handelt sich um ein Verfahren zur bewussten Sprechkontrolle, bei dem über ein stufenweises Verfahren selbstständiges Sprechen erreicht werden soll. Die vorrangig auditiven und visuellen Hilfen werden im Verlauf sukzessive ausgeblendet. Anteile dieses Therapieansatzes finden sich in anderen Therapiekonzepten wieder.

▶ **Vorgehen**
1. Der Patient schaut der Therapeutin beim Vorsprechen zu. Dann sprechen Therapeutin und Patient gemeinsam.
2. Die Therapeutin spricht vor. Nach einer kurzen Pause sprechen Patient und Therapeutin, wobei sich die Therapeutin bei stabilen Leistungen des Patienten über leises Mitartikulieren allmählich ausblendet.
3. Die Therapeutin spricht vor, der Patient spricht nach.
4. Die Therapeutin spricht vor. Nach einer kurzen Pause spricht der Patient mehrmals nach.
5. Der Patient liest die Äußerung laut.
6. Der Patient liest leise. Nach einer kurzen Pause wiederholt er das Gelesene laut.
7. Die Therapeutin stellt Fragen und der Patient antwortet mit vorher eingeübten Antworten.
8. Transfer der geübten Äußerungen in alltagsnahe Rollenspielsituationen

▶ **Material.** Alltagsrelevante Äußerungen unter Berücksichtigung der artikulatorischen Komplexität und Äußerungslänge

▶ **Effektivitätsnachweis.** Rosenbek et al. [491] konnten in einer Therapiestudie mit 3 schwer sprechapraktischen Teilnehmenden nachweisen, dass einzelne alltagsrelevante Äußerungen produziert werden konnten. Deal und Florence [135] untersuchten die Therapieeffektivität bei 4 Personen mit schwerer, meist chronischer Sprechapraxie und Aphasie. Alle Studienteilnehmenden zeigten signifikante Verbesserungen. Auch diejenigen, die vor der Therapie zu keinen funktionalen Äußerungen fähig waren, erzielten deutliche Fortschritte und waren danach in der Lage, sogar kurze

Sätze zu produzieren [154]. Der 4. Therapieschritt erwies sich in der Durchführung als problematisch und wurde schließlich ausgelassen [64].

Sprechapraxietherapie nach Luzzatti und Springer

▶ **Autoren.** Der von Claudio Luzzatti und Luise Springer entwickelte Therapieansatz wurde 1988 von Baumhove et al. sowie 1995 von Springer beschrieben. Er basiert auf einem physiotherapeutischen Ansatz von Perfetti [42].

▶ **Prinzip.** Das Ziel dieses segmentorientierten Therapieansatzes ist die bewusste Planung und gezielte Ausführung von Artikulationsbewegungen auf der Basis visuell-räumlicher Vorstellungen und des taktil-kinästhetischen Feedbacks.

Das Konzept basiert auf **4 Prinzipien** [553]:
1. Entspannungstraining als Voraussetzung für verbesserte taktil-kinästhetische Wahrnehmung von Artikulationsbewegungen
2. Vermittlung von Raum- und Zeitvorstellungen für Artikulationsbewegungen
3. mentales Training, d. h. gedankliches Vorplanen der Artikulationsbewegung
4. kontrollierte Bewegungsausführung und Hemmung ungezielter Bewegungen

▶ **Vorgehen.** Unabhängig von dem verwendeten Stimulusmaterial (Laute, Silben oder Wörter) bestimmt ein spezifisches methodisches Vorgehen den Therapieablauf [553].

Vorbereitungsphase. Zur Vorbereitung auf die Bewegungsübungen werden Übungen zur Entspannung und Körperwahrnehmung im Sitzen durchgeführt. Diese sollten insbesondere den Schulter-, Gesichts- und Mundbereich betreffen. Es empfiehlt sich, während der Therapiestunde bei Bedarf Entspannungsübungen zu wiederholen.

Instruktion und Bewegungsausführung mit visueller Kontrolle (Spiegel). Der Patient soll nun vor dem Spiegel Mund- bzw. Artikulationsbewegungen ausführen, während die Therapeutin die Stellung und den Spannungszustand der Artikulationsorgane (Zunge, Lippen, Kiefer) beschreibt. Unterstützend werden z. B. Mundbilder und Sagittalschnitte eingesetzt, um Artikulationsort und -art zu verdeutlichen. Dies kann auch über Programme wie den *Speech Trainer* [301] geschehen.

Instruktion und Bewegungsausführung ohne visuelle Kontrolle (Augen geschlossen). Der Patient soll das Zielitem artikulieren und sich auf das taktil-kinästhetische Feedback der durchgeführten Bewegung konzentrieren. Dabei soll er nach dem Prinzip der minimalen Aktion vorgehen, d. h. mit minimalem Spannungsaufwand und Bewegungsumfang artikulieren.

Gedankliche Planung der Bewegungen. In diesem Schritt soll der Patient sich vorstellen, welche Bewegungen wie durchzuführen sind und wie das zu erwartende taktil-kinästhetische Feedback sein wird. Parallel dazu gibt die Therapeutin wieder Beschreibungshilfen zur vorgestellten Bewegung. In diesem Therapieschritt wird das Prinzip des mentalen Trainings verfolgt, das an dem zugrunde liegenden Defizit der Planungs- und Programmierungsstörung ansetzt. Für Patienten mit deutlichen Sprachverständnisstörungen kann dieser Therapieschritt möglicherweise eine zu hohe kognitive Anforderung darstellen. Auch können Betroffene mit Fazialisparese oder oralen Sensibilitätsstörungen ggf. Probleme bei der Umsetzung haben.

Ausführung der geplanten Bewegung ohne visuelle Kontrolle. Der Patient soll die Bewegung langsam und dosiert mit noch geschlossenen Augen durchführen und das dabei empfundene taktil-kinästhetische Feedback mit dem zuvor erwarteten Feedback vergleichen. Die Therapeutin gibt anschließend ein Feedback zur Bewegungsausführung.

Visuelle Kontrolle und Selbsteinschätzung der gezielten Bewegungsausführung vor dem Spiegel. Abschließend führt der Patient noch einmal ohne therapeutische Hilfe die Bewegung vor dem Spiegel aus und soll den Erfolg der Bewegungsausführung selbst beurteilen.

Bei der Durchführung des methodischen Vorgehens ist zu beachten, dass es bereits ab der Silbenebene wichtig ist, *koartikulatorische Prozesse* zu berücksichtigen. Der Patient soll die Artikulationsbewegungen nicht überartikuliert durchführen, sondern nach dem bereits genannten Prinzip der minimalen Aktion. Zudem ist der artikulatorische Einfluss von Folgelauten auf die Artikulation zu beachten. Darüber hinaus sollte der Spiegel *zunehmend ausgeblendet* und *durch das taktil-kinästhetische Feedback ersetzt* werden.

▶ **Material.** Die Abfolge der Übungen beinhaltet das folgende Stimulusmaterial [553].

Nichtverbale mundmotorische Übungen. Im ursprünglichen Konzept wurden nonverbale Bewegungsübungen bei gleichzeitig vorliegender bukkofazialer Apraxie als Einstieg empfohlen. Ausgehend von aktuellen wissenschaftlichen Erkenntnissen sollten nonverbale Bewegungsübungen nur dann eingesetzt werden, wenn eine zusätzliche bukkofaziale Apraxie vorliegt, an der gearbeitet werden soll, um Mund- und Gesichtsbewegungen selbst zu trainieren, nicht aber Sprechbewegungen.

Stimmlose Artikulationsbewegungen. Auf dieser Ebene sollen Übungen mit Bewegungsfolgen (Silbenartikulation) durchgeführt werden. Es wird mit einfachen KV-Strukturen begonnen und bis hin zu komplexeren Silbenstrukturen mit mehreren aufeinander folgenden Konsonanten (KV, VK, KV-KV, KVK, KVV, VKK) gesteigert. Über die Bewegungsfolgen sollen **relevante artikulatorische Gesten** geübt werden, wie z. B.:

- Öffnungs- und Schließungsgesten des Kiefers
- Rundung und Spreizung der Lippen
- Luftstromlenkung oral versus nasal
- Vorderzungenbewegungen (Zungenspitze nach oben/unten)
- Hinterzungenbewegungen (hinterer Zungenrücken nach oben/unten)

Die Bewegungen sollen zur Vereinfachung der Koordinationsleistungen stimmlos durchgeführt werden. Die praktische Erfahrung bei der Umsetzung dieses Therapieschritts zeigt jedoch, dass die Personen mit Sprechapraxie und gleichzeitiger Aphasie dazu neigen können, die Stimmhaftigkeit bereits in die Artikulationsbewegungen zu inte-

grieren. Für sie erscheint es eher schwierig, die Stimmhaftigkeit bewusst wegzulassen. Daher sollte die Stimmhaftigkeit in diesem Fall beibehalten werden, sofern sie korrekt eingesetzt wird. Ziegler et al. [702] weisen darauf hin, dass bei stimmlosen Artikulationsbewegungen auch nonverbale Bewegungsaspekte stimuliert werden könnten, die für das Üben artikulatorischer Gesten kontraproduktiv wären.

Artikulationsbewegungen mit Kontrast stimmhaft/stimmlos und oral/nasal. Auf dieser Ebene wird an Bewegungsfolgen gearbeitet, deren Strukturen den phonotaktischen Regeln der deutschen Sprache entsprechen und wieder einfache (z. B. /ma/, /fa/, /ta/) bis komplexe Silbenstrukturen (z. B. /blum/, /klam/) enthalten.

Kombination der Silben zu Wörtern mit Übungen zum Wortakzent. Es werden Wörter geübt, bei deren Artikulation der Wortakzent zu berücksichtigen ist. Dadurch wird die Behandlung von Akzentuierungsstörungen in die Artikulationsübungen integriert.

Prosodische Übungen mit Redephrasen und Sätzen sowie dialogische Übungen. Diese Übungen bilden die höchste Stufe des Übungsprogramms. Sie beinhalten prosodische Übungen, um den im prosodischen Bereich auftretenden Störungen entgegenzuwirken und die artikulatorische Verständlichkeit auf Satzebene zu erhöhen.

▶ **Effektivitätsnachweis.** Der Therapieansatz wurde bei mehreren Personen mit chronischer mittelschwerer Aphasie und schwerer Sprechapraxie erprobt [553]. In zwei Fällen konnte ein verbesserter Abruf eines begrenzten Wortschatzes erzielt werden. Baumhove et al. [42] berichten ebenfalls von positiven Erfahrungen mit dem Therapieansatz. Bei einer von 2 Patientinnen konnte mit der Methode eine signifikante Verbesserung der Symptomatik erreicht werden. Die Ergebnisse einer Studie von Peschke [458] zum inneren Sprechen bei Sprechapraxie weisen darauf hin, dass sprechapraktische Personen ihre artikulatorischen Fähigkeiten intern kontrollieren können. Dies bestätigt den positiven Effekt des mentalen Vorplanens sprechmotorischer Bewegungen auf die nachfolgende sprechmotorische Ausführung.

Generelle Untersuchungen zum mentalen Planen von Bewegungen zeigen, dass Bewegungsvorstellungen die gleichen zeitlichen Charakteristika wie tatsächlich ausgeführte Bewegungen aufweisen [346]. Beispielsweise entspricht die Vorstellungsdauer von Bewegungen in etwa der Dauer ihrer Ausführung. Auch zeigt sich ein ähnliches kortikales und subkortikales Aktivierungsmuster bei der Vorstellung und Ausführung von Bewegungen [346]. „Als gesichert erscheint, dass Mentales Training seine größte Wirkung erzielt, wenn es mit körperlichem Training im Wechsel vollzogen wird (…), vor allem wenn motorische Übungseinheiten direkt an kognitive anschließen (…)" ([705]: S. 201).

Dass sich für die Sprechmotorik relevante Hirnregionen durch inneres Sprechen stimulieren lassen, zeigt auch eine Studie von Farias et al. [159]. In dieser Einzelfallstudie sollte ein Patient mit leichter Sprechapraxie über inneres Sprechen Phonemmanipulationen vornehmen, indem Wörter vorgegeben wurden, die durch Phonemänderungen neue Wörter ergaben. Zu dem neuen Wort sollte das passende Bild aus einer Auswahl phonologisch ähnlicher Wörter gezeigt werden. Das Training mit Wörtern mit komplexen Silbenstrukturen führte zu nachhaltigen Therapie- sowie Generalisierungseffekten auf einfachere Silbenstrukturen. In der funktionellen Bildgebung zeigten sich während der Phonemmanipulation signifikante Aktivierungen relevanter Hirnregionen.

Bezüglich der Sprechapraxietheorie nach Luzzatti und Springer ist festzuhalten, dass auch bei der Umsetzung dieses Konzepts auf der Silbenebene unter Einbeziehung der Stimmhaftigkeit begonnen werden sollte. Falls der Einsatz des Spiegels zu einer Verstärkung der Symptomatik führt, sollte er nicht verwendet werden. Das Ansetzen am mentalen Planen ist vor allem dann sinnvoll, wenn es, wie in diesem Ansatz vorgeschlagen, in direktem Wechsel mit Sprechbewegungen erfolgt.

Sprechapraxietherapie bei schwerer Aphasie

▶ **Autoren.** Lorenz [344]

▶ **Prinzip.** Das Verfahren der Sprechapraxietherapie bei schwerer Aphasie (SpAT) ist auf die Behandlung von Menschen mit schwerer Sprechapraxie und schwerer Aphasie ausgerichtet. Dazu wird die Behandlung der Sprechapraxie mit der für die Aphasie konzipierten Modalitätenaktivierung (MODAK) nach Lutz [349] verbunden. Bei der Umsetzung der Artikulationsübungen werden Hilfestellungen wie Lautgesten, Mundbilder, verbale Hilfen und auch taktil-kinästhetische Hinweisreize eingesetzt.

▶ **Vorgehen.** Das hierarchisch gegliederte Programm beginnt mit mundmotorischen Übungen und geht davon aus, dass diese eine notwendige Basis für Artikulationsbewegungen darstellen. Darauf aufbauend werden **Sprech- und Sprachübungen mit folgendem Ablauf** durchgeführt:

1. *Systematische Lautanbahnung/Aufbau des Lautinventars unter Einführung und mit Unterstützung von Lautgesten*:
   Einzellaute werden in einer vorgeschlagenen Reihenfolge erarbeitet, die aber individuell abgeändert werden kann. Der jeweilige Laut wird mit einer zum Ziellaut passenden Lautgeste vorgesprochen. Mithilfe von gezeichneten Mundbildern werden wesentliche Merkmale des Lautes erläutert. Daran anschließend soll der Patient den Laut mitsprechen. Bei Bedarf können dabei taktil-kinästhetische Hinweisreize zur Unterstützung gegeben werden. Auch Vorstellungshilfen können eingesetzt werden. Bei korrekter Produktion wird ausdrücklich keine Wiederholung der Lautproduktion gefordert.

2. *Einübung der Lautsynthese/Koartikulation*:
   Aufbauend auf der Einzellautproduktion werden Lautverbindungen geübt. Erst werden einsilbige Wörter ohne Konsonantenverbindungen, dann einsilbige Wörter mit Konsonantenverbindungen trainiert.

3. *Kombination mit dem MODAK-Grundprogramm*:
   Auf der 3. Stufe des Programms wird SpAT mit MODAK kombiniert. Dazu werden Situations-

bildzeichnungen verwendet, bei denen das Zielwort in einen kurzen Satz eingebettet ist, wie z. B. „Kaffee" in „Der Mann trinkt Kaffee.". Über die Modalitäten Sprachverstehen, Lesen und Schreiben wird die Arbeit an der Sprachproduktion vorbereitet.

4. *Artikulationstraining durch* **Stufensprechen**:
Beim Stufensprechen sollen zunehmend länger werdende Sequenzen produziert werden, in denen gehäuft Wörter mit dem zu übenden Laut im Anlaut vorkommen. Hier werden erstmals zweisilbige Wörter mit dem Ziellaut verwendet.

5. *Kombination mit den MODAK-Komponenten*:
Auf dieser Stufe werden Zeitungen, Zahlen und Karikaturen eingesetzt, über die eine Kommunikation erfolgt. Dabei steht das Arbeiten über Schlüsselwörter im Vordergrund.

6. *Weitere SpAT-Techniken zur Förderung der Kommunikation*:
Schließlich sollen Gespräche über individuell bedeutsame Themen geführt werden.

▶ **Material.** Mundbilder, Erklärungen zur verbalen und gestischen Beschreibung von Lauten und zu taktilen Hinweisreizen sowie Situationsbilder sind im Buch von Lorenz [344] enthalten.

▶ **Effektivitätsnachweis.** In einer Bachelorarbeit wurde SpAT im Rahmen einer Einzelfallstudie bei einer Person mit globaler Aphasie und schwerer Sprechapraxie durchgeführt [481]. Es zeigten sich signifikante Verbesserungen der Sprachproduktion, bei denen jedoch unklar war, ob die Lautanbahnung oder das spezifische Wortüben für den Erfolg verantwortlich war. Die Lautanbahnungsreihenfolge konnte nicht wie empfohlen umgesetzt werden, wobei das Programm auch ermöglicht, die Reihenfolge zu verändern. Allerdings kann dann das MODAK-Wortmaterial nicht wie vorgesehen genutzt werden. Auch in einer Fallbeschreibung von Thoma [597] (zitiert in [702]) wurde das Verfahren als positiv bewertet, dabei könnte aber auch eine Spontanremission der Grund für die Verbesserungen gewesen sein.

Grundsätzlich ist eine an den individuellen Stand angepasste Kombination von Hilfestellungen und Vermittlungstechniken bei der Behandlung der Sprechapraxie sinnvoll und üblich. Dies macht allerdings die Bestimmung des für Verbesserungen verantwortlichen Wirkfaktors schwierig. Problematisch bei SpAT ist, dass auch in neueren Publikationen des Programms wesentliche wissenschaftliche Erkenntnisse der letzten Jahre nicht berücksichtigt werden. So ist weder eine Vorbereitung mit mundmotorischen Übungen auf die Artikulationstherapie noch das Training isolierter Laute evidenzbasiert. Auch das auf motorischen Lernprinzipien basierende wiederholte Üben einer Zielbewegung wird durch das Unterbinden von Wiederholungen nach einer korrekten Artikulation nicht genutzt. Der in SpAT verwendete Aufbau von Wörtern durch Zunahme der Silbenlänge (erst Einsilber, dann Zweisilber usw.) berücksichtigt außerdem nicht die Erkenntnis, dass bei der Verwendung trochäisch betonter Zweisilber die Sprechplanung bei schwereren Sprechapraxien mitunter leichter gelingen kann als bei der Produktion von Einsilbern [9].

6.7.3 Wortstrukturelle Ansätze

Phonetische Kontrastierung (Minimalpaartechnik)/Sound Production Treatment

▶ **Autoren.** Wertz et al. [655], Wambaugh et al. [634], Wambaugh [638], Wambaugh und Mauszycki [641]

▶ **Prinzip.** Die Phonemproduktion wird über die Gegenüberstellung von Minimalpaaräußerungen geübt. Durch die direkte Kontrastierung von Phonemen soll die Phonemprogrammierung positiv beeinflusst werden. Der Therapieansatz ist mittlerweile unter dem Begriff „Sound Production Treatment" bekannt [638]. Im Gegensatz zu vielen anderen Ansätzen erfolgt hierbei der Hilfseinsatz von minimal zu maximal. Es wurde ausgehend vom 8-Stufen-Kontinuum [491] entwickelt und kombiniert ein artikulatorisches Training mit Hinweisreizen zur Lautproduktion. Voraussetzungen sind eine gute phonologische und semantische Differenzierung der Betroffenen sowie die Fähigkeit, einfache Wörter nachsprechen zu können [154]. Somit eignet es sich am besten für Personen mit leichter oder mittelgradiger Sprechapraxie. Es kann aber ggf. auch bei Betroffenen mit schwerer Sprechapraxie eingesetzt werden [413], [641].

▶ **Vorgehen.** Das Sound Production Treatment (SPT) beinhaltet 4 Stufen [268], [413], [643]. Vorab werden von der Therapeutin Laute ausgewählt, die kontrastiert werden sollen, z. B. /b/ und /n/. Bei der Gegenüberstellung werden zunächst stark kontrastierende Laute und dann Laute mit engerem Kontrast einander gegenübergestellt. Zu Beginn kann es sinnvoll sein, die Laute in der Anlautposition kurzer Wörter zu verwenden. Generell können die Ziellaute aber auch in anderen Wortpositionen geübt werden. Die zu übenden Wörter sollten patientenorientiert zusammengestellt werden, sofern dies über Minimalpaarwörter möglich ist. Für den ausgewählten Ziellaut (z. B. /b/) werden 5 Zielitems erstellt, für die weitere 5 Wörter mit dem kontrastierenden Laut (z. B. /n/) gefunden werden müssen, die zusammen Minimalpaare ergeben.

Ein **Beispiel für ein Minimalpaarset** wäre:
- **Zielitems**: Bett, Bein, Bass, Boot, Bus
- **Kontrastitems**: nett, nein, nass, Not, Nuss

Stufe 1: Wort sprechen
- Die Therapeutin spricht dem Patienten das erste Wort der Wortliste vor („Bett") und der Patient soll das Wort nachsprechen.
- Wird das Wort korrekt nachgesprochen, soll der Patient es 5-mal wiederholen. Gelingen die Wiederholungen, geht man zum nächsten Wort der Liste über („Bein").
- Produziert der Patient das Wort fehlerhaft, wird das Minimalpaar von der Therapeutin vorgesprochen („Bett" – „nett"). Spricht der Patient das Zielwort („Bett") korrekt, folgt Stufe 2.
- Wird das Zielwort fehlerhaft produziert, überspringt man Stufe 2 und geht direkt zu Stufe 3 weiter.

Stufe 2: Buchstabe zeigen
- Die Therapeutin zeigt eine Karte mit dem Großbuchstaben B. Der Patient soll das Zielwort („Bett") wiederholen.
- Bei korrekter Produktion soll das Wort 5-mal wiederholt werden. Gelingt dies fehlerfrei, folgt die Erarbeitung des nächsten Wortes aus der Liste („Bein").
- Bei fehlerhafter Produktion wird auf Stufe 3 mit dem ersten Wort der Liste („Bett") weitergeübt.

Stufe 3: Anschauen, zuhören und mitsprechen
- Der Patient wird aufgefordert, die Therapeutin beim Sprechen des Wortes „Bett" anzuschauen, ihr zuzuhören und mitzusprechen. Auf dieser Stufe wird nur mit Einzelwörtern gearbeitet. Gelingt die Produktion, wird Stufe 2 wiederholt.
- Bei fehlerhafter Produktion geht man zu Stufe 4 über.

Stufe 4: Hilfestellungen zur Lautbildung
- Auf dieser Stufe werden verbale, visuelle und/oder taktile Hilfen eingesetzt, um die relevanten artikulatorischen Aspekte des Lautes zu verdeutlichen und zu stimulieren.
- Bei korrekter Produktion soll das Wort 5-mal wiederholt werden. Danach folgt Stufe 2.
- Bei fehlerhafter Produktion wird das Üben mit dem Wort abgebrochen und stattdessen mit dem nächsten Wort der Liste („Bein") weitergeübt.

Die Stufen und Hilfestellungen werden den Übenden individuell angepasst. Dazu können auch Stufen übersprungen werden. Es gibt keine Vorgabe dafür, wie lange auf einer Stufe geübt werden soll. Die Ziellaute werden nicht nur auf Wortebene geübt, sondern auch über lautes Lesen und Lückensätze. Bei Gelingen der Produktion auf Wortebene werden die Ziellaute in Sätze und Dialoge eingebettet.

▶ **Material.** Für die Behandlung sind Minimalpaarlisten zu verwenden, die sich an den individuellen Fähigkeiten und Problemen der sprechapraktischen Personen orientieren. Dabei kann sich die Kontrastierung auf die Variation des Artikulationsortes oder die Artikulationsart beziehen. Listen mit Minimalpaaren finden sich u. a. bei Fiukowski [166] oder Betke et al. [56]. Bei zusätzlichem Vorliegen einer Aphasie kann es sinnvoll sein, Minimalpaare mit unterstützendem Bildmaterial zu verwenden, wie z. B. aus dem Material von Corsten und Mende [121].

▶ **Effektivitätsnachweis.** Wambaugh et al. [634] konnten zunächst in einer Einzelfallstudie nachweisen, dass die phonetische Kontrastierung von Phonemen zu einer Artikulationsverbesserung sowohl bei trainierten als auch untrainierten Wörtern führte. In weiteren Studien wurden diese Ergebnisse bestätigt und auch über Generalisierungseffekte berichtet [638], [641]. Die Variabilität des Übens wird als wesentliches Merkmal des Ansatzes betrachtet [636]. Beim *Sound Production Treatment* konnten beim Üben von randomisiert präsentierten Wörtern gegenüber geblockt, also in gleichbleibender Reihenfolge, präsentierten Wörtern unter beiden Bedingungen Übungs- und Generalisierungseffekte beobachtet werden. Die randomisierte Präsentation war bei einigen Personen erfolgreicher als die geblockte Präsentation [642]. Bei einer Person mit einer schweren chronischen Sprechapraxie konnte die Artikulation von trainierten und untrainierten Wörtern durch ein 2-wöchiges Intensivtraining mit hochfrequentem Üben verbessert und eine Zunahme an Selbstkorrekturen beobachtet werden [413].

Die phonetische Kontrastierung bzw. das *Sound Production Treatment* ist damit eine recht gut untersuchte Methode zur Behandlung der Sprechapraxie. Es liegen zwar nur Einzelfallstudien mit jeweils wenigen Studienteilnehmenden vor, die Studien gelten aber auf Basis des verwendeten Multiple-Baseline-Designs als gut konzipiert und bieten somit erste Wirksamkeitsnachweise. Der genaue Wirkmechanismus ist allerdings wegen des individuell modifizierbaren Vorgehens und der möglichen Kombinationen von Hilfestellungen noch nicht geklärt.

Basierend auf dem *Sound Production Treatment* wurde eine kombinierte Methode zur gleichzeitigen Behandlung von Aphasie und Sprechapraxie (Combined Aphasia and Apraxia of Speech Treatment, CAAST) entwickelt. Erste Einzelfallstudien weisen auf eine verbesserte Sprechverständlichkeit und die Zunahme der artikulatorischen Korrektheit hin [646].

Metrischer Ansatz

▶ **Autoren.** Jaeger [257], Jaeger und Ziegler [258], [259]

▶ **Prinzip.** Der metrische Ansatz basiert auf dem sog. *Koproduktionsmodell*[50], [171], [440]. Bei diesem Modell geht man davon aus, dass es bei einer Äußerung zu einer „zeitlich abgestimmten Koproduktion parallel organisierter artikulatorischer Gesten" kommt ([259]: S. 31). Eine Äußerung entsteht demnach nicht durch eine Aneinanderreihung von Einzellauten (*Segmentierungsansatz*), sondern durch eine parallele Programmierung artikulatorischer Gesten von Zunge, Lippen, Kiefer, Gaumensegel und Kehlkopf, die in einer spezifischen zeitlichen Abfolge stattfinden. Daraus leitet sich ab, dass auch in der therapeutischen Arbeit mit sprechapraktischen Personen Übungseinheiten oberhalb lautlicher Segmente eingesetzt werden sollten. Während bei einem segmentorientierten Vorgehen zunächst Einzellaute geübt werden und erst anschließend der Aspekt der Koartikulation berücksichtigt wird, unterstützt der metrische Ansatz direkt eine *alltagsnähere, flüssigere Artikulation*. Zudem beinhaltet die metrische Struktur einer Äußerung neben der Koproduktion artikulatorischer Gesten auch den Wortakzent.

▶ **Vorgehen.** Die Übungen beginnen direkt auf Wortebene. Das Wortmaterial ist hinsichtlich verschiedener Kriterien vorzustrukturieren. Dabei sind die Silbenanzahl (Einsilber, Zweisilber, Dreisilber…) und die Komplexität der Silbenstrukturen (KV- versus KK-Strukturen) systematisch zu erhöhen. Ein weiteres wichtiges Kriterium ist die kontinuierliche Steigerung der *sprechmotorischen Anforderungen*. Dies richtet sich nach den an der Konsonantenartikulation beteiligten primären Artikulatoren (Lippen, Vorderzunge, Hinterzunge) sowie den davon unabhängig kontrollierten Systemen (Kehlkopf, Velopharynx) [258].

Nach Erstellung einer an den genannten Kriterien orientierten Wortliste wird dazu aufgefordert, die Wörter nachzusprechen. Gelingt dies nicht, wird das Zielwort schrittweise abgeleitet. Dabei werden die sprechmotorischen Anforderungen innerhalb des Wortes systematisch erhöht. Das Ableitungsverfahren beginnt mit einem Logatom, das in Silbenanzahl und Wortakzent dem Zielwort entspricht und durch einfache Öffnungs- und Schließgesten realisiert werden kann [259]. Die *vokalische Grundstruktur* wird beibehalten. Auf diese werden die *Konsonanten schrittweise* aufmoduliert. Ein Beispiel findet sich in ▶ Tab. 6.7.

Tab. 6.7 Ableitungsverfahren beim metrischen Therapieansatz am Beispiel des Wortes „Wagen".

Ablauf	Therapeutin	Patient
Zielwort	[vɑːɡən]	[bɑːtən]
Erarbeitung	[mɑːtən]	[mɑːtən]
	[mɑːdən]	[mɑːdən]
	[vɑːdən]	[vɑːdən]
	[vɑːɡən]	[vɑːɡən]

Die Unterstreichung markiert den Hauptakzent des Wortes.

▶ **Material.** Ziegler und Jaeger [688] veröffentlichten Übungsmaterial, das auf der Basis sprechmotorischer Kriterien hierarchisch strukturiert ist (https://www.ekn.phonetik.uni-muenchen.de/diagnostik_therapie/index.html). Das Wortmaterial berücksichtigt die Wortlänge und phonologische Komplexität (Konsonantenhäufung, Artikulationsort, Stimmhaftigkeit, Nasalität, Wortakzent), so dass der Schwierigkeitsgrad des zu übenden Wortmaterials systematisch gesteigert werden kann.

▶ **Effektivitätsnachweis.** Jaeger und Ziegler [259] führten eine Einzelfallstudie durch, bei der sich metrische Therapiephasen mit segmentorientierten Therapiephasen abwechselten. Die Ergebnisse zeigen, dass der metrische Ansatz zu einer Reduktion sprechapraktischer Lautbildungsfehler führt. Besonders hinsichtlich des Hauptschwerpunkts der Behandlung, der Kontrastierung stimmloser und stimmhafter Plosive, zeigten sich deutliche Verbesserungen. Insgesamt war der metrische Ansatz dem segmentorientierten Vorgehen jedoch nicht überlegen. Eine mögliche Ursache dafür könnte nach Jaeger und Ziegler [259] darin liegen, dass auch das in der segmentalen Phase verwendete Übungsmaterial nach den dem metrischen Ansatz zugrunde liegenden Kriterien zusammengestellt wurde.

Manz et al. [362] setzten den metrischen Ansatz bei zwei Patientinnen mit Sprechapraxie und leichter bzw. mittelschwerer Aphasie ein. Bei den Nachsprechleistungen zeigte eine Patientin einen nachhaltigen Übungs- und Generalisierungseffekt, während bei der anderen Patientin keiner dieser Effekte zu beobachten war. Auf Basis der Analyse des verwendeten Übungsmaterials betonen die Autorinnen die Notwendigkeit der Zusammenstellung des Übungsmaterials auf Basis der individuell vorliegenden phonetisch-phonologischen Störungen.

Multiple Input Phoneme Therapy (MIPT)

▶ **Autoren.** Stevens und Glaser [572], Stevens [574]

▶ **Prinzip.** Die Therapiemethode eignet sich für Personen mit schwerer Sprechapraxie oder Aphasie mit schweren expressiven Störungen, deren Krankheitsereignis bereits länger zurückliegt. Die Betroffenen sind zu *keinerlei sprachlicher Äußerung* in der Lage, können auch nicht nachsprechen oder *produzieren lediglich Automatismen bzw. Perseverationen.* Die Hypothese lautet, dass die Betroffenen in allen Situationen, die expressive Leistungen erfordern, mit der gleichen sprachlichen Äußerung stereotyp reagieren. Als Ursache vermuten Stevens und Glaser [572], dass die Betroffenen in einer *automatisierten expressiven Schleife* gefangen sind, die sie dazu veranlasst, unwillentlich die immer gleiche Stereotypie zu produzieren. Ziel der Therapie ist es, diese Schleife zu durchbrechen und die Patienten schrittweise an eine willentliche Sprachproduktion heranzuführen.

▶ **Vorgehen.** Um die Aufmerksamkeit des Patienten vor Therapiebeginn zu sichern, setzt die Therapeutin ggf. provokative Äußerungen ein (z. B. „Heute schneit es aber heftig.", obwohl es sich um einen sonnigen Sommertag handelt), die den Patienten veranlassen, zu widersprechen.

▶ Tab. 6.8 zeigt die verschiedenen Therapieschritte der *Multiple Input Phoneme Therapy.*

Zu Beginn der Therapie werden die Äußerungen des Patienten durch die Therapeutin kontrolliert. Die stereotype Äußerung des Patienten wird nur dann zugelassen, wenn die Therapeutin diese ausdrücklich fordert. In Extremfällen wird dem Patienten die Hand über den Mund gelegt, um ihm zu verdeutlichen, dass die Äußerung der Stereotypie nur unter therapeutisch vorgegebenen Bedingungen erwünscht ist. Darüber soll der Patient in die Lage versetzt werden, seine Stereotypien selbst zu kontrollieren. Gelingt es dem Patienten, die Stereotypie nur noch hervorzubringen, wenn diese gewünscht ist, wird mit der Phonemgeneralisierung begonnen. Dazu werden die Phoneme der stereotypen Äußerung des Patienten genutzt und für den Wortanlaut anderer Wörter verwendet.

▶ Tab. 6.9 zeigt ein Beispiel für die Phonemgeneralisierung in der *Multiple Input Phoneme Therapy* am Beispiel des Wortes „eins".

Das Zielitem wird 5- bis 10-mal vorgesprochen (Multiple Phoneme Input) und soll dann nachgesprochen werden. Gelingt das Nachsprechen zunehmend besser, wird die Anzahl des auditiven Inputs reduziert. Bei Personen ohne expressive Leistungen, bei denen keine Stereotypien vorliegen, die für die Therapie genutzt werden können, werden automatisierte Leistungen angeboten, wie z. B. das Zählen. Gelingt es, diese nachzusprechen, setzt die Phonemgeneralisierung an den nachgesprochenen Wörtern an. Können die angebotenen Wörter und kurze Phrasen nachgesprochen werden, werden andere, von den Autorinnen nicht näher genannte Therapiemethoden eingesetzt. Stevens [574] empfiehlt zusätzlich ein rhythmisches Mitklopfen der nicht gelähmten Hand und therapeutisch eingesetzte Handzeichen.

▶ **Material.** Das verwendete Wortmaterial für die Phonemgeneralisierung ist von der individuell geäußerten Stereotypie abhängig. Dazu werden zunächst kurze Wörter mit einfacher Silbenstruktur individuell zusammengestellt. Liegen keine Stereotypien als Ausgangsbasis vor, wird über automatisierte Leistungen wie Zählen, Wochentage oder Monatsnamen gearbeitet.

▶ **Effektivitätsnachweis.** Stevens und Glaser [572] berichten über 5 Personen mit schwer gestörten expressiven Leistungen, von denen 4 Patienten Stereotypien aufwiesen und eine Patientin keinerlei expressive Fähigkeiten zeigte. Alle Betroffenen wurden nach der *Multiple Input Phoneme Therapy* behandelt und zeigten signifikante Verbesserungen in Form einer Reduzierung der Stereotypien und eines Zugewinns an verbal-expressiven Leistungen. Nach einigen Monaten waren die meisten in der Lage, sinnvolle Einwortäußerungen zu produzieren. Im weiteren Verlauf gelang es einigen in der Spontansprache sogar, ihre Äußerungslänge zu steigern und Phrasen oder Sätze hervorzubringen. In einer weiteren Studie [573] wurden 10 Personen mit chronisch schwer gestörten expressiven Leistungen zufällig in 2 Gruppen eingeteilt. Eine Gruppe erhielt eine nach traditionell linguistischen Verfahren konzipierte Aphasie- und

Tab. 6.8 Therapieschritte der Multiple Input Phoneme Therapy (Stevens [574], in Anlehnung an Birner-Janusch [64]).

Schritte	Vorgehen
Schritt 1: Herabsetzen der willentlichen Sprechabsicht	Kontrolle der artikulatorischen Schleife durch Stimulus-Reaktions-Sets
	Phonemgeneralisierung
	Wort-/Phrasenwiederholung im Verhältnis 1:1
Schritt 2: Zunahme der willentlichen Sprechabsicht	Wortebene: Antworten auf Fragen oder andere Fazilitierungsmethoden, Benennen von Bildern, lautes Lesen von Wörtern
	spontane Äußerung von Wörtern und spontanes Benennen von Bildern
	Phrasen/Satzebene: fazilitierte Produktion von Phrasen und Sätzen

Tab. 6.9 Phonemgeneralisierung in der Multiple Input Phoneme Therapy [572].

„Eins"		
a^i	n	s
Ei	Naht	Saal
Eid	nein	satt
ein	nie	See
Eis	Not	Sieb

Sprechapraxiebehandlung, die andere Gruppe wurde mit der *Multiple Input Phoneme Therapy* behandelt. Im Mittel zeigten sich bei den nach der *Multiple Input Phoneme Therapy* behandelten Personen nach 50 Therapieeinheiten signifikante Verbesserungen der verbalen und nonverbalen Fähigkeiten. Die mit traditionellen Verfahren therapierte Kontrollgruppe verbesserte sich demgegenüber nicht.

Aktuelle Studien zu diesem Verfahren liegen nicht vor. Auch muss einschränkend beachtet werden, dass das Unterbrechen schwerer Perseverationen nur begrenzt möglich erscheint [434].

6.7.4 Schlüsselworttechnik

▶ **Autoren.** Wertz et al. [655]

▶ **Prinzip.** Ausgehend von sicher abrufbaren Wörtern werden Laute abgeleitet und auf andere phonetische Kontexte übertragen [7]. Bei den sicher abrufbaren Wörtern handelt es sich aber nicht um Sprachautomatismen, sondern um Wörter, die von den Betroffenen tatsächlich schon gut beherrscht werden müssen.

▶ **Vorgehen.** Wird z. B. das Wort „nein" sehr gut beherrscht, können davon ausgehend Wörter wie „neu", „nie", „Nase" etc. abgeleitet werden.

▶ **Material.** Hinsichtlich der Wörter, aus denen neue Wörter abgeleitet werden, orientiert man sich an individuell bereits gut produzierten Wörtern. Daher gibt es kein vorgegebenes Material. Es ist aber davon auszugehen, dass für die jeweilige Person bedeutsame, hochfrequente und alltagsnahe Begriffe als Schlüsselwörter genutzt werden können. Insofern sollte man im Rahmen von Diagnostik und Therapie die Wörter identifizieren, die für den Einsatz der Schlüsselworttechnik individuell besonders geeignet sein könnten.

▶ **Effektivitätsnachweis.** Ein spezifischer Effektivitätsnachweis ist nicht bekannt.

6.7.5 Cueing-Techniken

Gestische Reorganisation

Mediationstechnik

▶ **Autoren.** Romero [489], Willbold et al. [666], Shell [523]

▶ **Prinzip.** Bei der Mediationstechnik werden *Sprechbewegungen durch lautspezifische Gesten (Kinetografen) unterstützt.* Diese Gesten werden zumeist mit einer Hand durchgeführt und korrelieren mit der Artikulationsbewegung oder der Stellung eines Artikulationsorgans. Die Handgesten sollen als Mediatoren den Abruf der Artikulationsprogramme erleichtern [4]. Die sprechapraktische Person muss allerdings in der Lage sein, zumindest ein begrenztes Repertoire an Gesten erlernen zu können und darf keine ausgeprägte Gliedmaßenapraxie haben.

▶ **Vorgehen.** Shell [523] schlägt folgende **Schritte bei der Erarbeitung der Handzeichen** vor:
- Erlernen einzelner Laute mit Koppelung an die Handzeichen
- Automatisierung der Handzeichen durch ständige Übung
- Aneinanderreihung von Lauten zu sinnlosen Silben und kurzen Wörtern
- Sprechen von Wörtern mit Handzeichen als Anlauthilfe
- Transfer der Benutzung von Handzeichen in die gelenkte Spontansprache

Das Erlernen von Handzeichen kann den Betroffenen eine gute Möglichkeit bieten, diese zur Eigenstimulation auch außerhalb der Therapie zu nutzen. Die Verwendung der Handzeichen sollte später aber wieder abgebaut werden, um ein selbstständiges Sprechen ohne Handzeichen zu ermöglichen. Übungen zur Fremd- und Eigenwahrnehmung werden in die Therapie integriert. Angehörige sollten nicht nur über die Therapie informiert sein, um nachvollziehen zu können, dass und warum die Betroffenen Handzeichen einsetzen, sondern sie können auch selbst die Handzeichen erlernen, um sie als Hilfestellungen anzuwenden.

Beim Einsatz dieser Methode ist ebenfalls zu berücksichtigen, dass ein Üben mit Einzellauten allein nicht sinnvoll ist. Vielmehr sollten die Handzeichen auf Silben- oder Wortebene zur Stimulierung bestimmter Ziellaute eingesetzt werden. Auch kann es sich anbieten, 2 Handzeichen zu kontrastieren, wie z. B. /t/ und /k/, so dass eine phonetische Kontrastierung entsteht. Zu viele Handzeichen gleichzeitig sollten nicht geübt werden, um eine Überforderung zu vermeiden. Es sollten auch nicht alle Laute einer Silbe oder eines Wortes mit Handzeichen begleitet werden, sondern nur solche Laute, die in der aktuellen Sequenz im Fokus stehen.

▶ **Material.** Zur Durchführung der Behandlung eignet sich das Therapiematerial von Shell [523], das Fotokarten von Handzeichen mit und ohne Mundbild sowie Grafemkarten enthält.

▶ **Effektivitätsnachweis.** Erstmals beschrieben wurde der Einsatz der Mediationstechnik von Romero [489]. Sie berichtet von dem Einzelfall einer polnischen Patientin, die erst durch den Einsatz von Handgesten ihre Artikulation verbessern konnte. Auch Willbold et al. [666] konnten in einer Einzelfallstudie deutliche Artikulationsverbesserungen bei einer deutschen Patientin mit mittelschwerer Broca-Aphasie und schwerer Sprechapraxie nach Einsatz der Mediationstechnik beobachten. In einer Einzelfallstudie mit einem Patienten mit Broca-Aphasie und Sprechapraxie verglichen Rose und Douglas [490] das Training mehrsilbiger Wörter und Wörter mit Konsonantenverbindungen unter folgenden **3 Bedingungen**:
- gestisch
- verbal
- kombiniert verbal-gestisch

Unter allen Therapiebedingungen kam es zu signifikanten Verbesserungen, wobei sich keine Methode als überlegen erwies. Daraus schlussfolgern die Autoren, dass das Wissen über Ort und Art der Lautbildung entscheidender ist als die Modalität, in der geübt wird. Da sich durch ein rein verbales oder rein gestisches Üben dasselbe Ausmaß an Verbesserungen erreichen ließ, stellen Rose und Douglas das bei Sprechapraxie häufig eingesetzte multimodale Üben in Frage.

Gesten/Gebärden

▶ **Autoren.** Skelly et al. [541]

▶ **Prinzip.** Die Verwendung ikonischer Gesten ist zur *Darstellung von Verben besonders geeignet* und soll die Artikulation unterstützen. Dazu können beispielsweise konventionelle Gesten der amerikanischen Ureinwohner, *American Indian Sign (Amerind)*, eingesetzt werden. Dabei handelt es sich um ein nicht linguistisches System von Handzeichen, die in verschiedenen Kulturen universell verwendet werden, wie z. B. das Herbeiwinken einer Person oder das Halten einer Hand hinter das Ohr, um Hören oder Zuhören zu demonstrieren [154]. Auch bei diesem Therapieansatz ist eine Gliedmaßenapraxie vor Behandlungsbeginn auszuschließen.

▶ **Vorgehen.** Skelly et al. [541] setzten die Gesten in einer Gruppentherapie ein und verwendeten **folgendes Vorgehen**[64]:
- Die Therapeutin demonstriert die Geste ohne zu sprechen.
- Die Patienten wiederholen die Geste ohne zu sprechen.
- Die Therapeutin demonstriert die Geste mit einer aus einem Wort bestehenden Erläuterung.
- Die Patienten führen die Geste simultan mit der Therapeutin aus und sollen sich auf die Artikulationsbewegungen der Therapeutin konzentrieren.
- Die Patienten wiederholen die Geste gemeinsam und sollen dabei auch die Artikulationsbewegungen nachahmen.
- Die Patienten sollen simultan zur Geste die Artikulation und die Stimme einsetzen.

▶ **Material.** Alltagsrelevantes Repertoire von Gesten aus der Zeichensprache *American Indian Sign*

▶ **Effektivitätsnachweis.** In einer Therapiestudie von Skelly et al. [541] sollten initial nicht sprechende Personen mit guten gestischen Leistungen, ermittelt nach dem Porch Index of Communicative Ability (PICA) [469], ikonische Gesten innerhalb einer Gruppentherapie erlernen. Die Betroffenen verstanden nach 2 Monaten Therapie mit 2 Gruppensitzungen pro Woche 200 Gesten, erlernten selbst 50 Gesten und konnten einige Wörter sprechen. Nach einem halben Jahr konnte über den Porch Index of Communicative Ability (PICA) eine deutliche Verbesserung der verbalen Fähigkeiten ermittelt werden, während sich die gestischen Leistungen nicht deutlich verbesserten. Bislang gibt es für den Einsatz bedeutungsvoller Gesten zur Verbesserung des Sprechens keine klare Evidenz. Bedeutungsvolle Gesten können aber im Sinne einer unterstützten Kommunikation sprachersetzend oder sprachbegleitend herangezogen werden, stellen aber keine direkte Behandlung der Sprechapraxie dar.

PROMPT/TAKTKIN

▶ **Autoren.** PROMPT: Chumpelik [113], Square-Storer und Hayden [561], TAKTKIN: Birner-Janusch [65]

▶ **Prinzip.** PROMPT (Prompts for Restructuring Oral Muscular Phonetic Targets) ist eine *taktil-kinästhetische Vermittlungstechnik* zur Unterstützung der Sprechmotorik. Sie wurde von Hayden (Chumpelik) 1984 ursprünglich zur Behandlung von Kindern mit sprechmotorischen Störungen entwickelt [113]. Seit Mitte der 80er Jahre findet das Vorgehen auch Anwendung in der Sprechapraxietherapie bei Erwachsenen [555], [556]. Im PROMPT-System setzt die Therapeutin *taktil-kinästhetische Hinweisreize im Gesicht und am Mundboden und ggf. darüber hinaus auf Glottisebene, am Brustbein oder an den Rippenbögen der sprechapraktischen Person*, um sprechmotorische Parameter zu verdeutlichen. Auf diese Weise werden Informationen zu Ort und Art der Artikulation, zur Stimmgebung, Sonorität, Nasalität bzw. Oralität und den entsprechenden Transitionen sowie der Dauer der stimulierten Sprechbewegung vermittelt. Birner-Janusch [65] hat das Verfahren, basierend auf PROMPT, auf den deutschen Sprachraum unter dem Namen TAKTKIN (taktil-kinästhetische Hinweisreize zur Behandlung sprechmotorischer Störungen) übertragen und adaptiert.

▶ **Vorgehen.** Sprechmotorische Muster werden durch auditive und zeitgleich taktil-kinästhetische Hinweisreizsetzung auf Wortebene stimuliert. Bei der Inputstimulation stimuliert und spricht die Therapeutin, der Patient hört zu. Bei der Outputstimulation erfolgen Stimulation und Sprechen der Therapeutin synchron mit dem Patienten. Im weiteren Verlauf können die auditive und/oder taktil-kinästhetische Stimulation intermittierend eingesetzt werden. Dabei können die Betroffenen ein räumlich-zeitliches Muster für diese Sprechbewegungen aktivieren und somit ihren Silben- und Wortzugriff verbessern. Der Schwerpunkt der Stimulation liegt auf dem Führen koartikulatorischer Übergänge, besonders über alle 3 Artikulationszonen hinweg. Zur Unterstützung des räumlich-zeitlichen Musters werden die motorischen Parameter Tonus, Sprechatmung, Phonation, Unterkiefer, Lippen sowie Zunge in der Stimulation beachtet. Diese motorischen Parameter basieren auf der sprechmotorischen Behandlungshierarchie nach Hayden und Square [223]. Sie wurde allgemein für die Behandlung von sprechmotorischen Störungen entwickelt, aber überwiegend bei Kindern eingesetzt. Dressel [142] konnte in einer Studie mit drei deutschsprachigen Personen ohne oder mit nur leichter Aphasie und Sprechapraxie zeigen, dass ein abgestuftes Vorgehen nach den motorischen Parametern der sprechmotorischen Behandlungshierarchie auch bei erworbenen Störungen angezeigt ist.

Für jeden Laut (Vokale, Diphthonge und Konsonanten) existiert ein *spezifischer Hinweisreiz*, der therapeutisch vorwiegend mit einer Hand appliziert wird und sich aus den **Bereichen** *Kiefer, Gesicht* und/oder *Mundboden* zusammensetzt. Die Art der Stimulation kann je nach koartikulatorischen Erfordernissen und Störungsschwerpunkt variieren.

- **Kiefer:** Über 4 Kieferöffnungsgrade wird die vertikale Bewegungsebene der Artikulation verdeutlicht, also wie weit die Kieferöffnung bei der zu realisierenden Sprechbewegung sein sollte.
- **Gesicht:** Für das Gesicht wurden 12, meist symmetrisch angeordnete Kontaktpunkte definiert, über die sowohl die bukkofaziale Rundung oder Spreizung (horizontale Bewegungsebene) als auch die Dauer der Artikulationsbewegung und koartikulatorische Zusammenhänge stimuliert werden. Zudem können die Nasalität über einen Punkt am Nasenknorpel und die Stimmhaftigkeit

über die Berührung des Kehlkopfs angesprochen werden.

- **Mundboden**: Die Begleitung der Zungenbewegung und ihrer Koartikulation erfolgt über eine Stimulation des M. mylohyoideus (anteriore-posteriore Bewegungsebene). Dazu werden bei gut aufgerichtetem Nacken oder Oberkörper Kontaktpunkte am Mundboden an einer gedachten Mittellinie zwischen Mandibula und Hyoid stimuliert.

Auf Wort- und Satzebene werden nur noch die Sprechbewegungen und deren Übergänge unterstützt, die von der betroffenen Person nicht selbstständig bzw. prosodisch unauffällig realisiert werden können. Bei sprechapraktischen Personen sind das oft Anlaute, d. h. die Initiierung von Sprechbewegungen. Ziel des Verfahrens ist, den selbstständigen Zugriff auf Silben- und Wortformen zu verbessern bzw. wieder zu ermöglichen. Die Stimulation erfolgt somit möglichst nah an den prämorbiden sprechmotorischen Mustern. Dabei wird immer mit sinntragendem Material gearbeitet. War das Sprechen vor Erkrankungsbeginn dialektal gefärbt, wird diesen dialektalen Mustern entsprechend stimuliert. Die Hinweisreize werden im Therapieverlauf *zunehmend ausgeblendet*. Das Aktivationsniveau für den Wortzugriff soll so weit herabgesetzt werden, dass die Betroffenen wieder selbstständig und ohne Stimulation Wörter und ggf. Sätze sprechen können.

Die Behandelten werden nicht speziell zur Eigenstimulation angeregt. Falls eine Eigenstimulation gewünscht ist, wird dies nur dann unterbunden, wenn sie zu Parapraxien oder anderer fehlerhafter Produktion führt.

Eine effektive Durchführung von PROMPT bzw. TAKTKIN ist aufgrund der anspruchsvollen Durchführung nur nach intensiver Schulung mit Selbsterfahrung und Einarbeitung in die Methode möglich, da diese eine sichere, schnelle und gezielte Anwendung der Hinweisreize verlangt. Die Handhabung erfordert neben dem entsprechenden Fachwissen eine motorische Geschicklichkeit der Anwendenden. Der Einsatz taktil-kinästhetischer Hinweisreize kann bei allen Schweregraden der Sprechapraxie erfolgen. Bei leichter Sprechapraxie ist der Einsatz häufig nur gelegentlich erforderlich,

wie z. B. bei komplexen Konsonantenkombinationen oder niedrigfrequenten jambisch betonten Mehrsilbern.

▶ **Material.** Breinl [87] hat entsprechend der sprechmotorischen Behandlungshierarchie Wortlisten zusammengestellt, die zusätzlich nach Wortfrequenz kontrolliert wurden.

▶ **Effektivitätsnachweis.** Die Effektivität von PROMPT konnte von Square-Storer und Hayden [561], Square und Martin [557] in unkontrollierten Fallstudien sowie von Freed et al. [178] und Bose et al. [78] in kontrollierten Einzelfallstudien nachgewiesen werden, die Wirksamkeit von TAKTKIN in einer Einzelfallstudie von Birner-Janusch [65]. Auf der Basis der bisherigen Studien halten Wambaugh et al. [639], [640] das Verfahren für effektiv und insbesondere für Personen mit einer schweren Sprechapraxie geeignet.

6.7.6 Unterstützte Kommunikation

Der Einsatz der *unterstützten Kommunikation (UK)* ist bei Personen geeignet, die aufgrund einer sehr schweren Sprechapraxie trotz intensiver Therapie nicht zu verbalen Äußerungen gelangen können. In diesem Fall kann eine Kommunikation über *nichtelektronische oder elektronische Kommunikationsmittel* erarbeitet werden. Zudem kann der UK-Einsatz vorübergehend auch für Personen sinnvoll sein, die über keine verbalen Leistungen verfügen und noch am Beginn der Therapie stehen. Sie können kommunikationsunterstützende Hilfsmittel nutzen, um sich bis zur Verbesserung ihrer verbalexpressiven Leistungen mitzuteilen. Bei einer begleitenden Aphasie muss das Sprachverständnis gut genug sein, um ein Mittel der UK erlernen und anwenden zu können. Zudem müssen die Gedächtnisleistungen sowie die Praxie der Gliedmaßen ausreichend sein.

Generell verspricht die Nutzung mehrerer Kommunikationsformen inklusive der Verwendung von Gestik und Zeichen die größten Effekte für die Verbesserung der Kommunikationsfähigkeit. Der Erfolg des Einsatzes von UK ist aber nicht nur von den Betroffenen abhängig, sondern in besonderem Maße auch von der Schulung und Mitarbeit der

Kommunikationspartner, meist der Angehörigen [189]. Ausführliche Informationen zum Einsatz der unterstützten Kommunikation in der Logopädie finden sich bei Nonn [435]. Weitere Informationen geben die „Gesellschaft für Unterstützte Kommunikation" (https://www.gesellschaft-uk.org/) oder die übergeordnete „International Society for Augmentative and Alternative Communication" (https://isaac-online.org).

Nichtelektronische Kommunikationsformen

Kommunikationstafeln

▶ **Autoren.** Vanderheiden u. Grilley [615], Silverman [538]

▶ **Prinzip.** Über Kommunikationstafeln können sich Menschen mit Kommunikationsstörungen über das Deuten auf Piktogramme, Fotos oder Zeichnungen mitteilen. Kommunikationstafeln sind in unterschiedlichen Abstraktions- und Komplexitätsgraden erhältlich [414] bzw. individuell zusammenstellbar.

▶ **Vorgehen.** Abhängig von der jeweiligen Person und ihren kommunikativen und motorischen Fähigkeiten muss ein Symbolsystem ausgewählt werden, das in der Therapie erlernt und im Alltag angewendet werden kann. In einem ersten, rezeptiven Schritt muss das Verständnis für die Symbole vermittelt werden, bevor die behandelte Person auf die Symbole deuten soll, um selbst Mitteilungen zu machen. Das Anwenden der Kommunikationstafeln ist auch in Alltagssituationen zu üben, z. B. mit den Angehörigen, um sicherzustellen, dass diese auch genutzt werden. Sofern die motorischen Fähigkeiten nicht ausreichen, um selbst auf Symbole zu deuten, kann die Person, mit der gesprochen wird, auf die Symbole zeigen (Partner-Scanning), auf die eine sprechapraktische Person z. B. per Blickbewegung reagieren kann. Wichtig ist, die für die jeweilige Person geeigneten Symbole, Bilder oder Fotos auszuwählen, sinnvoll zu organisieren, zeitnah zu aktualisieren und bei Bedarf zu erweitern.

▶ **Material.** Es existieren zahlreiche Symbolsysteme, die auch beim Einsatz von elektronischen Kommunikationshilfen Anwendung finden. An dieser Stelle soll nur auf eine **Auswahl von Symbolsystemen** hingewiesen werden:

- **Bliss-Symbol-Kommunikationsmethode** [71]: Das von Bliss primär zur Verständigung zwischen Völkern verschiedener Sprachen entwickelte Symbolsystem besteht aus 26 Einzelelementen, die zu grafischen Zeichen zusammengesetzt werden können. Es gibt 1400 standardisierte Symbole, die wiederum miteinander kombiniert werden können. Die Methode wurde vor allem bei körperlich und geistig behinderten Kindern eingesetzt.
- **Picture Communication Symbols** (PCS)[373]: 1800 pikto- und ideografische Symbole und Alphabetschrift, z. B. über https://goboardmaker.com/, kostenpflichtig
- **METACOM** (https://www.metacom-symbole.de/): mehr als 10 000 Bildsymbole, kostenpflichtig
- **PICTO-SELECTOR** (https://www.pictoselector.eu/de/): 28 000 Piktogramme, kostenfrei

▶ **Effektivitätsnachweis.** Lane und Samples [311] empfehlen auf der Basis der Ergebnisse einer Studie mit aphasischen und sprechapraktischen Personen den Einsatz des Bliss-Systems nur bei Betroffenen mit einem mittleren bis guten Sprachverständnis, guter visueller Wahrnehmung und hoher Motivation für das Erlernen eines nonverbalen Kommunikationssystems. Die Verwendung von Bliss-Symbolen erwies sich in der Studie nur als begrenzt erfolgreich. Daher sollten andere Symbolsysteme bevorzugt eingesetzt werden.

Kommunikationsbücher

▶ **Autoren.** zum Beispiel Nürnberger-Behrends und Borchers [437], Bundesverband für die Rehabilitation der Aphasiker [97]

▶ **Prinzip.** Kommunikationsbücher bieten im Gegensatz zu Kommunikationstafeln umfangreichere Verständigungsmöglichkeiten für Personen mit Sprach- und Sprechstörungen. Sie sind in semantische Kategorien unterteilt, die Bilder zu relevanten Alltagsäußerungen beinhalten, z. B. Abbildungen von Objekten, Tätigkeiten oder auch Gefühlen. Die sprechapraktische Person kann zum Ausdruck ihres Kommunikationsbedürfnisses auf das entsprechende Item deuten, so dass andere im Gespräch einen Anhaltspunkt für die gewünschte Äußerung erhalten und handeln oder nachfragen können.

▶ **Vorgehen.** In der Therapie müssen zunächst die semantischen Kategorien und die ihnen zugeordneten Items erarbeitet werden. Die Anwendung des Kommunikationsbuches muss intensiv und anhand konkreter Situationen geübt werden, damit dieses Hilfsmittel von Betroffenen tatsächlich und effektiv im Alltag eingesetzt werden kann. In diese Arbeit sind die Angehörigen einzubeziehen. Schwere Sprachverständnisstörungen oder eine Gliedmaßenapraxie können den Einsatz eines Kommunikationsbuches erschweren.

▶ **Material. Beispiele für Kommunikationsbücher:**
- **Logicon** [437]: Individuelles Kommunikationsbuch, das in der 3. Auflage erweitert und neu gestaltet wurde. Ordner mit 10 Registern für eine semantisch orientierte Einteilung und 34 Blanko-Folienseiten für eine individuelle Zusammenstellung der insgesamt 450 einklebbaren Items. Logicon ist im Hilfsmittelkatalog der Krankenkassen enthalten. Das Material kann auf Basis einer ärztlichen Verordnung über die Krankenkasse finanziert werden.
- **ZAK Kommunikationsbuch für Erwachsene** (https://www.rehavista.de/shop/artikel/zak-kommunikationsbuch-fur-erwachsene-thinline-herren). Das Material liegt in einer Version für Frauen und einer für Männer vor, die sich in geschlechterspezifischen Symbolen und Inhalten unterscheiden. 110 doppelt bedruckte DIN-A5-Seiten mit Symbolen aus der Boardmaker Thinline Sammlung.
- **Langenscheidt** (2017): Mit Bildern sprechen – Kommunikationsbuch: 700 Zeigebilder für Menschen mit Aphasie, Spiralbindung. Das Format des Buches ist relativ klein, dadurch kann es leicht mitgenommen werden. Auf den einzelnen Seiten befinden sich jedoch viele Bilder, so dass es wenig übersichtlich ist. Zudem ist das Umblättern der Seiten für Personen mit feinmotorischen Problemen erschwert.

- **PictoCom** [97]: Kommunikationsbuch im Taschenformat. Das Buch ist sehr handlich, enthält dadurch aber nur eine begrenzte Anzahl von Bildern für die Kommunikation.
- **Pictogenda** (https://www.pictogenda.de/): individualisierbarer Terminplaner und Wandkalender mit aufklebbaren Piktogrammen, auch mit METACOM-Symbolen erhältlich

Es ist auch möglich, in der Therapie gemeinsam mit Betroffenen ein eigenes Kommunikationsbuch zu erstellen, in das nach bestimmten semantischen Kategorien Items eingeordnet werden [192]. Kommunikationsbücher mit individualisierbaren Buchseiten durch Piktogramm-Aufkleber bieten eine zeiteffiziente Möglichkeit, Kommunikationsbücher individualisiert zu erstellen.

▶ **Effektivitätsnachweis.** Die Anwendung grafischer Symbolsysteme in der Aphasietherapie zeigt, dass der Einsatz visueller Materialien nicht ausschließlich nonverbale Lern- und Verarbeitungsmechanismen verlangt, sondern auch linkshemisphärische Leistungen. Ein gutes Sprachverständnis, intakte lexikalische Konzepte und eine hohe Motivation sind wichtige Voraussetzungen für den erfolgreichen Einsatz von Symbolen [414]. Insofern ist die Verwendung von Kommunikationsbüchern am ehesten bei sprechapraktischen Personen mit geringer aphasischer Symptomatik bzw. einem guten Sprachverständnis zu empfehlen.

Elektronische Kommunikationsformen

▶ **Autoren.** Päßler [446], van den Sandt-Koenderman et al. [501], Wahn [632]

▶ **Prinzip.** Bei der Nutzung elektronischer Kommunikationsgeräte – wie *Laptops*, *Tablets* oder *Smartphones* mit entsprechender Software bzw. Apps – erfolgt die Verständigung wie bei Kommunikationsbüchern anhand von Bildern oder Symbolen, die meist ebenfalls in semantische Kategorien unterteilt sind. Man klickt dazu auf das gewünschte Item und erhält eine vorhandene bzw. individuell einstellbare Sprachausgabe. Elektronische Kommunikationshilfen können wesentlich mehr Items enthalten als ein Kommunikationsbuch und lassen sich sehr individuell und dynamisch an die Bedarfe der Nutzenden anpassen.

▶ **Vorgehen.** Die Kosten für elektronische Kommunikationshilfen werden bei begründetem Antrag von den Krankenkassen übernommen. Logopädinnen und Sprachtherapeutinnen spielen hier eine wichtige Rolle, da sie auf der Basis einer Diagnostik und ersten Erprobung des Hilfsmittels für die Verordnung durch den Arzt einen therapeutischen Bericht verfassen. Dabei sind die Prognose, Alltagsrelevanz und Erprobung sowie das Ziel der Hilfsmittelversorgung zu erläutern [511]. Zur Untersuchung des Sprach- und Symbolverständnisses von Menschen mit stark eingeschränkter oder fehlender Sprachproduktion kann der *Test of Aided Communication Symbol Performance (TASP)* von Bruno und Tobii Dynavox [150] verwendet werden, der auch in einer deutschsprachigen Version zur Verfügung steht (https://www.rehavista.de/).

Die mit dem elektronischen Kommunikationsmittel zur Verfügung gestellte Hardware verbleibt im Besitz der Kasse, wird aber dauerhaft zur Verfügung gestellt. Alle Beteiligten werden von der Hilfsmittelfirma in die Handhabung von Hard- und Software eingewiesen. In der anschließenden Therapie werden die Items therapeutisch und idealerweise auch durch die Angehörigen den Bedürfnissen der Betroffenen weiter angepasst und die Handhabung des Geräts intensiv geübt. Für die Nutzung eines elektronischen Kommunikationsgeräts kann auch eine Probephase vereinbart werden, in der geklärt wird, ob der Umgang mit dem Gerät tatsächlich erlernt werden kann. Wichtig in der Beratung von Betroffenen und Angehörigen ist, dass das Kommunikationsgerät von allen Beteiligten akzeptiert wird. Nur dann ist ein effektiver Einsatz im Alltag möglich.

Mitunter wird von Betroffenen und Angehörigen die Befürchtung geäußert, dass der Einsatz des Geräts die weitere Verbesserung der Lautsprache behindern könnte. Hier ist von therapeutischer Seite aus zu verdeutlichen, dass der Einsatz eines elektronischen Kommunikationsgeräts expressive Leistungen nicht verhindert, sondern sogar stimuliert. Wird das elektronische Kommunikationsgerät nicht mehr benötigt, z. B. bei deutlichen Verbesserungen der lautsprachlichen Leistungen, kann das Gerät wieder an die Krankenkasse zurückgegeben werden.

Es gibt zahlreiche elektronische Kommunikationsgeräte, die eingesetzt werden können. Bei der Auswahl und Erprobung unterstützen Hilfsmittelfirmen. Mittlerweile werden häufig Tablets mit UK-Apps zur Verfügung gestellt. Dies reduziert die Stigmatisierung der Anwendenden, da Tablets im Alltag üblich sind. Bei Personen mit motorischen Einschränkungen können die Tablets in einen spezifischen Rahmen eingepasst werden, der die Handhabung erleichtert.

▶ **Material.** Beispiele für elektronische Kommunikationsmittel:
- **Rehatalkpad** (https://www.rehavista.de/): UK-Gerät für Personen mit guten motorischen Fähigkeiten. Kommunikationssoftware GoTalk NOW, intuitiv bedienbar und leicht zu programmieren. Symbole, Fotos und Schrift können auf Feldern platziert werden. Raster mit 1, 2, 4, 9, 16 oder 25 Feldern möglich.
- **TouchSpeak** (http://www.phoenixtechnologie. de/touchspeak/): Pocket-PC mit spezieller Software und Sprachausgabe mit umfangreichen Bildsymbolen und Sprachelementen, individuelle Zusammenstellungen möglich

Beispiele für UK-Software für das Tablet:
- **GoTalk NOW**: Über eine kostenpflichtige App kann die Kommunikationssoftware auf dem Tablet genutzt werden, für iOS und Android.
- **LetMeTalk**: Kostenfreie App auf der Basis einer Bilddatenbank mit mehr als 9 000 leicht verständlichen Bildern von ARASAAC (http://arasaac.org). Bilder oder eigene Fotos können hinzugefügt werden, für iOS und Android.

Kostenfreie Apps bieten die Möglichkeit, die Verwendung einer solchen App mit Betroffenen auszuprobieren.

▶ **Effektivitätsnachweis.** Die Effektivität elektronischer Kommunikationshilfen, speziell eines tragbaren Pocket-PC, konnte in einigen Studien mit aphasischen Probanden bestätigt werden [446], [501], [632]. Ein Effektivitätsnachweis für die Verwendung bei Sprechapraxie steht noch aus [189]. Es ist aber anzunehmen, dass auch hier der Einsatz von Nutzen sein kann, da die Verwendung einer elektronischen Kommunikationshilfe bei Personen mit guten rezeptiven Fähigkeiten und schlechten expressiven Fähigkeiten günstig ist. Daher hängt es vor allem von der meist zusätzlich zu einer Sprechapraxie bestehenden Art der aphasischen Störung ab, ob ein elektronisches Kommunikationsgerät genutzt werden kann. Belastbare Effektivitätsnachweise zum Einsatz von „unterstützer Kommunikation" bei Sprechapraxie liegen aber noch nicht vor [639], [640].

6.7.7 Modifikation des Sprechverhaltens

Über verhaltenstherapeutische Maßnahmen oder entspannungsorientierte Verfahren kann an der Veränderung des Sprechverhaltens gearbeitet werden, um z.B. Anspannungen zu reduzieren und dadurch möglichst auch die Artikulation selbst zu verbessern. Hierbei unterscheiden Ziegler et al. [702] **direkte** und **indirekte** Verfahren. Bei den direkten Verfahren wird ein spezifisches Sprechverhalten direkt adressiert, während bei den indirekten Verfahren z.B. über Entspannungsübungen eine Reduzierung von Anspannungen erreicht werden soll. Hierbei können therapeutische Rückmeldungen zum Sprechverhalten gegeben, aber auch Audio- oder Videoaufnahmen eingesetzt werden, um problematische Aspekte des Sprechens zu verdeutlichen.

Indirekte Verfahren

▶ **Entspannungs- und Atemübungen.** Allgemeine Entspannungs- und Atemübungen sollen die im Sprechverhalten beobachtbaren Anspannungen vermindern. Vogel et al. [629] sowie Springer [553] empfehlen Entspannungsübungen parallel zur sprechmotorischen Therapie, wie die progressive Muskelrelaxation [236]. Pichler und Pichler [465] beschreiben die Möglichkeit, durch Atemübungen, z.B. der Atemtherapie nach Middendorf, die Tiefe und Qualität der Atmung zu verbessern und damit zu einer ökonomischeren und entspannteren Stimm- und Sprechweise zu gelangen. Hierbei sollten Atem- und Sprechübungen miteinander kombiniert werden [702].

▶ **Entspannung des M. frontalis.** McNeil et al. [383] konnten in einer Studie mit Einsatz eines EMG-gestützten Verfahrens bei einer Person mit Sprechapraxie eine Reduzierung der Muskelspannung des M. frontalis erreichen. Dadurch zeigten sich indirekte Verbesserungen sprechmotorischer Leistungen, die laut den Autoren aufgrund der reduzierten Anpassung der mimischen Muskulatur zustande kamen.

Direkte Verfahren

▶ **Abbau überartikulierter Bewegungen.** In einer Einzelfallstudie mit einem Patienten mit Sprechapraxie, der übermäßige Artikulationsbewegungen zeigte, konnten Aichert und Ziegler [8] die Überartikulation deutlich reduzieren. Hierzu setzten sie direkte verbale Rückmeldungen zum Ausmaß der Sprechbewegungen ein, punktuell einen Spiegel zur Unterstützung der Eigenwahrnehmung und taktil-kinästhetische Hilfestellungen.

▶ **Reduktion übermäßigen Korrekturverhaltens.** Zur Reduktion artikulatorischer Suchbewegungen und eines zu ausgeprägten Selbstkorrekturverhaltens empfehlen Ziegler et al. [702] direktes Üben und entsprechendes therapeutisches Feedback. Dies sei dann sinnvoll, wenn das Sprechen der betroffenen Person auch ohne zusätzliche Selbstkorrekturen überwiegend verständlich ist bzw. die Selbstkorrekturen des Betroffenen weniger erfolgreich sind.

6.8 Praxisorientierter Einsatz von Therapiemethoden in Rehabilitationskliniken

Um einen Überblick über die im klinischen Alltag verwendeten Therapieansätze zu erhalten, wurden 2005 für die erste Auflage dieses Buches mittels eines Fragebogens 194 Rehabilitationskliniken befragt. Der Fragebogen enthielt eine Auflistung von Therapieansätzen sowie Fragen zur Auftretens- und Behandlungshäufigkeit von Sprechapraxie in den verschiedenen Kliniken. Der Rücklauf umfasste 35 Fragebögen. ▶ Tab. 6.10 beinhaltet die Häufigkeit der Nennungen der eingesetzten Therapiemethoden in absteigender Reihenfolge.

Tab. 6.10 Nennung von Therapiemethoden im klinischen Einsatz von Rehabilitationskliniken.

Therapiemethoden	Nennungen
phonetische Kontrastierung/ Minimalpaartechnik	25
TAKTKIN	25
Kommunikationsbücher	24
phonetische Ableitung	23
Sprechapraxietherapie nach Luzzatti und Springer	22
Kommunikationstafeln	22
melodische Intonationstherapie	20
Mediationstechnik (EMS)	20
metrischer Ansatz (Jaeger/Ziegler)	19
rhythmische Gesten	16
elektronische Kommunikationsgeräte	15
Cueing-Techniken (allgemein)	13
Pacing Board	12
Fingertapping	11
progressive Approximation	11
vibrotaktile Stimulation	9
phonetic Placement	8
Akzentmethode	8
kontrastive Akzentuierung	7
8-Stufen-Kontinuum nach Rosenbek	7
Metronom	7
Phonemdrill nach Darley	6
auditives Synchronisationsverfahren (Brendel/Ziegler)	4
gestische Kommunikation	3
SIPARI	1
Multiple Input Phoneme Therapy	0

6 der 35 Kliniken (17 %) gaben an, eine interne Statistik über die Auftretenshäufigkeit der Sprechapraxie zu führen, die anderen Kliniken (80 %) praktizierten eine Schätzung der Auftretenshäufigkeit. Die *jährliche Auftretenshäufigkeit* von Sprechapraxien wurde mit mindestens 6–10 bis hin zu mehr als 50 Personen mit Sprechapraxie angegeben. In einem Drittel der Kliniken wurden bei mehr als 40 Personen pro Jahr Sprechapraxien beobachtet. Die Sprechapraxie stellte zwar nicht bei allen Erkrankten in der Rehabilitationsklinik einen Behandlungsschwerpunkt dar, die meisten Kliniken gaben jedoch an, bei mehr als 75 % der Personen mit Sprechapraxie eine spezifische Therapie durchzuführen.

Bis auf die *Multiple Input Phoneme Therapy* nach Stevens und Glaser [572] wurden alle dargestellten Therapieansätze in den Kliniken eingesetzt. Nur in einem Fall wurde ausschließlich der Therapieansatz nach Luzzatti und Springer angewandt. In allen anderen Kliniken wurden mindestens 5 und höchstens 21 Therapiemethoden eingesetzt. Durchschnittlich kamen 9,7 Methoden pro Klinik zur Anwendung. In 60 % der Kliniken stand eine Kombination aller methodischen Ansätze (segmentbasiert, rhythmisch-melodisch, wortstrukturell, Cueing-Techniken und unterstützte Kommunikation) zur Verfügung. Segmentbasierte und wortstrukturelle Ansätze sowie Cueing-Techniken stellten die am häufigsten eingesetzten Therapiemethoden dar (in 86 % der Kliniken).

Dies zeigt, dass in der Praxis nicht eine Methode allein angewendet, sondern offensichtlich individuell eine spezifische Methode oder Methodenkombination ausgewählt wird, die meist segmentbasierte und wortstrukturelle Ansätze und Cueing-Strategien beinhaltet.

6.9 Teletherapie

Im Rahmen der Teletherapie können synchrone oder asynchrone Maßnahmen durchgeführt werden.

▶ **Synchrone Teletherapie.** Zu den synchronen Maßnahmen gehört die Videotherapie, über die sowohl Diagnostik als auch Therapie durchgeführt werden können. Hill et al. [232] konnten in einer

Studie mit 11 Teilnehmenden zeigen, dass bei Personen mit einer leichten bis mittelgradigen Sprechapraxie die Befunderhebung online zu vergleichbaren Ergebnissen führte wie eine Face-to-Face-Untersuchung. Die Betroffenen waren mit der Durchführung der Online-Maßnahme zufrieden, lediglich die Sprachtherapeutinnen hielten es für richtig, bei schweren Sprechapraxien eine Face-to-Face-Diagnostik zu bevorzugen. Für die Videotherapie zeigte sich in einer Einzelfallstudie, dass sich bei einer schweren Sprechapraxie eine Kombination von wöchentlich 2 Sitzungen per Videotherapie und 2 Sitzungen Face-to-Face-Therapie durchführen ließ und zu positiven Therapieeffekten führte [315].

Systematische Reviews zur sprachtherapeutischen Telerehabilitation bei Erwachsenen und speziell bei Menschen nach Schlaganfall weisen darauf hin, dass teletherapeutische Maßnahmen generell machbar sind und bisherige Studien erste positive Wirkungen bestätigen [321], [653]. Allerdings stehen umfängliche wissenschaftliche Nachweise der Online-Diagnostik und -Therapie bei Sprechapraxie noch aus. Generelle Vorteile der Teletherapie werden u. a. darin gesehen, dass Betroffene in therapeutisch unterversorgten Regionen besser betreut werden können, Reisekosten und -zeiten für alle Beteiligten entfallen und vor allem die Therapie- und Übungsfrequenz erhöht werden kann [319].

▶ **Asynchrone Teletherapie.** Bei asynchronen teletherapeutischen Maßnahmen geht es vor allem um ein digital unterstütztes Eigentraining, mit dem das häusliche Üben erfolgen und die Übungsfrequenz gesteigert werden soll. In einer qualitativ hochwertigen randomisierten kontrollierten Studie mit 50 Personen mit Sprechapraxie zeigte sich nach einem computergestützten Eigentraining eine Verbesserung des Nachsprechens und Benennens von geübten und ungeübten Wörtern [621]. Ballard et al. [39] untersuchten in einer Studie mit 5 Teilnehmenden mit Sprechapraxie und Aphasie die Effekte eines Worttrainings, das über eine App mit automatischer Spracherkennung durchgeführt wurde. Das 4-wöchige Training umfasste 4 Sitzungen pro Woche, von denen eine Sitzung therapeutisch angeleitet und 3 als eigenständiges Heimtrai-

ning umgesetzt wurden. Pro Sitzung gab es 100 Übungsversuche, so dass ein hochfrequentes Training erfolgte.

Für die Aphasietherapie konnte dargelegt werden, dass eine hochfrequente Therapie auch bei chronischer Aphasie zu signifikanten sprachlichen und kommunikativen Verbesserungen führt [88]. Für die Sprechapraxie gibt es bislang keine entsprechenden Nachweise, auch wenn Prinzipien der Neurorehabilitation und speziell des motorischen Lernens nahelegen, dass auch bei Sprechapraxie eine Intensivtherapie besonders erfolgversprechend sein könnte.

▶ **Apps in der Sprechapraxietherapie.** Auch wenn es bisher keine spezifisch für die Sprechapraxie entwickelte App gibt, können doch bereits existierende Apps dazu genutzt werden, ein therapeutisch supervidiertes, tabletgestütztes Eigentraining umzusetzen.

Vor allem die App *neolexon* (https://neolexon.de/) die primär für die Aphasietherape entwickelt wurde, bietet sehr gute Möglichkeiten für das Heimtraining bei Sprechapraxie [547], [548]. Die App kann am Tablet, Smartphone oder PC sowie mit den Betriebssystemen iOS und Android genutzt werden. Für das Üben stehen mehr als 8000 Wörter, 1200 Sätze und diverse Texte zur Verfügung, die individuell für die Übenden zusammengestellt werden können. Das Material, das stetig erweitert wird, lässt sich nach diesen **Parametern** filtern:
• Phonemauswahl
• Wortakzent
• Wortfrequenz
• Wort- und Satzart
• Silbenanzahl
• Silbenstruktur
• syntaktische Struktur
• Textlänge und -komplexität
• semantische Kategorien

Damit wird eine Vielzahl von Parametern abgedeckt, die für eine Strukturierung des Übungsmaterials bei Sprechapraxie relevant sind. Der Schwerpunkt des Trainings liegt bei *neolexon* auf der Wortebene. Zu allen Wörtern gibt es ein Farbfoto, das Schriftbild und ein Mundbildvideo mit der Aussprache des Wortes, das insbesondere für Personen mit Sprechapraxie unterstützend ist. Das mündliche Benennen stellt einen Übungsteil der App dar, innerhalb dessen das Sprechen geübt werden kann. Die App ist als Medizinprodukt zertifiziert und als digitale Gesundheitsanwendung gelistet (DiGA, PZN 18017082), so dass die Kosten dafür von allen gesetzlichen Krankenkassen in Deutschland übernommen werden.

Die Aphasie-App von *SpeechCare* (https://www.speechcare.de/) bietet ebenfalls Videos von Zielwörtern, auf denen aber das gesamte Gesicht der sprechenden Person zu sehen ist. Die App enthält auch keine Übung, bei der Wörter ausgesprochen werden müssen.

Das Trainingssystem *ISi-Speech* (www.isi-speech.de) [180] wurde für das Artikulationstraining bei Dysarthrie entwickelt und dient dem Eigentraining und damit der Steigerung der Therapieintensität. Die mittlerweile in *Sprechen!* umbenannte App enthält evidenzbasierte Sprechaufgaben zum Nachsprechen und lauten Lesen auf Wort-, Satz- und Textebene. Auf der Basis einer automatisierten Spracherkennung wird den Betroffenen ein Feedback zur Verständlichkeit gegeben. Die App ist allerdings noch nicht verfügbar, sondern wird derzeit in einem Forschungsprojekt weiterentwickelt.

Lexiko Artikulation (https://lexico.ch/) ist eine App zur phonetisch-phonologischen Therapie bei Kindern und Erwachsenen. Über individuelle Einstellungen können Wörter mit bestimmten Phonemen in gewünschten Lautpositionen für das Üben ausgewählt werden. Die Wörter werden über farbige Fotos, das Schriftbild und eine Audioaufnahme präsentiert. Mundbildvideos sind nicht enthalten.

6.10 Hirnstimulation

Eine Elektrostimulation des Gehirns parallel zur logopädischen Therapie kann den Therapieeffekt steigern. Dazu wird entweder eine transkranielle *Gleichstromstimulation (tDCS)* oder eine *repetitive transkranielle Magnetstimulation (rTMS)* eingesetzt. Die Verfahren sind schmerzfrei und nicht invasiv. Zudem weisen sie nur geringe Nebenwirkungen auf. Ihre positive Wirkung wurde bisher vor allem für die Aphasietherapie bestätigt (z. B.

Meinzer et al. [390]). Für die Sprechapraxie konnten Marangolo et al. [364] positive Wirkungen der tDCS auf die Sprechapraxie bei drei Studienteilnehmenden mit Aphasie und Sprechapraxie nachweisen. Auch eine Generalisierung der Therapieeffekte konnte bei diesen Fällen beobachtet werden. In einer Studie zur tDCS bei 8 Personen mit nichtflüssiger primär progressiver Aphasie und Sprechapraxie kam es ebenfalls zu einer Verstärkung des Therapieeffekts, bezogen auf die Sprechapraxie [594]. Malfitano et al. [360] berichten in einer Fallbeschreibung über positive Effekte der rTMS bei einer Person mit reiner Sprechapraxie. Wang et al. [647] konnten in einer randomisierten kontrollierten Studie mit 52 Studienteilnehmenden zeigen, dass die Anwendung von tDCS bei einer Stimulation des primären motorischen Kortex (M1) mit zusätzlicher Sprechtherapie effektiver war als die Stimulation der Broca-Region mit Sprechtherapie oder eine reine Therapie des Sprechens.

Das Verfahren wird in Deutschland derzeit nur in einzelnen klinischen Zentren eingesetzt und ist für die ambulante Praxis noch nicht verfügbar.

6.11 Beratung von Betroffenen und Angehörigen

Neben den Betroffenen sollten auch die Angehörigen über die Problematik der Sprechapraxie und deren Behandlung aufgeklärt werden. So sind die Symptome der Sprechapraxie für Laien verständlich zu erläutern und Hinweise zu günstigen Kommunikationsstrategien zu geben. In manche Therapieansätze werden auch die Angehörigen miteinbezogen, wenn es z. B. darum geht, elektronische Kommunikationsmittel einzusetzen und diese zuvor individuell anzupassen, oder wenn gestische Hinweisreize eingesetzt werden, die auch den Angehörigen bekannt sein sollten. Leicht verständliche Erklärungen zur Sprechapraxie und deren Therapie finden sich beispielsweise in einem Ratgeber für Betroffene und Angehörige von Geißler und Lauer [187].

6.12 Selbsthilfegruppen

Für Menschen mit Aphasie konnte gezeigt werden, dass sie eine signifikant geringere Lebensqualität als gesunde Personen oder Betroffene mit Hirnläsionen ohne Aphasie bzw. als Personen mit anderen chronischen Erkrankungen angeben [230], [310]. Auch ihre Angehörigen zeigen physische und emotionale Probleme als „Mitbetroffene" der Erkrankung [381]. Selbsthilfegruppen stellen einen geschützten Raum dar, in dem Verarbeitungsprozesse angeregt werden können und das Selbstbewusstsein der Betroffenen gestärkt werden kann [325]. Betroffene, die an Aphasie-Selbsthilfegruppen teilnehmen, zeigen eine signifikant bessere Teilhabe als Betroffene, die keine Gruppe besuchen [184], [313], [627]. Teilnehmende an Selbsthilfegruppen, die von Menschen mit Aphasie geleitet werden, profitieren stärker als solche in professionell geleiteten Gruppen [471]. Sie werden dadurch in eine aktive Rolle gebracht [115] und ziehen einen Nutzen aus authentischen Gesprächssituationen, geteilter Erfahrung und der Empathie der Leitungspersonen [604]. Auch in einer deutschen Studie konnte die positive Wirkung selbstgeleiteter Selbsthilfegruppen auf die Lebensqualität von Menschen mit Aphasie bestätigt werden [318].

Eigene Selbsthilfegruppen für Menschen mit Sprechapraxie gibt es in Deutschland nicht. Da aber eine Sprechapraxie meist begleitend zu einer Aphasie auftritt, sind viele von Sprechapraxie Betroffene in Aphasie-Selbsthilfegruppen. Dort steht die Unterscheidung von Sprach- und Sprechstörungen nicht im Vordergrund, sondern der gemeinsame Austausch über kommunikative und soziale Probleme und die Verbesserung der Teilhabe. Daher sind Aphasie-Selbsthilfegruppen auch für Personen mit Sprechapraxie geeignet. Über den Bundesverband für die Rehabilitation der Aphasiker e. V. (https://aphasiker.de/) können Informationen über regional bestehende Selbsthilfegruppen eingeholt werden. In den meisten Bundesländern gibt es Landesverbände, die Kontakt zu den regionalen Selbsthilfegruppen haben und ebenfalls Informationen und Angebote für Betroffene bereithalten.

6.13 Leitlinien der Sprechapraxietherapie

Leitlinien bieten eine gute und schnelle Möglichkeit, sich über den aktuellen Stand zu Diagnostik und Therapie eines Störungsbilds zu informieren und Empfehlungen für ein evidenzbasiertes Vorgehen zu erhalten. In Deutschland werden Leitlinien über die Arbeitsgemeinschaft der Wissenschaftlichen Medizinischen Fachgesellschaften e. V. (AWMF) unter https://www.awmf.org angeboten. Die dort veröffentlichten Leitlinien werden unter der Führung einer medizinischen Fachgesellschaft systematisch entwickelt und sind bis maximal 5 Jahre nach ihrer Verabschiedung gültig.

Unterschieden werden 3 Entwicklungsstufen von Leitlinien, wobei die 2. Stufe in 2 Varianten erfolgen kann.

- S 1: Handlungsempfehlungen von Expertengruppen
- S 2k: konsensbasierte Leitlinie
- S 2e: evidenzbasierte Leitlinie
- S 3: evidenz- und konsensbasierte Leitlinie

Während S 1-Leitlinien also lediglich auf den Empfehlungen einer Gruppe von Expertinnen beruhen, basieren S 3-Leitlinien auf einer systematischen Recherche der aktuell verfügbaren Evidenzen und werden zudem von einem Expertengremium in einem systematischen Verfahren konsentiert. Dementsprechend sind die Empfehlungen von S 3-Leitlinien höher zu gewichten als die der S 2- oder S 1-Leitlinien. Dennoch können bereits S 1-Leitlinien wichtige Empfehlungen auf der Basis von Evidenzen beinhalten, die aber nicht systematisch recherchiert wurden.

Die Sprechapraxie wird bisher in der S 1-Leitlinie „Rehabilitation aphasischer Störungen nach Schlaganfall" der Deutschen Gesellschaft für Neurologie [138] erwähnt, aber nicht differenziert dargestellt. Derzeit wird die Leitlinie überarbeitet und wird sowohl zur Aphasie als auch zur Sprechapraxie Empfehlungen zur Diagnostik und Therapie enthalten. Die Leitlinie wird 2024 als S 2k-Leitlinie unter dem Titel „Aphasie und Sprechapraxie: Diagnostik und Therapie" mit der Registernummer 030-090 im Leitlinienregister veröffentlicht.

Die Leitlinien der *Academy of Neurologic Communication Disorders and Sciences (ANCDS)* basieren auf Literaturrecherchen und Bewertungen von Evidenzen zur Sprechapraxietherapie [38], [639], [640]. Die 2006 veröffentlichte Leitlinie zeigt, dass artikulatorisch-kinematische Therapieansätze und rhythmische Verfahren als effektiv angesehen werden können, auch wenn die Empfehlungen überwiegend auf Einzelfallstudien basieren. In die Leitlinie von 2015 konnten weitere Studien einbezogen werden. Diese bestätigten die Empfehlungen von 2006, zeigen aber weiterhin ein Fehlen von qualitativ hochwertigen Studien zur Bestätigung der Evidenzen, wie z. B. randomisierte kontrollierte Studien (RCT). Auch in einem Cochrane Review von West et al. [658] konnten keine randomisierten kontrollierten Studien zur Sprechapraxie identifiziert werden, die die Einschlusskriterien erfüllen.

In ein systematisches Review von Munasinghe et al. [418] konnten über 27 Studien einbezogen werden, von denen zumindest eine Studie eine RCT darstellte. In den Studien wurden überwiegend artikulatorisch-kinematische Ansätze (n = 22) überprüft, gefolgt von Studien zur intersystemischen Reorganisation (n = 4). Es zeigte sich, dass die Qualität der Studien in den vergangenen 8 Jahren deutlich zugenommen hat und insbesondere der Einsatz artikulatorisch-kinematischer Verfahren dadurch gestützt wird. Dennoch sind weitere, größer angelegte randomisierte kontrollierte Studien notwendig, um die Evidenzlage zu verbessern. Munasinghe et al. [418] befürworten auf der Basis der Datenlage zudem computergestützte Therapieansätze zur Therapie der Sprechapraxie sowie die gleichzeitige Behandlung von Sprechapraxie und Aphasie.

▶ **Artikulatorisch-kinematische Verfahren.** Zu diesen Verfahren, die weitaus am häufigsten wissenschaftlich untersucht wurden, zählen Verfahren, bei denen grundsätzlich sprechmotorisches Üben mit verbalen Stimuli stattfindet. Hierzu zählen segmentbasierte und wortstrukturelle Verfahren, aber auch Cueing-Techniken wie PROMPT. Sowohl das *Sound Production Treatment* als auch PROMPT werden als effektive Methoden eingeschätzt.

▶ **Verfahren zu Tempo und Rhythmus.** Auch rhythmische Verfahren wurden als effektiv bewertet, auch wenn noch weitere Studien zur Absicherung der Ergebnisse notwendig sind. Dabei werden Verbesserungen der Artikulation und der Sprechgeschwindigkeit angegeben.

▶ **Intersystemische Fazilitierung/Reorganisation.** Hierzu zählen Verfahren, bei denen die Arbeit über relativ intakte Modalitäten zu einer Verbesserung gestörter Modalitäten führen soll. Zu diesen Verfahren gehören der Einsatz bedeutungsvoller Gesten, Gesten für Einzellaute, aber auch die melodische Intonationstherapie. Die Verfahren werden für einzelne Personen mit Sprechapraxie als effektiv beschrieben, es liegen aber noch nicht genügend qualitativ angemessene Studien vor, um eine eindeutigere Aussage treffen zu können.

▶ **Alternative/augmentative Verfahren.** Die bisherige Forschung ermöglicht keine sicheren Aussagen zur Effektivität von Verfahren zur unterstützten Kommunikation. Bei Personen mit sehr geringen verbalen Kommunikationsmöglichkeiten kann ein Einsatz dennoch sinnvoll sein.

▶ **Weitere Verfahren.** Andere Verfahren, die keinem der oben genannten Verfahren zugeordnet werden können, zeigen keine verlässlichen Ergebnisse, um daraus Empfehlungen abzuleiten. Hierzu gehören z. B. das von McNeil et al. [383] eingesetzte EMG-Biofeedback oder ein allgemeines Konversationstraining (z. B. Florance und Deal [167]).

6.14 Therapieevaluation

Um sicherzustellen, dass eine Behandlung erfolgreich ist, sind nicht nur Vor- und Nachuntersuchungen, sondern auch Verlaufskontrollen sinnvoll. Die Wirksamkeit von Übungen und deren spezifische Effekte lassen sich individuell überprüfen.

Therapieeffekte können sich **auf unterschiedlichen Ebenen** zeigen ([509]: S. 260):

- Übungseffekt: Leistungsverbesserung für geübte Items
- Generalisierungseffekt: Leistungsverbesserung für geübte Items oder vergleichbare Fähigkeit bei anderen Aufgabenstellungen
- Transfereffekt: Leistungsverbesserung in Alltagssituationen
- Nachhaltigkeitseffekt: Niveau der Leistungsverbesserung bleibt bis zu einem Jahr bestehen

Gerade bei Therapiemethoden, deren Wirksamkeit bisher noch wenig oder gar nicht durch Studien bestätigt werden konnte, ist eine Kontrolle der Therapieeffekte wichtig. Aber auch bei gut evaluierten Methoden ist die Überprüfung des individuellen Therapieerfolgs hilfreich, um zu erkennen, ob die Methode bei der jeweiligen Person tatsächlich erfolgreich ist. Hierzu können Methoden der experimentellen Einzelfallforschung genutzt werden, um Veränderungen zu erfassen [263]. Dazu kann beispielsweise die Häufigkeit eines bestimmten Verhaltens (z.B. erfolgreiche Selbstkorrekturen bei der Artikulation) zu festgelegten Zeitpunkten beobachtet und mit den Leistungen zu anderen Zeitpunkten verglichen werden. Auch können Listen mit geübten und ungeübten Items vor und nach bestimmten Zeiträumen geprüft und die Ergebnisse anhand eines Vierfeldertafel-Tests berechnet werden, um Übungs- und Generalisierungseffekte zu erfassen (vgl. [58]). Darüber hinaus sollten Transfereffekte über Rollenspiele und konkrete Übungsaufgaben für den Alltag angestrebt werden. Zur Überprüfung von Nachhaltigkeitseffekten sollten bestimmte Leistungen auch nach einem halben Jahr erneut evaluiert werden.

Zusammenfassung

Im Vordergrund der Behandlung sprechapraktischer Störungen steht die Verbesserung von Verständlichkeit und Natürlichkeit des Sprechens. Abhängig vom Schwerpunkt der Symptomatik und der Stimulierbarkeit der jeweils betroffenen Person sind geeignete Therapieverfahren auszuwählen und durchzuführen. Hierbei sollten sowohl artikulatorische als auch prosodische Störungen adressiert werden. Eine begleitende Aphasie ist bei der Auswahl und Umsetzung therapeutischer Verfahren zu berücksichtigen. Das *Sound Production Treatment* sowie die *PROMPT-Methode* zeigen bislang die besten Behandlungsergebnisse [38], [639], [640].

Beim Einsatz segmentaler Ansätze sind Artikulationsübungen möglichst früh auf Silben- oder Wortebene durchzuführen, um den ganzheitlichen Abruf aus dem Silbenlexikon zu trainieren. Generell sollte frühzeitig der positive Effekt silbischen Lernens genutzt werden [7]. So sollte bei schweren Sprechapraxien in einer Übungssequenz nicht nur segmental gearbeitet werden, sondern Segmente sollten direkt in einfache Silbenstrukturen bzw. kurze Wörter eingebunden werden [11].

Um Verbesserungen auf der Ebene des sprechmotorischen Systems zu erreichen, ist es notwendig, mit verbalen Items zu arbeiten. Verschiedene Kriterien zur Lautauswahl helfen bei der Strukturierung der Therapie. Als Vermittlungstechniken eignen sich auditive und taktil-kinästhetische, teilweise auch visuelle Hilfen. Wichtig ist eine entsprechende therapeutische Rückmeldung an die betroffene Person über das Ergebnis und/oder die Durchführung von sprechmotorischen Übungen. Wiederholte Bewegungsausführungen unterstützen das motorische Lernen. Bei einer Kombination von Therapieansätzen ist darauf zu achten, dass die wesentlichen Prinzipien des jeweiligen Ansatzes beibehalten werden, um eine effektive Therapie zu gewährleisten. Die bisher einzige randomisierte kontrollierte Studie von Varley et al. [621] zeigt, dass eine eigenständig durchgeführte computergestützte Therapie das Sprechen von Menschen mit Sprechapraxie über Benenn- und Nachsprechaufgaben signifikant verbessern kann.

Teil III

Sprechapraxie im Kindesalter

Beate Janusch

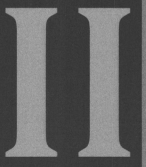

7 Theoretische Grundlagen der kindlichen Sprechapraxie

7.1 Begriffsklärung

Bei der Beschäftigung mit dem Thema *kindliche Sprechapraxie* sollte zunächst geklärt werden, welche Bedeutung verschiedene Begriffe in diesem Zusammenhang haben. Dies ist schon deswegen sinnvoll, weil genaue Begriffe und Definitionen dabei helfen,

- im klinischen Alltag besser miteinander zu kommunizieren,
- Entstehungsmechanismen der Problematik zu beschreiben,
- eine Störung von einer anderen abzugrenzen,
- den Patienten bzw. seine Angehörigen/Eltern besser aufzuklären,
- genauere Behandlungsmöglichkeiten zu entwickeln und abzustimmen.

Im Englischen wird der Begriff der *Developmental Apraxia of Speech (DAS)* oder *Developmental Verbal Dyspraxia (DVD)* bzw. der *Developmental Articulatory Dyspraxia (DAD)* verwendet. Der Terminus der *Developmental Verbal Dyspraxia (DVD)* ist in Großbritannien gebräuchlich. In US-amerikanischen Publikationen wird seit den Jahren 2003/ 2004 (z. B. Velleman [624]) der Begriff *Childhood Apraxia of Speech (CAS)* bevorzugt und in aktuellen, internationalen Studien durchgängig eingesetzt (z. B. Gomez et al. [195]). Der Terminus *Development*, also Entwicklung, ist nicht mehr enthalten. Ein Grund dafür war, dass Kostenträger in den USA argumentierten, dass eine Störung, die sich im Rahmen der Entwicklung zeige, sich ggf. auch ohne Behandlung wieder normalisieren könne. Somit sei eine Therapie überflüssig. Im Positionspapier zur kindlichen Sprechapraxie [28] wird festgehalten, dass der Terminus „kindliche Sprechapraxie" anderen Termini vorgezogen wird.

Im Deutschen ist auch darüber nachzudenken, ob man den Begriff der verbalen Entwicklungsdyspraxie, der 1996 von Schulte-Mäter eingeführt wurde, nicht durch den Begriff der kindlichen Sprechapraxie ersetzt. In der 2022 in Kraft getretenen ICD-11 der WHO wird die *Childhood Apraxia of Speech*, die kindliche Sprechapraxie, unter dem Code 6A01.0 der entwicklungsbedingten Aussprachestörungen subsumiert. Somit wird im Folgenden der Begriff der *kindlichen Sprechapraxie* verwendet.

▶ **Was versteht man genau unter dem Begriff der „kindlichen Sprechapraxie"?**. Der Begriff der *Apraxie* entstammt dem Griechischen. Die Vorsilbe „a-" drückt ein Unvermögen aus, und „praxie" steht für griech. „Praxis", „das Tun, die Tätigkeit". Bereits Ayres [32] definierte die Praxie als neurologischen Prozess, durch den die Kognition die Motorik steuert.

Die Praxie ist die Möglichkeit, unterschiedliche motorische Pläne zu entwerfen, die es dem Individuum ermöglichen, sein Verhältnis zur Umwelt und zu sich selbst zu beeinflussen. Somit haben die Praxiefähigkeiten Einfluss auf das Empfinden der Selbstwirksamkeit einer Person. Nach Ayres steht die Praxie vor der motorischen Ausführung. Die Autorin betont, dass ein motorisches Muster nicht einfach eine Reihe von Bewegungen darstellt. Vielmehr repräsentiert ein motorisches Muster die *Abfolge und das Zusammenwirken der enthaltenen Bewegungen.*

Beim Sprechen steht *Praxie* für die motorische Planung und Programmierung von Sprechbewegungen. Durch die Praxie wird der *Übergang der Artikulatoren von Sprechbewegung zu Sprechbewegung* geplant. Wie das genau geschieht und wie das enge Zusammenspiel zwischen dem Wortabruf, der phonologischen Enkodierung und der Sprechbewegungssequenzierung erfolgt, ist bis heute nicht bis ins Detail geklärt. Elementar ist eine zu jeglichem Zeitpunkt sehr fein abgestimmte Wahrnehmung des aktuellen Bewegungsstatus sowie ein flüssiger Übergang der angestrebten folgenden Bewegungen der Artikulatoren. Anders ausgedrückt sieht Ayres in der Praxie die *Generierung willkürlicher Bewegungsmuster*, die Bewegungsauswahl, -planung, -organisation und Initierung des motorischen Musters umfassen. Bei einer kindlichen Sprechapraxie gelingt dieser Prozess beim Sprechen unzureichend bis gar nicht. Es werden verschiedene Modelle zur Entstehung kindlicher Sprechapraxie vorgestellt (vgl. Shriberg et al. [530]). Diese werden in einem späteren Abschnitt erläutert.

Die genauere Klassifikation von Aussprachestörungen erfolgte bis 2017 über eine linguistisch-beschreibende Eingruppierung ohne genauere Angabe der Ursachen (vgl. Shriberg et al. [530]). In den letzten Jahren konnten mehr Erkenntnisse darüber gewonnen werden, welche Entstehungsursachen bei kindlicher Sprechapraxie eine Rolle spielen könnten (Morgan et al. [404], [405], [406]). Diese werden bei den Ursachen genauer dargestellt.

Gelingt die Steuerung nichtsprachlicher willkürlicher Bewegungen im Gesichtsbereich nicht, wie z. B. das Lippenspitzen und Breitziehen, spricht man von *bukkofazialer Apraxie* oder auch *oraler Dyspraxie*. Diese Form der Apraxie ist von der kindlichen Sprechapraxie klar zu unterscheiden, auch wenn die beiden Störungen häufig kombiniert auftreten können [568]. Die Autoren zeigen durch eine Studie zum Fingertapping, dass *übergeordnete sensomotorische Probleme* bei kindlicher Sprechapraxie wahrscheinlich sind. So fanden auch andere Arbeitsgruppen [430] bei einer Gruppe sprechpraktischer Kinder signifikante Abweichungen in der Verarbeitung auditiver, visueller, taktil-kinästhetischer und multisensorischer Reize. Die Modulationsfähigkeit der Bewegungen im Hinblick auf das Aktivitätsniveau – wie die Verarbeitung sensorischen Inputs bezüglich der emotionalen Antworten – wich stark von derjenigen bei unauffälligen, gleichaltrigen Kindern ab. Je stärker das Störungsausmaß, desto größer war die Abweichung. Dieses übergeordnete sensomotorische Problem scheint die kognitiv-linguistischen und motorischen Einschränkungen herbeizuführen und ein allgemeines Problem im prozeduralen, impliziten Lernen und in der Entwicklung der exekutiven Funktionen darzustellen. Bei Kindern mit Sprechapraxie und sprachlichen Beeinträchtigungen zeigte sich das in besonderem Ausmaß, auch in den feinmotorischen Fähigkeiten der Kinder. Über 50 % der Kinder erhielten nach einer Elternumfrage ebenfalls Physio- bzw. Ergotherapie [252], [607]. Stahl et al. [568] stellen einen Zusammenhang zwischen den grob- und feinmotorischen Problemen, der Koordinationsleistung und der oralen Sensibilität her. Auch wenn die Ursachen dieser Probleme noch nicht vollständig geklärt sind, **manifestieren sie sich häufig in Folgendem**:

- orale Lutschgewohnheiten
- Schwierigkeiten mit der Nasenatmung
- inadäquate Fähigkeiten zur Nahrungsaufnahme
- auffällige Mundhaltung und Mundmotorik im Sinne einer oralen Dyspraxie

Wie häufig kindliche Sprechapraxie und orale Dyspraxie gemeinsam auftreten, wird in der Literatur bislang nicht exakt beschrieben. Die bukkofaziale Apraxie betrifft ausschließlich nichtsprachliche orofaziale Bewegungen (z. B. Zunge herausstrecken). Um eine Aussage über die bukkofaziale Praxie treffen zu können, ist es erforderlich, Planung und Ausführung mehrerer Bewegungen hintereinander zu beobachten (z. B. zuerst Zunge herausstrecken, dann die Wangen aufpusten). Werden bereits einzelne mundmotorische Bewegungen mühevoll, langsam und unkoordiniert ausgeführt, liegt der Verdacht einer dysarthrischen Komponente nahe (vgl. [389]).

Merke

Das Auftreten von oraler Dyspraxie bzw. bukkofazialer Apraxie und einer kindlichen Sprechapraxie kann unabhängig voneinander geschehen. Eine kindliche Sprechapraxie betrifft ausschließlich das Sprechen. Die beiden Störungen treten häufig kombiniert auf.

Wird der Begriff der Dyspraxie allgemein verwendet, darf er nicht mit dem Begriff der kindlichen Sprechapraxie verwechselt werden. Der Begriff der *Dyspraxie allgemein* bezieht sich bei Kindern in der Regel auf die *groß- und feinmotorische Praxie* [185]. Das bedeutet, dass groß- und feinmotorische Bewegungsabläufe nicht ausreichend geplant und gesteuert werden können, was auch als *Gliedmaßenapraxie* bezeichnet wird. Die Kinder werden als ungeschickt und wenig koordiniert beschrieben. Eine Gliedmaßenapraxie kann gleichzeitig mit einer kindlichen Sprechapraxie vorliegen.

Ende der 1980er Jahre zeigten Untersuchungen, dass alle beteiligten Kinder mit sprechmotorischen Störungen auch eine Gliedmaßenapraxie aufwiesen [137], wie im oberen Abschnitt zur bukkofazialen Apraxie beschrieben. Die beiden Störungen können jedoch unabhängig voneinander auftreten.

Auch eine okulomotorische Apraxie, also eine nicht koordinierte Bewegung der Augen, kommt in seltenen Fällen vor. Apraxien stören immer die Koordination von willkürlichen Bewegungen – somit merkt die Person, die von Apraxie betroffen ist, dass ihr der eigene Körper nicht so gehorcht, wie es wünschenswert wäre. Das kann zu einem mehr oder minder stark ausgeprägten Störungsbewusstsein und der Wahrnehmung einer eingeschränkten Selbstwirksamkeit führen. Positive Gefühle bei Kindern sind häufig mit eigener Handlungsfähigkeit verknüpft. In schweren Fällen kann sich somit eine eingeschränkte Handlungsfähigkeit im Sinne einer Dyspraxie auf die Entwicklung des Selbstwerts auswirken oder zur Entwicklung negativer Gefühle wie z. B. Wut, Angst oder Verzweiflung führen, die sich gebündelt in einem Störungsbewusstsein manifestieren können.

7.2 Definitionen im Zeitverlauf

- Morley et al. [410] haben als erste Forscher den Begriff der Apraxie auf Kinder übertragen. Sie definierten 1954 die kindliche Sprechapraxie als die Unfähigkeit, willkürliche Muskelbewegungen zur Artikulation zu zeigen, obwohl automatisierte Bewegungen derselben Muskulatur nicht beeinträchtigt sind.
- Eisenson [152] definiert die Sprechapraxie als eine Einschränkung in der Fähigkeit des Kindes, die passenden Sprechbewegungen zu organisieren und angemessene Bewegungen zur Produktion bestimmter Laute und zu Abfolgen von Lauten zu bilden.
- Später bestimmt Eisenson [153] die *artikulatorische Apraxie* 1984 als eine Beeinträchtigung der Fähigkeit, eine Sequenz willkürlicher und beabsichtigter Sprechbewegungen auszuführen. Dabei sind nach seiner Definition durch zerebrale Störungen die Mundmuskulatur, die Pharynx- und Kehlkopfmuskulatur involviert.

- Jaffee ergänzt 1984 die existierenden Definitionen [261], indem er die kindliche Sprechapraxie als eine beeinträchtigte Fähigkeit beschreibt, die Elemente des Sprechens zu programmieren, zu kombinieren und in eine Abfolge zu bringen.
- Für Hayden (vormals Chumpelik) [113] ist die kindliche Sprechapraxie ausschließlich eine Sequenzierungsstörung. Diese wird durch die Unfähigkeit des Kindes charakterisiert, aufeinanderfolgende Sprechbewegungen über die Zeit und in verschiedenen Bewegungsebenen zu produzieren. Wenn das Kind auch in anderen Bereichen Probleme hat, so ist die Diagnose *kindliche Sprechapraxie* für Hayden nicht zutreffend.
- Velleman [624] definiert die kindliche Sprechapraxie als Einschränkung des Kindes, komplexe Sprechbewegungen zu planen und Bewegungseinheiten (z. B. Silben) in ganzen Äußerungen zu kombinieren. Als Beispiel auf der Ausführungsebene führt Velleman an, dass ein Kind einzelne Konsonanten und Vokale bilden, sie aber nicht im Kontext einer Silbe einsetzen kann.
- 2007 postulierte die ASHA (American Speech and Hearing Association), der US-amerikanische Berufsverband für Sprachtherapie/Logopädie, eine nun in der Forschung allgemein anerkannte und durch weitere Studien gestützte Definition der kindlichen Sprechapraxie. Sie wird als eine Störung der Planung und Programmierung des Sprechens beschrieben und umfasst **3 Kardinalsymptombereiche** [28]:
  - inkonsistente Aussprachefehler von Vokalen und Konsonanten bei wiederholter Silben- oder Wortproduktion
  - verlängerte oder unterbrochene koartikulatorische Transitionen zwischen Lauten und Silben
  - auffällige Prosodie

Merke

Seit 2007 lautet die von der ASHA aufgestellte Definition der kindlichen Sprechapraxie wie folgt: *Kindliche Sprechapraxie ist eine neurologisch bedingte kindliche (pädiatrische) Aussprachestörung, bei der die Genauigkeit und Konsistenz der dem Sprechen zugrunde liegenden Bewegungen beeinträchtigt sind, ohne dass ein neuromuskuläres Defizit (z. B. abnorme Reflexe, abnormer Tonus) besteht. Kindliche Sprechapraxie kann als eine Auswirkung einer bekannten neurologischen Schädigung auftreten, in Verbindung mit einer komplexen neurologisch bedingten Verhaltensstörung unbekannter Ursache oder als eine idiopathische, neurogene Aussprachestörung. Das Kernproblem in der Planung und/oder Programmierung räumlich-zeitlicher Bewegungsparameter von Bewegungssequenzen zeigt sich in Fehlern der Sprachlautproduktion und der Prosodie* [28].

7.3 Mögliche Pathogenese

Es stellt sich die Frage, wie es dazu kommen kann, dass ein Kind mit der willkürlichen Planung und Programmierung von Sprechbewegungen Probleme hat. Die Pathogenese ist bisher nicht genau geklärt. Es gibt jedoch verschiedene Ursachen, die diskutiert und im Folgenden dargestellt werden.

7.3.1 Genetische Ursachen

In den letzten Jahren konnten erhebliche Fortschritte im Bereich der genetischen Forschung erzielt werden, besonders auch in den Bereichen der entwicklungsneurologischen Störungen. Es wurden genetische Lokalisationen entdeckt und neue Syndrome beschrieben.

Einer der Forschungsschwerpunkte sind hierbei die sprechmotorischen Störungen und somit auch die kindliche Sprechapraxie. Shriberg et al. [531] betonen, dass im Rahmen von manchen entwicklungsneurologischen Störungen sprechmotorische Störungen sehr oft vorkommen. In die Studie schlossen sie 8 verschiedene Personengruppen ein.

Es handelte sich um Personen mit folgenden **Krankheitsbildern**:
• Autismus-Spektrum-Störung
• Fragiles-X-Syndrom
• schweres Schädel-Hirn-Trauma
• idiopathische geistige Behinderung
• Galaktosämie
• Down Syndrom
• 16p11.2 Deletions- und Duplikationssyndrome
• 22q11.2 Deletationssyndrom

47,7 % aus diesen Personengruppen zeigten mindestens eine der im Folgenden genauer aufgeführten sprechmotorischen Auffälligkeiten. Die Auffälligkeiten wurden in **4 Störungsbereiche** eingeteilt:
• Sprechverzögerung: 25,1 % der Betroffenen
• Kindliche Dysarthrie: 13,1 % der Betroffenen
• Kindliche Sprechapraxie: 4,3 % der Betroffenen
• Kombination kindliche Dysarthrie und Sprechapraxie: 4,9 % der Betroffenen

Es zeigte sich, dass eine isolierte kindliche Sprechapraxie in der Gruppe von Personen mit entwicklungsneurologischen Störungen am seltensten vorkommt, wenn auch nicht alle Untergruppen in der Studie rein genetisch bedingte neurologische Veränderungen aufwiesen.

Bislang sind verschiedene Chromosomenabschnitte beschrieben, die für das Entstehen einer kindlichen Sprechapraxie verantwortlich gemacht werden. ▶ Tab. 7.1 zeigt eine Übersicht der bisher identifizierten Genlokalisationen, die mit kindlicher Sprechapraxie in Zusammenhang gebracht wurden.

Das Bestehen einer der genannten genetischen Abweichungen führt in der Regel zu einer Abweichung der Hirnentwicklung. Manche genetischen Abweichungen können Epilepsien und Hypotonie verursachen (z. B. 1p36 Mikrodeletionssyndrom) oder auch Stoffwechselerkrankungen wie Galaktosämie [595].

Tab. 7.1 Übersicht der bislang identifizierten Genlokalisationen.

Chromosom	Lokalisation	Genabschnitt	Syndrombezeichnung	Literatur
1	1p36.33	GNB1	–	Hildebrand et al. [231]
	1q21.3	POGZ	White-Sutton-Syndrom GAND-Syndrom	Chenausky, Tager-Flusberg [110]
2	2p14	SPRED2	–	Laffin et al. [308]
	2p16.1	–	–	Hildebrand et al. [231]
	2q24.1	UPP2, CCDC 148, AK126 351 PK4P		Laffin et al. [308]
	2q25	ZNF142	–	Chenausky, Tager-Flusberg [110]
	2q31.1	DLX1, DLX2	–	Laffin et al. [308]
	2q31.2	PDE11A	–	Laffin et al. [308]
3	3p13	FOXP1	–	Chenausky, Tager-Flusberg [110]
	3q29	ATP13A4	–	Chenausky, Tager-Flusberg [110]
4	4q25-q28.2	ZGRF1 C 4orf21	–	Peter et al. [460]
5	5p14.3	C 18	–	Chenausky, Tager-Flusberg [110]
	5p15.1	MYO10	–	Chenausky, Tager-Flusberg [110]
	5q13.2	NIPBL	–	Chenausky, Tager-Flusberg [110]
	5p15.2 + 5p15.3	–	Cris-du-Chat-Syndrom	Marignier et al. [367]
	5q35	NSD1	Sotos-Syndrom	Ball et al. [36]
6	6p22.3	KIAA0319	–	Chenausky, Tager-Flusberg [110]
	6q22	Duplikation	–	Newbury et al. 2013 [429]
	6q25.3	–	–	Peter et al. 2017 [461]
7	7p11.2	FLCN	–	Chenausky, Tager-Flusberg [110]
	7q11.23	Duplikation	Williams-Beuren-Syndrom	Velleman, Mervis [625] Abbiati et al. [1]
	7p14.1	CDK13	–	Chenausky, Tager-Flusberg [110]
	7q31.1	FOXP2	–	Chenausky, Tager-Flusberg [110]
	7q35-q36	CNTNAP2	–	Chenausky, Tager-Flusberg [110]

Tab. 7.1 Fortsetzung

Chromosom	Lokalisation	Genabschnitt	Syndrombezeichnung	Literatur
8	8p11.21	KAT 6A	–	Chenausky, Tager-Flusberg [110]
	8q11.23	–	–	Laffin et al. [308]
	8q21.13	ZFHX4	–	Chenausky, Tager-Flusberg [110]
9	9q32	–	–	Laffin et al. [308]
	9q34	CORS 2	Joubert-Syndrom	Spahiu et al. [549]
	9q34.12	SETX	–	Chenausky, Tager-Flusberg [110]
	9q34.2	WDR5	–	Chenausky, Tager-Flusberg [110]
	9q34.3	EHMT 1	Kleefstra-Syndrom	Samango-Sprouse et al. [498]
10	10q26.2	EBF3	–	Chenausky, Tager-Flusberg [110]
11	11p11.2	SMCR8	–	Chenausky, Tager-Flusberg [110]
	11p12-q13	JBTS 2	Joubert-Syndrom	Spahiu et al. [549]
12	12p13.33	ELKS/ERC 1	–	Thevenon et al. [595]
	Tetrasomie 12p Mosaik	–	Pallister-Killian-Syndrom Teschler-Nicola-Syndrom	Samango-Sprouse et al. [499]
15	15q14	MEIS 2	–	Chenausky, Tager-Flusberg [110]
	15q25.1	ZGRF1	–	Chenausky, Tager-Flusberg [110]
	15q11.2-q13	UBE3A	Angelman-Syndrom	Pearson et al. [454]
	15q11.2-q13	NIPA1 + 2	Prader-Willi-Syndrom	Butler, Thompson [101]
16	16p11.2	SETD1A	–	Chenausky, Tager-Flusberg [110]
	16p13.2	GRIN2A	–	Chenausky, Tager-Flusberg [110]
	16q13	GNAO1	–	Chenausky, Tager-Flusberg [110]
17	17p12-p11	NCOR1	–	Chenausky, Tager-Flusberg [110]
	17p13.1	CHD3	–	Chenausky, Tager-Flusberg [110]
	17q11.2	NEK8	–	Chenausky, Tager-Flusberg [110]
	17q21.2	CNTNAP1	–	Chenausky, Tager-Flusberg [110]
	17q21.31	UPF2	Koolen-De-Vries-Syndrom	Kaspi et al. [278]
18	18p11.22	ANKRD12	–	Chenausky, Tager-Flusberg [110]
	18q12.3	SETBP1	–	Kaspi et al. [278]

Tab. 7.1 Fortsetzung

Chromosom	Lokalisation	Genabschnitt	Syndrombezeichnung	Literatur
21	Trisomie 21	je nach Typ	Down-Syndrom	Wilson et al. [669]
22	22q13.1	TNRC 6B	–	Chenausky, Tager-Flusberg [110]
	Xp11.4	DDX3X	–	Chenausky, Tager-Flusberg [110]
	22q11.2	TBX1	velokardiales Syndrom, CATCH 22, Shprintzen-Syndrom, DiGeorge-Syndrom	Baylis, Shriberg [44]
	–	FMR1	Fragiles-X-Syndrom	Neri [428]
	–	BCL 11A	–	Soblet et al. [545]
	–	SRPX2	–	Thevenon et al. [595]
	–	SLCI17A5	Salla-Erkrankung	Paavola et al. [445]
	–	ARID1A	Coffin-Siris-Syndrom	van der Sluijs et al. [541]
	–	WAC	DeSanto-Shinawi-Syndrom	Alawadhi et al. [15]
	–	MKL 2	–	Kaspi et al. [278]

> **Merke**
>
> Es kann jedoch kein 1:1-Zusammenhang zwischen einer genetischen Abweichung und der Entwicklung einer kindlichen Sprechapraxie, also dem Genotyp und dem Phänotyp, hergestellt werden.

Oftmals bestehen darüber hinaus weitere Störungen der Kommunikationsfähigkeit, wie z. B. grammatische Auffälligkeiten. Das kann darauf zurückgeführt werden, dass ein Gen in der Regel nicht für die Ausprägung eines Merkmals wie einer Sprechapraxie sorgt, sondern die Kombination und Regulation verschiedener Gene. Dazu werden im Folgenden einige Beispiele erläutert.

2020 fanden Hildebrand et al. in einer Studie bei 34 Kindern mit kindlicher Sprechapraxie, dass 11 dieser Kinder eine durch die genetische Abweichung bedingte Sprechstörung zeigten [231]. Das entspricht 32 % der teilnehmenden Kinder im Alter von 2;9 Jahren bis 16;10 Jahren. Nicht alle Kinder waren rein sprechapraktisch, sondern zeigten zum Teil darüber hinaus phonetische Störungen, phonologische Verzögerungen bzw. Störungen und Dysarthrien. Bei 9 der 11 identifizierten Kinder konnten genetische Analysen der Eltern Aufschluss darüber geben, dass die Genveränderungen der Kinder nicht vererbt wurden, sondern im Einzelfall entstanden waren *(De-novo-Mutation)*. 8 von 10 identifizierten Genen tragen in der Gehirnentwicklung von Kindern zur Regulation der Transkription bei. Es handelt sich somit um Gene, die transkriptionale, regulatorische Eiweiße enkodieren, die zum Entstehen einer kindlichen Sprechapraxie beitragen können. Die US-amerikanische Studie bezeichnet diese Gene als potenzielle Therapieziele.

Einige der in ▶ Tab. 7.1 genannten Gene oder Genabschnitte werden auch in Bezug auf Sprachentwicklungsstörungen erwähnt, wie z. B. CNTNAP2. Dieses Gen wird besonders mit Sprachauffälligkeiten bei autistischen Kindern in Zusammenhang gebracht [158]. Die Ursache des Nicht-Sprechens einiger autistischer Kinder könnte nach Meinung von Fachleuten auf eine kindliche Sprechapraxie zurückzuführen sein, wobei die Unterschiede der Stimmführung, der Prosodie und des Sprechausdrucks bei sprechenden autistischen Kindern nicht notwendigerweise in Zusammenhang mit einer kindlichen Sprechapraxie stehen [109]. Als eindeutig genetisch bedingte Störung sind bei *Autismus-Spektrum-Störung* das frühe Lautrepertoire und die Sprechgenauigkeit jedoch aussagekräftige Vorhersagefaktoren für die späteren sprachlichen Fähigkeiten [49].

Ähnliches wird auch in Bezug auf das FOXP2-Gen auf dem Chromosomenabschnitt 7q31 diskutiert.

In der ersten umfangreichen Falldarstellung bezüglich des FOXP2-Gens wird über eine Familie berichtet, die sog. *KE-Familie* [619]. Um die Jahrtausendwende waren es bahnbrechende Erkenntnisse, dass zwischen einer genetischen Mutation und einer Aussprachestörung ein Zusammenhang bestehen könnte, auch wenn Hurst et al. bereits 1990 über die KE-Familie berichtet hatten [248]. Der Stammbaum der KE-Familie wurde über drei Generationen hinweg aufgezeichnet. Die Familie besteht aus 15 betroffenen und 16 nicht betroffenen Mitgliedern. Alle betroffenen Mitglieder zeigen – unabhängig vom Lebensalter – eine Sprechapraxie mit besonderen Schwierigkeiten bei der Sequenzierung von Artikulationsbewegungen und eine bukkofaziale Apraxie. Wie sich am Stammbaum nachvollziehen lässt, wurde das translokalisierte Gen in der KE-Familie autosomal-dominant vererbt. Dies führte dazu, dass bei allen betroffenen Familienmitgliedern bilateral strukturelle Veränderungen im Gehirn zu verzeichnen waren.

Belton et al. [51] erklären die Nachhaltigkeit der Störung der betroffenen Familienmitglieder durch die Auffälligkeiten in beiden Hemisphären. Der Nucleus caudatus war am ausgeprägtesten fehlgebildet, und es bestanden Abnormalitäten der linken oberen Temporalwindung. Weitere auffällige Fehlbildungen bestanden im Broca-Areal, dem Putamen und Frontalhirn der rechten Hemisphäre [620]. Die Aktivierung der linken oberen Temporalwindung wurde in Studien beim Hervorbringen verständlichen Sprechens beobachtet. Der Nucleus

caudatus war bei allen Betroffenen in beiden Hemisphären um ca. 25 % kleiner, besonders im oberen Anteil. Die Größe des Nucleus caudatus korrelierte signifikant mit den Leistungen bei der Überprüfung der bukkofazialen Praxie, dem Nachsprechen von Pseudowörtern und den Ergebnissen im Wechsler-Intelligenz-Test. Es bestanden weiterhin funktionelle Auffälligkeiten in subkortikalen sowie kortikalen motorisch relevanten Gebieten, die mit dem Frontalhirn in Regelkreisen verbunden sind. Die nicht betroffenen Familienmitglieder unterscheiden sich hinsichtlich ihrer Gehirnstrukturen nicht von gleichaltrigen gesunden Personen [650].

Die musikalischen Leistungen in Bezug auf Tonhöhe und zeitliche Auflösung wurden bei den betroffenen Mitgliedern der KE-Familie ebenfalls untersucht. Rezeption und Produktion von Tonhöhenunterschieden wie auch die zeitliche Auflösung im Rhythmus sind nicht nur wichtige Komponenten der Musik. Bei sprechmotorischen Fähigkeiten sind sie ebenfalls von Bedeutung, da sie Bestandteil des Betonungssystems sind [18]. Bei den Aufgaben, die die Perzeptionsfähigkeit von Musik überprüften, zeigten die betroffenen Familienmitglieder bei der Unterscheidung von Tonhöhen und Melodien durchschnittliche Leistungen. Allerdings gelang ihnen die Diskrimination von Rhythmen schlechter als Kontrollpersonen. Diese Einschränkung wird durch ein zentrales Problem der zeitlichen Verarbeitung erklärt.

Dennoch zeigten die betroffenen Familienmitglieder der KE-Familie **folgende Probleme**:

- Wortfindungsschwierigkeiten
- grammatische Auffälligkeiten im Sinne eines Telegramm-Stils
- unterdurchschnittliche Leistungen im Sprachverstehen

Diese Sprachverständnisprobleme könnten in Zusammenhang mit den Rhythmusstörungen stehen, wie neuere Studien zeigen [307]. Die Rhythmusstörungen werden als Zeichen einer zeitlichen Verarbeitungsstörung gewertet. Die Störungen der KE-Familie waren komplex und variierten sowohl im Schweregrad als auch in ihrem Erscheinungsbild bei den einzelnen Familienmitgliedern.

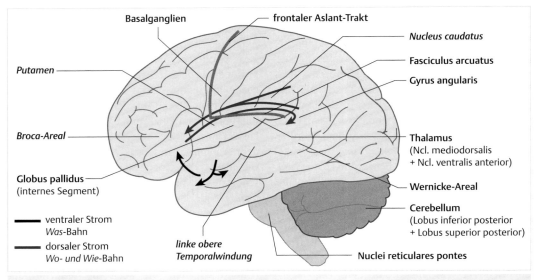

Abb. 7.1 Hirnregionen, die vom FOXP2-Gen im Hinblick auf gesprochene Sprache beeinflusst werden (fettgedruckte Regionen, *kursiv*: Hirnregionen, die bei der KE-Familie betroffen sind).

Alle Betroffenen waren im Verhältnis zu den nicht Betroffenen bei **3 Aufgabentypen** durchgängig beeinträchtigt:

- Nachsprechen von Wörtern
- Nachsprechen von Nicht-Wörtern
- Imitation von orofazialen, nichtsprachlichen Bewegungssequenzen

Jedoch galt dies nicht bei Einzelbewegungen der Mundmotorik (z. B. Lippen spitzen) [110].

▶ Abb. 7.1 zeigt die kortikalen und subkortikalen Gehirnareale, die mit gesprochener Sprache im Zusammenhang stehen. Fettgedruckte Regionen entsprechen den Regionen, die von dem FOXP2-Gen in ihrer Darstellung beeinflusst werden. Kursiv angegebene Regionen sind bei den betroffenen KE-Familienmitgliedern strukturell oder funktionell auffällig.

Die Auswirkungen einer Genveränderung am FOXP2-Gen liegen alle in den Bereichen des Gehirns, in denen Sprechen und Sprache verarbeitet wird. Nicht umsonst wurde es bei der Entdeckung als „Sprach-Gen" bezeichnet. Die Wirkungsbereiche befinden sich überwiegend im Gebiet des sog. *auditiven dorsalen Stroms der Sprachverarbeitung*

(„Wo"- oder „Wie"-Bahn). Dieser wird im Bereich der modelltheoretischen Überlegungen nochmals genauer erläutert. Er umfasst Folgendes [467]:

- Lautlokalisation
- Sprechererkennung
- prosodische Verarbeitung
- audio-visuelle Integration (auch Lippenlesen)
- Phonemdiskrimination
- Benennen von Objekten
- Artikulation und Nachsprechen von Vorgesprochenem
- phonologisches Arbeits- und Langzeitgedächtnis

Weitere Studien zeigen, dass **verschiedene Genveränderungen am FOXP2-Gen** dazu führen können, dass eine kindliche Sprechapraxie auftritt:

- Veränderungen an der Gen-Sequenzierung
- Translokationen
- Uniparentale Disomie: beide Chromosomensätze stammen vom gleichen Elternteil
- Deletionen
- Duplikationen
- Kopienzahlvarianten: Strukturveränderungen der DNS

Darüber hinaus wurde das **gleichzeitige Bestehen der folgenden Probleme** beschrieben [609]:

- kindliche Dysarthrie
- Stottern
- bukkofaziale Apraxie
- rezeptive und expressive Sprachbeeinträchtigungen
- Lese-Rechtschreib-Störungen

7.3.2 Metabolische Ursachen

Verschiedene Stoffwechselstörungen können die kognitive Entwicklung negativ beeinflussen.

Die klassische *Galaktosämie* ist ein genetisch bedingter angeborener Stoffwechseldefekt, der bis zu 85 % der Kinder prädisponiert, eine schwerwiegende Sprech- und Sprachstörung zu entwickeln [464]. Es wird vermutet, dass eine Mutation im sog. *GALT-Gen* einen signifikanten Risikofaktor für eine kindliche Sprechapraxie darstellt [485]. Dieser Defekt wird autosomal-rezessiv vererbt. Die Galaktosämie ist eine Störung des Milchzuckerstoffwechsels. **Neugeborene mit Galaktosämie** zeigen – sofern die Erkrankung nicht in den ersten 5 Lebenstagen diagnostiziert wird – folgende **Symptome**:

- Gelbsucht
- Durchfall
- mangelnde Gewichtszunahme
- Lebervergiftung

Auf Galaktosämie wird in allen deutschen Bundesländern im Rahmen des Neugeborenen-Screening untersucht. Durch eine milchzuckerfreie Ernährung können die beschriebenen Folgen abgewendet werden. Aber auch bei kontinuierlich milchzuckerfreier Ernährung kann sich eine Sprech- und Sprachstörung einstellen. Diese kann jedoch bei frühzeitiger Diagnose mit einem gezielten Elterntraining zur Unterstützung der frühen Sprachentwicklung in den ersten Lebensmonaten mittels eines *Lalltrainings* (Babble Boot Camp) signifikant abgewendet werden [463].

Eine retrospektive Längsschnittstudie mit einer leichteren Form der Erkrankung, der *Duarte Galaktosämie*, zeigte, dass keines der Kinder andere Auffälligkeiten davongetragen hatte. 8,5 % der über 7 Jahre beobachteten Betroffenen hatten jedoch behandlungsbedürftige Sprech- und Sprachstörungen und/oder Lernstörungen entwickelt, und 15,2 % hatten eine sonderpädagogische Förderung im Alter zwischen 3 und 10 Jahren erhalten – auch wenn alle Kinder galaktosefrei ernährt wurden und unter biochemischer Beobachtung standen [472]. In einer aktuelleren Studie waren es 32 % der Kinder, die Sprech- und Sprachtherapie erhielten, und 42 % der Kinder benötigten Frühförderung bzw. sonderpädagogische Beschulung [633].

Die Studienlage scheint jedoch widersprüchlich, weil eine weitere Forschungsgruppe keine Unterschiede zwischen Kindern ohne Galaktosämie und Kindern mit Galaktosämie fanden. Beide Gruppen – die Kinder mit Galaktosämie zu 10,3 % und die Kinder ohne Galaktosämie zu 11,2 % – benötigten während der Schullaufbahn Sprachtherapie. Die durchschnittliche Therapiedauer lag bei beiden Gruppen bei 4,4 Jahren (mit Galaktosämie) bzw. 4,5 Jahren (ohne Galaktosämie) [179].

Der Einfluss des *Stoffwechsels* und der *Ernährung* wird auch bei Gliedmaßenapraxien und Lesestörungen diskutiert. Es liegen Hinweise darauf vor, dass durch die Gabe langkettiger ungesättigter Fettsäuren (z. B. Omega-3-Fettsäure) unter Umständen bessere motorische Leistungen bei Untergruppen der Kinder zu erzielen sein könnten [679]. Weitere Nachweise, besonders auch bei Sprechapraxie, stehen noch aus.

7.3.3 Neurologische Ursachen

Die Forschung im Bereich der neurologischen Ursachen hat in den letzten Jahren viele neue Erkenntnisse hervorgebracht.

2014 wiesen Liégeois et al. darauf hin, dass Kinder mit Sprechapraxie mikroskopische Abweichungen der weißen und grauen Hirnsubstanz zeigen, wenn auch – grober betrachtet – die MRT-Gehirnbilder der betroffenen Kinder in 60 % der Fälle unauffällig erschienen [336].

Morgan et al. [406] konnten anhand der Darstellung der Integrität der Faserverbindungen (mittels fraktionaler Anisotropie, einer bildlichen Darstellung der Faserverläufe und -dicken) von 41 Kindern zwischen 9 und 11 Jahren mit Sprechauffälligkeiten belegen, dass die Verbindungen im linken kortikobulbären Trakt im Verhältnis zu sprechunauffälligen Kontrollkindern ein Marker für die Entstehung von Sprechstörungen im Kindesalter sind. Diese Verbindungen waren bei den sprechauffälligen Kindern weniger gut ausgebildet. So sind es die Verbindungen zwischen Hirnmantel und Stammhirn, welche Sprechatmung und Stimmgebung mitsteuern, die sprechauffällige Kinder von sprechunauffälligen unterscheiden.

Fiori et al. [163] erarbeiteten in einer wegweisenden Studie wiederum, dass die meisten Kinder mit idiopathischer Sprechapraxie eine unauffällige Gehirnstruktur im MRT zeigen. Im Vergleich von 17 betroffenen Kindern mit 10 altersgematchten Vergleichskindern wurde durch fraktionale Anisotropie dargestellt, dass Kinder mit Sprechapraxie schwächere Faserverbindungen aufwiesen als die Vergleichskinder. Vor allem **3 interhemisphärische und intrahemisphärische Unternetzwerke** stellten sich als schwächer ausgebildet heraus. Sie umfassen **spezifische Hirnabschnitte**, die in die Sprech- und Sprachproduktion involviert sind:

- **1. Unternetzwerk**: linker inferiorer (operkulärer Teil) und superiorer (dorsolateraler, medialer und orbitaler Teil) Gyrus frontalis, linker mittlerer und oberer Gyrus temporalis und linker postzentraler Gyrus
- **2. Unternetzwerk**: rechtes supplementär-motorisches Areal, linker mittlerer und unterer Gyrus frontalis (orbitaler Teil), linker Praecuneus und Cuneus, rechter Gyrus occipitalis superior, rechtes Kleinhirn
- **3. Unternetzwerk**: rechter Gyrus angularis, rechter Gyrus temporalis superior, rechter Gyrus occipitalis inferior

Diese Ergebnisse liefern die Evidenz, dass *strukturelle Konnektivitätsanomalien* bei Kindern mit Sprechapraxie in spezifischen Hirnregionen, die mit Sprech- und Sprachfunktionen verknüpft sind, die Kommunikationsstörung bedingen könnten. Diese reduzierte Konnektivität korrelierte mit der Diadochokinesefähigkeit, den mundmotorischen Leistungen, den expressiven grammatischen Leistungen und einer schlechten lexikalischen Produktion bei kindlicher Sprechapraxie. Die Autoren interpretieren die Ergebnisse der veränderten Konnektivität als mögliches Epiphänomen eines komplexen pathologischen Mechanismus, der noch weiterer Erforschung bedarf, wie auch die genauen Auslöser dieser Situation. Die Störungen betreffen kortikale wie subkortikale Strukturen [405].

Durch Frühgeburtlichkeit bestehen signifikante Gefahren, dass diverse langfristige Gesundheitsprobleme und Entwicklungseinschränkungen aufgrund der unreifen Gehirnentwicklung entstehen können wie auch eine Dysfunktion des vegetativen Nervensystems [363]. Dies kann eine mögliche Grundlage zur Entstehung einer entwicklungsbedingten Sprechapraxie sein.

Schlechtere Faserverbindungen und weniger Myelinisierung der Nervenfasern führen darüber hinaus leichter zu Epilepsien. Besonders die *Rolando-Epilepsie*, aber auch andere *fokale Epilepsieformen* im Rahmen von genetischen Syndromen (z. B. Desanto-Shinawi-Syndrom [15]), tragen zum Entstehen kindlicher Sprechapraxien bei. Bei der Rolando-Epilepsie sind besonders das Langzeit- und das phonologische Arbeitsgedächtnis, die Aufmerksamkeitsprozesse und die exekutiven Funktionen (Wortflüssigkeit) betroffen. Diskutiert wird noch, ob es durch eine Rolando-Epilepsie zu einer auffälligen auditiven Verarbeitung kommt [626]. Es resultieren Störungen der expressiven wie rezeptiven Sprache in Bezug auf das Satzverständnis, nicht das Wortverständnis, sowie der motorischen Koordination im Sinne einer kindlichen Sprechapraxie. Die gestörte elektrische Hirnaktivität der Rolando-Epilepsie führt dazu, dass sich die linksseitige Hemisphärendominanz nicht so entwickeln kann, dass eine korrekte Verarbeitung des Artikulationsortes entsteht [48]. Darüber hinaus entwickelt sich eine systematische, besonders auch zeitliche Dysorganisation des Gehirns, da die *Rolandische Region* umfangreiche Netzwerke des Gehirns beeinflusst [665].

Yang et al. [673] zeigten, dass sog. gutartige Epilepsieformen mit zentrotemporalen Spikes als häufige kindliche Epilepsieform dazu führen, dass das Broca-Areal mit den anderen Hirnteilen eine nicht vergleichbare Konnektivität aufbauen kann, was Sprech- und Sprachprobleme zur Folge hat.

Eine Sprechapraxie im Kindesalter kann (z. B. durch ein Schädel-Hirn-Trauma) erworben werden (vgl. Murdoch [419]), wenn sprechmotorisch rele vante Areale und/oder Verbindungen geschädigt werden.

Die neurologische Steuerung des Sprechens ist nicht auf das Gehirn beschränkt. Das periphere Nervensystem hat ebenfalls einen Anteil an der Steuerung der Sprechfunktion. So wird die sensorische Versorgung des Mundbodens und der Halshaut durch den 3. Zervikalnerv (C3) sichergestellt [417]. Liegt eine *Beeinträchtigung der Halswirbelsäule* bis zum 4. Halswirbel vor, kann dies deutlichen Einfluss auf die Sprechwerkzeuge haben, besonders die Stellung des Hyoids und somit auf die Zunge [25]. Der N. phrenicus, der das Zwerchfell motorisch innerviert, entspringt als peripherer Nerv zwischen dem 3. und 5. Halswirbel. Sprachentwicklungsstörungen wurden bei *Störungen der Kopfgelenke* (Atlas und Axis) beschrieben [61], [157], [497], die häufig mit sensomotorischen Integrationsstörungen, auch im Sinne von Gliedmaßenapraxien, der Kinder einhergingen [342]. Die Verbindung zum Sprechen besteht darin, dass insbesondere der N. vagus (X. Hirnnerv), der für die Innervation der Lunge und Trachea wie auch der Stimmfunktion zuständig ist, und der N. hypoglossus (XII. Hirnnerv), der die Zunge motorisch innerviert, direkt an den Kopfgelenken verlaufen. Bestehen Störungen der Kopfgelenkbeweglichkeit, kann sich dies störend auf die nervöse Funktion auswirken. Inwiefern es sich bei solchen Störungen um kindliche Sprechapraxien handelt, ist unklar. Sprechmotorische Auffälligkeiten könnten hier eine ihrer Ursachen haben.

Das autonome (auch vegetative) Nervensystem ist neben den willkürlich steuerbaren nervösen Funktionen, besonders des Kortex, ebenfalls für Sprechfunktionen unentbehrlich. Es reguliert physiologische Prozesse autonom wie u.a. die Atmung oder den Speichelfluss. Dazu erhält es Informationen aus Teilen des zentralen Nervensystems (Hypothalamus, Nucleus solitarius, Formatio reticularis, Amygdala, Hippocampus und olfaktorischer Kortex). Man unterscheidet einen sympathischen, einen parasympathischen und einen enterischen Teil des autonomen Nervensystems. Diese Teile werden im Zwischenhirn koordiniert und ziehen über den Hirnstamm bis zum sakralen Rückenmark.

In Tierstudien konnte gezeigt werden, dass motorische Bahnen, die für emotionale und intrinsische Vokalisationen zuständig sind, ihren Ursprung im mesiofrontalen Kortex haben und über das im Mittelhirn lokalisierte periaquäduktale Grau und das angrenzende Tegmentum zur Formatio reticularis und den motorischen Kernen im Hirnstamm geleitet werden. Die motorischen Bahnen, die für die willkürliche Steuerung von Sprechbewegungen zuständig sind, verlaufen bei Erwachsenen über andere Routen, die kortikobulbäre, striatale und zerebelläre Systeme umfassen [700]. Im Spracherwerb haben emotionale und implizite Lernmechanismen einen wesentlichen Stellenwert. Sie werden nicht unerheblich über das autonome Nervensystem in der Pons und der Medulla oblongata beeinflusst, insbesondere im Hinblick auf die Sprechatmung.

So überlappt das pontomedulläre Respirationsnetzwerk das kardiovaskuläre neurale Netzwerk in der Medulla oblongata, d.h. sie verfügen über gemeinsame Interneuronen. Die efferenten Neuronen des pontomedullären Respirationsnetzwerks aktivieren respiratorisch prämotorische Neuronen. Sie sind synaptisch mit parasympathischen und sympathischen prämotorischen und präganglionischen Neuronen verbunden. Dieses Unternetzwerk des pontomedullären Respirationsnetzwerks in Form von respiratorischen prämotorischen Neuronen steuert laryngeale und pharyngeale spinale Motoneuronen.

Neuronen des pontomedullären Respirationsnetzwerks werden durch ihre Aktivitäten bezüglich des N. phrenicus (Zwerchfellinnervation) klassifiziert, also den **3 Phasen der Respiration**. Die Organisation dieser Neuronen ist die Grundlage für die koordinierte Aktivität der Motoneuronen, die die inspiratorischen und exspiratorischen Muskeln oder die orofazialen Muskeln in verschiedenen funktionalen Zusammenhängen versorgen [260]. Hieraus könnten sich im Störungsfall prosodische Auffälligkeiten – wie sie bei kindlicher Sprechapraxie typisch sind – zumindest teilweise erklären lassen.

Auch andere Strukturen des Stammhirns wie die Formatio reticularis beeinflussen das motorisch willkürliche wie das vegetative Nervensystem. Die Formatio reticularis erhält Afferenzen aus fast allen Sinnesorganen und vermittelt unwillkürliche Lautäußerungen. Als Regulations- und Integrationszentrum ist die Formatio reticularis an der Kontrolle der Körperhaltung, Motorik und der Emotionen beteiligt. Über den Einfluss auf die Kerngebiete des N. hypoglossus kommt es zu einer unwillkürlichen Beeinflussung der Skelettmuskulatur der Zunge. Insgesamt besteht ein enges Zusammenwirken mit allen Hirnnervenkernen wie z. B. auch dem N. fazialis und somit der Mimik [260]. Eine höhere Introzeptionsleistung über den N. vagus, die über die bloße Wahrnehmung und das Vertrauen in die eigene Körpersignalwahrnehmung hinausgeht, korreliert positiv mit dem Wiedererkennen von emotionalen Bildern und Wörtern [446]. Bei den diversen Verschaltungen zwischen dem autonomen Nervensystem vom Hirnstamm bis zum Kortex ist es besonders am Anfang der Entwicklung von entscheidender Bedeutung, wenn z. B. (psychische) Traumata oder Myelinisierungsstörungen das eng verzahnte Ineinandergreifen der neuralen Abstimmung erschweren oder negativ verändern können.

Merke

Genaue Ursachen und der Wirkmechanismus für die Entstehung einer kindlichen Sprechapraxie sind noch nicht bekannt. In erster Linie sind dafür Veränderungen im zentralen Nervensystem in Form von veränderter Konnektivität beschrieben worden wie

- anatomische Ausstattung und Myelinisierung,
- Anfallsleiden,
- Veränderungen durch genetische oder stoffwechselbedingte Auffälligkeiten.

Störungen des autonomen und peripheren Nervensystems könnten einen Einfluss haben. Eine kindliche Sprechapraxie kann durch ein neurologisches Ereignis auch im Kindesalter erworben werden.

7.4 Prävalenz

Da es bislang kein einheitliches Diagnostikverfahren und keine einheitliche Sicht der Symptomatik der kindlichen Sprechapraxie gibt, ist es schwierig, aussagekräftige Daten zur Prävalenz für die deutschsprachigen Länder zu erheben.

Nach einer Cochrane Überblicksstudie für den englischen Sprachraum tritt kindliche Sprechapraxie bei ca. 1–2 von 1000 Kindern auf, also bei 0,1–0,2 % aller Kinder [531]. Bei bestimmten Untergruppen von Kindern mit besonderen medizinischen Problemen wie speziellen Stoffwechselerkrankungen oder verstärkt bei bestimmten genetischen Syndromen ist diese Art der Sprechstörung häufiger zu beobachten [405].

7.5 Symptomatik

Die beschriebenen Symptome bei kindlicher Sprechapraxie sind vielfältig und immer wieder Gegenstand diverser Untersuchungen. Benway und Preston [52] untersuchten in einer Studie mit 61 Kindern im Alter von 7–17 Jahren, von denen 21 als sprechapraktisch und 40 mit anderen Aussprachestörungen klassifiziert wurden, anhand einer multisyllabischen Nachsprechaufgabe Merkmale kindlicher Sprechapraxie. Bis 2020 wurden in der Literatur 194 Merkmale genannt, mit deren Hilfe man eine kindliche Sprechapraxie von anderen Aussprachestörungen unterscheiden kann. 15 Merkmale wurden in der Studie mit Schulkindern ausgewählt und genauer untersucht. Hier konnte der Trend, der in der Literatur seit der Symptomdefinition der ASHA im Jahr 2007 deutlich wird, bestätigt werden: Die Abweichung der Segmente, also der Laute und Silben bei mehrsilbigen Wörtern, der prosodischen Leistungen und der Korrektheit der Wortstruktur erwiesen sich als überdauerndes Merkmal einer kindlichen Sprechapraxie von der späten Kindheit bis in die Adoleszenz.

So hat sich die Frage, ob die kindliche Sprechapraxie eine klar *eingrenzbare Störung* mit einem genau umrissenen Symptomkatalog ist oder eine *Syndromerkrankung*, in den letzten ca. 15 Jahren deutlich verändert. Bei einer Syndromerkrankung wäre eine Vielzahl von Symptomen möglich, die im Einzelfall deutlich, teilweise oder gar nicht auftreten. Bei einer Syndromerkrankung resultieren alle möglichen Symptome aus einer zugrunde liegenden Ursache.

Die genaue Ursache der kindlichen Sprechapraxie konnte jedoch noch nicht ermittelt werden. Es wurde evidenter, dass die Konnektivität sprech- und sprachrelevanter Hirnareale eine große Rolle spielt. Klarer konnte herausgearbeitet werden, dass die Kardinalsymptome bei Sprechapraxie klar definiert und überprüfbar sind. Zu den Kardinalsymptomen können weitere Symptome hinzukommen, die aber für eine Diagnosestellung nicht auftreten müssen.

Im Folgenden werden die Leitsymptome der kindlichen Sprechapraxie vorgestellt.

7.5.1 Leitsymptome

In einer Studie mit 75 klinisch tätigen Logopädinnen ermittelte Forrest [170] über eine Umfrage, welche Symptome auftreten müssen, damit sie den Befund der kindlichen Sprechapraxie erfüllen. *Inkonsistente Produktion* war das Symptom, welches die größte Übereinstimmung erfuhr. Diese Inkonsistenz wird in Studien unterstützt, die objektivierbare Größen zur Diagnostik von kindlicher Sprechapraxie suchen.

Shriberg et al. [528] zeigten, dass Kinder mit kindlicher Sprechapraxie reduzierte zeitliche Variationsmöglichkeiten beim Sprechen hatten, aber verlängerte zeitliche Variationen bei *Sprechpausen*. Dieser Marker wird auch als möglicher Unterscheidungsmoment für den Schweregrad einer kindlichen Sprechapraxie eingestuft [530], [532]. Es lässt das Sprechen inkonsistent und besonders auch die prosodischen Strukturen auffällig erscheinen. Als weiterer diagnostischer Marker, der in vielen Studien gesucht wurde, hielt Maassen [356] *unangemessene Betonungsmuster* für den herausragendsten. Dies bestätigten Shriberg et al. [525], [526], [527] in weiteren Untersuchungen, in denen sie sprechapraktische Kinder und Kinder mit allgemeinen Sprachentwicklungsverzögerungen verglichen. Hier zeigte sich, dass ein einheitliches Betonungsmuster (betonte Silben wurden von der Lautstärke und Tonhöhe wenig bis nicht variiert) die beiden Patientengruppen am besten voneinander differenzierte. Alle diese Studienergebnisse

konnten in der Zwischenzeit weiter bestätigt und vertieft werden [531].

In der Diagnostik der KE-Familie wurde in einer Diskriminanzanalyse aller Untersuchungsergebnisse der betroffenen und nicht betroffenen Mitglieder deutlich, dass die Leistungen beim *Nachsprechen von Pseudowörtern*, welche komplexe artikulatorische Muster enthielten, der alleinige Faktor waren, an dem man Betroffene von Nichtbetroffenen sicher unterscheiden konnte [649]. Die Betroffenen hatten alle eine bukkofaziale Apraxie. Jedoch waren sie bei der Ausführung einzelner nichtsprachlicher Bewegungen, die nur eine Muskelgruppe beanspruchten, nicht auffällig, sondern ausschließlich bei Bewegungskombinationen, die gleichzeitig oder nacheinander ausgeführt werden sollten [17].

Merke

Als diagnoserelevante **Kardinalsymptome einer kindlichen Sprechapraxie** werden genannt [108], [403]:

- inkonsistente Sprechproduktion von Vokalen und Konsonanten bei mehrfacher Wiederholung von Silben und Wörtern
- prosodische Auffälligkeiten
- verlängerte und gestörte koartikulatorische Transitionen zwischen Lauten und Silben
- Schwierigkeiten bei der willkürlichen Sequenzierung von Sprechbewegungen

Andere Symptome aus verschiedensten Studien werden im Folgenden zusammengefasst vorgestellt. In ▶ Tab. 7.2 sind weitere Symptome aufgeführt.

Merke

Es gibt Autoren, die die kindliche Sprechapraxie als Syndrom verstehen. So können neben den Kardinalsymptomen einige weitere Symptome auftreten, die aber nicht in jedem Fall zu beobachten sein müssen.

Tab. 7.2 Mögliche Symptome kindlicher Sprechapraxie.

Bereich	Symptome
Familienanamnese	• weitere Familienmitglieder mit Sprech-, Sprach- oder Lese-Rechtschreib-Auffälligkeiten • familiärer Sprachschwächetypus • Es sind 3-mal so häufig Jungen wie Mädchen betroffen.
allgemeine Entwicklung	• leichte neurologische Auffälligkeiten wie leichte Hypotonie, Hyper- oder Hyposensibilität • verzögertes Erreichen motorischer Meilensteine • auch grob- und feinmotorische Probleme und/oder eine sensorische Integrationsstörung (siehe Newmeyer et al. [430]) • ganzkörperliche Dyspraxie und somit Beeinträchtigungen bei der Sequenzierung von Bewegungen • Auffälligkeiten in der visuellen Wahrnehmung von Raum-Lage-Beziehungen und räumlichen Beziehungen • Eine intermodale Wahrnehmung ist nicht immer möglich (z. B. fühlen und hören). • Aufmerksamkeitsschwäche
Saug- und Kauentwicklung	• schlechte Koordination zwischen Saug-, Schluck- und Atemrhythmus • häufiges Verschlucken, Spucken, Husten als Säugling • Speichel läuft, besonders wenn das Kind mit anderen motorisch herausfordernden Aufgaben beschäftigt ist. • Weiche und breiige Konsistenzen werden bevorzugt, auch wenn das Kind bereits Zähne hat und härtere Konsistenzen bewältigen könnte. • Defizite in der oralen Wahrnehmung (orale Stereognose)
Mundmotorik	• Es besteht eine bukkofaziale Apraxie, besonders wenn mehrere Bewegungen hintereinander ausgeführt werden sollen; dabei kann es zu Suchbewegungen kommen. • Kind benutzt die Hände, um die Zunge an den richtigen Platz zu dirigieren. • Unwillkürliche Bewegungen fallen leichter als willkürliche Bewegungen. • Zusätzlich kann eine Dysarthrie bestehen.
Lallentwicklung	• bereits in der 1. Lallphase wenig bis keine Konsonanten • Kind wird als sehr ruhiges Baby beschrieben. • Kind hat ab dem 6. Lebensmonat wenig bis gar nicht gelallt bis auf vokalähnliche Äußerungen. • eingeschränkte Differenzierung der Vokale und Konsonanten beim Lallen • wenig spontane Silbenimitation
Einzellautbildung	• Einzellaute können häufig gebildet werden, das Kind kann sie aber nicht in Silben oder Wörtern einsetzen • schlechtes Ansprechen auf einzellautorientierte logopädische Therapie • Vokalrepertoire ist nicht vollständig und/oder fehlerhaft, Vokalentstellungen • Konsonantenrepertoire ist eingeschränkt, Konsonantenentstellungen • Lautauslassungen, Lautumstellungen, Lautwiederholungen, Lauthinzufügungen • hohe Fehlerzahl in der Konsonantenbildung • Lautentstellungen (z. B. durch Nasalierung oraler Laute) • Laute können nicht imitiert werden, auch solche nicht, die schon einmal produziert wurden • Lautersetzungen, die nur unzureichend durch eine phonologische Prozessanalyse klassifiziert werden können • besondere Schwierigkeiten im Einsatz von stimmlosen Lauten bzw. in der Unterscheidung zwischen stimmhaften und stimmlosen Lauten • Verlängerung und Wiederholung einzelner Laute im Wort • mehrdimensionale Fehler (z. B. Artikulationsort und -art)

Tab. 7.2 Fortsetzung

Bereich	Symptome
Silbenentwicklung	• Silbenentwicklung, besonders in der 2. und 3. Lallphase, findet nicht oder eingeschränkt statt, da die Konsonantenentwicklung stagniert. • Es werden nur einfache KV- oder VK-Silben gebildet; komplexere Silben kommen nicht zustande. • Es kommt zu ungewöhnlichen KV-Verbindungen. • Die Silbendauern sind auffällig lang (über 500 msec). • Tendenz zu einer höheren F2-Transition in der Silbe (repräsentiert die Zungenveränderung vom Konsonanten zum Vokal) • Ein prototypisches Betonungsmuster (Trochäus) wird nicht eingeübt. • langsame diadochokinetische Bewegungen beim Sprechen (z. B. bei der Wiederholung der Silbenfolge „pataka") • Schwierigkeiten mit der Phonotaktik; Einfügung von Schwa-Lauten • Wortlängeneffekt (je länger das Wort, desto schwieriger – ab 3 Silben und mehr) • Auditive Wahrnehmung: Störungen bei der Wahrnehmung von Sprache im Störschall
phonologische Entwicklung	• inkonsequente phonologische Störung • inkonsequente/inkonstante Fehler bei Vokalen bei Silben- und Wortwiederholungen • inkonsequente/inkonstante Fehler bei Konsonanten bei Silben- und Wortwiederholungen • Lautäußerungen, die es in der Zielsprache nicht gibt.
Koartikulationsentwicklung	• unterbrochene koartikulatorische Transitionen • Pausen in Sprechfluss/Sprechablauf/Stimmgebung • Schwierigkeiten am Silbenanfang, von Konsonanten zum Vokal zu kommen. • erhöhte Schwierigkeiten bei phonetisch komplexeren Wörtern (z. B. mit Konsonantenclustern)
prosodische Entwicklung	• skandierendes Sprechen • auffällige Wortbetonung • auffällige Satzbetonung
lexikalische Entwicklung	• Erste Wörter kommen verspätet oder gar nicht. • Wortschatzentwicklung stagniert und ist deutlich eingeschränkt. • Wortschatzexplosion ist nicht zu beobachten. • mehr Fehler bei steigender Wortlänge • Schwierigkeiten mit mehrsilbigen Wörtern • Probleme, Sprechbewegungen aneinander zu reihen • Wörter werden einmal produziert, dann sind sie nicht mehr zu beobachten.
syntaktische Entwicklung	• Es kommt verspätet oder gar nicht zu Zweiwortverbindungen. • Dysgrammatismus • morphologische Fehler • Einzelne Wörter sind besser verständlich als zusammenhängende Äußerungen. • mehr Fehler bei Verbformen regelmäßiger Verben
phonologisches Bewusstsein	• Probleme in der auditiven Wahrnehmung und Diskrimination • Schwierigkeiten beim Erkennen und Produzieren von Reimen • verspätete bis ausbleibende Entwicklung von phonologischem Bewusstsein • reduziertes phonologisches Arbeitsgedächtnis

Tab. 7.2 Fortsetzung

Bereich	Symptome
Kommunikations-verhalten	• Es werden kompensatorisch nonverbale Strategien eingesetzt (z. B. Zeigen oder die Eltern zum Zielobjekt führen). • artikulatorisches Suchverhalten • (stark) unverständliches Sprechen • Sprachverständnis ist altersentsprechend bzw. deutlich besser als die expressiven Fähigkeiten. • Sprechtempo ist langsam bzw. wechselnd • Prosodie ist auffällig und kann monoton sein bzw. nicht zu den empfundenen Emotionen passen. • Es kann durchgängig zu sehr leisem oder lautem Sprechen kommen. • Kind zeigt Störungsbewusstsein und ist mit seinem Sprechen unzufrieden; Leidensdruck wird wahrnehmbar (z. B. Blickkontaktabbruch) • Wenn Äußerungen wiederholt werden, sind sie nicht unbedingt verständlicher. • Sprechanstrengung ist zu beobachten (z. B. am mimischen Ausdruck, am Abbruch des Sprechversuchs, aufkommenden, negativen Emotionen, veränderter Stimmgebung).
kognitive Entwicklung	• bei Intelligenztests signifikant niedrigere Leistungen in verbalen Untertests • Wahrnehmungsprobleme im Sinne einer schlechteren intermodalen Verarbeitung (schlechtere Zuordnung von visuellen Formen zu Pseudowörtern, *Bouba-Kiki*-Effekt, [194]) • Probleme beim Lese-Rechtschreib-Erwerb • Schwierigkeiten mit den exekutiven Funktionen (Wortflüssigkeit, schneller Wechsel von Zuordnungskriterien, Aufmerksamkeitswechsel) • implizites motorisches Lerndefizit [76]

Bis heute ist der genaue zentralnervöse Mechanismus der Sprechproduktion nicht bekannt. Deshalb nähert man sich den Störungen des Sprechens durch eine Analyse dessen, was man bislang über die physiologische Entwicklung des Sprechens im Kindesalter weiß. Weiterer Erkenntnisgewinn erfolgt durch *Modellbildung* und *Computersimulationen*, anhand derer man versucht, die physiologische Produktion nachzuvollziehen und mögliche Störungsmechanismen zu ermitteln. Im Folgenden wird die physiologische Praxieentwicklung beim Kind dargestellt und deren Hintergründe in modelltheoretischen Ansätzen erläutert. Die modelltheoretischen Störungsmechanismen für die Entstehung kindlicher Sprechapraxie werden ebenfalls anhand der beschriebenen Modelle aufgezeigt.

7.6 Entwicklung der Praxie beim sprechgesunden Kind

Der Erwerb von Praxie, dem Planen und Programmieren willkürlicher Bewegungen, ist ein Teil der kognitiven Entwicklung. Dabei wird eine intakte sensorische Wahrnehmungsfähigkeit vorausgesetzt. Nur so kann es zu einem sensomotorischen Prozess kommen, dem Sprechen. Die Wahrnehmungskanäle, die das Sprechen steuern (das Hören und der taktil-kinästhetische Kanal sowie das Sehen) werden dabei aufeinander abgestimmt. Es findet eine *systematische Verzahnung zwischen Artikulationsbewegungen und auditiver Wahrnehmung (auditiv-motorische Abstimmung)* statt. Diese Abstimmung beginnt mit dem Eintritt des Kindes in die 2. und 3. Lallphase zwischen dem 5. und 10. Lebensmonat.

Eine italienische Studie zeigte, dass unauffällig entwickelte Säuglinge ihre Aufmerksamkeit zwischen dem 6. und 8. Lebensmonat auf segmentale Einheiten richten, die auffallende prosodische Hinweise enthielten wie die Betonungsmuster von Silben während der Durchgliederung des Sprechflusses [102]. Im 11. Lebensmonat können Säuglinge bereits zwischen gleichen und ungleichen Silben unterscheiden, einer Form von Negation und Identifikation. Besonders die Negationsfähigkeit wird über Sprache vermittelt. Die Kinder scheinen somit vor der Wortschatzexplosion und weiterer Sprachentwicklung anhand von Silbenabfolgen zu einfachen logischen Operationen in der Lage zu sein [235]. Zu diesem Zeitpunkt ist es dem Kind bereits möglich, seinen Kopf zu halten und vom Rumpf unabhängig zu stabilisieren. Durch die Aufrichtungsprozesse des Rumpfes (z. B. in der Gartenzwergposition oder im Bärenstand) und Gleichgewichtsveränderungen kann das Kind gezielte Arm- und Handbewegungen sowie eine Hand-Mund-Koordination entwickeln und somit sein Zwerchfell gut aufspannen. Die Ausatmungsphase verlängert sich und Atemveränderungen werden willkürlich verfügbarer.

Es gibt Autoren (z. B. Ducey-Kaufmann und Abry [144]), die eine parallele Entwicklung des Zeigens mit der Hand, also referenziellen Wortgebrauch, und des Lallens mit den Sprechwerkzeugen sehen. Beide motorische Entwicklungsbereiche münden in die Entstehung eines *silbischen Fußes* (was ein oder zwei Silben entspricht). Das ist besonders wichtig, wenn die Zielsprache wie Deutsch oder Englisch akzentzählend ("stress-timed") ist, d. h. wenn die Unterscheidung betonter und unbetonter Silben, die stark koartikuliert bis klitisiert, also ineinander übergehend verkürzt werden können, das Sprachverstehen und auch die expressiven Leistungen prägt. Das gilt besonders in der Umgangssprache.

Mit diesem Entwicklungsschritt geht eine Phase der selbstständigen oralen Exploration wie auch die Umstellung auf die Nahrungsaufnahme mit dem Löffel einher. Primäre orale Reaktionen wie Saugreflex, Suchreflex oder ein vorverlagerter Würgreflex werden abgebaut. Die Hand-Mund-Reaktion nach Babkin wird ebenfalls um den 6. Lebensmonat durch höhere Prozesse überschrieben.

Wie eng die Verzahnung zwischen taktil-kinästhetischer und auditiver Wahrnehmung ist, ist daran zu erkennen, dass hochgradig schwerhörige Kinder in dieser Phase Auffälligkeiten beim Lallen zeigen oder sogar verstummen. In jedem Fall ist die folgende Sprechentwicklung *hörbeeinträchtigter* Kinder nicht regelgerecht. Aber auch Kinder, die aufgrund taktil-kinästhetischer und motorischer Veränderungen – wie einer *Tracheotomie* [70] oder einer *Lippen-Kiefer-Gaumenfehlbildung* [504] – in ihrer Lallentwicklung behindert wurden, zeigen eine abweichende Sprechentwicklung, die auch längerfristig bestehen bleibt. Scheuerle et al. [504] beschreiben in ihrer Studie, die auf den Falldarstellungen von 768 Kindern mit Lippen-Kiefer-Gaumenfehlbildung basiert, dass alle Kinder bereits in der 2. Lebenswoche operiert werden. Ziel ist es, das Hörvermögen zu verbessern, einer Schallleitungsstörung vorzubeugen sowie die Lippenspalte zu verschließen. Mit 4–9 Lebensmonaten hatten alle behandelten Kinder einen verschlossenen Gaumen mit beweglichem Gaumensegel und konnten ohne Hilfe saugen. Die 2. Lallphase wurde von 92 % dieser Kinder zu einem Zeitpunkt erreicht, wie es bei sprechgesunden Kindern der Fall ist. 8 % der Kinder zeigten dennoch im 3. Lebensjahr Kennzeichen einer kindlichen Sprechapraxie und wurden einer gezielten logopädischen Behandlung zugeführt.

Merke

Somit stellen ein intaktes peripheres und zentrales Hörvermögen sowie ein intakter peripherer und zentraler taktil-kinästhetischer Wahrnehmungskanal die Voraussetzungen für eine gesunde Sprechentwicklung dar. Hinzu kommen ein intaktes Sehvermögen und eine adäquate visuelle Verarbeitung.

Die enge Verzahnung von Hören und Spüren beim regelgerechten Sprecherwerb wird erlernt und ist nicht angeboren [659]. Einige Forscher vermuten, dass in diesem Lernprozess sog. *Spiegelneuronen* eine zentrale Rolle zukommt. Diese Neuronen sind in der Lage, taktile, propriozeptive und auditive Signale, die das Kind aufnimmt, zu zentralnervösen Netzwerken zusammenzufassen, die später für die Lautproduktion herangezogen werden [356]. Diese Zusammenhänge werden auch als *Motor Theory of Speech Perception* bezeichnet, d. h.

dass durch das Zuhören bereits motorische Aktivation zum inneren Mitsprechen angeregt wird. Diese Theorie ist mittlerweile eher umstritten [239]. Es werden Entwicklungsansätze vorgeschlagen, die verschiedene Systemebenen in den Vordergrund rücken, um die Verbindungen zwischen Perzeption und Produktion zu erklären.

Bei Erwachsenen zeigte sich, dass das *Broca-Areal* (Brodmann-Area 44 und 45) und ventrale Teile des supplementär-motorischen Areals (Brodmann-Area 6) u. a. eine solche kortikale sensomotorische Schnittstelle bilden. In diesen Arealen des Gehirns werden die motorische Kontrolle orolaryngealer Bewegungen, die Sprechproduktion und syntaktische Leistungen koordiniert. Zusätzlich werden hier sensorische Stimuli und kognitive Aufgaben mit den entsprechenden motorischen Repräsentationen für Bewegungen, die mit der Hand oder dem Gesicht ausgeführt werden, verknüpft und abgeglichen [62]. Jüngst wurden bei älteren Kindern zwischen 9 und 15 Jahren Normdaten dazu erhoben, wie auditiv-perzeptuelle und oral-somatosensorische Genauigkeit übereinstimmen. Diese können als Vergleichsmöglichkeit für Personen mit längerfristig bestehenden Aussprachestörungen, besonders mit *Rhotazismus*, herangezogen werden [31].

Auf dieser perzeptuomotorischen Grundlage findet auch die Vokalbildung statt. Dazu sind der erste natürliche Wert und die Grundlage die Stimme der Mutter. Im Anschluss stellen die modulierten Intonationsmuster die Informationsquellen dar, die instinktiv genutzt werden, um sich an den Säugling/das Kleinkind zu wenden bzw. von ihm verstanden zu werden. Das ist nicht nur grundlegend für den Bindungsprozess zwischen Eltern und Kind, sondern auch Teil des Erwerbs des Sprachverstehens und des Sprachgebrauchs. Eine logische Konsequenz daraus ist, dass die Prosodie zum *Prosodic Bootstrapping* wird, also zur Sprachlernhilfe. Sie ist die Voraussetzung für das *kanonische Lallen* als erste Silbenstruktur, was wiederum Grundlage für die Produktion erster Wörter ist. Die Verteilung der Vokale beim Lallen im Hinblick auf die Häufigkeit des Artikulationsortes entspricht bereits in diesem Alter der Zielsprache. Dies bleibt konstant, obgleich enorme Veränderungen in Form und Größe des Vokaltrakts durch

die Wachstumsprozesse stattfinden, wie Callan et al. [103] anhand einer Modellsimulation zeigen konnten. Im Rahmen dieser Simulation wurde deutlich, dass auditiv wahrgenommene Zielkonfigurationen notwendig sind, um Artikulationsbewegungen planen zu können. Es konnte im Modell gezeigt werden, dass es trotz der Wachstumsveränderungen des Vokaltrakts möglich war, 11 amerikanische Vokale konstant zu halten – nicht zuletzt auch durch die Kontrollentwicklung über die Zungensteuerung [628].

Das kanonische Lallen ist bereits linkshemisphärisch gesteuert und bahnt sozusagen die *Hemisphärenspezialisierung* an, die für den Spracherwerb wesentlich zu sein scheint. Entscheidend dafür ist wohl der *soziale Belohnungscharakter*, also das *Erleben von Selbstwirksamkeit und emotionalem Austausch* in wechselnder Sprecher-Hörer-Rolle, was durch das kanonische Lallen mit der Bezugsperson möglich wird. Der Neurotransmitter Dopamin, das sog. *Glückshormon*, trägt wesentlich dazu bei, dass die linke Hemisphäre die dominante Rolle zur Steuerung des Sprechens erhält [183]. Der Neurotransmitter dient auch zur Regulation lebensnotwendiger vegetativer Prozesse und steigert Antrieb wie Motivation. Der sog. *Shift*, also die Dominanzentwicklung der linken Hemisphäre, geschieht mit dem ersten Wort bis zum 3. Lebensjahr. Die Lernmechanismen des motorisch-prozedural-emotional nicht intentional geprägten Lernverhaltens der ersten Lebensmonate werden mit zunehmend zielsprachorientiertem Lallverhalten ab der 2. und 3. Lallphase durch kognitiv-explizit analytische zielgerichtete Lernmuster ergänzt. Ein Beispiel hierfür ist der Erwerb der Wortbedeutung.

So ist das sprechmotorische Lernen im 1. Lebensjahr durch schnelle Fortschritte im impliziten Wissen oder verschiedenen Aspekten der Umgebungssprache und ihren Sequenzmustern (prosodisch, segmental, phonotaktisch, koartikulatorisch) geprägt, ohne dass diese mit willentlicher Aufmerksamkeitslenkung oder der Absicht zu lernen verbunden wären.

Bei Erwachsenen zeigt sich im Gegensatz dazu, dass das implizite motorische Lernen über Verbindungen zwischen dem Frontalhirn und dem Striatum in den Basalganglien geschieht. Dabei gibt es

2 Verbindungswege: einen direkten vom Gyrus frontalis inferior zum Nucleus caudatus (einem Teil des Striatums) und parallel dazu einen Weg vom Gyrus frontalis inferior über den Inselkortex zum Nucleus caudatus, ohne dass der Inselkortex bei dieser komplexen Verschaltung eine besondere vermittelnde Rolle hätte [674]. Somit handelt es sich hierbei um komplex verschaltete Faserverbindungen zwischen dem Kortex und subkortikalen Strukturen. Das Frontalhirn ist der Teil des Gehirns, der zuletzt myelinisiert wird und sich bis zur Adoleszenz entwickelt.

Mit 5 Lebensmonaten wird sowohl vorwärts wie rückwärts vorgespielter sprachlicher Input in beiden Hemisphären verarbeitet, wohingegen mit 10 Lebensmonaten vorwärts abgespielter sprachlicher Input zu verstärkter linkshemisphärischer Aktivität im Niederländischen führte [680].

Im 2. Lebensjahr hingegen geht das Lernen in ein mehr itembezogenes Lernen der besonderen Wortform-Wortbedeutungskorrespondenz über, einer deklarativ-expliziten Form des Lernens. Das Kleinkind möchte dann aktiv die Bezeichnung der Dinge erfahren [628]. Da das Kind zu diesem Zeitpunkt alle „Wortbausteinfertigkeiten" bezüglich der Prosodie, Phonotaktik und Koartikulation erworben hat, steht dem Ausbau sprachlicher Fähigkeiten, wie z.B. Wortschatzexplosion oder Bezeichnung der eigenen Person mit dem ersten Personalpronomen, nichts mehr im Wege. Durch die Autonomieentwicklung des Kindes kann es sich in der Regel ab dem 24. Lebensmonat auch im Spiegel erkennen und sich selbstständig von den Eltern wegbewegen. Ab dem 2. Lebensjahr steigert sich das Sprechtempo der Kleinkinder deutlich, wenn das zu sprechende Material wiederholt wird. Es handelt sich um ein Phänomen, das bis ins Erwachsenenalter zu beobachten ist und als *Repetition Reduction* bezeichnet wird [587].

Die neurologischen Verschaltungen sind bei Erwachsenen im Vergleich zu Kindern einfacher aufgebaut. Sie bestehen bei Erwachsenen aus nur einer Top-Down-Verbindung zwischen dem Gyrus frontalis inferior und dem Inselkortex. Der Inselkortex ist eine Kernstruktur bei der Vermittlung von Aufmerksamkeits- und Gedächtnisprozessen mit der Fähigkeit von innerlich generierten mentalen Zuständen und äußerlich angestoßenen kognitiven Aktivitäten [674]. Zusammen mit der Mundregion beider Hemisphären, dem Broca Areal, dem linken Gyrus präcentralis inferior, dem linken supplementär-motorischen Kortex, den Basalganglien und dem Kleinhirn ist der linke Inselkortex hauptsächlich für die *kortikale Steuerung der Artikulation* zuständig. Über die Artikulation hinaus fungiert der Inselkortex als eine Art Relaisstation für Signale aus dem autonomen Nervensystem. Das betrifft die *Sprechatmung*, die auf linguistische Ziele ausgerichtet ist. Der Inselkortex dient hierbei als willkürliche Vermittlungsinstanz der Sprechatmung für die Impulse aus den kortikobulbären und kortikospinalen Projektionen [200].

Die vielfältigen Verbindungsmuster des Inselkortex zeigen, dass er in diverse **sensomotorische Prozesse** involviert ist:

* auditiv
* visuell
* in der Verarbeitung von Schmerzreizen
* gustatorisch
* olfaktorisch
* affektiv
* interozeptiv

Er ist aber auch wichtig für höhere kognitive Prozesse wie die Steuerung der Artikulation oder die bewusste Wahrnehmung und Achtsamkeit. Darüber hinaus spielt der Inselkortex zusammen mit der Amygdala, einem Teil des limbischen Systems im Mittelhirn, eine entscheidende Rolle in der Emotionsverarbeitung und hat ausgedehnte reziproke Verbindungen zum auditiven Kortex. Der posteriore Inselkortex und die Heschl-Querwindung werden in ihrer Aktivität von dargebotenen Emotionen bestimmt. Der anteriore Inselkortex und die Amygdala haben eine tragende Rolle in der bewussten Wahrnehmung der Emotionen, die über die menschliche Stimme vermittelt werden [681]. Dies ist vor dem Hintergrund zu betrachten, dass Kinder bis in die Schuleingangsphase im Alter von bis zu 7 Jahren bevorzugt über den auditiven Kanal verarbeiten, was als *auditive Dominanz* bezeichnet wird. Vor allem gilt das für die emotionale Verarbeitung. Ab dem Schulalter und sehr deutlich in einem Alter zwischen 9 und 12 Jahren besteht die Dominanz in der visuellen Verarbeitung [495].

Holowka und Petitto [238] fanden heraus, dass Kinder bei der Silbenproduktion asymmetrische Mundhaltungen zeigten, die auf eine linkshemisphärische Steuerung schließen lassen. Dies war bei nichtsilbischen Äußerungen nicht der Fall.

Oller et al. [442] verglichen Kinder mit regulärer bzw. verspäteter kanonischer Lallphase. Das Einsetzen des Lallens ab dem 10. Lebensmonat wurde als verspätet gewertet. Kinder, die erst mit 10 Lebensmonaten die kanonische Lallphase erreichten, zeigten in einem Alter von 18, 24 bzw. 30 Lebensmonaten weniger expressives Repertoire als Kinder, die im 10. Lebensmonat die kanonische Lallphase bereits erreicht hatten.

In einer weiteren Studie stellen Oller et al. einen Zusammenhang zwischen dem *Beginn des Lallens* und *späteren Entwicklungsproblemen* her. Sie kommen zu dem Schluss, dass sensorische, kognitive und sprachliche Beeinträchtigungen häufiger auftreten, wenn die Kinder erst nach dem 10.–12. Lebensmonat zu lallen beginnen [441].

Prosodische Muster stellen in der 2. und 3. Lallphase einen wichtigen Faktor für den weiteren Spracherwerb dar [455]. Die Prosodie unterstützt besonders die Abspeicherung der erworbenen Muster und richtet die Aufmerksamkeit auf den sprachlichen Input [628].

Es gibt viele Studien, die belegen, dass die Einheit, in der sich die Sprechentwicklung des Kindes vollzieht, die *Silbe* ist [356], [628]. Aus der Silbe entwickelt sich der spätere willkürliche Gebrauch des Phons und des Phonems.

Die expressive semantische Entwicklung ist eine Folge des kanonischen Lallens, insbesondere nach dem Erwerb der ersten 50 Wörter. McCune und Vihman [378] beobachteten den Einfluss der phonetischen Leistungen auf die frühe phonologische und lexikalische Entwicklung. Die Autoren untersuchten insbesondere die qualitativen Aspekte des Wortschatzerwerbs, weniger die quantitativen in Form der sog. *Wortschatzexplosion*. Sie stellten fest, dass die *Wortschatzentwicklung* auf der Grundlage der *phonologischen Entwicklung* möglich wird. Diese wiederum beruht auf der phonetischen Entwicklung. So sagt beispielsweise der Einsatz von Frikativen im Alter von 18 Lebensmonaten den Wortschatzumfang und die grammatischen Fähig-

keiten im Alter von 24 bzw. 30 Lebensmonaten voraus [546].

McCune und Vihman [378] zeigen, dass sich symbolischer oder referenzieller Wortgebrauch (im Gegensatz zu kontextgebundenem Wortschatzgebrauch) parallel zu der phonetischen Entwicklung sog. *Vocal Motor Schemes*, also artikulatorischer Muster, entfaltet. Erst diese Musterbildung erlaubt dem Kind eine konsistente Lautproduktion.

> **Merke**
>
> So bildet die sprechmotorische Entwicklung über die phonologische Entwicklung eine Grundlage für die Lexikonentwicklung.

Hier schließt sich die *expressive syntaktische Entwicklung* des Kindes an. Erst in einem der weiteren Schritte entwickelt das Kind bewusste phonologische Kenntnisse, z. B. über Silbenzahl oder Anlaut eines Wortes, auch wenn es schon in den ersten Lebensmonaten Minimalpaare auditiv diskriminieren kann.

> **Merke**
>
> Die Einheit, in der sich die Sprechentwicklung des Kindes vollzieht, ist die Silbe. Über die Silbe als rhythmisch-prosodische Einheit kommt das Kind zu artikulatorischen Mustern, die zur expressiven Wortschatz- und Syntaxentwicklung führen.

Welche modelltheoretischen Erkenntnisse diese Praxieentwicklung an welchen Punkten erläutern kann, wird im folgenden Abschnitt dargestellt. Näher beschrieben werden die sprechmotorische Behandlungshierarchie (*Motor Speech Hierarchy*) von Hayden und Square [223] sowie das Sprechverarbeitungsmodell (*Speech Processing Model*) von Stackhouse und Wells [564], um an ihnen zu erläutern, wie es zum Entstehen einer kindlichen Sprechapraxie kommen kann und welche therapeutischen Konsequenzen sich daraus ziehen lassen. **Ergänzend werden vorgestellt:**

- Erklärungsansätze andersartiger neurolinguistischer Prozesse vor Sprechbeginn [474]
- Feedforward-Hypothese [588]
- prozedurale Defizithypothese [253], [612]
- Auffälligkeiten des dorsalen Sprachstroms [337]

7.7 Erklärungsansätze der kindlichen Sprechapraxie anhand modelltheoretischer Entwürfe

7.7.1 Sprechmotorische Behandlungshierarchie (Motor Speech Hierarchy) von Hayden und Square (1994)

Dieses Modell wurde entwickelt, um die verschiedenen Ebenen des (sprech-)motorischen Systems zu untergliedern und zu systematisieren, um sie so der Diagnostik und Therapieplanung zugänglich zu machen. Ursprünglich war dies für den Therapieansatz des PROMPT-Systems gedacht. Das Modell kann aber, so die Autorinnen, allgemein zur Diagnostik und Therapieplanung bei Störungen der sprechmotorischen Planung, Programmierung und Ausführung eingesetzt werden.

Erklärungsansatz des Modells sind die Voraussetzungen, die ein Kind von sprechmotorischer Seite benötigt, um Wörter und Sätze sprechen zu können. Der zugrunde liegende theoretische Ansatz postuliert, dass die *sprechmotorische Entwicklung* sich *hierarchisch* und nicht linear über diverse Subsysteme vollzieht. Diese Annahme fußt auf dem Konzept der koordinativen Strukturen und nicht linearen Dynamik in der Sprechentwicklung [285]. Die Annahme wird weiter spezifiziert: Die Autorinnen gehen davon aus, dass diese Subsysteme isoliert störbar sind. Diese Subsysteme werden in den einzelnen Ebenen des Modells dargestellt [558].

Eine weitere wichtige theoretische Grundannahme ist, dass *grundlegende motorische Parameter* im Kind zu etablieren sind, die dann mit *weiterführenden Ebenen* der sprechmotorischen Steuerung *dynamisch kombiniert* werden. Das wäre beispielsweise dann der Fall, wenn sich die Lippenbewe-

gungen verbessern und gezieltere Zungenbewegungen stabilisieren lassen. Dies entspricht auch der dynamischen Aktionstheorie aller motorischen Subsysteme im Kindesalter, die von Thelen und Smith [593] vertreten wird. Die auditive Verarbeitung wird im Modell von Hayden und Square nicht berücksichtigt (▶ Abb. 7.2).

Wie in ▶ Abb. 7.2 dargestellt, umfasst die sprechmotorische Behandlungshierarchie 7 Ebenen. Sie reichen von der elementarsten Ebene 1 (Gesamtkörpertonus) bis hin zur elaboriertesten Ebene 7 (Prosodie). Die Ebenen interagieren miteinander, und zwar jede Ebene mit der Ebene unter- und oberhalb. Wichtig für das Kind ist, dass es über jede Ebene der sprechmotorischen Behandlungshierarchie willkürliche motorische Steuerung erlangen kann. So wird in der Diagnostik mit dem *Verbal Motor Production Assessment (VMPAC*; vgl. Kap. 8: Diagnostik der kindlichen Sprechapraxie, S.148) jedes Kind auf allen Ebenen untersucht, um die Therapie an die bestehenden Möglichkeiten des Kindes anpassen zu können.

Die einzelnen Ebenen werden im Folgenden genauer vorgestellt.

▶ **Ebene 1: Gesamtkörpertonus.** Der Gesamtkörpertonus einschließlich des orofazialen Bereichs wird genau beobachtet und ggf. palpiert. Hyper- oder Hypotonus sind schlechte Grundlagen für eine willkürliche Bewegungssteuerung und die Sprechatmung, so dass ggf. tonusregulierende Maßnahmen vor der Behandlung durchgeführt werden müssen. Die Intervention kann eine Körperhälfte, den Rumpf, die Gesichtsmuskulatur sowie die Zunge betreffen. Zeigen sich hier Auffälligkeiten, besteht keine reine Sprechapraxie. Es lassen sich dann immer auch dysarthrische Komponenten einer sprechmotorischen Störung feststellen.

▶ **Ebene 2: Atmung und Phonation.** Diese sprechunterstützenden Funktionen sind sehr stark von den Tonusverhältnissen abhängig. Das Kind muss thorakale wie abdominale Muskeln zum Einsatz bringen können. Die Sprechatmung muss ausreichen, um eine Phonation des Vokals [a] über 3 Sekunden aufrechterhalten zu können. Das ist die Grundlage für jegliche weitere Sprechleistung.

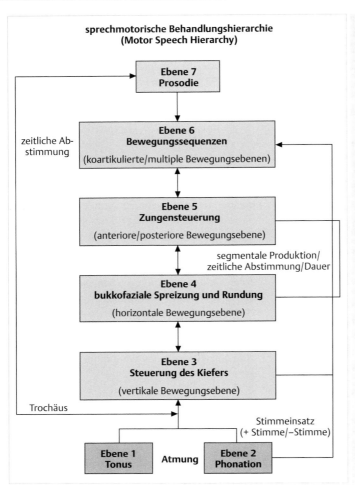

Abb. 7.2 Sprechmotorische Behandlungshierarchie (Motor Speech Hierarchy) von Hayden und Square [223].

Auch bei Störungen auf dieser Ebene liegt eine Dysarthrie vor.

Auf der Zwischenebene zwischen der Atmung und Phonation hin zur vertikalen Bewegungsebene findet sich eine grundlegende Form der Prosodie. Diese spiegelt sich in der 2. und 3. Lallphase wider. Mit einfachster Artikulation werden Silbenketten bereits mit der Prosodie der Zielsprache gebildet. Im Deutschen ist das ein trochäisches Betonungsmuster.

▶ **Ebene 3: Kiefer (vertikale Bewegungsebene).** Der Unterkiefer ist der erste Artikulator, über den das Kind mit ca. 6 Lebensmonaten willkürliche Kontrolle erhält. Diese Kontrolle ist die Grundlage für alle Vokalproduktionen bei Kieferöffnung, für die Produktion des Nasals [m] und der Bilabialen [b] und [p] bei Kiefer- und Lippenschluss. Dabei darf der Kiefer nicht lateral abweichen oder anterior oder posterior fixiert werden und ein physiologisches Bewegungsausmaß nicht überschreiten. Der Unterkiefer soll sich im Sprechablauf sichtbar nur in der vertikalen Bewegungsebene zum Öffnen bzw. Schließen bewegen. Es muss möglich sein, die Stimme willkürlich bei verschiedenen Kieferöffnungsweiten einzusetzen wie auch willkürlich einen Atemvorschub zur stimmlosen Produktion zu leisten. Wenn hier Auffälligkeiten bestehen, liegt wiederum eine Dysarthrie vor.

▶ **Ebene 4: bukkofaziale Spreizung und Rundung der Lippen (horizontale Bewegungsebene).** Auf dieser Bewegungsebene werden die symmetrischen Spreizungs- und Rundungsbewegungen der Lippen immer willkürlicher beherrscht. Diese beeinflussen auch die Position und den Kontraktionsgrad der Zunge. Spreizbewegungen werden in der Regel vor Rundungsbewegungen erworben. Hayden und Square [223] beschreiben, dass Kinder zwischen 3 und 4 Jahren mit Sprechapraxie bereits auf dieser Stufe bei der Integration der Stimmgebung mit dem Kiefer und den Lippen Koordinationsprobleme zeigen, die die Sprechleistung zusammenbrechen lassen. Wer die Leistungen dieser Ebenen willkürlich bewältigen kann, ist in der Lage, KV-, VK- und auch KVK-Silbenstrukturen in Wörtern zu bilden. Überwiegend phonologisch gestörte Kinder bewältigen dies in der Regel.

▶ **Ebene 5: Zunge (anterior-posteriore Bewegungsebene).** Auf dieser Ebene wird die Zunge als unabhängiger und flexibler Artikulator eingeführt. Dies setzt voraus, dass die tieferen Ebenen stabil willkürlich gesteuert und beherrscht werden können. In erster Linie bedeutet dies, dass sich die Zunge im Sprechablauf vom Unterkiefer lösen und verschiedene flexible Positionen einnehmen kann. Von sprechgesunden Kindern unter 4 Jahren wird dies nicht vollständig beherrscht. Die Kontrolle, die das Kind bekommt, vollzieht sich in der Regel von der Zungenspitze hin zur Hinterzunge, wobei es hierbei Ausnahmen geben kann. Das Konsonantenrepertoire des Kindes wird auf dieser Ebene vervollständigt.

▶ **Ebene 6: Bewegungssequenzen in verschiedenen Bewegungsebenen.** Die zeitliche Abstimmung und die Sequenzierungsfähigkeit von Sprechbewegungen aller Bewegungsebenen spielen auf dieser Ebene eine besondere Rolle. Das wirkt sich besonders auf korrekte Stimmeinsatzzeiten, schnelle Wechsel im velopharyngealen Verschluss und auch auf die Bildung von Konsonantenclustern aus. Von einer reinen Sprechapraxie im Kindesalter sprechen Hayden und Square [223] erst dann, wenn die Sprechleistung auf dieser Stufe deutliche Einbußen zeigt.

▶ **Ebene 7: Prosodie.** Hayden und Square [223] beschreiben die Entwicklung der Prosodie als paradox, stellt sie doch eine der grundlegendsten wie auch der komplexesten Leistungen der Sprechmotorik dar. So werden auf dieser Stufe die Leistungen aller anderen Stufen in der Intonation (Stimmführung), Betonung, Pausensetzung und dem Sprechtempo zusammengefasst.

Mit diesem Modell, welches auf der physiologischen sprechmotorischen Entwicklung beruht, legen Hayden und Square eine Grundlage für die Diagnostik und Therapieplanung. Sie geben Hinweise, wann eine kindliche Sprechapraxie in ihrer Reinform vorkommen kann und wann sie mit einer kindlichen Dysarthrie gemeinsam auftritt.

7.7.2 Sprechverarbeitungsmodell von Stackhouse und Wells

Das Sprechverarbeitungsmodell von Stackhouse und Wells [564] ist aus dem psycholinguistischen Ansatz kindlicher Aussprachestörungen entstanden. Es vereinigt phonetische, phonologische und motorische Verarbeitungsschritte. So können mögliche Störungen auf *perzeptiver*, *kognitiv-linguistischer* und *motorischer Ebene* vorausgesagt werden. Verschiedene Sprech- und Sprachproduktionsaufgaben (z. B. Benennen, Nachsprechen von Wörtern, Nachsprechen von Pseudowörtern) können anhand des Modells nachvollzogen werden.

Je nachdem, an welchem Verarbeitungsschritt das Kind scheitert, liegt eine perzeptive, kognitiv-linguistische und/oder motorische Störung vor. Es kann auch ermittelt werden, in welchen Bereichen das Kind Stärken aufweist. Mit diesen Informationen kann anschließend ein spezifischer Therapieansatz ausgewählt werden. Hierzu liegen bereits Therapiestudien vor, z. B. Pascoe et al. [450]. Stackhouse und Wells [564] schlagen einen diagnostischen Fragenkatalog vor mit Untersuchungsaufgaben für einige der Verarbeitungsprozesse ihres Modells. Für das Deutsche existieren dazu noch keine gezielten Untersuchungsbögen. ▶ Abb. 7.3 zeigt das Modell von Stackhouse und Wells [564].

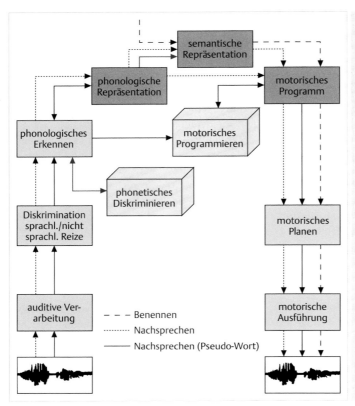

Abb. 7.3 Sprechverarbeitungsmodell (nach Stackhouse und Wells [564] [173]).

Es lassen sich **3 Arten der Verarbeitungsprozesse** darstellen:

- Prozesse der Input-Verarbeitung
- Prozesse der Speicherung (mentale Repräsentation)
- Prozesse der Output-Generierung

Die einzelnen Prozesse werden im Folgenden näher beleuchtet.

Prozesse der Input-Verarbeitung

▶ **Auditive Verarbeitung.** Sie wird maßgeblich vom peripheren Hörvermögen des Kindes bestimmt und durch eine audiometrische Untersuchung auf ihre Leistungsfähigkeit überprüft.

▶ **Diskrimination sprachlicher versus nichtsprachliche Reize.** Diese Diskriminationsfähigkeit ist vorsprachlich. Es soll unterschieden werden, ob auditive Reize sprachlich oder nichtsprachlich sind.

▶ **Phonologisches Erkennen und phonetisches Diskriminieren.** Wenn es sich um einen sprachlichen Reiz handelt, der dem Kind dargeboten wird, wird dieser Reiz zunächst mit vertrauten phonetischen Mustern abgeglichen. Es hängt vom Sprachentwicklungsstand des Kindes ab, wie groß die phonetischen Einheiten (Laut, Silbe, Wort) sind, die das Kind verarbeiten kann. Das Kind kann entscheiden, ob es sich um sprachliche Reize der Muttersprache handelt, auch wenn noch keine Worterkennung erfolgt. Hört das Kind sprachliche Reize, die es nicht kennt, werden diese nicht mehr weiterverarbeitet. Diagnostisch werden **3 Arten der Beurteilung** vorgeschlagen:

- Als Erstes werden Pseudowörter vorgesprochen (Lautfolgen, die im Deutschen zulässig sind, aber keinen Sinn ergeben, z. B. [miːʃ] [kuːʃ]: Sind diese beiden Quatschwörter gleich oder verschieden?). Diese Pseudowörter sollen miteinander verglichen werden, ob sie gleich oder unterschiedlich klingen.

- Als Zweites wird eine auditive Reimerkennung bei Pseudowörtern durchgeführt (zum Beispiel: Reimen sich [miːʃ] und [kuːʃ]?).
- Als Drittes soll das Kind beurteilen, ob Pseudowörter phonotaktisch zulässig sind (zum Beispiel: Könnte man [ŋaʃ] sagen? [ŋaʃ] wäre im Deutschen ein inkorrektes Pseudowort, da der Laut [ŋ] nicht im Anlaut stehen kann, das Pseudowort [miːʃ] wäre aber korrekt und zulässig).

Alle diese Leistungen werden beim Nachsprechen von Pseudowörtern und beim Nachsprechen von Wörtern aktiviert.

Prozesse der Speicherung

▶ **Phonologische Repräsentation.** Die phonologische Repräsentation ist das Wissen über die Form des Wortes. Diese Art der Repräsentation ist hierarchisch gegliedert. Dadurch kann die Silbe oder das Wort auf einer abstrakten formalen Ebene identifiziert und von anderen Silben oder Wörtern unterschieden werden.

▶ **Semantische Repräsentation.** Die semantische Repräsentation ist das Wissen über die Bedeutung des Wortes. Zum Verständnis eines Wortes wird auf diese Repräsentation zugegriffen. Ob die semantische Repräsentation intakt ist, wird in der Überprüfung nach Stackhouse und Wells [564] auf die Weise beobachtet, ob das Kind die Richtigkeit seiner Äußerungen beurteilen kann und sich unter Umständen auch selbst korrigiert.

▶ **Motorisches Programm.** Das motorische Programm ist das Wissen über die genauen Erfordernisse bei der Artikulation einer sprachlichen Einheit (Silbe, Wort, Pseudowort). Hier werden artikulatorische Gesten spezifiziert, die von einem phonologischen Programm aktiviert werden. Das phonologische Programm beinhaltet sog. *gestische Targets*, also Ziele für die Sprechbewegungen. Wie genau diese Ziele erreicht werden, wird in der artikulatorischen Geste spezifiziert. Wenn das Wort „Rose" ausgesprochen werden soll, sind die *gestischen Targets* für den Anlaut ein stimmhafter Vibrant im fränkischen wie im rheinischen Dialekt identisch, aber durch artikulatorische Gesten wird spezifiziert, dass die artikulatorischen Gesten unterschiedlich realisiert werden: im Fränkischen [rosə] und im Rheinischen [ʀozə].

Beim Benennen oder in der Spontansprache geht man davon aus, dass ein direkter Zugriff von der semantischen Repräsentation auf das motorische Programm erfolgt, ohne die phonologische Repräsentation aktivieren zu müssen. Das macht den Sprachfluss schneller und ermöglicht eine automatisierte Produktion.

Um die Leistungsfähigkeit des motorischen Programms zu überprüfen, schlagen Stackhouse und Wells [564] vor, *Benenntests* durchzuführen und die Reimproduktion, besonders Schüttelreime, zu testen. Wortschatzdefizite oder Wortfindungsstörungen in der semantischen Repräsentation werden nicht berücksichtigt.

Auf dieser Ebene haben Kinder mit Sprechapraxie häufig Probleme. Deshalb ist der expressive Wortschatz oft eingeschränkt und die Reimproduktion nicht möglich. Sie haben Schwierigkeiten, korrekte motorische Programme abzuspeichern, insbesondere im Hinblick auf die Sequenz des Programms.

Prozesse der Output-Generierung

▶ **Motorisches Programmieren.** Das motorische Programmieren ist für die Erstellung neuer motorischer Programme verantwortlich. Besonders beim Nachsprechen von Pseudowörtern oder von Wörtern, die für das Kind neu sind, tritt dieser Verarbeitungsprozess in den Vordergrund. Dabei wird nach der Vorstellung von Stackhouse und Wells [564] auf phonologisch abgespeicherte Einheiten zurückgegriffen. Diese werden dann neu kombiniert. Getestet wird die Fähigkeit des motorischen Programmierens durch das Nachsprechen und die Synthese von Pseudowörtern.

Besonders in diesem Bereich bestehen bei Kindern mit kindlicher Sprechapraxie Probleme. Es kommt darauf an, wie lang die Sequenz ist, die neu motorisch programmiert und dann auch im motorischen Programm abgespeichert werden soll. Darüber hinaus verfügen die Kinder mit kindlicher Sprechapraxie häufig nicht über viele phonologisch abgespeicherte Einheiten, auf die sie sicher zurückgreifen können (vgl. Kap. 8: Diagnostik der kindlichen Sprechapraxie, S. 148).

▶ **Motorisches Planen.** Das motorische Planen tritt dann in Kraft, wenn in der Spontansprache oder beim Benennen ein bereits vorliegendes motorisches Programm in der korrekten Reihenfolge in die passenden *gestischen Targets* umgesetzt wird. Gleiches gilt für das Nachsprechen eines Pseudoworts, für das ein neues Programm erstellt werden muss. Dabei werden neben der Reihenfolge auch Intonation und Rhythmus kodiert. Durch das Nachsprechen von Realwörtern und Sätzen sowie die Synthese von Realwörtern wird das motorische Planen überprüft.

In diesem Verarbeitungsbereich bestehen bei kindlicher Sprechapraxie sehr große Probleme. (vgl. Kap. 8: Diagnostik der kindlichen Sprechapraxie, S. 148).

▶ **Motorische Ausführung.** Während der motorischen Ausführung geschieht die konkrete Umsetzung der *gestischen Targets* in tatsächliche Sprechbewegungen der Artikulationsorgane. Die oralen Strukturen werden vorher untersucht. Stackhouse und Wells [564] schlagen darüber hinaus vor, Silben nachsprechen zu lassen. Was das Nachsprechen von Silben vom Nachsprechen von Pseudowörtern unterscheidet und inwiefern es Aufschluss über die motorische Ausführung gibt, wird nicht näher erläutert.

Auf dieser Ebene ist die Störung der *Dysarthrie* anzusiedeln. Kinder mit reiner kindlicher Sprechapraxie zeigen auf dieser Ebene keine Probleme. Die klinische Praxis zeigt, dass häufig eine sprechmotorische Störung mit dysarthrischen und sprechapraktischen Anteilen besteht (vgl. Kap. 8.5: Differenzialdiagnostik, S. 158).

Beide Modelle sind *Kästchen-Pfeil-Diagramme* und unterteilen die Sprechproduktion in einzelne Verarbeitungsschritte. Den Modellen liegen unterschiedliche Grundannahmen der Sprechproduktion im Kindesalter zugrunde. So lassen sich die Aussagen und Vorhersagen, die die einzelnen Modelle treffen, unterschiedlich gut verifizieren. Konkrete Hinweise für die Diagnostik als Grundlage der Therapieplanung mit sprechapraktischen Kindern lassen sich von der sprechmotorischen Behandlungshierarchie [223] wie auch von dem Sprechverarbeitungsmodell von Stackhouse und Wells [564] ableiten.

7.7.3 Andersartige neurolinguistische Prozesse vor Sprechbeginn

Die Lernprozesse im 1. Lebensjahr werden hauptsächlich über die rechte Hemisphäre gesteuert, die eng mit dem vegetativen Nervensystem verknüpft ist. Das Lernen erfolgt motorisch-implizit-emotional über die Interaktion mit einer Bezugsperson, mit der das Kind symbiotisch verbunden ist, und der Umwelt. Über den Körperkontakt zur Bezugsperson kann sich das Kind psychisch wie körperlich regulieren. Die Wahrnehmung wird individuell geprägt und Situationen erhalten eine emotionale Färbung. Es besteht für diesen Lebensabschnitt (und die Art des Lernens) kein bewusstes autobiografisches Gedächtnis (sofern keine außergewöhnlichen Situationen entstehen) [510].

Sobald das Kind durch Reifung, Wachstum und sichere Bindung zur Bezugsperson in die Lage versetzt wird, sich selbstständig zu bewegen – meist zwischen dem 4. und 6. Lebensmonat – kommt es zu einer deutlichen Verdichtung der Zellstruktur im Broca-Areal. Wie bei der Praxieentwicklung dargestellt, kann das Kind beginnend in der 2. **Lallphase** gezielter und selbstgesteuerter, also mehr und mehr willkürlich, als Sprecher und als Hörer auftreten. Aus einem Lallmonolog der 1. **Lallphase** (3.–6. Lebensmonat) wird ein Lalldialog (6.–12. Lebensmonat). Dadurch erlebt das Kind Selbstwirksamkeit sowie Freude, und die Bindung zur Bezugsperson, mit der das Kind kommuniziert, verstärkt sich. Zwischen dem 6. und 10. Lebensmonat ist das Gehör so empfindlich für sprachliche Reize wie sonst nicht mehr im Laufe der Entwicklung. So wird das Lautrepertoire auf die Zielsprache begrenzt. Das Kind lernt rezeptiv Wörter.

Ab dem 8. bis 10. Lebensmonat erreicht das Kind die 3. **Lallphase**. Sie ist dadurch geprägt, dass die Prosodie, die das Kind beim Lallen einsetzt, bereits der Prosodie der Zielsprache entspricht. Das Lallen wird mehr und mehr linkshemisphärisch gesteuert, besonders ab dem ersten, gezielt benutzten Wort, meist um den ersten Geburtstag herum. Das rechtshemisphärische homologe Areal zum Broca-Areal wird immer mehr gehemmt [522]. Der sog. *interhemisphärische Shift* setzt mit der expressiven Sprachentwicklung ein, die durch eine positiv besetzte Interaktion angestoßen wird. So wird beim Aktivieren von Dialogen und Wortäußerungen in der Regel überwiegend die linke Hemisphäre aktiv. Sie ist für willkürliche Motorik zuständig und sorgt (mit Hilfe anderer Hirnteile) dafür, dass die Bewegungen geplant, rhythmisiert und geordnet durchgeführt werden.

Preston et al. [474] fanden bei sprechapraktischen Kindern vor dem Sprechbeginn komplexer, mehrsilbiger Wörter im Verhältnis zu einfachen, einsilbigen Wörtern ein Zeitfenster mit reduzierten Amplituden im Elektroenzephalogramm (EEG), der Ableitung der Hirnströme. Die Arbeitsgruppe um Preston hatte sog. ereigniskorrelierte Potenziale, also besondere Wellenformen im EEG, bei sprechapraktischen Kindern untersucht. Ereigniskorrelierte Potenziale werden entweder durch Sinneswahrnehmungen (z.B. Hören oder Sehen) ausgelöst oder im Zusammenhang mit kognitiven Prozessen wie der Aufmerksamkeitslenkung oder der Sprachverarbeitung. Die Potenziale können vor, während oder nach einem sensorischen, motorischen oder psychischen Ereignis messbar sein. Sie werden über die Ableitung eines EEG mit Elektroden gemessen, die am Kopf befestigt werden. Das ist schmerzfrei und wird bereits von Säuglingen toleriert.

Bei sprechapraktischen Kindern stellte die Forschergruppe um Preston [474] anhand des EEG fest, dass sie bei der sprechmotorischen Planung und Programmierung andere Neuronenverbände zu rekrutieren scheinen als sprechmotorisch unauffällige Kinder. Diese Befunde deuten darauf hin, dass die Hirnentwicklung in ihrer interhemisphärischen Konnektivität und ihrer hemisphärischen Spezifität nicht der entspricht, die man bei sprechunauffälligen Kindern beobachten kann. Die Spezialisierung der linken Hemisphäre wird über den Neurotransmitter Dopamin, *Belohnungsbotenstoff* oder auch *Glückshormon* genannt, ausgelöst. So könnte eine therapeutische Konsequenz dieser Beobachtung sein, die Kommunikation – besonders mit der Bezugsperson – noch belohnender zu gestalten, wie das z.B. in Ansätzen zur Förderung von Kindern mit verspätetem Sprechbeginn (latetalker) wie dem Heidelberger Elterntraining [99] oder dem Ansatz „Schritte in den Dialog" [398] geschieht.

Eingeschränkte auditiv-motorische Feedforward-Prozesse

Andere Beobachtungen von der Arbeitsgruppe um Terband [588] entstanden bei Perturbationsstudien. Hierbei wurden Wörter, bestehend aus KVK-Silben, in Echtzeit den Kindern auditiv präsentiert, die bezüglich des ersten und zweiten Formanten verzerrt waren. Diese veränderten Wörter sollten unauffällig entwickelte Kinder und Kinder mit Aussprachestörungen wie kindlicher Sprechapraxie erkennen und nachsprechen. Die meisten der Kinder mit Aussprachestörungen waren in der Lage, die Vokalveränderungen zu erkennen und an ihre inneren Zielrepräsentationen zu adaptieren. Sie waren jedoch nicht in der Lage, sich an den veränderten auditiven Input so anzupassen, dass sie ihn korrekt wiederholen konnten, da diese Aufgaben ein hohes Maß an auditiv-motorischer Abstimmung erfordern. Es bestanden hohe Korrelationen zwischen den Wahrnehmungsaufgaben, dem Ausmaß an Anpassungsfähigkeit und der Beurteilung der resultierenden Sprach- und Sprechproduktion. Je stärker die Anpassungsfähigkeit herausgefordert war, desto schlechter waren die Leistungen in der Sprech- und Sprachproduktion der betroffenen Kinder. Auch andere Studien bestätigen, dass Kinder mit Sprechapraxie viel stärker als nicht betroffene Kinder auf das auditive Feedback angewiesen sind [251].

Eine mögliche Konsequenz aus diesen Forschungsergebnissen könnte für die Therapie die Vermittlung der auditiv-motorischen Abstimmung im Output sein. Diese Ergebnisse konnten Kadis et al. [275] nach einer Therapiephase mit PROMPT zeigen: die starke Orientierung am auditiven Feedback wurde abgewandelt, die Dicke des Gewebes im Bereich des Wernicke-Areals veränderte sich und die Kinder konnten gezielter und verständlicher artikulieren. Interessant wäre ein Vergleich der Fähigkeiten sprechapraktischer Kinder, veränderte Vokalstrukturen nachzusprechen, vor und nach einer Therapiephase, um ein Maß für ihre auditiv-motorische Anpassungsfähigkeit zu erhalten.

7.7.4 Prozedurale Defizithypothese

Iuzzini-Seigel [253] unterstreicht durch ihre Untersuchung die schon Ende der 1990er Jahre formulierte Hypothese, dass bei Kindern mit Sprech- und Sprachproblemen eine Schwierigkeit des prozedural-impliziten Lernens bestehen könnte (z. B. Hill [233]). Es gilt als Stand der Wissenschaft, dass der Erwerb und die Automatisierung motorischer Abfolgen auf prozedural-implizitem Lernen beruhen [612]. Die sog. **prozedurale Defizithypothese** sagt voraus, dass durch eine Störung des Frontalhirn-Basalganglien-Kreislaufs und des Kleinhirns **Schwierigkeiten in folgenden Bereichen** auftreten können:

- Aufmerksamkeit
- Wahrnehmung
- phonologisches Arbeitsgedächtnis
- schnelle zeitliche Verarbeitung
- motorische Koordination
- Sprechen – besonders von komplexen artikulatorischen Abfolgen (Diadochokinese)
- Phonologie
- Morphologie
- Grammatik
- Wortabruf
- dynamische mentale Vorstellungskraft

Je nach Ausprägungsgrad der Sprechapraxie leiden die Kinder unter allen diesen Schwierigkeiten. Auch bei Kindern mit Sprachstörungen ohne Sprechapraxie wird eine solche Störung diskutiert, wenn auch in nicht so ausgeprägtem Maße wie bei Kindern mit Sprachapraxie. Kinder mit Sprechapraxie sind in erster Linie sprech- und nicht sprachauffällig. Aus den Sprechauffälligkeiten resultieren häufig in zweiter Linie Sprachauffälligkeiten. Es gibt aber auch Kinder, die ausschließlich sprachauffällig sind, ohne sprechapraktisch zu sein. Schon bei geringgradiger Ausprägung von Sprechapraxie leiden die Kinder aber in jedem Falle unter den Schwierigkeiten, komplexe artikulatorische Abfolgen nicht sequenzieren zu können. Durch die in jüngster Zeit nachgewiesenen Konnektivitätsstörungen bei kindlicher Sprechapraxie scheint es sehr nachvollziehbar, dass der Frontalhirn-Basalganglien-Kreislauf und das Kleinhirn (vgl. Peter et al. [462]) nicht ausreichend miteinander verbunden sein könnten. Das zeigt sich in den oben genannten Symptomen.

Iuzzini-Seigel [253] macht darauf aufmerksam, dass auch Kinder mit anderen Aussprachestörungen davon betroffen sein könnten, indem sie **3 Gruppen von Kindern** miteinander vergleicht:

- unauffällig entwickelte Kinder (n = 15)
- Kinder mit Aussprachestörungen (n = 20)
- Kinder mit Sprechapraxie (n = 13)

Die Kinder waren zwischen 43 und 97 Monate alt (im Durchschnitt 66 Monate, Standardabweichung: 12 Monate). Die kommunikativen, motorischen und prozeduralen Lernfähigkeiten wurden untersucht. Die Ergebnisse machen klar, dass Kinder mit Sprechapraxie unter grammatischen und motorischen Beeinträchtigungen leiden. Sie benötigten im Vergleich mit unauffällig entwickelten Kindern und Kindern mit anderen Aussprachestörungen eine erhöhte Anzahl der Darbietung visuell-räumlicher Sequenzen, die das prozedural-implizite Lernen verdeutlichen sollten, und unterschieden sich in ihren Lernmöglichkeiten. Dennoch zeigten die Kinder mit Sprechapraxie trotz verlängerter Reaktionszeiten prozedurale Lernfortschritte, wenn das zu lernende Material häufiger dargeboten wurde. Im Gegensatz dazu zeigten die Kinder mit anderen Aussprachestörungen schlechteres prozedurales Lernvermögen. Es waren die Kinder, die auch schlechtere Ergebnisse in den sprachlichen und allgemein motorischen Leistungen erbrachten.

Eine mögliche Schlussfolgerung für die Therapie könnte sein, dass sprechapraktische Kinder mehr Zeit und Wiederholungen in der Therapie benötigen, also den Einsatz des motorischen Lernens, aber über den prozedural-impliziten Weg eine direkte Rehabilitation der beeinträchtigten Fähigkeiten (in gewissem Maße) möglich zu sein scheint. Inwieweit eine Rehabilitation erreichbar ist, hängt davon ab, wie durchgreifend die Störung ist. Ein Buttom-up-Ansatz erscheint möglich und somit indiziert, da es einerseits einem störungsspezifischen Vorgehen entspricht und andererseits ebenfalls einem entwicklungsproximalen Vorgehen. Der prozedural-implizite Lernweg ist derjenige, der als erstes in der Entwicklung zur Verfügung steht.

Bei Kindern mit anderen Aussprachestörungen, die von intensivem, aber weniger häufigem Üben profitieren, stellt sich die Frage, ob es nicht sinnvoller wäre – wenn der prozedural-implizite Weg weniger Lernmöglichkeiten bietet –, über linguistisch orientierte Top-down-Strategien (z.B. Phonemauswahl oder Phonemvergleich) die Aussprachestörung eher kompensatorisch zu verbessern. Gleichzeitig sollte das linguistisch-abstraktere Wissen untermauert werden, um alphabetisch orientierten Schriftsprachsystemen wie dem Deutschen oder Englischen dennoch dazu zu verhelfen, die Kulturtechniken des Lesens und Schreibens ausreichend erlernen zu können. Eine größtmögliche Erweiterung der Teilhabe- und Bildungsmöglichkeiten sollte bei beiden Patientengruppen im Vordergrund stehen.

7.7.5 Auffälligkeiten des dorsalen Sprachstroms

Liégeois et al. [337] fanden eine große Familie mit 11 betroffenen Kindern, die ähnlich wie die KE-Familie mit FOXP2-Abweichungen eine familiäre Häufung von Sprechapraxie aufwies. Die Mutter war betroffen, der Vater sprechunauffällig. Anders als bei der KE-Familie war das Sprechproblem nicht systematisch mit einem Sprachproblem, einer Lernschwäche oder einer Lese-Rechtschreibauffälligkeit verbunden. Das FOXP2-Gen scheint bei unauffälligen Erwachsenen die Modulation des Lernens zwischen dem prozedural-impliziten und dem deklarativ-expliziten System zu steuern [106]. Genetische Veränderungen im Genom der jüngst entdeckten Familie sollten noch nachgewiesen werden, aber alle Mitglieder wurden einer Kernspinaufnahme unterzogen. Dabei stellte sich heraus, dass 7 der Kinder eine Reduktion der grauen Substanz im Bereich der linken temporoparietalen Region, aber nicht in den Basalganglien aufwiesen, wenn man sie mit unauffälligen Altersgenossen verglich. Darüber hinaus wurden noch Reduktionen im Fasciculus arcuatus, der zum sog. dorsalen Sprachstrom gehört, in beiden Hemisphären gefunden, jedoch nicht im inferioren frontookzipitalen Faszikel, der zum ventralen Sprachstrom gehört, aber nicht zu den primären motorischen Bahnen.

So bestehen u.a. **2 sog. Sprachströme im Gehirn**: der auditive *ventrale Strom* und der auditive *dorsale Strom*. Sie verbinden den auditiven Kortex und den unteren Gyrus frontalis (Broca-Zentrum) (siehe ▶ Abb. 7.4). Der *ventrale Strom* (auch *Was-Bahn* genannt) ist für die Lauterkennung zuständig

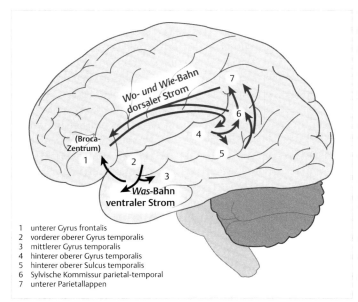

Abb. 7.4 Neuroanatomie des auditiven ventralen und dorsalen Stroms.

1 unterer Gyrus frontalis
2 vorderer oberer Gyrus temporalis
3 mittlerer Gyrus temporalis
4 hinterer oberer Gyrus temporalis
5 hinterer oberer Sulcus temporalis
6 Sylvische Kommissur parietal-temporal
7 unterer Parietallappen

und speist das **deklarativ-explizite Gedächtnis** mit Wissen (z. B. Wortbedeutungen, autobiografische Erinnerungen). Es umfasst das semantische und episodische Gedächtnis. Man kann relativ schnell Inhalte in dieses Gedächtnis aufnehmen. Das Abrufen der Information erfolgt bewusst und unterliegt einer hohen Vergessensanfälligkeit. Das deklarativ-explizite Gedächtnis ist im Kortex, im medialen Temporallappen im Hippokampus, der Amygdala und im Zwischenhirn des Gehirns lokalisiert und entwickelt sich ab ca. dem 2. Lebensjahr bis ins frühe Erwachsenenalter [162].

Das *dorsale Strom* (auch *Wo- und Wie-Bahn* genannt) ist für das prozedural-implizite Gedächtnis verantwortlich und verarbeitet Folgendes:

- Lautlokalisation
- Sprechproduktion
- Nachsprechen
- phonologisches Arbeits- und Langzeitgedächtnis
- Stimmerkennung
- prosodisches Erkennen
- Produktion von Prosodie
- Integration der Lippen beim Sprechen
- phonematische Diskrimination
- Artikulation

Im auditiven ventralen Strom kommuniziert der vordere obere Gyrus temporalis mit dem unteren Gyrus frontalis über Relais-Stationen im mittleren Gyrus temporalis und im Schläfenpol. Im auditiven dorsalen Strom kommuniziert der hintere obere Gyrus temporalis mit dem unteren Gyrus frontalis (Broca-Zentrum) über Relais-Stationen im hinteren oberen Sulcus temporalis, der parietal-temporalen Sylvischen Fissur und dem unteren Parietallappen.

Erst in einem weiteren Entwicklungsschritt der Menschheitsgeschichte vermutet Poliva [467], dass sich inhibitorische Verbindungen zwischen akustischen Silbenrepräsentationen im ventralen Strom entwickelt haben.

Im dorsalen auditiven Strom entwickelte sich laut Poliva [467] in der Menschheitsgeschichte erst nach und nach die phonologische Repräsentation nachfolgender Silben. Diese entwicklungsgeschichtlichen späteren Schritte im auditiven ventralen wie dorsalen Strom führten dazu, dass der Mensch in die Lage versetzt wurde, zunächst einsilbige Rufe zu wiederholenden, mehrsilbigen Wörtern zusammenzufassen. Schließlich wurden durch die gestärkten Verbindungen zwischen den phonologischen Repräsentationen im auditiven dorsalen Strom die Menschen befähigt, mehrere Silben wie eine einzelne Repräsentation durch eine Art *Chunking-Prozess* zu enkodieren. So begann in der Theorie Polivas der Mensch damit, Wortlisten und Sätze zu wiederholen, zu imitieren und zu vokalisieren. Genau dieser Prozess scheint bei entwicklungsbedingter Sprechapraxie nicht in der gedachten Art und Weise entwickelt zu werden, was sich in den Sequenzierungsschwierigkeiten bei Lauten und Wörtern zeigt, also der Sprechapraxie, und den oft damit einhergehenden grammatischen Schwierigkeiten und bei schwereren Störungen auch der stark reduzierten Äußerungslänge.

Zum prozedural-impliziten Gedächtnis gehören auch das klassische Konditionieren und das nicht-assoziative Lernen über die Reflexbahnen. Es wird auch motorisches Gedächtnis oder reflexives Gedächtnis genannt. Zum Aufbau der Gedächtnisinhalte werden viele Wiederholungen benötigt, und es vollzieht sich langsamer als im deklarativ-expliziten Gedächtnis. Über diese Gedächtnisform verfügt der Mensch von Anfang an. Bis zum 10. Lebensjahr entwickelt sich das prozedural-implizite Gedächtnis auf das Niveau eines Erwachsenen [162]. Gesteuert wird diese Art des Gedächtnisses neben Kortexarealen wie den motorischen und präfrontalen Gebieten (inklusive des Broca-Areals 44 und 45) besonders durch das Kleinhirn und die Basalganglien sowie die Reflexbahnen des Rückenmarks. Die Amygdala ist dann beteiligt, wenn es sich um emotional bedeutsame Gedächtnisinhalte handelt. Der Abruf der Gedächtnisinhalte erfolgt eher unbewusst und ist weniger vergessensanfällig. Wie bereits dargestellt, werden die Sprech- und Grammatikentwicklung unbewusst in den ersten 3 Lebensjahren über das prozedural-implizite Gedächtnis erworben [612].

Durch die hohe Wiederholungsrate der prozedural-implizit basierten, reflexiven Strategien werden im Sprech- und Spracherwerb kognitive Ressourcen frei, die ein deklarativ-explizites Abspeichern einer Kategorie und die Generalisierung von Wortmaterial erleichtern und beschleunigen.

Allgemein stellt die Flexibilität der exekutiven Funktionen des Frontalhirns in Verbindung mit auditiven Wahrnehmungsprozessen eine wichtige Grundlage dar, wie einen Prädiktor für den erfolgreichen Erwerb auditiver, regelhafter Kategorien (z. B. stimmhaft versus stimmlos) [480]. So kann willentlich zwischen den beiden Gedächtnissystemen gewechselt werden. Wenn das bei Kindern mit Sprechapraxie nicht gelingt, weil der dorsale Strom weniger gut funktioniert, könnte das mit der Entstehung von Störungsbewusstsein in Zusammenhang gebracht werden. Das Kind realisiert in diesem Fall bewusst, dass es nicht gelingt, zwischen diesen beiden auditiven Strömen zu wechseln und dass Informationen dabei verloren gehen.

So beschreiben Liégeois et al. [337], dass die Sprechprobleme und Einschränkungen im phonologischen Gedächtnis der dargestellten Familie durch eine atypische Entwicklung des dorsalen Sprachstromnetzwerks entstanden sind, das für die auditiv-motorischen Umsetzungen zuständig ist.

Dies ist eine andere Form einer kindlichen Sprechapraxie. Die Autoren schlagen vor, dass zukünftig auch an diese Variante der Entstehung familiär gehäufter Sprechstörungen gedacht werden sollte und die genetische Forschung hier unter Umständen die zugrunde liegende genetische Ursache finden könnte.

8 Diagnostik der kindlichen Sprechapraxie

8.1 Überblick über die diagnostischen Möglichkeiten

Das Sprechen von Kindern unter 10 Jahren ist im Allgemeinen variabler, weniger flexibel und ungenauer als das Sprechvermögen Erwachsener. Nicht nur deshalb sind allgemein einige Spezifika bei der Diagnostik einer kindlichen Sprechapraxie zu bedenken.

Terband et al. [589] beschreiben, dass in Bezug auf die von der ASHA 2007 definierten **3 Kardinalsymptome** (Fehlerinkonsistenz, verlängerte oder unterbrochene Koartikulation und unangemessene Prosodie) sich ergänzende Messverfahren eingesetzt werden sollten. Manche Störungscharakteristika lassen sich besser auf der Wahrnehmungsebene darstellen (besonders phonematische Fehler und prosodische Fehler), andere auf einer akustischen Ebene (phonetische Entstellungen, Koartikulation und Prosodie) und wiederum andere auf der kinematischen Ebene (besonders Koartikulation, Stabilität und Koordination der Sprechgesten). Wie Untersuchungsdaten erhoben werden, entscheide zu einem hohen Maße darüber, welche Schlüsse in Bezug auf das zugrunde liegende Defizit daraus gezogen werden können. Es wird betont, dass einzelne Maße, wie z. B. die Inkonsistenz der Aussprachefehler, zwar auf die Schwere eines Ausspracheproblems hinweisen, jedoch nicht mit ausreichender Sicherheit eine kindliche Sprechapraxie von einer inkonsequenten phonologischen Störung differenzieren können. Die Genauigkeit der Unterscheidungsfähigkeit lag einer Studie zufolge bei 30 % [422], was unter dem Ratenniveau zwischen 2 Störungen – also 50 % – liegt.

Bei den Wahrnehmungsmaßen werden **folgende Maße** in der Literatur beschrieben:

- *Prozentsatz der Inkonsistenzen aller Produktionen* von Zielwörtern als Maß der Produktionskonsistenzen
- Im Gegensatz dazu gibt die *Fehlerkonsistenz* einen Hinweis auf die Produktion aller Fehler.

Dabei kann noch die *Proportion der Fehler* (z. B. Lautauslassungen versus Lautentstellungen), die *Konsistenz des Fehlertypus* (z. B. in welchem Maß Frikative durch Plosive ersetzt werden) und die *Konsistenz des am häufigsten gemachten Fehlertyps* (z. B. wie oft bei dem häufigsten Fehlertyp *Plosivierung von Frikativen* dennoch andere Fehlerarten auftreten wie Auslassungen oder Fehler der Sonorität).

Bezüglich der Validität wurden Transkriptionen auf Wortebene mit *Token-zu-Token-Konsistenzmaßen*, also wie konsistent die Aussprache von Wörtern im Wiederholungsvergleich bleibt, nur mittelgradig mit der Segmentebenenkonsistenz korreliert. Es bestand nur eine geringe Korrelation mit akustischen Maßen der *phonetischen Variabilität* wie Vokalformanten, Stimmeinsatzzeit und dem Variationskoeffizienten der Wortdauer.

Die akustischen Maße zur Diagnostik einer kindlichen Sprechapraxie mittels Audioaufnahmen werden von Terband et al. [589] bei Personengruppen vorgeschlagen, deren Untersuchung sich schwierig gestalten könnte. Dazu gehören Kinder mit kindlicher Sprechapraxie in einem hohen Prozentsatz der Fälle. Anhand der Amplituden-Hüllkurve, die sich aus einer bereinigten und tiefpassgefilterten Audioaufnahme ergibt, kann die Variabilitätsberechnung gewonnen werden. Im Verhältnis zu kinematischen Maßen, in denen die Stabilität einzelner Artikulationsbewegungsabläufe zugrunde liegender Bewegungsmuster abgebildet werden können, repräsentieren die akustischen Maße über wiederholte Äußerungen das aufsummierte Ergebnis der respiratorischen, laryngealen und artikulatorischen Subsysteme. Vorläufige Ergebnisse zeigen, dass die akustischen Maße über wiederholte Äußerungen wie die Stabilitätsmaße einzelner Artikulationsbewegungsabläufe positiv miteinander korreliert sind. Durch nichtlineare funktionale Datenanalysen, also weiterführende mathematische Verfahren, können zeitliche und räumliche Fehler getrennt voneinander im Signalverlauf errechnet werden. Terband et al. [589] betonen den klinischen Nutzen dieser akustischen Verfahren für die kindliche Sprechapraxie. Bislang wurden die Verfahren jedoch nur bei Dysarthrien im Erwachsenenalter angewendet. Ein Maß, das bereits in vereinzelten Studien zur kindlichen Sprechapraxie mit hoher Reliabilität eingesetzt wurde, ist die *Messung der Stimmeinsatzzeit*. Im Vergleich zu Kindern mit verzögerter Sprechentwicklung zeigen Kinder mit Sprechapraxie eine verkürzte Stimmeinsatzzeit bei stimmlosen Plosiva. Das zeigt eine Erwerbsverzögerung des Sonoritätskontrasts [251].

Die kinematischen Maße können über akustische oder optische Daten ermittelt werden. In jüngster Zeit konnte die sprechmotorische Leistungsfähigkeit auf der Basis kompletter Bewegungsabläufe einzelner Artikulatoren ermittelt werden. Die elektromagnetische Artikulografie (EMA) wurde bereits bei Kindern eingesetzt, um ihre orofazialen Bewegungen beim Sprechen zu verfolgen. Dabei werden ca. 3 mm große reflektierende Marker oder Spulen auf die Ober- bzw. Unterlippe, den Unterkiefer und die Mundwinkel aufgebracht sowie Referenzen auf der Stirn und an der Nasenwurzel, um die Bewegungsverläufe der Artikulatoren beim Sprechen in einem magnetischen Feld verfolgen zu können. Das Vorgehen mit den aufzuklebenden Spulen ist invasiv und wird von Kindern nicht gut toleriert.

Die reflektierenden Marker, die in Verbindung mit optischen Trackingsystemen eingesetzt werden, sind nicht störend, leicht und werden besser von den Kindern toleriert. Sie bieten die Möglichkeit einer entspannteren und natürlicheren Datenakquise mit Kindern. Allerdings muss eine direkte Verbindungslinie zwischen der aufnehmenden Kamera und den Markern bestehen, so dass sie sich nur für die äußerliche Aufnahme von Artikulatoren wie den Lippen und dem Unterkiefer eignen. Mit diesen Bewegungsverläufen, meist in Form der Aufnahme von bilabialen Lauten, kann man kinematische zeitlich-räumliche Variabilitätsindizes im Rahmen von beispielsweise Benenn-, Satzergänzungs- oder Nachsprechaufgaben evozieren. Anhand der Bewegungsaufzeichnungen können darüber hinaus Kovarianzmessungen durchgeführt werden, d. h. in welchem Maße einzelne Artikulatoren miteinander räumlich kooperieren, wie z. B. die Oberlippe mit der Unterlippe. Bei einjährigen Kindern waren diese räumlichen Kovarianzen noch sehr gering und wurden mit zunehmendem Alter größer. Bei 3- bis 6-jährigen Kindern konnte in einer Vergleichsstudie zwischen Kindern mit verzögerter Sprechentwicklung und Kindern mit

Sprechapraxie ein Variationskoeffizient der räumlichen und zeitlichen Koppelung zwischen Unterkiefer und Lippen, Unterkiefer und Oberlippe sowie Unterkiefer und Unterlippe ermittelt werden. Die signifikanten Ergebnisse zeigten für die Kinder mit Sprechapraxie eine deutlich höhere Variabilität [412].

Im deutschsprachigen Raum wurden Studien mit diesen Parametern noch nicht durchgeführt. Für den deutschen Sprachraum liegen bislang keine standardisierten und normierten Diagnostikverfahren vor.

8.2 Computerunterstützte Diagnostikinstrumente

Das von der Arbeitsgruppe um van Haaften et al. [616] vorgestellte computerbasierte Diagnostikinstrument CAI (Computer Articulation Instrument) konnte in seiner Wirksamkeit für das Niederländische in 2 Studien nachgewiesen werden. Es wurde an 1524 Kindern im Alter von 2;0 bis 6;11 Jahren normiert. Ausreichende Interrater-Reliabilität, Re-Test-Reliabilität und Testkonstruktionsvalidität konnten für die differenzierte Diagnose entwicklungsbedingter und erworbener kindlicher Aussprachestörungen im Niederländischen nachgewiesen werden.

Die Untersuchung enthält folgende **4 Untertests**:

- Bildbenennung
- Imitation von Nichtwörtern
- Nachsprechen von Wörtern und Nichtwörtern
- maximale Wiederholungsgeschwindigkeit von Silben

Die Untersuchung wird trotz des Computereinsatzes interaktiv durchgeführt. Zwischen den einzelnen Untertests wurden nur schwache Korrelationen nachgewiesen. Das spricht dafür, dass alle 4 Tests für die Diagnosestellung erforderlich sind. Besonders wird dies für die diadochokinetische Aufgabe über 3 verschiedene Silben hinweg dargestellt (genaue Durchführungsbeschreibung: siehe Vorschlag zum Vorgehen im Deutschen (S. 152)). Diese 4 Untertests repräsentieren unterschiedliche Verarbeitungsebenen bezüglich der sprechmotorischen und phonologischen Fähigkeiten der Kinder.

Das Nachsprechen von Wörtern und Nichtwörtern wurde als diagnostischer Marker kindlicher Aussprachestörungen herausgearbeitet. Die Durchführungsdauer pro Kind wird nicht genau erwähnt.

Diese in einem weltweit führenden Expertenteam entwickelte computerbasierte objektive, valide und reliable Diagnostik mit dem CAI setzt neue internationale Qualitätsstandards. Die Entwicklung und Evaluation eines solchen Instruments nahmen mehrere Jahre in Anspruch.

Da man sich aus verschiedenen Branchen und Perspektiven für die Entwicklung *technologiegestützter Untersuchungsinstrumente* bei kindlichen Aussprachestörungen interessiert, ist für solche Entwicklungen eine interdisziplinäre Zusammenarbeit mit Fachleuten aus der Logopädie/Sprachtherapie und/oder verwandten Gebieten ein grundlegendes Gebot. Die Technik allein wird eine fundierte Diagnose nicht stellen können. In diesem Übersichtsartikel zweier Ingenieure über kindliche Aussprachestörungen wird konstatiert, dass die aktuelle Erkennungsgenauigkeit der Spracherkennungssoftware 80 % noch nicht übersteigt (siehe [613]).

Murray et al. [422] fordern jedoch bezüglich des Goldstandards der Expertenmeinungen, dass eine Erkennungsleistung von mindestens über 90 % gewährleistet sein sollte. Nur dann ist eine valide und verlässliche Diagnose zu erreichen. Dies zeigte die Gruppe um Murray et al. [422] mit 32 sprechpraktischen Kindern anhand zweier Variablen durch eine multivariante Diskriminanzanalyse: der Diadochokinese der Silbenfolge pa/ta/ka und der Produktionsgenauigkeit von 50 polysyllabischen Wörtern beim Benennen. Diese Ergebnisse wurden einer Expertenmeinung verblindeter Expertinnen gegenübergestellt und sie erreichten eine Übereinstimmung von über 90 % im Hinblick auf Sensitivität und Spezifität. So konnte eine kindliche Sprechapraxie reliabel diagnostiziert und strukturelle Auffälligkeiten oder kindliche Dysarthrien ausgeschlossen werden. Der geschätzte Zeitaufwand von unter 30 Minuten lässt das Vorgehen gleichermaßen wirksam und effizient erscheinen. Die Autorinnen merken an, dass eine weitere Stan-

dardisierung an größeren, unselektierten Stichproben erforderlich sei (z. B. im Rahmen von Vorsorgeuntersuchungen und präventiven Maßnahmen). Preston et al. [476] teilen durch ihre Studie von Kindern im Schulalter die Einschätzung, dass die einfache Silbenwiederholungsaufgabe der Silben /pa/, /ta/ und /ka/ sowie die trisyllabische Folge /pataka/ in maximal möglicher Geschwindigkeit Kinder mit kindlicher Sprechapraxie von anderen aussprachegestörten Kindern unterscheiden. Dies sollte aber möglichst nicht isoliert eingesetzt werden, sondern Teil einer ausgewogenen Sprechapraxieüberprüfung sein, die auch Hinweise auf eine mögliche Behandlungsplanung geben kann.

Um eine Spracherkennungsleistung von bislang 80 % auf über 90 % mittels künstlicher Intelligenz sicherstellen zu können, benötigt man mehr und fundiert ausgewähltes Datenmaterial, was wiederum Fachkenntnis voraussetzt.

Die bislang in der Literatur veröffentlichten digitalen Diagnostikinstrumente wie „Park Play" [451] und „Tabby Talks" [519] oder von Quach et al. [477] stellen eine Art Prototypversion mit einer Patientengruppe von jeweils 5 bzw. 2 betroffenen Kindern dar. Diese Ansätze wurden nicht weiter bis zu einem breiteren klinischen Einsatz verfolgt. Das ist sowohl fachlich-diagnostisch als auch für die Versorgungslage betroffener Kinder und ihrer Familien sowie wissenschaftlich bedauerlich, besonders in Zeiten von knapper werdenden personellen Ressourcen.

In einer systematischen Übersichtsarbeit [423] wurde festgehalten, dass bezüglich der differenzialdiagnostischen Kriterien der kindlichen Sprechapraxie gegenüber anderen Aussprachestörungen keine Studien auf höchstem Evidenzniveau vorliegen. Dem Evidenzniveau wurden die Leitlinien der American Academy of Neurology zugrunde gelegt. Obwohl es sich ausschließlich um Studienvergleiche aus dem englischsprachigen Bereich handelte, wurde nicht in allen Studien das gleiche Testverfahren eingesetzt. Es wird ausdrücklich darauf hingewiesen, dass es erforderlich ist, nicht nur englischsprachige Diagnostikstudien auswerten zu können.

8.3 Normierte und standardisierte Verfahren im Englischen

Im internationalen, insbesondere englischsprachigen Bereich sind verschiedene Papier- und Bleistifttests im Einsatz. Zwei davon werden hier näher vorgestellt.

Strand et al. [581] haben mit der *Dynamic Evaluation of Motor Speech Skill (DEMSS)* ein reliables und valides Untersuchungsverfahren präsentiert. In 9 Untertests mit 66 Äußerungen und 177 Items wird eine dynamische Untersuchung mit wenig bis nicht sprechenden Kindern ab 3 Jahren durchgeführt. Das Verfahren wurde mit 81 Kindern im Alter zwischen 36 und 79 Lebensmonaten normiert. Es können Hilfen gegeben werden wie mehrere Versuche, verlangsamtes Sprechtempo oder Mitsprechen, um die Äußerungen der Kinder zu evozieren. Diese werden bezüglich der artikulatorischen Genauigkeit der Wörter, der Vokal- und Prosodiegenauigkeit und der Konsistenz beurteilt. Darauf bezieht sich die Dynamik im Titel des Untersuchungsverfahrens. Die multidimensionale Beurteilungsskala spiegelt die Responsivität auf die verschiedenen Hilfen wider. Das stellt eine Hilfe zur Therapieplanung dar.

An dieses Diagnostikinstrument angelehnt hat sich die Entwicklung des *Dynamisk motorisk talbedömning (DYMTA)*, einer schwedischen Variante des Verfahrens vollzogen. Es wurde 2021 vorgestellt und an 45 Kindern in einer Pilotstudie evaluiert [483].

Das zweite Verfahren wurde von Hayden und Square [224] entwickelt. Die *Verbal Motor Production Assessment for Children (VMPAC)* ist ein Verfahren zur Diagnose sprechmotorischer Störungen im Kindesalter. Der Test basiert auf dem Modell der sprechmotorischen Behandlungshierarchie (Motor Speech Treatment Hierarchy, [223]), die im Kapitel „Theoretische Grundlagen" (Kap. 7.7.1, S. 137) näher dargestellt wurde. Auch wenn der Test bereits vor 24 Jahren erschienen ist und bislang nicht aktualisiert wurde, wird er weiterhin in diversen Studien verwendet. Maße zur maximalen diadochokinetischen Rate fehlen in diesem Test.

Bei 3- bis 12-jährigen Kindern kann mithilfe des VMPAC altersspezifisch anhand von Perzentilen ermittelt werden, ob die Aussprachestörung des Kindes eine sprechmotorische Ursache hat oder noch innerhalb der Altersnorm liegt. Es handelt sich nicht um eine Artikulationsüberprüfung. Die Autorinnen betonen, dass der VMPAC Bestandteil einer gesamten Sprachentwicklungsdiagnostik sein sollte und nicht isoliert durchgeführt und interpretiert werden kann.

Für Hayden [222] ist die kindliche Sprechapraxie eine *Ausschlussdiagnose*. Es müssen **folgende Störungen** ausgeschlossen werden, um die Diagnose der kindlichen Sprechapraxie stellen zu können:
- Hörstörung
- kraniofaziale Störung
- Intelligenzminderung
- Störung des Sprachverständnisses
- emotionale Störung
- Störung des pragmatischen Sprachgebrauchs

> **Merke**
>
> Sollte eine der genannten Störungen vorliegen, kann der Befund einer Sprechapraxie nicht erhoben werden. Allerdings können in diesem Fall dyspraktische Komponenten bestehen.

Durch die Beobachtung nichtsprachlicher Bewegungsfolgen wird mithilfe des VMPAC ermittelt, ob eine bukkofaziale Apraxie vorliegt. Eine gesamtkörperliche Beteiligung wie eine Gliedmaßenapraxie wird ebenfalls beobachtet, jedoch nicht differenzierter diagnostiziert (z. B. in der Fragestellung, ob Beine oder Arme stärker betroffen sind oder die Probleme des Kindes auf ein Gleichgewichtsproblem zurückzuführen sein könnten).

Der VMPAC unterscheidet zwischen *dysarthrischen* und *sprechapraktischen* Beeinträchtigungen bei Kindern. Der Test untergliedert sich in **5 Untertests**:
- großmotorische Steuerung
- Steuerung nichtsprachlicher orofazialer Bewegungen
- Sequenzierung von Einzellauten, Silben, Wörtern und Sätzen
- Steuerung des Sprechens in der gelenkten Rede
- allgemeine Beurteilung sprechmotorischer Charakteristika

Hayden [222] ist der Meinung, dass es nur wenige rein sprechapraktische Kinder gibt. Der Test wurde bezüglich seiner Testgütekriterien (in erster Linie Reliabilität und Validität) überprüft und an 1040 Kindern, die über die ganzen USA verteilt waren, in 5 Altersgruppen normiert. Die Durchführung des VMPAC dauert ca. 45–50 Minuten. Eine Kurzversion liegt nicht vor.

8.4 Vorschlag zum Vorgehen im Deutschen

Im Deutschen gibt es bislang kein Verfahren, mit dem eine kindliche Sprechapraxie klar diagnostiziert werden könnte. Es wird ein Vorgehen empfohlen, das für den deutschen Sprachraum Anhaltspunkte für das Bestehen einer kindlichen Sprechapraxie liefern kann. Dazu können ein Anamnese- und ein Diagnostikbogen heruntergeladen werden (Online-Material, siehe Kap. 11). Das im Folgenden beschriebene Vorgehen wurde bislang noch nicht evaluiert oder normiert, sondern soll die klinische Befunderhebung durch gezielte, theoriegeleitete Beobachtungen untermauern.

8.4.1 Anamnese

Erste Hinweise auf eine kindliche Sprechapraxie kann eine ausführliche Anamnese geben. Es gilt, im Gespräch mit den Eltern besondere genetische und metabolische Auffälligkeiten zu erfragen und die motorische, soziale und kommunikative Entwicklung zu dokumentieren.

Folgende Probleme sollten ermittelt, durch entsprechende Befunde belegt und ggf. ausgeschlossen werden:

- bestehende Hörstörung
- allgemeine Intelligenzminderung
- kraniofaziale Störung
- emotionale Störung

8.4.2 Neuromotorische Entwicklung

Daten zur neuromotorischen Entwicklung des Kindes können Informationen zu einer gleichzeitig bestehenden Gliedmaßenapraxie liefern. Eine genauere Diagnostik bei großmotorischen Auffälligkeiten sollte mit dem Kinderarzt bzw. Neuropädiater und den Therapeutinnen aus den Fachdisziplinen der Physio-, Ergo- und Mototherapie abgestimmt werden.

Die Inspektion und Untersuchung der Mundhöhle und der Artikulatoren soll Aufschluss über eine allgemeine orofaziale Schwäche und eine eingeschränkte Beweglichkeit der Artikulatoren geben. Liegen hier Auffälligkeiten vor (z. B. eine Hypotonie), besteht in jedem Fall eine grundlegende sprechmotorische Störung im Sinne einer Dysarthrie. Durch die Überprüfung serieller nichtsprachlicher Mundbewegungen wird herausgearbeitet, inwiefern eine bukkofaziale Apraxie vorhanden ist. Interessant ist in diesem Zusammenhang, dass alle betroffenen Familienmitglieder der KE-Familie eine bukkofaziale Apraxie aufweisen. Bei der Ausführung einzelner nichtsprachlicher Bewegungen, die nur eine Muskelgruppe beanspruchten, waren jedoch keine Auffälligkeiten zu beobachten. Diese traten ausschließlich bei Bewegungskombinationen auf, die gleichzeitig oder nacheinander ausgeführt werden sollten [17].

8.4.3 Verhältnis zwischen rezeptiver und expressiver Sprachentwicklung

Eine kindliche Sprechapraxie kann nur dann diagnostiziert werden, wenn die Sprachverständnisleistungen des Kindes deutlich besser sind als seine expressiven Möglichkeiten. Das bedeutet nicht, dass die Sprachverständnisleistungen im Normbereich liegen müssen, aber sie müssen mindestens eine Standardabweichung besser sein als die expressiven Leistungen, also 10 T-Wert-Punkte.

Hierzu sollte ein *normierter Test* durchgeführt werden, der expressive wie rezeptive Leistungen überprüft. Ein Beispiel dafür ist der *Sprachentwicklungstest für Kinder (SETK)* [201], [202]. Dieser Test wurde für 2-jährige Kinder und für solche von 3 bis 5 Jahren entwickelt. Eine weitere Möglichkeit wäre der Einsatz der *Patholinguistischen Diagnostik bei Sprachentwicklungsstörungen*[281], die in der 3. Auflage webbasiert zur Verfügung steht.

8.4.4 Konsistenzermittlung und Fehlerquote

Üblicherweise werden zur Ermittlung kindlicher Aussprachestörungen **Benenntests** durchgeführt. Ist die kindliche Sprechapraxie sehr schwer im Sinne eines *Mutismus* ausgeprägt, ist es jedoch möglich, dass das Kind nicht benennen kann. Bei der Durchführung von Benenntests wird gezielt beobachtet, ob die anfangs beschriebenen Symptome (vgl. Kap. 7: Theoretische Grundlagen der kindlichen Sprechapraxie) im Sprechablauf auftreten. Dabei ist auf differenzialdiagnostisch relevante Symptome zu achten. Prinzipiell könnten auch Wortfindungsstörungen mit phonologischen Paraphasien und neologistischen Formen oder andere semantische Störungen auftreten [534].

Hinweise im Hinblick auf die Konsistenz der Fehler gibt der **25-Wörter-Test** im Rahmen der psycholinguistischen Analyse kindlicher Sprechstörungen (PLAKSS) [173] und PLAKSS-II [174]. Der Test besteht aus 30 Bildkarten. Diese zeigen kindgemäße Abbildungen von ein- bis fünfsilbigen Wörtern, die das Kind benennen soll. Als Auswahlkriterium wird die Ein- bis Mehrsilbigkeit angeführt. Die Anzahl der Bildvorlagen ist so gewählt, dass 25 Benennungen in jedem Fall zur Auswertung herangezogen werden können. Dies gilt auch dann, wenn das Kind aus anderen Gründen (z. B. einer lexikalischen Störung) nicht alle Bilder korrekt benennen kann.

Die aktuelle Version des PLAKSS-II [174] wurde mit Kindern zwischen 2;6 und 5;11 Jahren normiert. Es liegt eine Version für Österreich und eine für die Schweiz vor. Alle Bilder sollen 3-mal benannt werden, wobei die Benennung einzelner Bilder nicht direkt hintereinander erfolgen sollte. Werden 40 % der Wörter oder mehr, also mindestens 12 der 30 Wörter, nicht konsistent produziert, besteht nach Fox-Boyer eine inkonsequente phonologische Störung. Eine phonologische Analyse ist in diesem Fall nicht durchführbar. Hier sollte auf jeden Fall weiter auf eine kindliche Sprechapraxie untersucht werden.

Betz und Stoel-Gammon [57] weisen darauf hin, dass sich die Sprechproduktionen von Kindern mit Sprechapraxie durch eine Fehlerinkonsistenz auszeichnen, die insbesondere bei Vokalen zu beobachten ist. Diese Inkonsistenz bei kindlicher Sprechapraxie ist jedoch nicht größer als in der physiologischen Sprechentwicklung oder bei einer phonologischen Verzögerung. Die Inkonsistenz bleibt aber länger bestehen und es werden insgesamt mehr Fehler gemacht.

Um die Fehler verschiedener Kinder mit unterschiedlichen Problemen vergleichen zu können, schlagen die Autorinnen bei der Artikulation von Vokalen in Wörtern **3 leicht durchzuführende Analyseverfahren** zur Konsistenz der Produktion vor, die im Folgenden beschrieben werden.

▶ **Ermittlung des Prozentsatzes inkorrekter Produktionen.** Die Wiederholungen der Wörter werden miteinander verglichen und die Fehlerzahl in Bezug auf die Wörter – nicht die Einzellaute – gezählt. Dann wird diese Zahl durch die Anzahl der Versuche geteilt und mit 100 multipliziert, um den Fehlerprozentsatz zu ermitteln. Dieses Maß erlaubt keine direkte Aussage zur Konsistenz, vermittelt aber dennoch einen generellen Eindruck der Fähigkeit des Kindes, ein Wort korrekt auszusprechen.

Beispiel: Das Wort „Junge" wird 4-mal mit einem eher nach [ɔ] klingenden Vokal in der 1. Silbe und 2-mal mit korrektem Vokal in der 1. Silbe bei insgesamt 6-maliger Produktion im 25-Wörter-Test [173] gebildet. So werden 4 Fehler durch 6 Versuche dividiert und dann mit 100 multipliziert, also 67 % inkorrekte Produktion, 33 % korrekte Produktion.

> **Merke**
>
> Die **Formel** zur Ermittlung des Prozentsatzes inkorrekter Produktionen lautet somit:
>
> (Anzahl der Fehler/Anzahl aller Produktionen) × 100 = Prozentsatz inkorrekter Produktionen
>
> Je mehr Fehler das Kind macht, desto höher ist der ermittelte Prozentsatz inkorrekter Produktionen.

▶ **Ermittlung der generellen Konsistenz des Fehlertyps.** Hier wird der Frage nachgegangen, wie konsistent Fehlertypen beim wiederholten Benennen eines Wortes auftreten. Es geht also darum, ob ein Kind immer den gleichen Fehler macht (kontrolliert falsch) oder diverse Fehler produziert (unkontrolliert falsch). Dazu wird die Anzahl der unterschiedlichen Fehlertypen (z. B. Vokalentstellung oder Vokalersetzung) bei der Aussprache des Zielwortes ins Verhältnis dazu gesetzt, wie oft das Wort insgesamt fehlerhaft ausgesprochen wurde.

Beispiel: Das Wort „Junge" wird 4-mal mit einem eher nach [ɔ] klingenden Vokal in der 1. Silbe, einmal korrekt und einmal mit der Auslassung des Anlauts bei 6-maliger Produktion im 25-Wörter-Test [173], [174] gebildet. Es werden zwei Fehlertypen gezeigt, nämlich eine Vokalentstellung und eine Anlautauslassung. Das Wort wird insgesamt von 6 Versuchen 5-mal fehlerhaft ausgesprochen.

Um den Prozentsatz der Fehlerkonsistenz zu ermitteln, sind nun zwei Schritte notwendig. Zunächst wird die Anzahl der verschiedenen Fehlertypen (hier: Vokalentstellung und Anlautauslassung, also 2) durch die Anzahl der fehlerhaften Produktionen auf Wortebene (in diesem Fall 5) geteilt. Im nächsten Schritt wird dieser Wert von 1 subtrahiert (um sicherzustellen, dass eine höhere Konsistenz auch zu höheren Werten führt) und dann mit 100 multipliziert. Das Ergebnis lautet somit: $[1-(2/5)] \times 100 = (1-0,4) \times 100 = 60\,\%$.

Achtung: Wird nur ein Fehlertyp produziert, ist die Anzahl der unterschiedlichen Fehlertypen 0, da mit keinem anderen Fehlertyp verglichen werden kann.

Merke

Die **Formel** zur Ermittlung der generellen Konsistenz des Fehlertyps lautet somit:

[1–(Anzahl der unterschiedlichen Fehlertypen/Anzahl der fehlerhaften Produktionen)] × 100 = Prozentsatz der Konsistenz des Fehlertyps

Je geringer der ermittelte Prozentsatz ist, umso mehr unterschiedliche Fehler beim Sprechen macht das Kind. Das deutet auf eine kindliche Sprechapraxie. Je höher der ermittelte Prozentsatz, desto mehr gleiche Fehler macht das Kind. Das spricht gegen eine kindliche Sprechapraxie.

▸ **Konsistenz des am häufigsten gemachten Fehlertyps.** Zunächst wird analysiert, ob das Kind unterschiedliche Fehler macht. Dies kann umso aussagekräftiger geschehen, je mehr Produktionen von einem Wort man beobachtete. In der Studie von Betz und Stoel-Gammon [57] wurden 6 Wiederholungen pro Wort verwendet. Dies sollte nicht in direkter Abfolge hintereinander geschehen. Um die Konsistenz des am häufigsten gemachten Fehlertyps zu ermitteln, wird die Anzahl des häufigsten Fehlertyps mit der Anzahl der fehlerhaften Produktionen ins Verhältnis gesetzt. Um den gesamten Ergebnisbereich (0–100 %) ausschöpfen zu können, wird zusätzlich vom Zähler bzw. Nenner des Bruchs 1 abgezogen.

Wenn wir unser Beispiel heranziehen, dass das Wort „Junge" 4-mal mit einem eher nach [ɔ] klingenden Vokal produziert wird, einmal mit korrektem Vokal und einmal mit der Auslassung des Anlauts bei insgesamt 6-maliger Produktion im 25-Wörter-Test [173], [174], ist der nach [ɔ] klingende Vokal der häufigste Fehlertyp. Er wird 4-mal bei insgesamt 5 fehlerhaften Produktionen gezeigt.

Daher kann man also Folgendes berechnen: $[(4–1)/(5–1)] \times 100 = (3/4) \times 100 = 75\,\%$.

Merke

Die **Formel** zur Ermittlung der Konsistenz des am häufigsten gemachten Fehlertyps lautet somit:

[(Anzahl des häufigsten Fehlertyps–1)/(Anzahl der fehlerhaften Produktionen–1) × 100 = Prozentsatz der Konsistenz des am häufigsten gemachten Fehlertyps

Kinder mit kindlicher Sprechapraxie zeigen besonders in diesem Maß höhere Inkonsistenzen im Vergleich zu Kindern mit phonologischer Verzögerung und sprechgesunden Kindern. Ist der Wert hoch, dann wird der häufigste Fehler konsistent gemacht. Das spricht gegen eine kindliche Sprechapraxie.

Natürlich ist es nicht sinnvoll, die beschriebenen Konsistenzwerte nur für ein oder wenige Wörter zu bestimmen. Eine verlässliche Aussage ist erst dann möglich, wenn die Sprechleistungen bei einer Vielzahl von Wörtern pro Wort ermittelt wurden. So sollten es, wie von Fox-Boyer [174] vorgeschlagen, mindestens 25 Wörter sein, die mindestens 3-mal produziert werden. Je mehr Produktionen, desto aussagekräftiger sind die ermittelten Werte.

8.4.5 Durchführung von Nachsprechaufgaben

Das Nachsprechen als Untersuchungsmethode wurde auch in den jüngsten Studien (z. B. Preston et al. [476]) als verlässliches Mittel nachgewiesen, um eine Sprechapraxie erkennen zu können. Dabei wird zwischen dem Nachsprechen von Vokalen und Konsonanten sowie Pseudowörtern und Wörtern unterschieden. Im *Sprechverarbeitungsmodell* nach Stackhouse und Wells von 1997 [564] (siehe Kap. 7: Theoretische Grundlagen der kindlichen Sprechapraxie, S. 116) oder auch in der Arbeit von Terband et al. [589] werden unterschiedliche Leistungsbereiche erwähnt. Beim Nachsprechen nicht sinntragenden Materials wie Vokalen, Konsonanten, Silben und Pseudowörtern werden die Leistungsbereiche der phonologischen und semantischen Repräsentation nicht involviert. Das motorische Programmieren hin zu einem motorischen Programm steht besonders im Mittelpunkt der Verarbeitung. Hier sind die Probleme bei kindlicher Sprechapraxie lokalisiert.

Um dies mit den Leistungsbereichen der phonologischen und semantischen Repräsentation vergleichen zu können und um zu überprüfen, wie gut über diesen Weg auf eventuell bereits vorhandene motorische Programme zugegriffen werden kann, lässt man das Kind ebenfalls Wörter nachsprechen. Dabei wird die Wortlänge zunehmend gesteigert. Man vergleicht abschließend die benannten Wörter aus dem 25-Wörter-Test [173], [174] mit der Leistung beim Nachsprechen derselben Wörter. Hier kann ein Vergleich gezogen werden zwischen den Möglichkeiten des Kindes, einerseits einen Zugriff über die semantische Repräsentation auf ein motorisches Programm beim Benennen aufzubauen, und andererseits über das phonologische Erkennen eine phonologische Repräsentation in ein motorisches Programm umzu-

setzen. Beim sprechapraktischen Kind könnte die phonologische Repräsentation beim Zugriff auf das motorische Programm eine Hilfe darstellen und somit das Nachsprechen leichter sein als das Benennen.

▶ **Ermittlung des Vokalrepertoires durch Nachsprechen.** Es werden alle langen Vokale des Deutschen, der Schwa-Laut und die Diphthonge, vorgesprochen. Das Kind soll jeden Vokal nach Aufforderung 4-mal wiederholen, damit auch die Konsistenz der Produktion ermittelt werden kann. Ist die Produktion inkonsistent, weist dies auf eine kindliche Sprechapraxie hin. Ist die Produktion konsistent, aber von der Zielform abweichend (Beispiel: [y:] wird konsistent durch ein [u:] ersetzt), weist dies auf ein grundlegenderes sprechmotorisches Problem hin wie z. B. eine Dysarthrie. Fox-Boyer [176] beschreibt für das Deutsche, dass alle Vokale von sprechgesunden Kindern mit ca. 18 Lebensmonaten beherrscht werden.

▶ **Ermittlung des Konsonantenrepertoires durch Nachsprechen.** Es werden alle Konsonanten nach der Reihenfolge ihres phonetischen Erwerbs im Deutschen [172] vorgesprochen und sollen 4-mal wiederholt werden, um die Konsistenz der Bildung auf Aufforderung beurteilen zu können. Die Beurteilung des Lautrepertoires sollte sich an den von Fox-Boyer [174] beschriebenen Altersgruppen orientieren.

▶ **Nachsprechen von Pseudowörtern.** Beim Nachsprechen von Pseudowörtern werden, wie im Modell von Stackhouse und Wells [564] beschrieben, diese **Ebenen** durchlaufen:
- phonologisches Erkennen
- phonetisches Diskriminieren
- motorisches Programmieren, Planen
- motorische Ausführung

Bereits im Rahmen der Diagnostik der KE-Familie wurde eine *Diskriminanzanalyse* aller Untersuchungsergebnisse der betroffenen und nicht betroffenen Mitglieder durchgeführt. Es zeigte sich, dass man Betroffene von Nichtbetroffenen nur anhand der Leistungen beim Nachsprechen der Pseudowörter unterscheiden konnte, welche komplexe artikulatorische Muster enthielten [649]. Das hat auch die jüngste Forschung bestätigt [476], [589]. Somit scheint das Nachsprechen von Pseudowörtern ein wichtiger differenzialdiagnostischer Aspekt zu sein, insbesondere bei phonologischen Störungen. Sprechapraktische Kinder hingegen zeigen besondere Schwierigkeiten beim Nachsprechen von Pseudowörtern, da die geforderte Leistung die Möglichkeiten des motorischen Programmierens in den Mittelpunkt rückt. Die Schwierigkeit der Pseudowörter wird im Hinblick auf die Silbenkomplexität gesteigert.

▶ **Nachsprechen von Wörtern.** Werden Wörter nachgesprochen, wird zusätzlich zum phonologischen Erkennen und dem phonetischen Diskriminieren die Ebene der phonologischen und der semantischen Repräsentation einbezogen. Hier wird systematisch die Silbenkomplexität erhöht, um zu sehen, auf welcher Stufe das Kind Probleme zeigt. Besonders der Vergleich der Korrektheit von Wörtern und Pseudowörtern zeigte sich in der jüngsten Forschung als stark diskriminierender Faktor.

8.4.6 Ermittlung der diadochokinetischen Rate

Bereits Yoss und Darley [676] wie auch Kent et al. [288] beschreiben zur Diagnosestellung die Ermittlung der diadochokinetischen Rate, also die maximale Wiederholungsgeschwindigkeit bei wechselnden Silbenfolgen (pa-ta-ka). Dieser Ansatz wurde 1999 von Thoonen und seinen Mitarbeitern aufgegriffen [601] und auch durch die neueste Forschung immer wieder bestätigt (vgl. [476], [589], [617]. Sie postulieren, dass die artikulatorische Diadochokinese ein Instrument mit einer 100 % igen Sensitivität sei, eine kindliche Sprechapraxie erkennen zu können. Darüber hinaus gebe die maximale Frikativhaltedauer einen Aufschluss, ob eine kindliche Sprechapraxie bestehe.

Sie führten dazu in den Niederlanden eine Studie mit 72 Kindern zwischen 4 und 12 Jahren durch. Die Fragestellung der Studie war, ob Aufgaben, die die maximale Leistungsfähigkeit sprechmotorischer Parameter abfragen (z. B. maximale Tonhaltedauer), die sprechmotorischen Anteile der Aussprachestörungen dieser Kinder ermitteln können. Die allgemeine diagnostische Sensitivität des von Thoonen et al. angewandten Untersuchungsablaufs liegt bei 95 %. Sie stellten weiter fest, dass bei vielen Kindern mit einer nicht spezifischen Aussprachestörung unklarer Genese eine *dyspraktische* wie auch eine *dysarthrische Komponente* vorliegt.

In der Untersuchung zeigen sie, dass 4- bis 5-jährige Kinder mit Sprechapraxie die korrekte Silbensequenz (pa-ta-ka) nicht aufrechterhalten können. Bei sprechgesunden Kindern dieses Alters kann auch etwas Übung erforderlich sein, bis die korrekte Sequenz gelingt, was aber in der Regel möglich ist.

Die *Produktionsgeschwindigkeit* war bei manchen sprechgesunden Kindern wie bei den sprechapraktischen Kindern leicht herabgesetzt. So bestehen in einigen Leistungsbereichen Überlappungen zwischen den Leistungen sprechgesunder und dysarthrischer Kinder, Kindern mit kindlicher Sprechapraxie sowie Kindern mit unspezifischer Aussprachestörung unklarer Genese.

In einer Normierungsuntersuchung der diadochokinetischen Leistungen junger Kinder stellen Williams und Stackhouse [667] die Verlässlichkeit der Aussagen bei 3-jährigen Kindern infrage. Wie Thoonen fanden auch sie bei 3-silbigen Aufgaben bei sprechgesunden Kindern zwischen 3 und 5 Jahren die aussagekräftigsten Unterschiede. Preston et al. [476] unterstreichen diese Untersuchungsergebnisse.

Eine abschließende Beurteilung, ob eine kindliche Sprechapraxie besteht oder nicht, wird durch die Ermittlung eines gewichteten Ergebnisses aus 4 Bereichen entschieden (▶ Tab. 8.1). Es ist besonders auf die **fettgedruckten Werte** zu achten.

Erreicht das Kind ein gewichtetes Ergebnis gleich 2 und größer, besteht nach Thoonen et al. eine kindliche Sprechapraxie. Kein sprechgesundes Kind erreichte diese Werte, jedoch 78 % der dysarthrischen Gruppe der Stichprobe und 54 % der Kinder mit nicht spezifischer Aussprachestörung unklarer Genese, da bei diesen Kindern häufig eine dyspraktische Komponente besteht. 100 % der Kinder mit Sprechapraxie erzielten Werte, die gleich 2 oder größer waren.

Tab. 8.1 Sprechapraxie-Score von Thoonen et al. [601].

	gewichtetes Ergebnis		
	0	1	2
Sequenz korrekt? (pa-ta-ka)	möglich	–	nicht möglich
maximale Geschwindigkeit (pa-ta-ka), Silbenzahl pro s	≥ 4,4	3,4–4,4	< 3,4
Anzahl der Versuche (maximal 3, dann Abbruch)	≤ 2	> 2	–
maximale Frikativhaltedauer (in Sekunden) auf [f], [s] und [z] und einen Atemzug	≥ 11,0	< 11,0	–

Merke

Die Ermittlung der diadochokinetischen Rate und der maximalen Frikativhaltedauer sind Teile der Diagnostik, welche bei Verdacht auf eine kindliche Sprechapraxie ermittelt werden sollten.

8.4.7 Automatisierte Sprache

Kinder mit kindlicher Sprechapraxie haben Schwierigkeiten, korrekte motorische Programme zu automatisieren. Erste Ansätze von Automatisierung können beim Zählen festgestellt werden. So schlagen Hayden und Square [224] vor, dass man prüfen sollte, ob das Kind bereits zählen kann und ob beim Zählen ebenfalls eine Varianz der Aussprache festzustellen ist oder nicht. Wenn das *Sprechen beim Zählen* konsistenter ist als bei spontanen Äußerungen, beim Benennen oder in der gelenkten Rede, so ist dies ein weiterer Hinweis auf eine kindliche Sprechapraxie.

8.4.8 Prosodie

In der von der ASHA 2007 postulierten Definition der kindlichen Sprechapraxie gehören prosodische Auffälligkeiten zu den 3 Kardinalsymptomen. Der Begriff der Prosodie bezieht sich auf **3 akustische Parameter** einer Schallwelle und deren Variation:
- Dauer
- Frequenz
- Amplitude

Diese Parameter werden herangezogen, um die Sprechmelodie und die Bedeutung der gesprochenen Sprache zu verändern. So sind die üblichen Funktionen der Prosodie die *Übermittlung emotionaler Befindlichkeit* und *linguistischer Bedeutung*, besonders Betonung, Bestimmung syntaktischer Grenzen sowie Unterscheidung zwischen Aussage- und Fragesatz.

Bei der kindlichen Sprechapraxie werden *Auffälligkeiten der Lautstärke*, des *Tonhöhenverlaufs* und der *Wort- bzw. Satzakzentuierung* beobachtet. Es kann auch zu atypischen Fehlern kommen wie z. B. dem Weglassen betonter Silben oder der Überbetonung unbetonter Silben [624]. Darauf sollte bei der Beobachtung der Spontansprache des Kindes geachtet werden.

Von den 14 zweisilbigen Wörtern im 25-Wörter-Test [174] sind 12 trochäisch (= auf der 1. Silbe betont) und 2 jambisch (= auf der 2. Silbe betont). Anhand dieser *unterschiedlichen Betonungsmuster* können ebenfalls Beobachtungen zu den prosodischen Fähigkeiten des Kindes gemacht werden. Das gilt besonders vor dem Hintergrund, dass von den 9 dreisilbigen Wörtern 5 auf der 1. Silbe betont sind, 2 auf der 2. Silbe und 2 auf der 3. Silbe. Bei den 4 viersilbigen Wörtern sind 2 auf der 1. Silbe und 2 auf der 3. Silbe betont. Durch die unterschiedlichen Silbenanzahlen im 25-Wörter-Test kann festgestellt werden, ob die Kinder größere Schwierigkeiten haben, mehrsilbige im Verhältnis zu ein- oder zweisilbigen Wörtern zu sprechen. Das sollte dargestellt werden.

Darüber hinaus sind im Diagnostikbogen (Online-Material, siehe Kap. 11) jeweils 2 Items zur Unterscheidung zwischen einer Aussageintonation und einer Frageintonation sowie zur Übermittlung emotionaler Befindlichkeit zu finden.

8.5 Differenzialdiagnostik

Chenausky et al. [111] stellen fest, dass **Komorbiditäten** bei Kindern mit Sprechapraxie eher die Regel als die Ausnahme darstellen. Dazu zählen:

- intellektuelle Einschränkungen
- rezeptive Sprachstörungen
- weitere Apraxieformen

Die begleitenden Einschränkungen haben Einfluss auf die Schwere der Sprechapraxie.

So gilt es, die kindliche Sprechapraxie gegenüber ihren klinischen Nachbarn abzugrenzen und die wesentlichen Kriterien aufzuzeigen, anhand derer dies geschehen kann.

Merke

Bei einer kindlichen Sprechapraxie ist nie die syntaktische und/oder morphologische Regelbildung wie regelhafte Artikulation spezifischer Laute (z. B. Kappazismus) isoliert betroffen.

8.5.1 Sprachentwicklungsverzögerung bzw. Sprachentwicklungsstörung

Böhme ist bereits 2003 der Auffassung, dass eine Dyspraxie bei Kindern beim Nichterkennen eine Sprachentwicklungsstörung vortäuschen kann [72]. Dennoch ist bei einer kindlichen Sprechapraxie das herausragende Störungsmoment die eingeschränkte Verständlichkeit mit einem linguistisch nicht klar typisierbaren Störungsmuster (im Sinne einer inkonsequenten phonologischen Störung, bei der auch Vokalfehler auftreten mit Auffälligkeiten der koartikulatorischen Transitionen und der Wort- und Satzprosodie). Im Gegensatz dazu können im Rahmen einer Sprachentwicklungsverzögerung bzw. Sprachentwicklungsstörung **alle Bereiche der Sprache betroffen** sein:

- Phonologie
- Semantik
- Syntax
- Morphologie
- Prosodie
- Pragmatik
- Narrationsfähigkeiten
- Sprachrezeption auf allen Ebenen

Chilosi et al. [112] weisen bei einer italienischen Stichprobe darauf hin, dass besonders häufig expressive Syntaxstörungen mit einer Sprechapraxie einhergehen.

Die genannten Bereiche müssen nicht isoliert gestört sein, sondern können durchaus übergreifend beeinträchtigt sein. Meist ist die Sprachproduktion stärker betroffen als die Sprachrezeption.

Auch bei Kindern mit Sprechapraxie gibt es Störungen der Rezeption (z. B. im Sinne der Rhythmuswahrnehmung nichtsprachlicher Stimuli) [459]. Siegmüller und Kaiser [536] weisen darauf hin, dass die Diagnose einer Sprachentwicklungsverzögerung bzw. Sprachentwicklungsstörung in der Regel aus einer Ausschlussdiagnose erfolgt und keine homogenen Gruppen von Kindern umfasst. Das ist auch bei einer kindlichen Sprechapraxie der Fall. Auch bei Kindern mit Spracherwerbsproblemen können häufig Defizite in nichtsprachlichen Bereichen wie z. B. dem Symbolspiel oder in der Wahrnehmung auftreten, was auch bei Kindern mit Sprechapraxie zu beobachten ist.

Somit kann aus einer kindlichen Sprechapraxie eine Sprachentwicklungsverzögerung bzw. -störung erwachsen, was klinisch gesehen häufig der Fall ist. Siegmüller, Bartels und Höppe [535] subsumieren die kindliche Sprechapraxie unter die Aussprachestörungen.

8.5.2 Auditive Verarbeitungsstörung

Im **Simulationsmodell** von Westermann und Miranda [659] zeigte sich, dass sich nach einer nicht korrekt vollzogenen 2. Lallphase nicht nur abnorme Produktionsmechanismen beim Sprechen, sondern auch pathologische Rezeptionsmechanismen entwickeln. Die Autoren begründen ihre Annahme, die noch nicht durch weitere Daten abgesichert werden konnte, damit, dass ein Laut, der oft vom Kind produziert wird, eine sehr enge *sensomotorische Verknüpfung* zu dem perzeptuellen Prototyp dieses Lautes herstellt. Ein Laut, der weniger häufig produziert wird, verfügt nur über eine schwächere Verknüpfung, was dazu führt, dass diese perzeptuelle Abspeicherung weniger stark aktiviert wird. Dadurch ist dieser Laut dem Kind weniger vertraut und somit weniger vorhersagbar [269]. Das verzögert und erschwert die Verarbeitung. Da Kinder mit einer kindlichen Sprechapraxie häufig – um nicht zu sagen in der Regel – Auffälligkeiten in der 2. Lallphase zeigen, besteht neben der kindlichen Sprechapraxie oft eine auditive Verarbeitungsstörung [550]. Wie gut die auditive Wahrnehmung von Lauten bei kindlicher Sprechapraxie ist, hängt u.a. von einer zudem bestehenden Sprachentwicklungsstörung ab [707] und davon, welche Konnektivitäten im Gehirn weniger gut verschaltet sind.

Aktuelle Forschung zeigt, dass auditive Verarbeitungsstörungen bei Kindern zwischen 8 und 14 Jahren mit auditiver Verarbeitungsstörung im Verhältnis zu unauffälligen Altersgenossen dadurch gekennzeichnet sind, dass die Netzwerkverbindungen in auditiven kortikalen Regionen – insbesondere dem Gyrus temporalis superior beidseits und dem linken Gyrus temporalis medialis – nicht in gleichem Maße vorhanden sind wie bei hörgesunden Gleichaltrigen. Das ist auch in ventralen Aufmerksamkeitsnetzwerken, somatomotorischen und frontoparietal-dorsalen Aufmerksamkeitsmodulen zu beobachten [19], bilateral im
• posterior temporo-okzipitalen Kortex,
• dem linken intraparietalen Sulkus und
• im rechten posterioren Inselkortex.

Da auch bei kindlicher Sprechapraxie eine Störung der Netzwerkbildung diskutiert wird, scheinen die Störungsursachen möglicherweise eine sehr vergleichbare Grundlage zu haben.

Beide Patientengruppen verfügen über ein intaktes peripheres Hörvermögen.

Kinder, die jedoch unter einer isolierten zentral-auditiven Verarbeitungsstörung leiden, die z.B. auf eine verlangsamte Hörbahnreifung zurückzuführen sein kann, zeigen beim Sprechen weniger Anstrengung, keine Temporeduktion und kein artikulatorisches Suchverhalten. Zudem weisen sie keine prosodischen Auffälligkeiten wie auch keine lautlichen Entstellungen und Schwierigkeiten in der Silbenproduktion und Koartikulation auf.

Die auditive Verarbeitungsstörung ist als *rezeptive Störung* definiert, die kindliche Sprechapraxie stellt in erster Linie eine *expressive Störung* dar [677].

8.5.3 Orofaziale Dysfunktionen

Giel ([190], S.130) definiert die orofazialen Dysfunktionen als „Störungen der Muskelfunktion, des Muskeltonus oder der Bewegungsabläufe im orofazialen Komplex, die aufgrund motorischer, sensorischer und/oder skelettaler Abweichungen entstehen. Ursachen können angeboren, vererbt oder erworben sein."

Die Autorin spricht als *Primärfunktion* die Funktionsbereiche Atmung, Saugen, Beißen, Kauen und Schlucken an, als *Sekundärfunktion* die Funktionsbereiche Artikulation und Phonation. Darüber hinaus wird noch eine nonverbale und physiognomische Funktion benannt, die durch die Aktivität der mimischen Muskulatur realisiert wird [190].

Im Falle einer kindlichen Sprechapraxie zeigt sich diese *Koordinationsstörung* bei sprechmotorischer Aktivität und nicht immer bei nichtsprachlichen Leistungen. Somit besteht bei kindlicher Sprechapraxie in der Regel eine Störung der Sekundärfunktionen Artikulation und Atmung. Leidet ein Patient unter einer isolierten orofazialen Störung, so ist das Sprechen nur teilweise beeinträchtigt, besonders bei der Zischlautbildung oder teilweise bei der Bildung alveolarer Laute.

Bernando et al. [55] konnten in einer Studie mit 74 von Rolando-Epilepsie betroffenen Kindern und 239 unauffällig entwickelten Vergleichskindern zeigen, dass sowohl einfache wie sequenzielle mundmotorische Leistungen der Kinder zwischen 4 und 15 Jahren mit Epilepsie signifikant schlechter produziert werden konnten. Besondere Bewegungsauffälligkeiten gab es bei Lippen- und Zungenbewegungen. Die Autoren begründen die Ergebnisse mit der genetisch bedingten kortikalen Unreife der Areale, die mit der motorischen Planung von sequenzierten Bewegungen im Zusammenhang stehen. Dazu gehört auch die kortikozerebelläre Aktivation. Die betroffenen Kinder zeigen Veränderungen in der Mikrostruktur der weißen Substanz des Gehirns.

Primärfunktionen wie Schlucken und Saugen werden jedoch vom zentralen Nervensystem auf andere Art und Weise gesteuert als die Sprechfunktion, so dass es sich um zwei voneinander dissoziierbare Störungen handelt.

8.5.4 Stottern im Kindesalter

Nach Natke [426] bedeutet Stottern, dass mehr als 3 von 100 Silben gestottert werden. Glück und Thum [193] datieren den Beginn der Unflüssigkeiten bei 50 % vor dem 4. Lebensjahr, bei ca. 75 % vor dem 6. Lebensjahr und bei 90 % vor dem 12. Lebensjahr.

Die Inzidenz wird im Vorschulalter mit 5–11 % beziffert, wobei die Prävalenzrate bei Schulkindern mit bis zu 1,3 % angegeben wird. Es besteht die Tendenz der Spontanremission bis ins Jugendalter in ca. 70–80 % der Fälle.

Kinder mit kindlicher Sprechapraxie zeigen demgegenüber keine Blockierungen und weniger bis keine Dehnungen von Konsonanten. Seltener kommt es zu gesamtkörperlichen Mitbewegungen. Inzidenz und Prävalenz sind bei Sprechapraxie im Verhältnis zu Redeflussstörungen mit ca. 0,1 % aller Kinder deutlich geringer. Das Auftreten einer Sprechapraxie wird in der Regel bereits vor dem 4. Lebensjahr evident. Spontanremissionen bis ins Jugendalter werden bei kindlicher Sprechapraxie nicht berichtet. Durch Singen oder verzögertes auditives Feedback lassen sich sprechapraktische Symptome im Gegensatz zum Stottern nicht direkt verbessern.

Iterative Symptome, ungewöhnliche Pausensetzungen und dysrhythmische Phonation sind jedoch bei beiden Patientengruppen zu beobachten. So zeichnet eine hohe Variabilität auch beide Störungen aus, Fehler sind nicht vorhersagbar. Die Störungen können in einer individuell ausgeprägten Weise auftreten (z. B. mehr Stottern bei Wörtern mit „f", wie bei der Sprechapraxie häufige Plosivierung bei Frikativen) [678]. Es handelt sich bei beiden Auffälligkeiten um *neuromotorische Koordinationsstörungen*, deren genaue Ursache bis heute ungeklärt ist. Eine genetische Grundlage kann bei beiden Störungen gegeben sein (höhere Auftretenswahrscheinlichkeit, wenn auch andere Familienmitglieder betroffen sind) wie auch das Auf-

treten in Kombination mit genetischen Syndromen (z. B. Down-Syndrom, Prader-Willi-Syndrom) [299]. Die geschlechtsspezifische Verteilung liegt sowohl bei der kindlichen Sprechapraxie als auch beim Stottern bei Jungen höher als bei Mädchen. Psycholinguistische Faktoren – wie z. B. Sprechen mit hoher emotionaler Beteiligung – spielen ebenfalls bei beiden Störungen eine Rolle, so dass eine Nachbarschaft zwischen den beiden Störungen besteht.

Merke

Yairi und Seery [672] definieren das Stottern im Kindesalter wie folgt: „Wir berücksichtigen derartige Sprechcharakteristika, die junge Kinder, die stottern, produzieren wie auch solche, die von Zuhörern wahrscheinlich als Stottern beurteilt werden. Somit neigen Kinder, die als stotternd angesehen werden, dazu, Unterbrechungen im Sprechfluss in Form von Teilwortwiederholungen (z. B. Laute und Silben) wie auch einsilbigen Wörtern und dysrhythmischer Phonation – Lautdehnungen und Sprechsperren (Blocks) – zu zeigen. Wir haben uns auf diese nach außen sichtbaren Sprechphänomene als stotterartige Unflüssigkeiten bezogen. Das sind die häufigsten Unflüssigkeiten, die von Kindern, die stottern, produziert werden, wie auch die Sprechereignisse, die sehr wahrscheinlich als Stottern wahrgenommen werden." ([672]: S. 12, Übersetzung durch die Autorin)

8.5.5 Dysarthrien im Kindesalter/ Dysglossien

Wie bereits von Darley et al. [134] definiert, stellen die kindliche Sprechapraxie und die Dysarthrie *sprechmotorische Störungen* dar. Die Unterscheidung der beiden Störungen wird über Kriterien festgelegt, die der klinischen Beobachtung entspringen. So wird die Dysarthrie als Gruppe von Sprechstörungen definiert, die alle aus *primär muskulären Steuerungsproblemen* resultieren. Diese entstehen durch Schädigungen des zentralen oder peripheren Nervensystems, wofür im deutschen Sprachraum der Terminus *Dysglossie* Verwendung findet. Böhme [72] definiert die Dysglossie als „Artikulationsstörung infolge organischer Erkrankungen im Bereich der peripheren Nerven und Muskeln einschließlich des knöchernen Systems der Sprechwerkzeuge".

Es werden diese **Formen der Dysglossie** unterschieden:
• labiale
• dentale
• linguale
• palatale

Kongenitale und hierbei speziell kraniofaziale Fehlbildungen einschließlich Lippen-Kiefer-Gaumen-Fehlbildungen ordnet Böhme ebenfalls den Ursachen von Dysglossien zu.

Schwäche, Verlangsamung, Dyskoordination oder ein *veränderter Tonus* kennzeichnen die Sprechbewegungen einer dysarthrischen Störung. Diese umfasst **Einschränkungen in den folgenden Bereichen**:
• Atmung
• Phonation
• Artikulation
• Resonanz
• Prosodie

In ihrer schwerwiegendsten Ausprägung, der *Anarthrie*, besteht eine Sprechunfähigkeit aufgrund zentralnervös bedingten Ausfalls der Sprechmuskulatur z. B. einer Lähmung.

Im deutschen Sprachraum werden **kindliche Dysarthrien**, die in der Regel durch frühkindliche Hirnschädigungen hervorgerufen werden, **in 3 Formen unterteilt**:
• spastisch
• dyskinetisch
• ataktisch

Diese Formen sind heterogen, es gibt Untergruppen oder Kombinationen. Da hypotone Dysarthrien sich im Kindesalter noch zu spastischen Formen verändern oder Ausdruck einer anderen Grunderkrankung sein können, wie z. B. eines ge-

netischen Syndroms, werden sie in der oben genannten Aufzählung nicht gesondert aufgeführt. Auch im Kindesalter können **Dysarthrien erworben** werden, z. B. durch [188]:
• Schädel-Hirn-Trauma
• Intoxikation
• Hirntumoren
• Apoplex

Nach *Hemisphärektomie* bei schwerer Epilepsie berichten Liégeois et al. [334], dass bei 13 Kindern (6 linkshemisphärische Entfernungen, 7 rechtshemisphärische Entfernungen) zwischen 4 Monaten und 13 Jahren eine leichte Dysarthrie nach links- oder rechtsseitiger Hemisphärektomie bestehen bleibt. Das zeigte sich durch neuromuskuläre Asymmetrien und reduzierte Bewegungsqualität und Koordinationsleistung. Bukkofaziale oder Sprechapraxien wurden nach diesen Operationen nicht beobachtet. Die Ergebnisse werden so interpretiert, dass es eine unvollständige funktionale Reorganisation der Steuerung genauer Sprechbewegungen über die Kindheit hinweg gibt. Dabei wurden keine Unterschiede zwischen den beiden Hirnhälften beobachtet.

In der Definition der Sprechapraxie und somit auch der kindlichen Sprechapraxie wird das Bestehen muskulärer Schwäche, Verlangsamung, Dyskoordination (im Sinne einer Ataxie) oder eines veränderten Tonus ausgeschlossen. Die Sprechatmung wie auch primäre phonatorische Leistungen sollten nicht betroffen sein. Sekundär kann es bei kindlicher Sprechapraxie sowohl zu Koordinationsproblemen der Sprechatmung als auch der Stimmgebung kommen.

Beim sehr seltenen *Foix-Chavany-Marie-Syndrom* (FCMS, auch anteriores Opercular-Syndrom oder Worster-Drought-Syndrom), einer beidseitigen Schädigung der vorderen Opercula, kommt es zu einer Unfähigkeit, Kau-, Schluck- oder Sprechbewegungen aufgrund der entstandenen kortikalen Parese der orofazialen und pharyngealen Muskulatur durchzuführen. Nicht willkürliche Bewegungen sind hingegen unbeeinträchtigt. Das hat einige Forscher dazu verleitet, von apraktischen Symptomen zu sprechen. Andere bezeichnen die Symptomatik als beidseitige Parese der Willkürmotorik des Gesichts, der Zunge, des Pharynx und der Kaumuskulatur (vgl. Diskussion Santens [502]). Es kommt zu einer schweren Dysarthrie bis hin zur Anarthrie.

Im **Kindesalter entstehen solch schwere Störungen durch diese Krankheiten** [277], [586], [608]:

- Infekte
- Traumen
- Hydrozephalus
- Epilepsie
- Apoplex
- neuronale Migrationsstörung
- neurodegenerative Erkrankungen

Beim Worster-Drought-Syndrom ist diese Form der Zerebralparese angeboren, eine familiäre Häufung wird zwischen 6–20 % und über bis zu 3 Generationen diskutiert. Manche Autoren differenzieren das Worster-Drought-Syndrom vom Foix-Chavany-Marie-Syndrom durch das Fehlen der perisylvischen Polymikrogyrie bzw. einer Atrophie. Andere Fachleute sehen die beiden Störungen in ihren Auswirkungen entlang eines Kontinuums, d. h. vergleichbar, jedoch mit unterschiedlichem Schweregrad. So sind die Rehabilitationsverläufe ebenfalls sehr unterschiedlich [382]. Die Autoren berichten von unterschiedlichen Rehabilitationsverläufen bei Kindern – von persistierenden bis hin zu leichten Beeinträchtigungen. Dies lässt sich auch je nach Schwere der Beeinträchtigung bei Kindern mit Sprechapraxie in ähnlicher Weise beobachten. Durch das verstärkte Interesse an Forschung und Praxis, das der kindlichen Sprechapraxie in den letzten Jahren besonders international zuteil wurde, konnten evidenzbasierte Behandlungsverfahren identifiziert werden. Diese Entwicklung steht bei kindlicher Dysarthrie noch aus.

Das Foix-Chavany-Marie-Syndrom resultiert aus Schädigungen der beiden vorderen Opercula, wo die motorischen Versorgungsanteile der Hirnnerven V, VII, IX, X und XII lokalisiert sind. Das Operculum besteht aus dem zerebralen Kortex, der die Insula sowie die Gyri frontalis inferior, praecentralis, postcentralis, supramarginalis, angularis und temporalis superior umfasst. Die Dissoziation zwischen unwillkürlichen und willkürlichen Bewegungen ist das Hauptmerkmal des Foix-Chavany-Marie-Syndroms. Der Erhalt der reflektorischen Funktionen der betroffenen Muskelgruppen entsteht durch die alternativen Verbindungswege zwischen der Amygdala und dem Hypothalamus. Diese Verbindungen machen emotionale Gesichtsausdrücke und unwillkürliche Bewegungen möglich [452].

An diesem Beispiel wird deutlich, wie wichtig es bei der Differenzialdiagnose zwischen kindlicher Sprechapraxie und Dysarthrie sein kann, die genaue Art und den konkreten Ort der neurologischen Schädigung bzw. Veränderung zu kennen. Häufig treten jedoch die beiden verwandten Störungen der Sprechmotorik im Kindesalter in Kombination auf – je nach Art der zugrunde liegenden Beeinträchtigung.

Iuzzini-Seigel et al. [254] schlagen ein klares differenzialdiagnostisches Vorgehen für kindliche Dysarthrie und Sprechapraxie vor und präsentieren zur Unterscheidung ein internationales Konsenspapier anhand auditiv-perzeptueller Merkmale für Einzelfallstudien. Danach zeigen **beide Störungen 6 gemeinsame Merkmale**:

- fluktuierende Resonanz (intermittierende Hyper-/Hyponasalität)
- langsames Sprechtempo
- untypische oder reduzierte Betonungsmuster
- Konsonantenentstellungen
- Vokalfehler
- Sonoritätsfehler (stimmhaft/stimmlos)

Die unterscheidenden Merkmale beider Störungen sind in ▸ Tab. 8.2 zusammengefasst.

Tab. 8.2 Unterscheidende Merkmale der kindlichen Dysarthrie und Sprechapraxie.

kindliche Dysarthrie	kindliche Sprechapraxie
geringe Sprechlautstärke oder Lautstärkenabnahme	lexikalische Betonungsfehler
deutlich erhöhte Sprechlautstärke	silbisches, skandierendes Sprechen
starke Lautstärkenvariabilität	Schwa-Lauteinfügungen
angestrengte/hörbare Inspiration	artikulatorisches Suchverhalten
kurze Atemgruppen	zunehmende Schwierigkeiten bei mehrsilbigen Wörtern
auffällige Stimmqualität	Probleme, artikulatorische Konstellationen zu initiieren
konsistente Hypernasalität (mit oder ohne nasalen Austritt)	Probleme bei artikulatorischen Bewegungsübergängen (Koartikulation)
unpräzise artikulatorische Kontakte	–

8.5.6 Phonologische Störungen

Maassen [356] hält fest, dass eine kindliche Sprechapraxie keine spezifischen phonologischen Charakteristika, also regelhafte Abweichungen von der Zielsprache, hat. Da die *Inkonsistenz* der Fehler, also die Inkonstanz und Inkonsequenz, ein *Leitsymptom der kindlichen Sprechapraxie* ist, unterscheidet sie sich in diesem Punkt von phonologischen Störungen. Auch nach der Unterteilung von Fox und Dodd [172] in *konstante, konsequente und inkonsequente phonologische Störungen* erscheint die kindliche Sprechapraxie in der Gruppe der *inkonsequenten phonologischen Störungen*. Die inkonsequenten phonologischen Schwierigkeiten werden auf *Störungen des Arbeitsgedächtnisses* zurückgeführt [175], welche sprechapraktische Kinder ebenfalls aufweisen. Das visuell-räumliche Arbeitsgedächtnis korreliert nach einer italienischen Studie mit der Schwere der apraktischen Symptome, also auch der Inkonsequenz der Aussprachefehler [76].

Fox-Boyer [173], [174] ist die bislang einzige Autorin im deutschsprachigen Raum, die bei der Überprüfung des Lautbestands und der phonologischen Analyse die Konsistenz der Fehler mit dem Inkonsequenztest im Rahmen der *psycholinguistischen Analyse kindlicher Sprechstörungen* (PLAKSS-II [174]) erfasst. Der Test wurde für Kinder zwischen 2;6 Jahren und 5;11 Jahren normiert und theoriegeleitet. Er basiert auf dem Klassifikationsmodell von Dodd [139]. 30 Begriffe werden dem Kind im Inkonsequenztest 3-fach als Bildvorlage zum Benennen vorgelegt, um die Konsistenz des Fehlermusters zu erfassen. Werden mehr als 40 % der Benennungen inkonsistent, also nicht in der gleichen Fehlerart (Konsequenz) und der gleichen Fehlervorhersagbarkeit (Konstanz) gebildet, besteht eine sog. inkonsequente phonologische Störung. In der Regel werden Fehlermuster bei phonologischer Prozessanalyse rein auf Konsonanten bezogen.

Fox und Dodd [172] beschreiben, dass sprechgesunde Kinder mit 18 Monaten in der Regel bereits über konsistente Vokalmuster verfügen (auch der Umlaute [ø] und [y]), so dass man bei einer phonologischen Prozessanalyse, die sie ab dem 24. Lebensmonat vorschlagen, das Augenmerk nur auf die *Analyse konsonantischer Prozesse* richten kann. Kinder mit kindlicher Sprechapraxie zeigen über den 18. Lebensmonat hinaus Vokalfehler. Gemeinsam kann beiden Störungen sein, dass *Silbenstrukturprozesse* vorliegen. Diese müssen jedoch, anders als bei kindlicher Sprechapraxie, bei phonologischer Störung nicht unbedingt zu prosodischen Auffälligkeiten führen. Darüber hinaus ist die diadochokinetische Rate wie das Sprechtempo insgesamt bei Kindern mit phonologischer Störung nicht unbedingt herabgesetzt, so wie dies bei Kindern mit kindlicher Sprechapraxie der Fall ist.

Das Bestehen einer kindlichen Sprechapraxie führt in der Regel zum *zusätzlichen Entstehen einer phonologischen Störung* und somit häufig auch zur Entwicklung einer *Lese-Rechtschreib-Störung* [388], die auch als Folge einer konsequenten phonologischen Störung beschrieben wird. Der Prozess der Plosivierung von Frikativen wie auch der pathologische Einsatz stimmloser Laute sind phonologische Prozesse, die bei Kindern mit kindlicher Sprechapraxie häufig zu beobachten sind.

Vorsicht

Wichtigste Symptome der kindlichen Sprechapraxie zur Abgrenzung von phonologischen Störungen:
- Vokal- und Konsonantenentstellungen
- prosodische Auffälligkeiten
- auffällige Koartikulation
- Einfügung von Schwa-Lauten
- häufige Fehler in der Sonorität
- reduzierte diadochokinetische Rate/Sprechtempo
- Fehlerinkonsistenz
- Störungsbewusstsein bei kindlicher Sprechapraxie

8.5.7 Phonetische Störungen

Schwytay ([517], S. 141) definiert phonetische Störungen als „Unfähigkeit, Phone (einzelne Sprachlaute) isoliert oder jeglichem linguistischen Kontext altersgemäß peripher sprechmotorisch (richtig) zu bilden. In der Folge entstehen Fehlbildungen (Substitution durch nicht-muttersprachlichen Laut)." Es wird darauf hingewiesen, dass die Fehlbildungen immer unter Berücksichtigung des phonetischen Erwerbsalters eines Lautes betrachtet werden müssen.

Die bewusste und direkte Sprachlautproduktion gelingt auf Laut-, Silben-, Wort- und Satzebene nicht. Die Beschreibung der Störung wird nach der Art des fehlgebildeten Lautes vorgenommen (z. B. Sigmatismus interdentalis). Mögliche Ursachen der Störung werden mit peripher motorischen Problemen bei gleichzeitiger orofazialer Dysfunktion, falsch erworbenem Artikulationsmuster und fehlerhaftem Sprachvorbild (häufig Familienmitglied mit Artikulationsstörung) begründet. Es liege oft ein Ursachenkomplex aus organischen, zentralen und habituell bedingten Störungen innerhalb verschiedener Ebenen der Sprach- und Sprechverarbeitung vor.

Die Fehlbildungen können konstant bestehen oder nur bei hoher motorischer-koordinatorischer Anforderung wie einer Mehrfachkonsonanz, was als inkonstante Fehlbildung bezeichnet wird. Ein wichtiges differenzialdiagnostisches Kriterium ist, dass die Fehlbildungen keine Auswirkungen auf die Bedeutungsunterscheidung von Wörtern und somit auf die Verständlichkeit im Allgemeinen haben. Die Verständlichkeit ist bei kindlicher Sprechapraxie immer beeinträchtigt; sie kann inkonstant sein und ist immer inkonsequent.

Da im Rahmen einer kindlichen Sprechapraxie weniger die Lautbildung als solche als mehr die *Silbifizierung* und die Übergänge zwischen Lauten, Silben und Wörtern (Koartikulation) gestört sind, liegt hier ein weiterer wichtiger differenzialdiagnostischer Punkt. Das zur Verfügung stehende Lautrepertoire des Kindes kann wie beim phonetisch auffälligen Kind eingeschränkt sein. Wesentlich in der Unterscheidung ist jedoch, dass die *Anwendung des vorhandenen Lautrepertoires* (in Silben und Wörtern) Kindern mit kindlicher Sprechapraxie *nicht gelingt*, rein phonetisch gestörten Kindern hingegen sehr wohl. So kann das isolierte Lautrepertoire des sprechapraktischen Kindes größer sein, als dies in der Spontansprache oder der gelenkten Rede zu erkennen ist. Das gilt nicht für Kinder mit rein phonetischen Störungen.

Wenn kaum Konsonantenrepertoire vorhanden ist und das Sprechen mehr ein Aneinanderreihen von Vokalstrukturen darstellt, liegt der Verdacht einer zugrunde liegenden kindlichen Sprechapraxie nahe. Hier misslingt die Silbifizierung offensichtlich. Bei sog. *universeller Dyslalie*, der überwiegenden bis ausschließlichen Produktion von Vokalen, sind unter Umständen auch prosodische Auffälligkeiten zu beobachten, die wiederum für eine kindliche Sprechapraxie sprechen.

Merke

Eine phonetische Störung kann konstant und konsequent sein. Sie betrifft in der Regel Konsonanten. Das steht im Gegensatz zu dem inkonsistenten Fehlermuster bei kindlicher Sprechapraxie, welches auch Vokale betreffen kann.

8.5.8 Poltern im Kindesalter

Kunz und Beier ([305], S. 472) beschreiben in ihrer Definition des „kleinsten gemeinsamen Nenners" von St. Louis und Schulte die bisher wissenschaftlich belegten Symptome in ihren Einzelheiten: „Poltern ist eine Redeflussstörung, in der Segmente der Konversation in der Muttersprache, allgemein zu schnell und/oder zu unregelmäßig wahrgenommen werden. Diese Segmente der schnellen und/oder irregulären Sprechrate müssen zusätzlich durch eines oder mehrere der folgenden Symptome begleitet werden: a) hochfrequentes Auftreten von ‚normalen' Unflüssigkeiten, b) exzessives ‚Zusammenbrechen' oder Elision von Silben und/oder abnormale Pausen, Silbenbetonungen oder Sprechrhythmus."

Das wesentlichste differenzialdiagnostische Kriterium ist das *irreguläre und erhöhte Sprechtempo*. Dies ist bei kindlicher Sprechapraxie eher reduziert als durchgängig erhöht. Es kann auch wechselnd sein, was ebenfalls eine negative Auswirkung auf die Verständlichkeit dyspraktischer Kinder hat. Störungen im Bereich Kommunikation/Pragmatik sind ebenfalls nicht Bestandteil der Beschreibung von Kindern mit kindlicher Sprechapraxie.

Ältere Kinder mit kindlicher Sprechapraxie wie der 13-jährige Keith beschreiben ihr Problem in etwa so, dass ihr Mund nicht mit ihrem Gehirn zusammenarbeite.

Diese Art der *Selbstwahrnehmung* und des *Störungsbewusstseins* geht vielen polternden Sprechern ab. Kinder, die poltern, zeigen keine besonderen Schwierigkeiten in der Sequenzierung und eine Fehlerinkonsistenz bei der Bildung bzw. dem Einsatz von Lauten. Poltern tritt meist in Kombination mit Stottern auf, was bei kindlicher Sprechapraxie nicht der Fall ist.

Gemeinsam kann beiden Störungen sein, dass die Sprachentwicklung verzögert verläuft, familiäre Lateralitätsstörungen beschrieben werden und leichte neurologische Auffälligkeiten (z. B. EEG-Veränderungen) sowie fehlerhafte Silbenbetonungen, Pausensetzungen und Besonderheiten des Sprechrhythmus bestehen. Das erhöhte Auftreten von typischen Unflüssigkeiten (Wort- und Satzteilwiederholungen, Wort- und Satzabbrüche, Embolophrasien/Interjektionen), die auch unauffälligen Sprechern unterlaufen, kann ebenfalls ein gemeinsames Symptom darstellen. Beiden Störungen ist gemeinsam, dass die genaue Ätiologie noch ungeklärt ist und die Problematik familiär gehäuft auftritt [305].

8.5.9 Kindliche Aphasie

Während bereits von McGinnis [379] und Myklebust [424] Kinder mit kindlicher Sprechapraxie als aphasische Kinder bezeichnet wurden, unterscheidet die WHO heute eine kindliche Aphasie von einer *entwicklungsbedingten Problematik*.

> **Merke**
>
> Eine kindliche Aphasie ist eine im Kindesalter erworbene Sprachstörung. Kindliche Aphasien treten nur bei bereits begonnener Sprachentwicklung auf, d. h. frühestens ab einem Alter von 2 Jahren, und fallen nicht unter die Richtlinien der WHO für Entwicklungsstörungen. Kindliche Aphasien beginnen zwar im Kindesalter, werden jedoch durch ein akutes neurologisches Ereignis herbeigeführt und weisen einen klaren Beginn auf [225].

Im Kindesalter sind Schädel-Hirn-Traumen die häufigsten Ursachen für Aphasien. **Weitere mögliche Auslöser:**

- Epilepsien (besonders das Landau-Kleffner-Syndrom)
- Gefäßerkrankungen
- Hirntumoren
- Gehirnentzündungen
- Gehirnabszesse
- degenerative Erkrankungen des zentralen Nervensystems

In der Regel entsteht eine kindliche Sprechapraxie nicht durch ein klar umrissenes neurologisches Ereignis. Neurologische Schädigungen im frühen Kindesalter (0–2 Jahre) führen zu Entwicklungsstörungen. Der Spracherwerb wird verzögert bzw. verhindert, noch bevor dieser produktiv eingesetzt hat [225]. Aber auch im Kindesalter ist es möglich, eine Sprechapraxie durch ein neurologisches Ereignis zu erwerben.

Das dominierende Symptom einer kindlichen Aphasie im Vorschulalter ist der *organische Mutismus* [43]. Dieser kann eine extreme Ausprägung einer kindlichen Sprechapraxie sein, kommt aber nicht im Zusammenhang mit einem klar umrissenen, akuten neurologischen Ereignis vor. Im Kindesalter tritt die Aphasie als sensorische, motorische oder globale Form auf. Da es sich bei Aphasie um eine supramodale Sprachstörung handelt, ist häufig auch das *Sprachverständnis* mit betroffen. Dies ist bei kindlicher Sprechapraxie in dieser Ausprägung nicht der Fall.

Lidzba et al. [333] beschreiben in einer retrospektiven Studie mit 24 betroffenen Kindern nach linkshemisphärischem Infarkt mit Aphasie, dass nur 3 der 24 Betroffenen langfristige sprachliche Probleme zeigten. Bis zu einem Alter von 4 Jahren erscheint eine gute sprachliche Erholung die Regel zu sein. Nach diesem Alter können aphasische Symptome persistieren.

Bei Kindern mit entwicklungsbedingter (nicht erworbener) Sprechapraxie ohne akutes neurologisches Ereignis ist die Prognose in einem Alter bis 4 Jahre deutlich weniger positiv – es wird von einem Störungsbild mit meist weitreichenden Konsequenzen bis ins Erwachsenenalter gesprochen. Das hängt jedoch vom Ausprägungsgrad der Störung ab.

8.5.10 Selektiver Mutismus

Zwar kommt es vor, dass Kinder mit kindlicher Sprechapraxie so schwer betroffen sind, dass sie nicht sprechen können, aber sie unterscheiden sich von den Kindern, die unter einem *totalen* oder einem *selektiven Mutismus* leiden. Katz-Bernstein [280] zitiert die Definition der Leitlinien der Deutschen Gesellschaft für Kinder- und Jugendpsychiatrie: „Beim elektiven Mutismus handelt es sich um eine emotional bedingte Störung der sprachlichen Kommunikation. Sie ist durch selektives Sprechen mit bestimmten Personen oder in definierten Situationen gekennzeichnet. Artikulation, rezeptive und expressive Sprache der Betroffenen liegen in der Regel im Normbereich, allenfalls sind sie – bezogen auf den Entwicklungsstand – leicht be-

einträchtigt." ([280]: S. 24: Castell und Schmidt, 2003).

Diese Form der Kommunikationsstörung ist in der Regel mit *deutlichen Persönlichkeitsbesonderheiten* verbunden. Sie wird in **2 Formen** untergliedert:

- **totaler Mutismus** (das Kind spricht gar nicht)
- **selektiver Mutismus** (das Kind spricht in ausgewählten Situationen nicht, z. B. in der Schule)

Zu den **Persönlichkeitsbesonderheiten** zählen vor allem:

- Ängste, besonders in der Gruppe
- Rückzugstendenzen
- Empfindsamkeit
- Widerstand

Diese Merkmale findet man bei Kindern mit Sprechapraxie nicht in der Regelmäßigkeit im Vergleich mit mutistischen Kindern.

Der Mutismus tritt als *Frühmutismus* ab 3;4 bis 4;1 Jahren auf. Der *Spät- oder auch Schulmutismus* wird ab einem Alter von 5;5 Jahren beobachtet [280]. Die kindliche Sprechapraxie tritt in der Regel bereits vor dem 3. Geburtstag auf, besonders bei schwerer Ausprägung. Epidemiologische Angaben schwanken zwischen 0,1 % und 0,7 % der klinisch erfassten Kinder [280]. Das entspricht in etwa auch der Prävalenz der kindlichen Sprechapraxie. Somit sind beide Kommunikationsstörungen als *selten* zu bezeichnen.

8.5.11 Autismus-Spektrum-Störungen

Autismus-Spektrum-Störungen unterliegen einem starken genetischen Einfluss. Der frühkindliche Autismus, dessen Symptome sich vor dem 3. Lebensjahr zeigen, geht in 80 % der Fälle mit einer *Minderung der Intelligenz* einher (Intelligenzquotient unter 70). Bei 60 % der autistischen Kinder – 4-mal mehr Jungen im Verhältnis zu Mädchen [53] – bleibt die Lautsprachentwicklung aus oder der Sprechbeginn ist verzögert. Die Prosodie entwickelt sich auffällig. Diese Symptome sind häufig bis immer auch bei kindlicher Sprechapraxie zu beobachten.

Im Gegensatz zu sprechapraktischen Kindern entwickeln autistische Kinder nur wenige nonverbale Kommunikationsmittel. **Sprachliche Leitsymptome des autistischen Sprachprofils** [544]:

- Störungen der sozialen Interaktion
- Störungen der verbalen und nonverbalen Kommunikation
- Störungen der pragmatischen Fähigkeiten
- repetitives und stereotypes Verhalten

Es werden Echolalie, Neologismen und eine pronominale Umkehr beobachtet, die sich bei sprechapraktischen Kindern nicht finden. Sprechapraktische Kinder haben keine Schwierigkeiten in der Interpretation emotionaler Gesichtsausdrücke. Die phonologischen Leistungen sind häufig die am besten entwickelte sprachliche Ebene autistischer Kinder, was im deutlichen Gegensatz zu den sprechapraktischen Kindern zu sehen ist.

Die sprechmotorischen Leistungen und der rezeptive Wortschatz waren im Verhältnis zu anderen Variablen in einer Studie mit 54 autistischen Kindern im Alter von 4;4–18;10 Jahren, die wenig bis kaum sprachen, signifikante prognostische Faktoren dafür, wie viele Wörter die Kinder in Zukunft sprechen könnten, unabhängig vom Alter und dem nonverbalen Intelligenzquotienten [107]. Es war die erste Studie, die in Betracht zog, dass eine kindliche Sprechapraxie Ursache dafür sein könnte, dass autistische Kinder wenig bis kaum sprechend bleiben. 13 der untersuchten Kinder wurden mit einer zu vermutenden Sprechapraxie diagnostiziert, das entspricht 24 % aller untersuchten Kinder. In einer weiteren Studie mit wenig bis kaum sprechenden Kindern [109] wurde anhand einer Modellierung mit dem DIVA-Modell postuliert, dass es eine Untergruppe wenig bis kaum sprechender autistischer Kinder geben könnte, die sprechmotorische Einschränkungen im Sinne einer Sprechapraxie zeigen. Eine weitere Untergruppe autistischer Kinder wies neben einer Sprechapraxie auch auditive Wahrnehmungs- und Verarbeitungsschwierigkeiten auf.

In einer MRT-Untersuchung [119] wurde festgestellt, dass Kinder im Autismus-Spektrum im frontotemporalen Bereich, in den Basalganglien und im Kleinhirn Abweichungen von den neurotypisch entwickelten Vergleichskindern zeigten. Die Kinder mit Sprechapraxie wiesen die größten Abweichungen im Bereich des Frontalhirns auf. Der Nucleus caudatus, der Gyrus temporalis superior und das Ausmaß des Hippocampus unterschieden apraktische und autistische Kinder: Bei autistischen Kindern waren diese Hirnstrukturen deutlich größer. Die autistischen Kinder zeigten stärkere Abweichungen bezüglich der Hirnstrukturen als die sprechapraktischen Kinder im Verhältnis zu den unauffälligen Altersgenossen.

Kinder im Autismus-Spektrum haben besondere Schwierigkeiten, Sinneseindrücke zu verarbeiten und zu interpretieren, was zu Verhaltensbesonderheiten führt, die Kinder mit kindlicher Sprechapraxie nicht zeigen (z. B. Schwierigkeiten, Blickkontakt zu halten). Von der Entwicklungsstörung der Autismus-Spektrum-Störung sind 1–3 % der Kinder betroffen [544]; sprechapraktische Störungen treten bei Kindern insgesamt mit 0,1 % deutlich seltener auf. In den USA steigen die Zahlen der Kinder im Autismus-Spektrum seit den 1990er Jahren kontinuierlich an: in Kalifornien bis auf 1 Kind von 22 [220]. Ein Anstieg von Kindern mit Sprechapraxie wird nicht berichtet.

8.6 Schweregradeinteilungen

Nelson et al. [427] schlagen vor, die kindliche Sprechapraxie in Schweregrade von leicht bis schwer zu untergliedern. Diese Schweregradeinteilung unterliegt rein klinischen Gesichtspunkten und ist nicht theoriegeleitet.

▶ **Leichte Störung.** Eine leichte Störung wird wie folgt definiert: Die Verständlichkeit des Kindes ist in einem Gespräch gegeben, wenn auch zu bemerken ist, dass eine Störung vorliegt.

▶ **Mittelschwere Störung.** Eine mittelschwere Störung liegt aus Sicht der Autoren dann vor, wenn die Verständlichkeit des Kindes derart eingeschränkt ist, dass der Zuhörer nachfragen und das Kind bitten muss, Äußerungen zu wiederholen oder umzuformulieren.

▶ **Schwere Störung.** Eine schwere Störung besteht, wenn die Verständlichkeit des Kindes so eingeschränkt ist, dass der Zuhörer weniger als die Hälfte der geäußerten Wörter, Phrasen oder Äußerungsversuche verstehen kann. Auch Imitationsversuche des Kindes sind so deutlich entstellt, dass Wörter oder Phrasen bei bekanntem Kontext unverständlich bleiben.

Thoonen et al. [599] stellen fest, dass man in der klinischen Praxis den Schweregrad der Störung am besten an der Anzahl der Konsonantenersetzungen und -auslassungen sowie der Menge der reduzierten Konsonantenverbindungen insgesamt festmachen kann. Zu diesen Maßen war die Beurteilerübereinstimmung von Logopädinnen am höchsten. Dies wird durch rezentere Forschungsergebnisse nicht in Frage gestellt oder näher vertieft.

McCabe et al. [374] betonen ebenfalls, dass eine kindliche Sprechapraxie nicht in jedem Fall eine schwere Störung bedeuten muss. Die Autoren hatten hierzu 30 Symptome der kindlichen Sprechapraxie aus der Literatur zwischen 1982 und 1993 zusammengestellt. Sie untersuchten zudem 50 Kinder zwischen 2 und 8 Jahren. Alle Kinder zeigten phonologische und artikulatorische Störungen.

Die Forscher beobachteten die Symptome in der Spontansprache der Kinder und ermittelten den Prozentsatz an korrekten Konsonanten. Je mehr dyspraktische Symptome zu beobachten waren, desto fehlerhafter war die Spontansprache. Dennoch wurden verschiedene Ausprägungen zwischen leichter und schwerer Störung ermittelt. Murray et al. [421] bleiben bei einem Ein-Wort-Test bei einer Einteilung zwischen schwer, schwer – mittelschwer, mittelschwer – leicht und leicht anhand des Prozentsatzes der korrekten Konsonanten.

Merke

Um zu einer verlässlichen und objektiven Schweregradeinteilung zu kommen, müssten anhand der Diagnostik klare Kennzahlen erkennbar sein. Das ist im Deutschen aufgrund der fehlenden normierten Diagnostikmöglichkeiten bislang nicht objektiv möglich. So bleibt eine Schweregradeinteilung im Deutschen momentan eine relativ subjektive Einschätzung.

9 Therapie der kindlichen Sprechapraxie

9.1 Allgemeine Grundsätze

Im folgenden Kapitel werden zunächst einige allgemeine Grundsätze in der Therapie der kindlichen Sprechapraxie skizziert. Richtlinien dazu liegen bislang nicht vor. Es fehlen grundlegende und richtungsweisende Studien. Dargestellt wird, wie einige Experten zu diesen **Themen** stehen:

* Therapieplanung
* Therapieaufnahme
* Intensität und Auswahl der Therapieverfahren

Bei kindlicher Sprechapraxie aufgrund von Galaktosämie beschreiben bereits Robertson et al. [485], dass eine logopädische Behandlung von einer traditionellen artikulatorischen logopädischen Behandlung nach Irvin und van Riper im Kindesalter abweicht. Bei dieser speziellen Patientengruppe wurde mit der *Boot Babble Camp*-Therapie [161], [463] innovativ gezeigt, dass eine *präventive Frühtherapie* bereits ab dem 6. Lebensmonat durch (online) angeleitete Eltern sehr interessante Ergebnisse zeigen kann, um der Entwicklung schwerer Sprechstörungen und Folgeprobleme vorzubeugen. Die Eltern setzten über einen Zeitraum von 20 Monaten täglich 15 Minuten lang die angeleitete Therapie um. Es zeigten sich eine hohe Akzeptanz, gute Mitarbeit und Erfüllung der Aufgaben im Verhältnis zu relativ geringen Kosten und überschaubarer Einsatzzeit der Fachkräfte [161]. Ob dies so auch auf andere Patientengruppen übertragbar wäre (z. B. Kinder mit Epilepsie), sollte die zukünftige Forschung zeigen.

Strand [576], [581] unterstreicht die Wichtigkeit, einen individuellen Therapieplan aus den im Folgenden beschriebenen Ansätzen für jedes Kind zusammenzustellen. Man sollte nicht einfach ein Programm auswählen und auf das Kind anwenden. Die **wichtigsten Fragestellungen** für Strand [576], nach denen der Therapieplan zusammengestellt werden sollte, sind die folgenden:

* Wie komplex sind die Stimuli, mit denen begonnen werden kann (z. B. KV-Struktur oder KVK-Struktur)?

* Wie viele Äußerungen sollten trainiert werden (z. B. bei einem mittelgradig beeinträchtigten Kind für den Anfang 10 Äußerungen)?
* Welche kommunikativen Bedürfnisse hat das Kind?
* Welche Kriterien müssen erreicht sein, um in der Behandlung auf die nächste Stufe/Phase übergehen zu können (z. B. 95 % korrekte Produktion)?
* Wie ist die zeitliche Beziehung zwischen dem Stimulus und der Reaktion des Kindes? Ist die zeitliche Beziehung sehr eng, reduziert dies den kognitiven Anspruch und gleicht eher dem Aufbau eines Reiz-Reaktionsmusters (z. B. im TAKT-KIN). Ist die zeitliche Beziehung weniger eng (z. B. im *Dynamic Temporal and Tactile Cueing*, [33]), muss das Kind die Eindrücke länger im Arbeitsgedächtnis aufrechterhalten und weiterverarbeiten, parallel zu der sprechmotorischen Planung und Programmierung. Sollte das Sprechtempo beim Üben herabgesetzt werden?

Wichtig scheint auch, dass besonders zu Beginn der Behandlung das *Lernen am eigenen Erfolg* im Vordergrund steht. Das Kind sollte durch die Stimulation der Therapeutin bzw. – in welchem Sinneskanal auch immer – in die Lage versetzt werden, den Stimulus zu produzieren.

Fish [165] stellt die Prinzipien des motorischen Lernens in der Therapie der kindlichen Sprechapraxie vor. Folgende Aspekte werden ausgeführt:

* Lernvorbereitung des Kindes (pre-practice)
* Übungsverteilung
* Anzahl möglicher Versuche
* Übungsplanung
* Übungsvariabilität
* Feedback-Arten
* Feedback-Frequenz
* Zeitpunkt des Feedbacks

▶ **Lernvorbereitung des Kindes (pre-practice).** In diesem Therapievorbereitungsschritt wird die Aufmerksamkeit des Kindes auf die Bereiche gelenkt, die in der sich anschließenden Therapiephase verändert werden sollen. Welche Bereiche dazu ausgewählt werden, hängt von den individuellen Störungsschwerpunkten des Kindes ab. Zeigt ein Kind beispielsweise besonders auffällige prosodische Leistungen, könnten Übungen zum Wortakzent zur Lernvorbereitung dienen. So wird dem Kind z. B. zunächst rezeptiv vermittelt, dass ein zweisilbiges, trochäisches Wort auf der ersten Silbe betont und auf der zweiten unbetont ist. Die Parameter der Silbendauer, Lautstärke und Tonhöhe einer betonten Silbe im Verhältnis zu einer unbetonten Silbe werden dem Kind anhand von Beispielen multimodal verdeutlicht. Es könnten sich Sortierungsübungen zwischen trochäisch betonten und jambisch betonten zweisilbigen Wörtern für das Kind anschließen.

Ein wichtiges Element dieser Vorbereitungsphase ist das Feedback, das das Kind erhält. Die Therapeutin sollte eine genaue Rückmeldung darüber geben, was das Kind bereits korrekt umsetzt, wie auch zu den Merkmalen, die noch verändert werden sollten. Frequenz und Spezifität der Rückmeldung sind entscheidend. Im *Rapid-Syllable-Transition-Ansatz (ReST)*, der im weiteren Verlauf beschrieben wird, erhält das Kind in der Übungsvorbereitungsphase nach jeder Produktion eine ausführliche Rückmeldung. Die Dauer dieser Vorübungsphase während einer Sitzung wird nicht genau definiert. Sie könnte länger sein, wenn neue Übungsitems eingeführt werden, und kürzer, wenn es darum geht, ein bereits bekanntes motorisches Muster in einem neuen oder herausfordernden Kontext produzieren zu lernen.

▶ **Übungsverteilung.** Die Übungsverteilung bezieht sich einerseits auf die Länge und Häufigkeit der Übungssitzungen. Thomas et al. [597] zeigten die Effekte im Ansatz der *Rapid Syllable Transition (ReST)* bei Kindern mit Sprechapraxie. Die Kinder erhielten über 6 Wochen 2-mal pro Woche Therapiesitzungen. Es kam zu positiven Resultaten bezüglich des Aufbaus von Sprechfähigkeiten, dem Erhalt der Fähigkeiten und weiterem Zuwachs, nachdem die Behandlung abgeschlossen war, wie auch einer Übertragung auf ungeübtes Material. Ein vergleichbares Ergebnis konnte bereits in einer Studie im Jahr 2012 gezeigt werden [420].

Andererseits kann sich die Übungsverteilung auf das Übungsmaterial im Sinne eines kompakten Übens oder über eine Zeit verteilt beziehen. So kann das im Zusammenhang mit der Produktionsanzahl eines spezifischen Items im Verlauf einer Übungssitzung stehen. Beim kompakten Üben (*massed practice*) wählt man weniger Zielitems aus, die dafür häufiger in der Stunde beübt werden (z. B. mehr als 30 Wiederholungen bei 5 verschiedenen Items). Beim verteilten Üben (*distributed practice*) sucht man eine größere Anzahl an Übungsitems aus (z. B. 10–15 verschiedene Items). Diese werden dann etwa 10-mal wiederholt. Man kann auch in der gleichen Sitzung das verteilte Üben und das kompakte Üben bezüglich verschiedener Übungsziele kombinieren. Bei Kindern, die schwerer betroffen sind, und zu Beginn einer Therapie ist es ratsam, mit weniger Items und einer höheren Wiederholungsfrequenz zu beginnen.

▶ **Anzahl möglicher Versuche.** Zielitems, die mit hoher Wiederholungsfrequenz von 100 und mehr Produktionen innerhalb von 15 Minuten wiederholt werden, werden schneller erworben als weniger häufig geübte Items (30–40 Wiederholungen innerhalb von 15 Minuten). Darüber hinaus kommt es zu einer stärkeren Übertragung auf ungeübtes Material, wenn höherfrequent geübt wird. Die Zeit, die in der Sitzung zur Verfügung steht, sollte somit möglichst effizient genutzt werden.

▶ **Übungsplanung.** Beim motorischen Lernen ist es wichtig, sich zwischen dem Üben am Stück (*blocked practice*) und dem Üben in einer Zufallsreihenfolge (*random practice*) zu entscheiden.

Beim *Üben am Stück* arbeitet das Kind an einem spezifischen Item oder einem motorischen Ablauf über eine spezifische Anzahl von Versuchen. Dann erst kann das Kind mit dem nächsten motorischen Ablauf beginnen.

Beim *Üben in einer Zufallsreihenfolge* übt das Kind die Items in einer zufälligen Abfolge.

Wenn auch davon ausgegangen wurde, dass das Üben am Stück für sprechapraktische Kinder vielversprechender ist, zeigte eine Studie von Maas und Farinella [352], dass 2 von 4 Kindern besser mit dem Üben am Stück lernten, ein Kind lernte besser mit dem Üben in der Zufallsreihenfolge und das vierte Kind zeigte unter beiden Lernbedingungen nur einen sehr eingeschränkten Lernerfolg.

Es kann sein, dass Kinder mit Sprechapraxie in den ersten Erwerbsphasen bei neuen sprechmotorischen Aufgaben stärker vom Üben am Stück profitieren, wobei das Üben in einer Zufallsreihenfolge mehr dazu beiträgt, sprechmotorische Muster zu stärken und zu erhalten.

▶ **Übungsvariabilität.** Die Übungsvariabilität bezieht sich darauf, Übungsitems in einer relativ *konstanten Form* (*constant practice*) oder einer *variierten Form* (*variable practice*) durchzuarbeiten. Die Variabilität kann sich auf Sprechgeschwindigkeit, Lautstärke, Stimmlage oder Intonation beziehen oder auch auf eine *kontextuelle Variabilität*. So könnte in einem unterschiedlichen Setting (z. B. im Therapieraum, auf dem Balkon, im Wartezimmer, auf dem Spielplatz) geübt werden. Man könnte das Zielitem einem nicht vertrauten Kommunikationspartner gegenüber äußern (z. B. einer anderen im Wartezimmer befindlichen erwachsenen Person, gegenüber einem Geschwisterkind) oder das Übungswort nicht isoliert, sondern in einem Satzzusammenhang sprechen lernen. Konstantes Üben wird für die ersten Erwerbsphasen für neue sprechmotorische Muster mit mehr Aussicht auf Erfolg vorgeschlagen, variiertes Üben führt zu einem besseren Transfer der erlernten Leistungen.

Ein anderer Aspekt der Variabilität könnte in der *Veränderung des phonetischen Kontexts* gesehen werden. So werden manche Phone/Phoneme von sprechapraktischen Kindern oft in nur eingeschränkten phonetischen Kontexten produziert (z. B. in der Koda der Silbe). Es ist ein weiteres Behandlungsziel, die phonetischen Kontexte, in denen das Phon/Phonem produziert werden kann, zu erweitern und zu variieren.

▶ **Feedback-Arten.** Es wird zwischen **2 grundlegenden Formen von Feedback** unterschieden:
• inhärentes Feedback (*inherent feedback*)
• erweitertes Feedback (*augmented feedback*)

Das inhärente Feedback ist *intrinsisch*, d. h. es wird von den sensorischen Informationen der Bewegung selbst abgeleitet. Beim Sprechen beinhaltet das Feedback den taktilen, kinästhetischen und propriozeptiven Bereich über (Schleim-)Haut, Muskeln und Kiefergelenk sowie das auditive Feedback. Dieses wird durch die Selbstwahrnehmung der eigenen Produktion vermittelt wie den Abgleich mit der beabsichtigten Produktion.

Bei sprechapraktischen Kindern besteht eine Tendenz, sich mehr auf das auditive Feedback zu verlassen. So sollte die Therapeutin sie mit einem erweiterten Feedback versorgen, um eine äußere Quelle als Vergleichsbasis nutzen zu können. Dieses *extrinsische* Feedback kann erfolgen als Wissen über die Ausführung der Bewegung (*knowledge of performance*, z. B. „Deine Zunge ist gerade zwischen die Zähne gerutscht.") oder als Wissen um das Ergebnis *(knowledge of result)*, das erzielt werden soll (z. B. „Das war richtig."). Beides ist zum Lernen von Sprechbewegungen hilfreich. Das möglichst präzise und klare Feedback über die Ausführung der Bewegung ist besonders in der Erwerbsphase hilfreich. Wurde ein Bewegungsablauf bereits grundlegend erworben, ist in der Phase der Generalisierung der Bewegung das Wissen um das Ergebnis lernunterstützend.

Neben der Zahl der Wiederholungsmöglichkeiten ist die Qualität des Feedbacks über die Ausführung der Bewegungen eine der entscheidendsten Variablen beim motorischen Lernen und kann auch die Lernmotivation positiv unterstützen. Das geschieht auch dann, wenn das Feedback über mehrere Versuche hinweg gegeben wird (z. B. „Deine letzten 3 Versuche waren alle sehr gut."). Für einige Kinder ist es sehr motivierend, wenn diese Ergebnisse visuell festgehalten werden (z. B. mit einem Püppchen, welches Schritt für Schritt einer kleinen, verdeckten Überraschung näherkommt, sobald das Kind korrekte Versuche durchgeführt hat).

▶ **Feedback-Frequenz.** Eine weitere Überlegung besteht darin, wie oft ein Feedback gegeben wird. In der Zeit der Vorübung sollte das häufig geschehen und während der eigentlichen Übungszeit eher weniger häufig. Wenn das Feedback zu häufig erfolgt, könnte der Lernende davon abhängig werden. Besser kann das Feedback graduell zu den Fortschritten des Kindes abgebaut werden.

▶ **Zeitpunkt des Feedbacks.** Das Feedback sollte nicht zu früh nach der Bewegungsausführung gegeben werden, da dies den Bewegungserwerb und das Behalten des Bewegungsplans verhindern könnte. Das Kind erhält in diesem Falle zu wenig Zeit, über die eigene Ausführung reflektieren und diese mit dem gewünschten Ergebnis vergleichen zu können. Eine Verzögerung von 2 bis 3 Sekunden nach der Ausführung und vor dem Feedback unterstützen den Erwerb und das Behalten des motorischen Lernmaterials.

Fish [165] betont, dass noch mehr Forschung zu diesen motorischen Prinzipien in der Behandlung sprechapraktischer Kinder wünschenswert wäre. Die Autorin bestätigt die schon bewährten **Aussagen**:

- Schwerpunkt der Behandlung: Darstellung der Steigerung der Sequenzierungsleistung
- kein Angebot von Lauten in Isolation (vgl. [256])
- Orientierung der Lautauswahl am physiologischen Entwicklungsverlauf
- Beginn mit Silbenstrukturen, die für das Kind bewältigbar sind (im Deutschen ist eine Silbenstruktur möglich).
- multimodales Vorgehen (wenn bereits möglich unter Einbeziehung von phonologischem Bewusstsein und Schrift, vgl. [388])
- Das Sprechtempo sollte nicht zu hoch sein.
- Unterstützende Effekte durch Rhythmus, Betonung, Intonation und ganzkörperlichen Einsatz sollten ausgenutzt werden.
- Taktil-kinästhetische Hilfen können verwendet werden. Die Mundraumwahrnehmung sollte parallel zur sprechmotorischen Behandlung durch taktile Stimulation verbessert werden (z. B. Massage, Bürstenstimulation, verschiedene Geschmacksrichtungen und Texturen, Einsatz einer elektrischen Zahnbürste etc.).
- Erfolgserlebnisse sollten für das Kind mit einfachem Wortmaterial in einem überschaubaren Zeitrahmen zu erreichen sein. Dazu sollte ein Kernvokabular aus im Alltag des Kindes sehr häufig einsetzbarem Wortmaterial aufgebaut werden (z. B. Hallo, Darf ich?, hör auf, noch mal, mehr, eigener Name des Kindes, seiner Freunde usw.).

9.1.1 Exkurs: Einsatz mundmotorischer Übungen

Traditionell erfreuen sich mundmotorische Übungen in der Therapie von aussprachegestörten Kindern größter Beliebtheit. Der Einsatz solcher Übungen zur Verbesserung der Verständlichkeit des Sprechens ist jedoch sehr umstritten.

Befürworter mundmotorischer Übungen (z. B. Ray [478]) verweisen darauf, dass sie aussprachegestörten Patienten dabei helfen zu lernen, die genauen Mundstellungen einzunehmen, die Zunge besser im dreidimensionalen Raum wahrzunehmen und besonders die Artikulationsgenauigkeit und die allgemeine Verständlichkeitsrate zu verbessern. Die Daten, die dazu angeführt werden, zeigen, dass die durchschnittliche Verständlichkeit (in Prozent) vor der Therapie schlechter war als nach der Therapie (z. B. wurden 65 % der Sätze vor der Therapie verstanden, nach der Therapie 75 % der Sätze). Ob sich die Ergebnisse signifikant voneinander unterscheiden, wird nicht ermittelt, was die Aussagekraft der Studie sehr fraglich erscheinen lässt.

Bowen [83] nennt **weitere Ziele**, die **mit mundmotorischen Übungen** erreicht werden sollen:

- Verbesserung der Artikulationsgenauigkeit und der Artikulationsschärfe
- Erhöhung des Bewegungsausmaßes und der Geschwindigkeit der Artikulationsbewegungen
- Stärkung der willkürlichen Steuerung oraler Bewegungen
- Erweiterung der Wahrnehmung für die oralen Strukturen
- Aufbau motorischer Programme, die phonologischen Prozessen zugrunde liegen
- Verbesserung der Motivation bei etwas zurückhaltenden oder schwierigen Kindern
- Aufwärmtraining für die Sprechmuskulatur
- „Verpackung" der Therapie als Spiel, damit es Spaß macht.

Schulte-Mäter [515] räumt ein, dass mundmotorische Übungen die Verständlichkeit des Sprechens nicht verbessern. Sie empfiehlt dennoch, mundmotorische Übungen durchzuführen. Die Aufmerksamkeit soll dadurch auf die orofaziale Region gelenkt werden. Dies helfe den Kindern, ihre Artikulationsorgane und deren Bewegungen bewusst wahrzunehmen. Das Kind soll durch eine Übung ohne Sprechanforderung entlastet werden.

Hier ist jedoch anzumerken, dass bei Kindern mit kindlicher Sprechapraxie immer mit dem zusätzlichen Bestehen einer oralen Dyspraxie (bukkofaziale Apraxie) zu rechnen ist. Solchen Kindern fallen alle Übungen schwer, die mit den Sprechwerkzeugen durchzuführen sind. Es scheint somit fraglich, ob die erhoffte Aufmerksamkeitslenkung in jedem Fall positiv wahrgenommen wird und den Sprechvorgang und somit den intendierten Fortschritt in der Therapie unterstützen kann.

Gegner der mundmotorischen Therapie wie Forrest [169], McCauley und Strand [377], DeThorne et al. [136] und Bowen [83] konnten bei der Durchsicht der angloamerikanischen Literatur keinerlei Hinweise darauf finden, dass die oben aufgeführten Ziele mit den Übungen tatsächlich erreicht werden. Oftmals fehlen gezielte Studien, die diesen Fragen in allen Details nachgehen. Die Studien, die bislang gemacht wurden, lassen Forrest und Bowen einhellig zu dem Schluss kommen, dass es zum jetzigen Zeitpunkt keinerlei Anhaltspunkte dafür gibt, dass mundmotorische Übungen die Sprechleistungen bei Kindern verbessern. Bowen [83] schließt ihre Bewertung mit den Worten: „Es stehen uns (als Therapeuten zur Verbesserung der Verständlichkeit der Patienten, Anmerkung der Verfasser) viele bewährte, wirksame, effiziente und effektive Therapiemethoden zur Verfügung, wenn es darum geht, einen Therapieplan für einen Patienten aufzustellen. Mundmotorische Übungen gehören nicht dazu. Ohne theoretische Grundlage und in der Ermangelung eines Wirksamkeitsnachweises ist es klar, dass mundmotorische Übungen bei uns (in Australien, Anmerkung der Verfasser) keine weitere Anwendung finden werden." ([83]: S. 146, Übersetzung der Verfasser). Sie fordert dazu auf, australienweit den Einsatz von Mundmotorik in der Logopädie begründet abzulehnen.

Potter et al. [470] zeigten, dass eine schwache Zungenmuskulatur nicht zu Sprechfehlern bei Kindern mit Sprechverzögerungen beiträgt, sondern ein Zeichen für eine Aussprachestörung neurologischen Ursprungs zu sein scheint.

Eine systematische Metastudie [324], die drei kleinere Studien einschließen konnte, kommt weiterhin zu dem gleichen Schluss: Es kann keine begründete Annahme geben, dass eine mundmotorische Behandlung die Sprechleistung aussprachegestörter Kinder verbessert. Es wird jedoch noch immer angemerkt, dass methodisch fundierte und spezifische Studien zur mundmotorischen Behandlung aussprachegestörter Kinder ausstehen, die die Datenlage nachhaltig und noch eindeutiger machen.

9.2 Überblick zu therapeutischen Konzepten

Morgan et al. [405] teilen in einem systematischen Review-Artikel die **therapeutischen Konzepte in 3 Gruppen** ein:

- **Motorische Ansätze**: Diese Ansätze basieren auf den Prinzipien des motorischen Lernens (siehe Kap. 9.1: Allgemeine Grundsätze). Darunter fassen die Autorinnen therapeutische Konzepe zusammen wie Nuffield Dyspraxia Programme, Rapid Syllable Transition Treatment (ReST), Rate Control Therapy, PROMPT/TAKTKIN, Melodische Intonationstherapie (MIT), Integrale Stimulation/ dynamisch zeitliches und taktiles Cueing, Oral Form Recognition Training, orofaziale myofunktionelle Therapie, verzögertes auditives Feedback, Einsatz von Elektropalatografie oder Ultraschall, Adapted Cueing Technik.
  Ausgewählte Ansätze der genannten werden im Einzelnen dargestellt. Darüber hinaus werden die im Deutschen verwendeten Ansätze wie McGinnis und KoART vorgestellt.
- **Linguistische Ansätze**: Ziel dieser Ansätze im Englischen ist die Behandlung der linguistischen Beeinträchtigungen im Sinne der phonologischen Bewusstheit wie der Ansatz, der 2009 von McNeill et al. vorgeschlagen wurde.
- **Multimodale kommunikative Ansätze**: Im Sinne der unterstützten Kommunikation (ohne und mit Einsatz technischer Hilfsmittel) wird hier darauf abgezielt, die Kommunikationsfähigkeiten der Kinder aufzubauen und/oder zu unterstützen. Prinzipien werden anhand von Beispielen verdeutlicht. Es werden Verfahren vorgestellt, die im Deutschen sehr populär sind, wie VED-Intensiv-Therapie (VEDIT) und TOLGS als gestenunterstützte Verfahren und die unterstützte Kommunikation wie der Einsatz von Apps.

9.2.1 Motorische Ansätze

Nuffield Centre Dyspraxie Programm

Das von Connery [117] und Kolleginnen am Nuffield Hearing and Speech Centre in London entwickelte Programm liegt seit 2004 in der 3. Auflage vor (https://www.ndp3.org). Eine Übertragung ins Deutsche wurde über die niederländische Ausgabe [359] vorgenommen. Das Programm besteht im englischen Original aus einem Handbuch, Diagnostikunterlagen, Therapiearbeitsblättern und Bildkarten für die Therapie. Das Nuffield Hearing and Speech Centre ist ein Therapiezentrum in London, welches einem HNO-Krankenhaus angeschlossen ist. Hier können Kinder zwischen 4 und 7 Jahren stationär aufgenommen werden. Es wird berichtet, dass in den Jahren zwischen 1998 und 2003 41 % der Kinder, die das Zentrum wieder verließen, direkt in Regeleinrichtungen integriert werden konnten, 48 % der Kinder besuchten nach dem Verlassen weiterhin Sondereinrichtungen.

Das Programm wird in der ambulanten Versorgung einmal in der Woche angewendet. Die Eltern werden als Co-Therapeuten angeleitet und sollen mit ihrem Kind zu Hause üben. Bei den stationär aufgenommenen Kindern wird das Programm in adaptierter Form nach dem Grad der Behinderung in Einzeltherapie durchgeführt und zusätzlich in der Intensivgruppentherapie eingesetzt. Dabei werden die Kinder in Sechsergruppen, die immer von 2 Therapeutinnen betreut werden, mit 2 Sitzungen am Tag behandelt. Diese Art des Vorgehens im Einzel- und Gruppen-Setting sowie die Therapiefrequenz wird von den Autorinnen des Nuffield-Ansatzes als besonders hilfreich beschrieben. Connery [117] empfiehlt das Programm für Kinder im Alter zwischen 3 und 8 Jahren.

Nach der Untersuchung der allgemeinen Entwicklung, des Hörvermögens sowie einer ausführlichen Anamnese werden das Sprachverständnis und die produktiven sprachlichen Leistungen des Kindes überprüft. Wenn das Kind Sprech- und Sprachprobleme hat, werden auch die phonologischen und prosodischen Fähigkeiten untersucht. Connery weist darauf hin, dass häufig gemischte Probleme im Rahmen einer Sprachentwicklungsverzögerung vorliegen. So bestehen laut Connery eine phonologische Störung und eine kindliche Sprechapraxie häufig parallel. Hier wird eine gleichzeitige Behandlung beider Probleme vorgeschlagen.

Vorgehen

In der eingehenden Diagnostik werden die grundlegenden neuromotorischen Möglichkeiten des Kindes wie Position, Form und Beweglichkeit der Artikulationsmuskulatur genauer untersucht. Im nächsten Schritt wird die Einzellautproduktion überprüft. Es folgen Lautsequenzen jeglicher Komplexität, beginnend mit einfachen Wörtern, die aus KV-Sequenzen bestehen (z. B. Ei, Kuh, Po, See, Fee usw.) bis hin zu allen Arten komplexer Konsonantenverbindungen, mehrsilbigen Wörtern und Wörtern im Sprechablauf.

Connery betont, dass das Programm nur aus didaktischen Gründen in verschiedene Bereiche aufgeteilt wurde. Diese Teile werden in der Praxis parallel verwendet und nicht aufeinander folgend.

▶ **Einführende mundmotorische Übungen** (**basic motor exercises**). Diese einführenden Übungen werden als sehr wichtig beschrieben und als hilfreich, um dem Kind den Druck in der Übungssituation zu nehmen. Sie schaffen eine Grundlage für eine gute Interaktion zwischen Therapeutin und Kind. Eine direkte Verbesserung des Sprechens wird diesen Übungen nicht zugeschrieben. So scheint es fraglich, ob es in der Therapie neben den mundmotorischen Übungen nicht auch andere Möglichkeiten gibt, um eine gute Beziehung aufzubauen.

Weitere **Ziele dieser Übungen** sind nach Connery [117]:

- Erweiterung der Bewegungsmöglichkeiten des Ansatzrohrs
- Verbesserung der Bewegungsgenauigkeit
- Anregung spezifischer Muskelgruppen, sich unabhängig voneinander zu bewegen
- Entwicklung erster Bewegungssequenzen

Dazu werden Lippenübungen (z. B. die Lippen anmalen), Zungenübungen (z. B. Honig vom Spatel lecken) und Velumübungen (z. B. Pusteübungen) vorgestellt und erläutert.

▶ **Einzellautproduktion.** Zu Abbildungen werden einzelne *Konsonanten* erarbeitet (z. B. zu dem Bild einer brennenden Kerze ein [p]). Es werden mehrere Konsonanten gleichzeitig eingeführt. Dabei beginnt man üblicherweise mit Plosiven, Nasalen und Approximanten wie dem [j]. Die Anzahl der Konsonanten soll – ohne das Kind zu stark zu drängen – bald auf 10–15 erhöht werden. Der Zeitraum, in dem das zu schaffen sein soll, wird nicht näher bestimmt.

Im ersten Schritt werden die Abbildungen eines Lautes aneinandergereiht und vom Kind vorgetragen. Im nächsten Schritt werden die Abbildungen zweier Konsonanten in unregelmäßiger Reihenfolge dargestellt, und das Kind soll diese vortragen. Bei der Auswahl der Konsonanten wird auf folgende **Kontrastierung** geachtet:
• Unterschiede im Artikulationsort (z. B. bilabial versus alveolar)
• Unterschiede in der Artikulationsart (z. B. Plosiv versus Frikativ)
• Unterschiede in der Stimmhaftigkeit bzw. Stimmlosigkeit

Die Übungen werden immer und auf jeder Stufe spielerisch angeboten (z. B. als Lottospiel, Dominospiel, Übungskärtchen aus verschiedenen Verpackungen ziehen etc.).

Die Arbeit mit den *Vokalen* wird als sehr wichtig betont, da viele Kinder hier ihre besonderen Probleme haben. Die Vokale werden ebenfalls durch Abbildungen repräsentiert. Es wird mit den Vokalen /i-u-a/ begonnen und weniger schnell die Anzahl der zu übenden Vokale erhöht. Lange und kurze Vokale werden in der Darstellung nicht unterschieden. Im ersten Schritt wird ein Vokal in Folge dargestellt, dann 2 und dann 3 verschiedene.

Es sollte schon früh in der Therapie damit begonnen werden, Konsonanten und Vokale zu sequenzieren, um Wörter erreichen zu können (*Konsonant- und Vokalsequenzen*). Connery gibt hier keine genauen Hinweise, zu welchem Zeitpunkt mit diesen Sequenzierungsübungen begonnen werden sollte.

Wenn sich das Kind Einzellaute schon gut zutraut, sollte es dazu angehalten werden, mehr Sicherheit in der Kombination von KV- oder VK-Abfolgen hin zu Wörtern zu gewinnen (*Übergangsstadium*). Auf dieser Stufe wird besonders erwähnt, dass prosodische Aspekte Berücksichtigung finden sollten. Es werden Übungen zur Tonhöhe und Lautstärke gemacht und rhythmische Muster eingeführt.

▶ **Einsilbige Wörter mit offenen Silben.** Es werden einsilbige Wörter mit KV- oder VK-Abfolge geübt.

Die Einzellaute, die auf der Stufe eins und 2 sicher beherrscht wurden, werden jetzt in verschiedenen Kontrasten (Vokal, Artikulationsort, Stimmhaftigkeit, Artikulationsart) eingesetzt. Die verwendeten Wörter sollten auch möglichst abbildbar sein.

▶ **Einsilbige Wörter mit geschlossenen Silben.** Man beginnt mit einsilbigen Wörtern mit offener Silbenstruktur aus KV (z. B. Bau) und fügt noch eine Abbildung für einen Konsonanten hinzu (z. B. für ein [m]). Es bleibt für das Kind unter Umständen eine Weile unbemerkt, dass es ein neues Wort produziert. Wenn das Kind die Unterschiede zwischen der offenen und der geschlossenen Silbe sicher produzieren kann, wird es auch verstärkt mit den semantischen Unterschieden konfrontiert.

▶ **Zweisilbige Wörter mit 2 offenen Silben.** An dieser Stelle des Programms wird betont, dass es Kinder gibt, die besonders auf dieser Stufe Probleme zeigen und dass unterschiedliche Hilfen für die Kinder förderlich sind. Auf dieser Stufe wird nur gearbeitet, wenn die vorhergehende Stufe mit einsilbigen Wörtern mit offenen Silben sicher gemeistert wurde.

▶ **Komplexe Lautabfolgen und kurze Phrasen.** Hier werden dem Kind längere Wörter angeboten, da Kinder mit kindlicher Sprechapraxie bei Zunahme der Äußerungslänge mehr Probleme entwickeln. In der Auswahl des Wortmaterials wird darauf geachtet, dass die Wörter dem Spracherwerbsalter entsprechen. Es werden immer wieder Wörter verwendet, die auf der einsilbigen Ebene bereits vorkamen. Auch Verben werden hier eingeführt, wobei darauf geachtet wird, dass bereits eine Konjugationsform gewählt wird, die die Verben leicht in kurze Phrasen einbindet. So werden auch kurze Phrasen gebildet. Es werden Prädikat-Objekt-, Subjekt-Prädikat- und Subjekt-Prädikat-Objekt-Abfolgen geübt. Hierbei ist für eine mögliche Übertragung der Methode ins Deutsche nicht zu vergessen, dass die Satzstruktur im Deutschen sehr viel flexibler ist. Das kann den korrekten Erwerb erschweren.

Ein Handbuch und Therapiematerialien liegen für das Deutsche nicht vor.

In Australien wurde 2015 das *Nuffield Centre Dyspraxie Programm* in einer randomisiert-kontrollierten Gruppenstudie mit dem *Rapid Syllable Transition Treatment (ReST)* im Englischen verglichen [421]. Beide Ansätze konnten auf höchstem Evidenzniveau als wirksam nachgewiesen werden. Das eher einzellautorientierte Nuffield Dyspraxie Programm zeigte sich dem silbenorientierten Vorgehen des ReST-Ansatzes leicht unterlegen.

Rapid Syllable Transition-Ansatz (ReST)

Der in Australien entwickelte Ansatz von Ballard et al. [37] des *Rapid Syllable Transition*-Ansatzes (ReST) orientiert sich stark an den Prinzipien des motorischen Lernens. Grundlage des Ansatzes sind die prosodischen und Sequenzierungsprobleme der Kinder mit Sprechapraxie. Durch ein zweigeteiltes Vorgehen im Hinblick auf die Sequenzierung und die Betonungsfähigkeiten wie die Artikulation werden die noch fehlenden Fähigkeiten sprechapraktischer Kinder gleichzeitig behandelt. In der randomisiert-kontrollierten Studie von Murray et al. [421] wird der Übungsablauf wie folgt beschrieben:

Die Übungen werden aus individualisierten, zweisilbigen KVKV-Sequenzen (zur Hälfte trochäisch, zur anderen Hälfte jambisch betont) zu dreisilbigen KVKVKV-Reihen gesteigert, die Nichtwörter ergeben (z. B. do-'mi-se), um das Lernen neuer „Wörter" zu simulieren. Die dritte Silbe wird ebenfalls zwischen betont und unbetont variiert. Alle Pseudowörter haben eine hohe phonotaktische Vorhersagbarkeit im Englischen. Die Verschriftlichung erfolgt so, dass das intendierte Betonungsmuster unterstützt wird. Das ist besonders für die Kinder von Wichtigkeit, die selbst schon lesen können. Den Kindern, die noch nicht lesen können,

werden die Silbenfolgen vorgelegt und vorgelesen, so dass sie diese nachsprechen können. Der letzte Übungsschritt ist die Einbettung des Nichtwortes in einen Satz (z. B. „Kann ich ein do-'mi-se bekommen?"). Die individuelle Zielsetzung bezüglich der Lautauswahl erfolgt anhand der Anfangsdiagnostik. Dadurch wird sichergestellt, dass die verwendeten Laute zu mindestens 10 % stimulierbar sind und sich aus Plosiven und Frikativen zusammensetzen. Es sollen innerhalb einer Therapiesitzung von 45 Minuten 100–120 Wiederholungen dieser Art der Silbenreihenfolgen produziert werden. Jede Sitzung wird in eine Vorübungsphase (*prepractice*) von 10–15 Minuten pro Sitzung und eine Übungsphase von 5 × 5 Minuten unterteilt.

In der *Vorübungsphase* kann das Kind davon profitieren, dass die Therapeutin Hinweise gibt und unterstützt, um korrekte Antworten möglich zu machen und Fehler zu korrigieren. Ziel der Vorübungsphase ist, zumindest 5 korrekte Produktionen irgendeiner der 20 Stimuli zu erhalten. (Wenn keine korrekten Produktionen in dieser Phase möglich sind, wird eine erneute Übungsphase dazu genommen, damit inkorrekte Formen nicht zu häufig wiederholt und somit gefestigt werden.) Dazu können Hilfen wie Nachsprechen, Hinweise zum Artikulationsort und der Artikulationsart, Klopfen des Betonungsmusters, Segmentierung und Koartikulations- und prosodische Hilfen wie *Knowledge of Performance*, also eine Rückmeldung über die Ausführung, nach jedem Sprechversuch gegeben werden.

In der *Übungsphase* arbeiten die Kinder ohne Hilfen bei 100 Produktionsversuchen auf eine Leistung von 80 % korrekten Produktionen hin. Hierbei gibt die Therapeutin lediglich eine Rückmeldung zum *Knowledge of Result*, also zur Korrektheit der Antwort mit einer Feedback-Latenz von 3–5 Sekunden. Es werden 5 kurze, intensive Übungsphasen über 5 Minuten mit den 20 individualisierten Items geschaffen. So wird jedes Item in jedem Übungsblock einmal präsentiert. Diese werden dann in zufälliger Reihenfolge abgearbeitet. Das Knowledge of Result (korrekt produziert/nicht korrekt produziert) wird zu 50 % mit abnehmender Tendenz gegeben (bei 9 Items der ersten 10 Versuche bis zu einer Rückmeldung bei 10 Versuchen). Sobald das Kind das Kriterium von 80 %

der korrekten Produktionen in 2 aufeinanderfolgenden Sitzungen erreicht, wird das Kind auf das nächste Zielniveau hochgestuft. Ist das Kind auf der Satzebene angekommen und hat es diese gemeistert, wird die Behandlung eingestellt. Im Anschluss an einen Übungsblock von 5 Minuten darf das Kind eine kleine Pause machen und ein wenig spielen. So stellt man sicher, dass die Therapiezeit sehr effizient genutzt wird, und die Kinder dennoch zur Mitarbeit motiviert bleiben.

In einer Studie von Ballard et al. [37] wurden 3 Kinder zwischen 7 und 10 Jahren mit leichter bis mittelschwerer Sprechapraxie mit einem Multiple-Baseline-Design über drei Wochen intensiv behandelt (10–12 Sitzungen in 3 Wochen). Verbesserungen zeigten sich bei allen Kindern hinsichtlich der Silbendauer, der Kontrolle der Tonhöhe und der Lautstärke. Ein Übertrag auf ungeübtes Material fand statt, wenn auch der Transfer auf Wörter nur gering war.

In der randomisiert-kontrollierten Gruppenstudie [421] konnte der ReST-Ansatz auf höchstem Evidenzniveau in seiner Wirksamkeit untermauert werden und war dem eher einzellautorientierten Nuffield Dyspraxie Programm leicht überlegen.

2016 konnten Thomas et al. das Verfahren, wenn es 4-mal in der Woche angewendet wurde, auch als telemedizinische Leistung in seiner Wirksamkeit nachweisen [598].

In einer Metaanalyse [431] über 9 Studien zum ReST-Ansatz wurde versucht, Vorhersagefaktoren für den Therapieerfolg bei kindlicher Sprechapraxie anhand der Analyse der Daten einzelner teilnehmender Kinder (36 Kinder in 7 Studien) zu ermitteln. Die Ergebnisse zeigten, dass die Sprech- und Sprachfähigkeiten zum Zeitpunkt der Therapieaufnahme (baseline) wie die Korrektheit der Pseudowörter und Wörter signifikante Prädiktoren für die Leistungsfähigkeit nach der Therapie darstellen. Unabhängig vom Ausgangsbefund (baseline) war es für alle Kinder statistisch genauso wahrscheinlich, während des ReST-Trainings Fortschritte zu machen und diese auch für bis zu 4 Wochen nach Behandlungsende aufrechterhalten zu können. Dieser prospektiven Forschung müsste man eine größere Datenbasis zugrunde legen, um auch Einflussfaktoren wie Therapieintensität und gleichzeitige sprachliche Einschränkungen auf das Therapieergebnis ermitteln zu können wie die komplexen zusätzlichen Effekte des Prozentsatzes der korrekten Vokale mit anderen potenziellen Prädiktoren.

PROMPT/TAKTKIN

TAKTKIN steht für *taktil-kinästhetische* Hinweisreize in der Behandlung sprechmotorischer Störungen. Es dient zur logopädischen Therapie von Dysarthrien und Sprechapraxien im Kindes- und Erwachsenenalter. Der Ansatz basiert auf dem im Amerikanischen entwickelten PROMPT-System von Hayden [113] (vormals Chumpelik), der sich wiederum aus dem motokinästhetischen Ansatz von Stinchfield und Young [575] entwickelte. Birner-Janusch [64], [65] (jetzt Janusch) konzipierte das Verfahren für das Deutsche. Es handelt sich um einen multimodalen Ansatz. Der taktil-kinästhetische Kanal fokussiert die Aufmerksamkeit wie keine andere Modalität und gehört zu den differenziertesten und wichtigsten Sinnen [218].

Im TAKTKIN erfolgt die Stimulation nicht rein taktil-kinästhetisch, sondern in Abstimmung mit der auditiven und (auch über das Mundbild der Therapeutin) visuellen Modalität. So kann der Patient die Informationen, die er am effektivsten zur motorischen Programmierung und Ausführung seiner Sprechbewegungen benötigt, dem multimodalen Stimulus entnehmen. Der Patient entscheidet in gewisser Weise, über welchen der Kanäle er am erfolgreichsten lernen kann.

TAKTKIN ist ein modellorientiertes Therapieverfahren. Es orientiert sich am Modell der *Motor Speech Hierarchy*, der sprechmotorischen Behandlungshierarchie von Hayden und Square [223] (vgl. Kap. 7: Theoretische Grundlagen der kindlichen Sprechapraxie, S. 116).

Vorgehen

Ist dem Kind noch keine sprechmotorische Leistung möglich, können grundlegende Sprechbewegungen, wie z. B. Vokale, Approximanten, Nasale und bilabiale Konsonanten, über diese Technik in einfachen reduplizierten vokalischen Silbenketten und KV-Strukturen, an der physiologischen Entwicklung orientiert, erarbeitet werden.

▶ **Inputstrukturierung des motorischen Plans.** Kann das Kind einige bzw. alle Laute, die es in seinem Alter beherrschen sollte (vgl. [172], [173]) in Isolation korrekt bilden, ist aber nicht in der Lage, 2 Laute 4-mal hintereinander korrekt zu sequenzieren, werden Wörter mit einfacher Silbenstruktur (z.B. KVKV wie *Biene*) herangezogen, um Sequenzierungsmuster einzuüben. Diese können zunächst aus der Reduplikation einer KV-Silbe bestehen (z.B. pipi, Bibi, Mama, Papa), wobei direkt durch die Hinweisreizsetzung eine trochäische Vorgabe, also eine längere und kräftigere Stimulation für die erste Silbe im Verhältnis zur zweiten Silbe erfolgt. Eine Zielposition der Artikulatoren oder Sequenz wird dem Kind durch direkte Berührung seiner Sprechmuskulatur (im Gesicht und am Mundboden) gezeigt und vermittelt. Dabei spricht die Therapeutin zeitgleich mit. Das *Prinzip der Synchronizität* ist grundlegend im TAKTKIN. Dadurch wird eine enge Verbindung zwischen dem taktil-kinästhetischen und auditiven Input aufgebaut. In diesem 1. Schritt muss das Kind noch nicht mitsprechen. Das dient zur Entlastung des Kindes wie zur Strukturierung des motorischen Plans, sozusagen eines inneren Bewegungsbildes, das sich das Kind von einer Sprechbewegungssequenz (z.B. eines Wortes) macht. Diesen motorischen Plan in ein konkretes motorisches Programm umzusetzen, ist der nächste Schritt.

▶ **Aufbau motorischer Muster (Output-Modalität).** Im nächsten Schritt wird das Kind angeregt, mitzusprechen. Die Therapeutin stimuliert und spricht zeitgleich zum Sprechen des Kindes. Dadurch gibt sie das *Bewegungsmuster* vor, an dem sich das Kind in der Ausführung orientieren kann. Das ausgewählte Muster sollte für das Kind zu bewältigen sein und sich somit nach dem Entwicklungsstand richten. Nur so lernt das Kind an seinem Erfolg – wie in der physiologischen Entwicklung auch. Weicht das Kind beim Mitsprechen von dem vorgegebenen Bewegungsmuster ab, ist es der Therapeutin unter Umständen direkt möglich, diese Abweichung zu unterbinden und zu einer korrekten Bewegung umzuleiten. Auch hier steht der Erfolg am Ende der Durchführung. Durch die Rückmeldung, die das Kind jetzt direkt bei der Ausführung der Sprechbewegung erhält, wird Einfluss auf das motorische Programm genommen. So kann ein immer vollständigeres und korrekteres motorisches Programm aufgebaut und verinnerlicht werden, je häufiger die Bewegung gemeinsam durchgeführt wird. Deshalb ist eine häufige Wiederholungsfrequenz von entscheidender Bedeutung, wenn es um den Aufbau sprechmotorischer Muster geht.

▶ **Was ist beim Aufbau sprechmotorischer Muster zu beachten?.** Entscheidend für die konsistente und korrekte Musterbildung und deren Abruf ist die *Sequenzierung* einzelner Bewegungselemente in Auswahl, Kombination und Abstimmung aufeinander. Diese Sequenzierung geschieht über Silben- und Wortgrenzen hinweg. Durch das konkrete taktil-kinästhetische Führen der Zielbewegungen im Sprechablauf werden Auswahl und Sequenz vorgegeben, und es wird am speziellen Problem von Kindern mit kindlicher Sprechapraxie angesetzt. Das bedeutet, dass das motorische Lernen durch eine klare Zielvorgabe des zu Erreichenden unterstützt wird. Deshalb wird durch eine *synchrone taktil-kinästhetische und auditive Unterstützung* mit TAKTKIN versucht, das motorische Programm durch ein Reiz-Reaktionsmuster verhaltenstherapeutisch aufzubauen. Das sollte nicht nach dem Prinzip geschehen „so gut der Patient kann". Durch die direkte taktil-kinästhetische Intervention wird für den Patienten ein *Zielbewegungsrahmen* festgelegt, den der Patient anstreben und erreichen soll. So kann das Kind eine generelle Vorstellung entwickeln, welche Bewegung(en) genau von ihm erwartet werden und zum Ziel führen. Die motorische Leistung verbessert sich, je klarer das Kind weiß, wie die Sprechaufgabe durchgeführt werden soll.

Ob dieses Wissen langfristig aufgebaut werden kann, hängt stark von dem zeitlichen Abstand ab, in dem eine Rückmeldung für das Kind erfolgt. Unter dem *Knowledge of Result (KR)* versteht man, das Ergebnis einer Bewegung in Bezug auf eine vorher festgelegte Größe zurückzumelden. Das geschieht im TAKTKIN. Lange zeitliche Abstände und besonders Ablenkung in der Zeit zwischen der motorischen Reaktion und der Rückmeldung können das Lernverhalten negativ beeinflussen. Nach der KR-Rückmeldung besteht die Möglichkeit, nochmals auf die Genauigkeit der motorischen Reaktion des Patienten einzugehen. In diesem Intervall verarbeitet der Betroffene diese Informationen sehr aktiv. Deshalb sollte das Intervall nicht zu kurz sein. Während die Zeit, die zur Verarbeitung der Rückmeldung benötigt wird, bei den einzelnen Patienten variiert, sollten 3 Sekunden nicht unterschritten werden, bevor der nächste Übungsdurchgang erfolgt. Diese Zeit sollte auf keinen Fall mit anderen Aufgaben oder Kommentaren gefüllt werden, da dies zu drastischem Verlust der Aufnahme des Gelernten und der Leistung führt.

Beim *Aufbau motorischer Muster* ist die prototypische Wortbetonung des Deutschen, der Trochäus, für die Kinder besonders hervorzuheben. Dadurch werden vor allem zeitlich-rhythmische Strukturen für das Kind gelegt. Im Übergang von der Silbe zum Wort sollten somit zweisilbige Wörter mit offener Silbenstruktur (z. B. ['omɑ]) und der Betonung auf der 1. Silbe bevorzugt herangezogen werden. Es kann sich zunächst um minimale Wörter handeln (z. B. ['nɑnə] für Banane). Dabei ist auf das Silbengewicht zu achten (vgl. [455]).

Dieses motorische Programm, welches durch die Ausführung der Bewegung eine Veränderung und Abstimmung erfahren kann, stellt eines der Hauptprobleme bei Kindern mit kindlicher Sprechapraxie dar. Diese Muster werden in der physiologischen Entwicklung unter Berücksichtigung ihres semantischen Gehalts ganzheitlich und mit einem hohen Maß an Koartikulation abgespeichert. Deshalb werden im TAKTKIN nie sinnlose Silben geübt. Bei der Wiederholung sinnloser Silben (pataka) zeigte sich, dass lediglich der somatosensorische Kortex aktiv ist, aber keinerlei Areale im Gehirn, die für die sprachrelevanten Verarbeitungsleistungen verantwortlich sind, wie das Broca-Areal und das Wernicke-Areal [345]. Die Verankerung der sprechmotorischen Muster im prozedural-impliziten Langzeitgedächtnis, dem *Bewegungsgedächtnis*, mit entsprechender emotionaler Färbung ist ein weiterer wesentlicher Grund, der für die Arbeit mit möglichst emotional stimulierendem und somit sinntragendem Material spricht [63]. Diese Art von Gedächtnis wird durch TAKTKIN angesprochen. Es wird im Frontalhirn,

wozu auch das Broca-Areal gehört, den Basalganglien und dem Kleinhirn abgespeichert.

Im Kindesalter werden phonologische Prozesse erst auf den motorischen Mustern aufbauend entwickelt [356]. Da sprechapraktische Kinder große Probleme in der konstanten motorischen Sprechbewegungsprogrammierung und besonders deren Automatisierung haben, gelingt es in der Regel nicht korrekt, ein phonologisches Regelsystem davon abzuleiten [125].

Hat ein Kind ein sprechmotorisches Muster verinnerlicht, sind die weiteren Schritte in der Therapie, dieses zu verfeinern und besser abrufbar zu machen. Dazu wird nicht mehr die ganze Silbensequenz stimuliert, sondern ausgewählte Elemente. In der Regel betrifft das eher Konsonanten als Vokale. So kann z. B. der Übergang von offenen zu geschlossenen Silbenstrukturen (von KV- zu KVK-Strukturen) unterstützt werden. Bei Abrufschwierigkeiten kann das in erster Linie die initiale Silbe betreffen (z. B. unbetonte Vorsilben). In einem weiteren Schritt kann sich die Stimulation auf die ganz korrekte Realisierung einzelner Laute beziehen (z. B. eine exakte Zungenspitzenhebung bei alveolarer Lautbildung) und distinktive Elemente können verdeutlicht werden (z. B. 2. und 3. Artikulationszone bei den Lauten [t] versus [k]). Die Stimulation geschieht hiermit immer stärker intermittierend, bis sie ganz ausgeschlichen werden kann. So wird der Patient immer unabhängiger von der Therapeutin.

Konkrete Umsetzung

Durch das direkte und dynamische Führen mit den Fingern der Therapeutin an der Sprechmuskulatur des Betroffenen mit TAKTKIN werden die zeitlich-räumlichen Abstimmungen innerhalb einer Silbe zwischen Vokal und Konsonant (wie auch unter Konsonanten) und zwischen Silben verdeutlicht. Es wird nicht nur der Artikulationsort lokalisiert (z. B. an den Lippen) und die Artikulationsart (z. B. Frikativ versus Plosiv), sondern auch die zeitliche Konfiguration der Silbe (z. B. Vokallänge) und der intraorale Druck (z. B. Unterscheidung zwischen Nasalen und Oralen). Je nach Bedürfnissen und Möglichkeiten des Kindes variiert die Art der Stimulation (oberflächliche versus volle Hinweisreizsetzung). So können auch Beschleunigungs-momente (z. B. der Zunge) beim Sprechen unterstützt werden. Daraus ist auch das metrische Gerüst des Wortes, d. h. die Wortbetonung, zu großen Teilen zu entnehmen.

Lauterwerbsprozesse werden durch TAKTKIN wie in der physiologischen Entwicklung auf der Ebene des Wortschatzerwerbs eingebunden und nicht daraus isoliert. Das bedeutet, dass TAKTKIN *kein in erster Linie segmentorientierter Ansatz* ist, auch wenn er auf Lautebene anwendbar ist. So wird TAKTKIN nur auf Lautebene (mit der vollen Hinweisreizsetzung) verwendet, wenn das Kind einen Entwicklungsstand erreicht hat, der die Entwicklung phonologischen Bewusstseins zulässt.

In ▶ Abb. 9.1 wird die Stimulation mit einem vollen Hinweisreiz (an einer gesunden Person) zur Unterstützung des Lautes [ʃ] dargestellt.

Es werden proprioceptive, taktile und kinästhetische Wahrnehmungsbereiche unterstützt. In der Proprioception haben Kinder mit kindlicher Sprechapraxie häufig Probleme [368]. Das zeigt sich besonders bei Vokalfehlern und in der Koartikulation [433]. **Folgendes wird** taktil-kinästhetisch, zeitgleich auditiv und visuell **durch das Mundbild der Therapeutin vermittelt**:

- Bewegungsbeginn
- Bewegungsdauer
- Bewegungsrichtung
- Luftstromlenkung

- Stimmhaftigkeit
- einzusetzende Muskulatur
- Kontraktionsgrad der Muskulatur
- Kieferöffnungswinkel

Wird der Laut in einer Sequenz stimuliert, ändert sich die Hinweisreizsetzung (oberflächliche Hinweisreizsetzung). Besonders proprioceptive Hinweise für den Einzellaut entfallen zugunsten der ganzen Silbe. In der oberflächlichen Hinweisreizsetzung wird ein zeitlich-räumliches Muster einer Silbensequenz verdeutlicht. So kann der Laut [ʃ] beispielsweise unterschiedlich eingebettet sein. Kommt er in einer Konsonantenverbindung im Anlaut vor (z. B. [ˈʃlaŋə]), besteht eine andere, viel engere zeitliche Verbindung als in einer einfachen KV-Folge (z. B. [ˈʃalə]), die auch entsprechend in der Stimulation zu berücksichtigen ist.

Wie sich die proprioceptive Hinweisreizsetzung an der ganzen Silbe in der oberflächlichen Hinweisreizsetzung orientiert, wird am Beispiel [ˈʃlaŋə] versus [ˈʃlɪŋə] dargestellt. Wird bei dem Wort [ˈʃlaŋə] die Hinweisreizsetzung direkt zu Beginn so gestaltet, dass eine etwas größere Kieferöffnungsweite möglich ist, wird genau dies bei der Stimulation des Wortes [ˈʃlɪŋə] durch die Hinweisreizsetzung verhindert. Das setzt eine genaue Kenntnis der artikulatorischen Phonetik, eine gute Beobachtungsgabe sowie eine gute Handgeschicklichkeit vonseiten der Therapeutin voraus. Darüber hinaus sollte die Therapeutin einen direkten Körperkontakt zum Patienten nicht scheuen. Die Vermittlung der Technik ist somit nur durch eine praktische Ausbildung möglich, um diese Handgeschicklichkeit zu trainieren. Ist die Stimulation nicht exakt genug, ist die Effektivität nicht unbedingt gewährleistet, da im Gesichtsbereich bereits sehr kleine Unterschiede wahrgenommen werden können. Alle Tastkörperchen in der Haut sind sehr empfindlich und können bereits auf Stimulationen auf der Hautoberfläche antworten, die in der Dimension von Bruchteilen eines Millimeters liegen. Das gilt im Besonderen für die Mundhöhle und den perioralen Bereich [218].

Die Stimulationspunkte an Gesicht, Mundboden, Nase, Kehlkopf und Unterkiefer sind den individuellen anatomischen Gegebenheiten anzupassen.

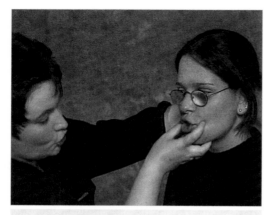

Abb. 9.1 TAKTKIN: volle Hinweisreizsetzung zur Unterstützung des Lautes [ʃ].

Bestehen Bewegungspathologien, müssen diese in der Hinweisreizsetzung berücksichtigt werden.

Hier sind mögliche **Kontraindikationen** zu sehen, wenn der Patient

- einen deutlichen Hypertonus in der ganzkörperlichen und/oder orofazialen Muskulatur zeigt und dieser Hypertonus durch vorbereitende senkende Tonusmaßnahmen (z. B. Lagerung) nicht regulierbar ist.
- unter einschießenden Bewegungen (z. B. Dystonie, Athetose) und nicht regulierbaren Bewegungen im orofazialen Bereich leidet (z. B. Unterkiefer- oder Zungentremor), die unter der Stimulation mit TAKTKIN vermehrt auftreten.
- unter einer deutlichen Abwehrschwäche leidet und die Gefahr zu groß ist, dass über den direkten Kontakt zum Therapeuten Keime an den Patienten herangetragen werden.
- eine taktile Abwehr zeigt oder über Missempfindungen im orofazialen Bereich klagt (z. B. nach Unterkieferbruch).
- eine sehr stark eingeschränkte Aufmerksamkeitsleistung und Wachheit zeigt (z. B. Wachkoma, deutliches ADHS).
- sich in einer Situation im Autismus-Spektrum befindet, die es dem Betroffenen nicht ermöglicht, in einem so direkten Kontakt zur Therapeutin zu arbeiten.
- unter schmerzhaften Infektionen im Mundbereich leidet (z. B. Stomatitis aphtosa, Herpes labialis, Soorbefall).
- pathologische Reaktionen (z. B. Beißreaktion) und nicht auflösbare frühkindliche Reaktionen (z. B. Suchreaktion oder Saugreaktion) aufweist.
- auch mit Unterstützung keine Rumpf- und Kopfaufrichtung über einige Minuten hinweg aufrechterhalten kann.
- eine Trachealkanüle trägt und durch die Verschiebung der Halshaut bei der Stimulation am Mundboden die Kanüle an der Trachealwand reiben könnte.

Studer-Eichenberger [584] führte eine Fallstudie zu TAKTKIN mit 2 Schulkindern im Schweizerdeutschen durch, einem Jungen mit erworbener Sprechapraxie und Dysarthrie nach einer Enzephalitis und einem Mädchen mit kindlicher Sprechapraxie. In einem Umkehrplandesign mit Follow-up-Untersuchung konnte sie zeigen, dass für beide Kinder die Therapie wirksam war. Der Junge mit der erworbenen Sprechapraxie und Dysarthrie konnte im Verhältnis zu dem Mädchen mit der kindlichen Sprechapraxie weniger, aber dennoch klar darstellbare, signifikante Fortschritte erreichen.

Bradford-Heit und Dodd [86] konnten mit einem 8-jährigen Mädchen und einem 10-jährigen Jungen, die beide schwer betroffen waren, überzufällige Fortschritte durch eine Behandlung mit dem PROMPT-System erzielen. Dale und Hayden [129] konnten an 4 Kindern zwischen 3;6 und 4;8 Jahren innerhalb von 8 Wochen bei 2-mal wöchentlicher Therapiefrequenz mit PROMPT mittels eines *Between-Subjects* und *Within-Subject-Studiendesigns* die Wirksamkeit der taktil-kinästhetischen Hinweisreize nachweisen. Alle 4 Kinder zeigten signifikante Verbesserungen in standardisierten Tests wie einen Übertrag auf ungeübtes Material.

2014 zeigten Kadis et al. [275] in einer Gruppenstudie mit insgesamt neun 3- bis 6-jährigen Kindern mit ideopathischer Sprechapraxie innerhalb von 16 Sitzungen mit PROMPT signifikante Hirnveränderungen in der kortikalen Dicke. Der Gyrus supramarginalis links war im Vergleich zu sprechgesunden Kindern vor der Therapie bei den betroffenen Kindern signifikant stärker ausgeprägt. Nach der Therapie war es zu einer signifikanten Abnahme der Gewebsdicke im Bereich des linken posterioren oberen Gyrus temporalis gekommen. Dieser ist für die auditive und phonologische Verarbeitung zuständig. So konnte man zeigen, dass die Kinder zu einer besseren intermodalen Verarbeitung in der Lage waren im Verhältnis zur Situation vor der Therapie.

Fiori et al. [164] führten mit 10 italienischen Kindern eine vergleichende Gruppenstudie zwischen PROMPT und einem sprachlich orientierten Therapieansatz durch, der mundmotorische Elemente enthielt. Im VMPAC (siehe Kap. 8.3) nach Therapieende hatte die PROMPT-Gruppe signifikante Verbesserungen im Gegensatz zur Sprachgruppe erreicht. Die Verbesserungen bezogen sich nicht nur auf die Wortebene, sondern auch auf Phrasen sowie die Genauigkeit der Artikulation von Wörtern und der dreisilbigen Diadochokinese und auf die allgemeine Verständlichkeit. Die

Sprachgruppe zeigte Verbesserungen im phonetischen Inventar und bei zweisilbiger Diadochokinese. Mittels fraktionierter Anisotropie konnte in beiden Therapiegruppen nachgewiesen werden, dass es zu Veränderungen im linken ventralen kortikobulbären Trakt gekommen war. Die Gruppe, die mit PROMPT behandelt wurde, verfügte über einen Zuwachs und einen weniger diffusen linken dorsalen kortikobulbären Trakt.

Diese Art der neurophysiologischen Evidenznachweise liegt bislang für keine andere Therapieform der kindlichen Sprechapraxie vor, wenn auch randomisiert kontrollierte Gruppenstudien noch fehlen.

Melodische Intonationstherapie

Die melodische Intonationstherapie wurde für die Behandlung erworbener, nicht flüssiger Aphasien von [16] entwickelt. Man stellte fest, dass die gleichzeitig bestehende Sprechapraxie bei den Patienten durch diese Therapieform ebenfalls verbessert werden konnte. Die Patienten wurden flüssiger und besser verständlich in ihren Äußerungen.

Die Anpassung der melodischen Intonationstherapie an die Behandlung von Kindern wurde von Helfrich-Miller [226], [227] vorgenommen. Sie schlägt die Therapie für Kinder zwischen 7 und 8 Jahren vor, da die Kinder bereits gewisse sprachliche Fähigkeiten erworben haben sollten, obwohl auch bei 4- bis 5-jährigen Kindern über Fortschritte berichtet wird. Ein amerikanisches Selbsttrainingsprogramm auf Hörkassetten, welches zur melodischen Intonationstherapie entwickelt wurde, wird für das Alter von 5–15 Jahren empfohlen [542]. Allerdings unterscheidet es sich von dem Training, wie Helfrich-Miller [226] es vorschlägt. Smith und Engel [542] arbeiten nicht sukzessive mit allen Patienten alle Schritte durch, sondern stufen den Patienten nach den Ergebnissen einer Voruntersuchung ein und setzen begleitendes Klopfen mit der Hand ein, welches Helfrich-Miller nicht empfiehlt.

Die Kinder, die am besten von der Therapie profitieren, leiden unter einer mittel- bis schwergradig ausgeprägten Form einer Sprechapraxie und können direkte Korrekturen ihrer Fehler nicht umsetzen (z. B. durch Vor- und Nachsprechen).

Vorgehen

Die melodische Intonation basiert auf **4 Elementen**:

- Stimmführung
- Tempo
- Rhythmus und Betonung

Das Vorgehen sieht vor, das Sprechen auf einer Phrasenebene von 2- bis zu 5-Wort-Phrasen zu stimulieren. Dabei wird auf altersgerechte morphosyntaktische und phonologische Komplexität geachtet. Im Gegensatz zur Therapie mit Erwachsenen werden Gesten aus der Gebärdensprache benutzt, um den sprachlichen sowie den rhythmischen Aspekt zu unterstützen, nicht das Klopfen mit der Hand. Insgesamt weist Helfrich-Miller [227] darauf hin, dass die melodische Intonationstherapie nicht dazu gedacht ist, *andere Therapien* zu ersetzen, sondern eher sie zu *ergänzen* und zu *erweitern*. Im Zentrum der Aufmerksamkeit steht, dem Kind zu vermitteln, Laute und Wörter zu sequenzieren, nicht eine Liste mit Phrasen aufsagen zu können. Pro Sitzung werden 10–20 Items eingeführt, wobei jedes Item auf jeder Stufe des Programms bewertet wird. Am Ende jeder Therapiesitzung wird der Leistungsstand anhand der Anzahl der korrekten Antworten ermittelt. Wenn ein Kind in 10 aufeinanderfolgenden Sitzungen durchschnittlich 90 % korrekte Produktionen zu verzeichnen hat, kann es auf die nächste Stufe des Behandlungsverlaufs übergehen.

Die Behandlung wird in **3 Phasen** untergliedert.

▶ **1. Phase.** Hier wird dem Kind maximale Hilfe zuteil. Alle Äußerungen werden gleichzeitig intoniert und gebärdet. Die Therapeutin schleicht sich langsam aus der Intonation aus. Das Kind sollte das komplette Item produzieren können. Als nächstes intoniert und gebärdet die Therapeutin, und das Kind wiederholt das Item selbstständig mit Intonation und möglichen zusätzlichen Gebärden. Wenn die Therapeutin eine angemessen intonierte Frage stellt (z. B. „Was hast Du gesagt?"), antwortet das Kind mit dem intonierten Zielitem und kann dazu gebärden, wenn es möchte. Die Therapeutin stellt zum Abschluss dieser Phase eine intonierte Frage, die darauf abzielt, die letzten

Wörter des Items beim Kind abzurufen. So antwortet das Kind mit der Intonation und/oder der Gebärde für die letzten Wörter.

▶ **2. Phase.** Es werden eine etwas schnellere Produktion und auch eine gesteigerte Komplexität in das Vorgehen integriert. Zunächst beginnt die Therapeutin mit der Intonation und den Gebärden des Items. Das Kind schaut und hört zu, ohne zu produzieren. Dann intonieren Kind und Therapeutin. Die Therapeutin kann auch gebärden und blendet sich aus, während das Kind das Item vervollständigt und – wenn es möchte – dazu gebärdet. Wenn die Therapeutin im nächsten Schritt das Item intoniert und gebärdet, besteht die Möglichkeit, auf dieser Stufe eine Wiederholung des Items anzubieten. Das Kind darf erst nach einer 6-sekündigen Pause in die Intonation mit der Therapeutin einstimmen, der sich dann ausschleicht. Stellt die Therapeutin im Anschluss eine angemessen intonierte Frage, antwortet das Kind mit dem intonierten Zielitem und möglicherweise zusätzlich mit einer Gebärde. Auch hier wird wieder der letzte Schritt auf dieser Phase damit abgeschlossen, dass die Therapeutin eine intonierte Frage stellt, um die letzten Wörter des Items zu erfragen, so dass das Kind die letzten Wörter intoniert.

▶ **3. Phase.** Bei der letzten Phase des Therapieprogramms angekommen, intoniert die Therapeutin und gebärdet gleichzeitig das Zielitem mit der Möglichkeit einer Wiederholung. Das Kind darf nach einer 6-sekündigen Pause das Item intonieren und möglicherweise die Gebärden wiederholen. Jetzt wird das Item von der Therapeutin im Sprechgesang und mit möglicher Gebärde dargeboten; das Kind muss noch nicht reagieren. Erst im nächsten Schritt wird es mit einem gleichzeitigen intonierten Sprechgesang und möglicher Gebärde das Item vervollständigen, wobei sich die Therapeutin wiederum ausschleicht. Bei Schwierigkeiten kann man einen Schritt zurückgehen und dem Kind das Zielitem anbieten, ohne eine gezielte Reaktion des Kindes zu erwarten. Es erfolgt ein großer Schritt zur Darbietung des Zielitems mit normaler Prosodie und ohne Gebärde, was vom Kind wiederholt werden soll. Auch hier besteht die Möglichkeit, einen Schritt zurückzuge-

hen, falls es nicht klappen sollte. Als nächstes stellt die Therapeutin dem Kind eine Frage mit üblichem Sprechen und ohne Gebärde. Nach 6-sekündiger Pause soll das Kind mit der Zielphrase auf die Frage verbal antworten. Ein Rückschritt zur Absicherung ist auch hier immer wieder möglich. Schlussendlich stellt die Therapeutin Fragen, die dazu dienen sollen, die als letzte geäußerten Wörter der Therapeutin vom Kind als Antwort wiederholen zu lassen.

Helfrich-Miller [227] weist darauf hin, dass wenig in dieser Vorgehensweise intrinsisch motivierend ist. Die Kreativität der Therapeutin ist gefragt, um eine kontinuierliche Mitarbeit des Kindes sicherzustellen.

Es liegen Wirksamkeitsstudien bei Kindern zu diesem Vorgehen vor, wenn auch bedauerlicherweise in deutlich geringerem Umfang als im Erwachsenenbereich und mit sehr verbesserungswürdiger Methodik [226], [227], [300]. Kraus und Galloway [300] konnten in einer vergleichenden Studie zwischen der melodischen Intonationstherapie und traditioneller Sprach- und Sprechtherapie bei zwei Kindern zeigen, dass sich die Leistungen mit melodischer Intonationstherapie und traditioneller Therapie deutlicher verbesserten als in der Phase, als die traditionelle Therapie ohne melodische Intonationstherapie eingesetzt wurde. Das zeigte sich besonders in den Bereichen der Äußerungslänge, des Abrufs von Nomina und bei der Imitation von Verben.

Beathard und Krout [46] beschreiben den Einzelfall eines 3-jährigen Mädchens mit kindlicher Sprechapraxie, das mit melodischer Intonationstherapie behandelt wurde. In 24 Sitzungen über 9 Monate konnte das zu Beginn der Behandlung nicht sprechende Kind einige Silben, Lautkombinationen und Wörter sprechen, die nicht genauer objektiviert und dargestellt werden.

Integrale Stimulationsmethode/ Dynamic Temporal and Tactile Cueing

Die integrale Stimulationsmethode, wie sie von Strand und Skinder [577] beschrieben wird, ist in der Therapie von Sprechstörungen schon seit den 1950er Jahren bekannt. Die Autorinnen betonen, dass Kinder mit sensomotorischen Planungs- und Programmierungsschwierigkeiten – wie die Gruppe der Kinder mit kindlicher Sprechapraxie – in einer angemessenen Behandlung mit einer hierarchisch gegliederten Reihe von Wortmaterial konfrontiert werden, um spezifische Bewegungsabläufe zu üben, die zum Sprechen benötigt werden.

Vorgehen

Die Autorinnen schlagen eine Art lerntheoretisches Vorgehen vor, welches allgemein an den Prinzipien des motorischen Lernens (z. B. häufige Wiederholungen) orientiert ist. Zuerst sollte mit maximaler Unterstützung vonseiten der Therapeutinnen geübt werden, wonach sich eine Phase anschließt, in der Hilfen systematisch reduziert werden. Dabei sollte der Stimulus – das Vormachen und Vorsprechen – zeitlich sowie auf die Aufmerksamkeit des Patienten abgestimmt sein. Primär geht es darum, das Bewegungsmuster des

Patienten kennenzulernen, um so ein möglichst gleiches akustisches Ergebnis erarbeiten zu können.

Bei der integralen Stimulationsmethode handelt es sich wohl um das am meisten verwendete Verfahren in der Therapie von Aussprachestörungen. Diese Vorgehensweise wird häufig auch in anderen Methoden als grundlegendes Prinzip verwendet. In der Therapie erworbener Störungen wurde sie von Rosenbek et al. [491] in Form des *8-Schritte-Kontinuums* wieder aufgegriffen. Es werden gezielt und systematisch visuelle und auditive Hilfen eingesetzt. Hier gilt das Prinzip „vom Einfachen zum Schwierigen" im Hinblick darauf, dass der Patient (wieder) willkürliche Kontrolle über ausgewählte Äußerungen beim Sprechen erlangen soll. In ▸ Abb. 9.2 ist die Abfolge der Übungsschritte im 8-Schritte-Kontinuum von Rosenbek et al. [491] als Grundlage des Vorgehens dargestellt.

Der Aufbau beginnt, wie dargestellt, stufenweise mit einer simultanen Produktion von Kind und

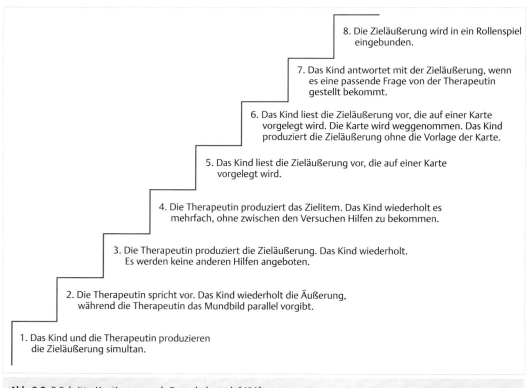

8. Die Zieläußerung wird in ein Rollenspiel eingebunden.

7. Das Kind antwortet mit der Zieläußerung, wenn es eine passende Frage von der Therapeutin gestellt bekommt.

6. Das Kind liest die Zieläußerung vor, die auf einer Karte vorgelegt wird. Die Karte wird weggenommen. Das Kind produziert die Zieläußerung ohne die Vorlage der Karte.

5. Das Kind liest die Zieläußerung vor, die auf einer Karte vorgelegt wird.

4. Die Therapeutin produziert das Zielitem. Das Kind wiederholt es mehrfach, ohne zwischen den Versuchen Hilfen zu bekommen.

3. Die Therapeutin produziert die Zieläußerung. Das Kind wiederholt. Es werden keine anderen Hilfen angeboten.

2. Die Therapeutin spricht vor. Das Kind wiederholt die Äußerung, während die Therapeutin das Mundbild parallel vorgibt.

1. Das Kind und die Therapeutin produzieren die Zieläußerung simultan.

Abb. 9.2 8-Schritte-Kontinuum nach Rosenbek et al. [491].

Therapeutin (mit und ohne Mundbild) mit mehrfacher Wiederholung des Zielitems ohne Hilfe. Das Kind liest die Zieläußerung laut vor, gefolgt von der Beantwortung einer Frage der Therapeutin an das Kind bezüglich des Zielitems sowie das Einbinden der Zieläußerung in ein Rollenspiel.

In der integralen Stimulationsmethode werden *ganzkörperliche Bewegungen unterstützend* hinzugezogen. Diskutiert wird, inwieweit es sinnvoll ist, nonverbale Übungen in das Programm aufzunehmen, da diese Übungen nur begrenzt auf das Sprechen übertragbar sind. Letztlich wird in der integralen Stimulationsmethode das Üben von Silben/einsilbigen Wörtern bei Kindern mit kindlicher Sprechapraxie im Gegensatz zu einzelnen Lauten bevorzugt. Konkrete Hinweise, nach welchen Kriterien das Übungsmaterial zu strukturieren ist, werden jedoch nicht gegeben.

Voraussetzung ist, dass die Kinder in der Lage sein müssen, ihre selektive Aufmerksamkeit aufrechtzuerhalten und zu lenken. Dabei muss Blickkontakt gehalten werden können; das Kind muss den Willen und die Möglichkeit zur Imitation haben. Allerdings sind nicht alle Kinder mit kindlicher Sprechapraxie – besonders solche mit schweren Störungen – fähig zu imitieren. Strand und Skinder [577] schlagen in diesen Fällen vor, mit körpernäheren Ansätzen, wie z. B. taktil-kinästhetischen Methoden, in der Behandlung zu beginnen und die integrale Stimulationsmethode erst später im Therapieverlauf einzusetzen. Das ist besonders vor dem Hintergrund zu betrachten, dass Lesefähigkeiten einbezogen werden.

Das Verfahren wurde in der Arbeitsgruppe um Strand et al. an der Mayo Clinic, Rochester, MN, um taktile und metakognitive Hilfen erweitert und in *Dynamic Temporal and Tactile Cueing* umbenannt [583] sowie Hinweise gegeben, wie die Messgenauigkeit erreicht wird. Es verbindet somit die integrale Stimulation („Watch me!", "Listen to me!" „Do what I do!") um Prinzipien des motorischen Lernens, Hilfen und evozierenden Modellierens der Zielstruktur. Die Grundlage des Vorgehens besteht darin, dass sprechapraktische Kinder Defizite in der Sprechbewegungsplanung und -programmierung wie deren Koordination aufweisen. Vor Äußerungsbeginn soll das Kind durch die multisensorischen Hinweise und Hilfen begleitet werden, um die artikulatorischen Bewegungsabläufe von Segment zu Segment zu fazilitieren. Bewegungsparameter wie Tonus, Tempo, Bewegungsausmaß und -richtung werden für das Kind spezifiziert, um die artikulatorische Planung und Programmierung erfahrbarer werden zu lassen. Ein Imitationsversuch steht immer am Anfang des Vorgehens. Eine Grundlage des Ansatzes ist repetitiver, intensiver Drill funktioneller Äußerungen. Nähert sich das Kind der Zielform, werden die Hinweise und Hilfen ausgeblendet.

Die Wirksamkeit des Verfahrens für sprechapraktische Kinder konnte durch verschiedene Studien auch aus dem deutschen Sprachraum dargestellt werden [165], [240], [353], [578], [580], [583].

Iuzzini-Seigel et al. [255] weisen auf eine randomisiert-kontrollierte Studie hin, in der verglichen werden soll, wie sich eine Versorgung mit dem Verfahren in hoher Frequenz gegenüber einer geringeren Frequenz bei 60 sprechapraktischen Kindern im Alter zwischen 2;6 bis 7;11 Jahren auswirken wird. Eine niedrig dosierte Therapie mit jeweils 60-minütigen Sitzungen wird 2 Therapiesitzungen pro Woche umfassen, die hohe Dosierung wird 4 Sitzungen pro Woche beinhalten. In der hohen Dosierung wird 4-mal pro Woche über 6 Wochen gearbeitet, in der niedrigen Dosierung 2-mal pro Woche über 12 Wochen. Der Therapieerfolg wird an gebräuchlichen, geübten Wörtern und einer standardisierten Liste ungeübter Wörter gemessen, um eventuelle Generalisierungseffekte der Therapie darstellen zu können. Die vorrangige Ergebnisvariable wird die Korrektheit ganzer Wörter sein, bestehend aus segmentaler, phonotaktischer und suprasegmentaler Genauigkeit.

Einsatz von Ultraschall

Der Einsatz von Ultraschall, ergänzend zur traditionellen Sprechtherapie, hat sich als hilfreich in der Behandlung von Aussprachestörungen erwiesen. Ultraschall ist bedenkenlos anwendbar, da keine Strahlung entsteht. Im Verhältnis zur Elektropalatografie, bei der für den Patienten ein künstlicher Gaumen erstellt und wie eine Art Zahnspange beim Sprechen eingesetzt wird, um ein Biofeedback beim Sprechen zu ermöglichen, ist das Verfahren deutlich weniger invasiv und pro Patient kostengünstiger (abgesehen von den einmaligen Anschaffungskosten für das Ultraschallgerät). Mit einer speziellen Sonde am Mundboden und etwas Gleitgel kann man die Zunge in einem Ausschnitt in ihren Bewegungen auf einem Bildschirm darstellbar machen. Das Biofeedback, das direkt über das Ultraschallbild einseh- und verfolgbar wird, gibt dem Patienten zusätzliche Informationen über seine Zungenform bei der Fehlbildung von Lauten. Bei Kindern mit Sprechapraxie kann diese Hilfe dazu beitragen, dass motorische Muster sich stabilisieren können, um konsistentere und genauere Laut- und Silbenproduktionen zu erhalten. Da dies ein nicht sehr verbreitetes Hilfsmittel ist, könnten kurze, intensive Therapiephasen dazu beitragen, den Zugang zu dieser Therapieform zu erleichtern. In der schemabasierten motorischen Lerntheorie geht man davon aus, dass intensive Kurzzeittherapien durch massierte Übung Kinder dabei unterstützen können, genauere motorische Muster aufzubauen.

Preston et al. [475] zeigen in einer Studie mit 3 Kindern zwischen 10 und 14 Jahren, die als sprechapraktisch diagnostiziert wurden, dass sie in 2 Wochen mit 16 Stunden Therapie ihre Restsymptome der Aussprachestörung angehen konnten. Zwei der Probanden zeigten noch Probleme mit Vibranten, der dritte Studienteilnehmer mit Sibilanten. Durch die Ultraschallunterstützung konnten alle Patienten eine Zungenkonfiguration entwickeln, die eine korrekte Lautbildung möglich machte. Dazu wurden während der Therapie Hilfen zur Zungenstellung gegeben und auch ohne Ultraschall geübt. Die Nachhaltigkeit und Generalisierung der positiven Studienergebnisse waren gemischt. Ein Patient zeigte gute Behaltens- und Generalisierungsleistungen, ein anderer keines von beiden. Der dritte Patient konnte generalisieren, sich aber die Konfiguration nicht immer merken. So schließen Preston und Mitwirkende, dass eine solche intensive Kurzzeitintervention zu unterschiedlichen Ergebnissen in der Behaltens- und Generalisierungsleistung führen kann, aber zum Erwerb korrekter motorischer Muster und verbesserter Artikulationsmöglichkeiten beiträgt.

In einer randomisiert-kontrollierten Studie konnten McCabe et al. [375] den ReST-Ansatz und das Ultraschall-Biofeedback vergleichen. Beide Gruppen der sprechapraktischen Studienteilnehmenden zwischen 6 und 13 Jahren zeigten überzufällige Fortschritte bezüglich geübter Items. So konnte die Wirksamkeit des Vorgehens für beide Verfahren für Schulkinder nochmals bestätigt werden. Beide Therapiegruppen erreichten eine signifikante Verbesserung der Lautreinheit bei unbehandelten Wörtern und Sätzen vom Vor- zum Nachtest. Keiner der Teilnehmenden konnte prosodische Fortschritte erzielen. Die erreichten Verbesserungen in der Lautreinheit konnten auch einen Monat nach Therapieende aufrechterhalten werden.

Assoziationsmethode nach McGinnis

Die 1939 im Rahmen ihrer Doktorarbeit von Mildred McGinnis verfasste und 1963 vorgestellte Methode erfreut sich heute noch reger Verbreitung [186], [282], [513]. McGinnis beschrieb ihre Methode für Kinder mit „angeborener Aphasie" (congenital aphasia), die man heute als Kinder mit neurologischer Symptomatik oder/und mit Sprachentwicklungsstörung bezeichnen würde. Sprechapraktische Kinder wurden ebenfalls mit dieser Methode behandelt [26], [282]. Im Deutschen wurde der Ansatz erstmals von Anneliese Kempcke vorgestellt [286]. Wie Kempcke betont, wurde die Methode für den täglichen Unterricht in Gruppen, nicht für die Einzelsituation in der Therapie entwickelt, da McGinnis Lehrerin für Menschen mit dem Förderschwerpunkt *Hören* war.

McGinnis [380] unterschied **2 Gruppen von Kindern**:

- Kinder mit motorisch-expressiven Störungen (*motor or expressive aphasia*)
- Kinder mit sensorisch-rezeptiven Störungen (*sensory or receptive aphasia*)

Der **Verdacht auf eine motorisch-expressive Störung**, die in Zusammenhang mit einer kindlichen Sprechapraxie steht, ist gegeben, wenn

- die nonverbale Intelligenz im Normbereich liegt.
- normales Hörvermögen besteht.
- normales Sprachverständnis vorliegt.

- sich sprachliche Äußerungen des Kindes auf Stakkato-Vokale mit gelegentlichen Konsonanten beschränken.
- geäußerte Silben aus einem Konsonanten der 2. oder 3. Artikulationszone und Vokal bestehen.
- Laute von manchen Kindern, obwohl sie sie ständig benutzen, nicht willkürlich isoliert imitiert werden können.
- Äußerungen in keiner Weise den Wörtern ähneln, die das Kind zu sagen versucht.
- ein schwaches Reihenfolgengedächtnis für Mundmuster besteht (= Sequenzierungsprobleme).

Die Methode wurde *Assoziationsmethode* genannt, weil die gesamte Methode eine enge Verbindung, also eine Assoziation zwischen den wesentlichen am Lernen beteiligten Prozessen wie Aufmerksamkeit, Behalten und willkürlichem Abruf, schafft [286]. Die Verbindung, die hier angesprochen wird, besteht in der Therapie in erster Linie darin, dass das Kind lernt, das Schriftbild eines Lautes mit dessen Artikulation zu assoziieren und seine Produktion selbstständig zu steuern und zu analysieren. Dazu wird ein multimodales Vorgehen mit dem Schwerpunkt im visuellen Kanal gewählt. Durch das Vorsprechen der Therapeutin und das Lesen des Kindes wird auch der auditive Kanal geschult und durch das Mitsprechen und Lesen und Schreiben des Kindes der taktil-kinästhetische Kanal. Das Programm wird für Kinder ab dem 4. Lebensjahr empfohlen. Als ungeeignet wird die Methode für Kinder mit Lesestörungen beschrieben, wobei nicht näher ausgeführt wird, wie diese Kinder zu identifizieren sind.

Der Therapieraum sollte reizarm gestaltet sein und über eine Wand- oder Hafttafel verfügen. Kempcke [286] beschreibt die Prognose von Kindern mit motorisch-expressiven Störungen, also auch kindlicher Sprechapraxie, bei angemessener sprachlicher Förderung als sehr günstig.

Das Vorgehen erfolgt immer in 2 Schritten. Im ersten Schritt werden einzelne Elemente (z. B. Laute) produziert, behalten und willkürlich abrufbar gemacht. Das geschieht so lange, bis das Kind dies mühelos beherrscht. Im nächsten Schritt werden Sequenzen aus den gelernten Elementen hergestellt.

Vorgehen

Mögliche Vorübungen können in den **folgenden Bereichen** eingebaut werden:
- Aufmerksamkeitslenkung
- Graphomotorik
- Mundmotorik
- Mengenerfassung
- Kalenderdaten
- allgemeine Motorik

Es wird in **3 Abschnitten** gearbeitet.

▶ **1. Abschnitt.** Im 1. Abschnitt werden Einzellaute erarbeitet. Diese werden nach dem Alter des Kindes und der physiologischen Lautentwicklung ausgewählt. Es werden Grapheme dazu eingeführt. Von Anfang an wird eine absolut korrekte Artikulation gefordert. Das verstärkt die korrekte Assoziation der Kinästhetik, der auditiven Perzeption sowie die Sicherheit für die eigenen Sprechversuche.

▶ **2. Abschnitt.** Wenn die Einzellaute ohne Anstrengung produziert werden können, werden sie zu Silben und Substantiven zusammengefügt. Es werden KV-Kombinationen vorgestellt, damit das Kind erkennt, dass einzelne Sprachelemente zusammengefügt werden können (*drop drill*). So verfügt das Kind im 2. Abschnitt nach und nach bereits über einen bestimmten Wortschatz, der bis auf 50 Worte aufgebaut werden soll. Dieser wird dann im nächsten Schritt zu einfachen Frage- und Aussagesätzen zusammengestellt. Wenn auch die Satzbildung mühelos gelingt und willkürlich abgerufen werden kann, werden kleinere Beschreibungen aus mehreren Sätzen formuliert.

▶ **3. Abschnitt.** Im 3. Abschnitt wird ein Übergang vom Konkreten zu abstrakteren Einheiten wie Erzählungen und eigenen Erlebnissen geschaffen. Es werden Zeitformen und andere komplexe grammatische Konstruktionen vermittelt.

Gebhard [186] macht darauf aufmerksam, dass der Ansatz von McGinnis in Deutschland sehr kontrovers diskutiert wird. Es handele sich um ein Verfahren, welches „weit von jedem natürlichen Lernprozess in der kindlichen Sprachentwicklung entfernt" (…) „Sprechen [sei] schließlich nicht gekennzeichnet durch das Aneinanderreihen isoliert erlernter Einzelelemente (Phoneme)" ([186]: S. 182). Der Autor weist jedoch darauf hin, dass es Kinder gebe, die im Besonderen von diesem Therapieansatz profitieren. Er verweist darauf, dass „bei außergewöhnlicher Funktion oder Missfunktion des zentralen Nervensystems bei den betroffenen Kindern außergewöhnliche therapeutische Ansätze erforderlich" seien ([186]: S. 183).

Wirksamkeitsstudien zu diesem Verfahren wurden bislang noch nicht durchgeführt, auch wenn einige deskriptive Fallberichte vorliegen [186], [282], [286].

Die aktuellste Beschreibung der Methodik ist von Reuß [482]. Weiterhin liegt keine Evaluation im Deutschen für das Verfahren vor.

KoArt

Dieser Ansatz gründet sich auf Überlegungen von Eisenson sowie Myklebust und Johnson. Myklebust [424] differenziert in seinem Werk „Auditory Disorders in Children – a Manual for Differential Diagnosis" zwischen verschiedenen klinischen Syndromen. Er unterscheidet:

- periphere Taubheit
- psychische Taubheit (als emotionale Störung)
- geistige Einschränkung
- kindliche Aphasie

Die kindlichen Aphasien, von denen Myklebust schreibt, bezeichnet man in Europa als zentrale Sprachstörungen oder *Sprachentwicklungsstörungen*. In der amerikanischen Terminologie bezeichnete Eisenson die Störung als *congenital articulatory Apraxia* [152] und formulierte erste theoretische therapeutische Grundgedanken.

Darüber hinaus verbindet der Ansatz von Becker-Redding [47] Aspekte der Assoziationsmethode nach McGinnis und TAKTKIN. Eine spezifische Diagnostik wird für diesen Ansatz informell vorgeschlagen. Es wird eine allgemeine Artikulationsüberprüfung durchgeführt.

Vorgehen

Das Vorgehen erfolgt in **9 Stufen**.

▶ **Stufe 1: Auswahl dreier Laute.** Zunächst werden 3 Laute erarbeitet. Die Auswahl geschieht nach dem Prinzip des maximalen Kontrasts in Bezug auf Artikulationsart und -ort. Weitere Kriterien zur Auswahl der zu erarbeitenden Laute sind, wie leicht bildbar die Laute individuell für das Kind sind, welche allgemeine phonetische Komplexität sie besitzen und wie gut kontrastierbar sie sind. So kann es sich zu Beginn der Therapie um Laute aus allen *3 Artikulationszonen* handeln. Der individuelle Therapieaufbau ist ein wesentliches Prinzip. Dieser Aufbau orientiert sich nicht an der physiologischen Sprachentwicklung, sondern an den Möglichkeiten des einzelnen Kindes. Das zeigt sich auch daran, dass in der Regel im 1. Schritt Konsonanten ausgesucht werden und erst danach Vokale.

▶ **Stufe 2: Assoziation der Grapheme.** Die ausgesuchten Laute werden direkt mit Graphemen assoziiert. Diese Grapheme werden multisensoriell angeboten. In der taktilen und visuellen Modalität durch Buchstaben aus Sandpapier, Moosgummi oder Filz. Darüber hinaus werden die Grapheme visuell farblich kodiert, z. B. die Vokale alle schwarz, die Konsonanten blau. Die Farbwahl wird so getroffen, dass stimmhafte und stimmlose Varianten in der gleichen Farbe, aber mit unterschiedlicher Helligkeit gewählt werden (z. B. „f" hellblau, „w" dunkelblau). Als Unterstützung der auditiven Modalität wird ein Schlüsselwort ausgesucht, welches zum Graphem assoziiert wird (z. B. „f" wie „Fisch"). Das Kind wird nicht explizit aufgefordert, die Grapheme zu schreiben, jedoch nachzufahren, um sie taktil-kinästhetisch zu erfassen. Wenn das Kind die Grapheme schreiben (lernen) möchte, ist das möglich und wird nicht unterbunden.

Die Einzellaute müssen mit der Vorlage des Graphems ohne andere Hilfen willkürlich, selbstständig und reproduzierbar vom Kind „vorgelesen" werden können, bevor man auf Stufe 3 übergehen kann. Es wird eine 100 %ige Lautreinheit der Konsonanten auf dieser Stufe angestrebt. Auf dieser

Stufe reicht es aus, wenn die Vokale inkonstant richtig gebildet werden.

Begleitend können mundmotorische sowie Übungen zur Verbesserung der intraoralen Wahrnehmung angeboten werden. Die Therapie orofazialer Regulationsstörungen erfolgt ggf. begleitend zur Gesamttherapie.

▶ **Stufe 3: Konsonantenfolgen.** Hier wird die Arbeit gemäß den Vorschlägen von Eisenson und Myklebust durchgeführt. Es werden Konsonantenfolgen zweier Konsonanten gebildet. Diese werden nach dem größten phonetischen Kontrast im Hinblick auf den Artikulationsort und die Artikulationsart ausgewählt (z. B. Nasal – Plosiv). Ein Beispiel zu den Konsonantenfolgen ist in ▶ Abb. 9.3 dargestellt.

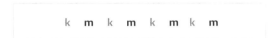

Abb. 9.3 Übungen zu den Konsonantenfolgen.

Begleitend werden weitere Einzellaute (Konsonanten und Vokale) erarbeitet, so dass auch diese in Sequenzen mit anderen gebracht werden können. Die Sequenzen werden nach den phonotaktischen Regeln des Deutschen zusammengestellt. Jeder Konsonant sollte 4-mal in regelmäßiger Abfolge in der Sequenz vorkommen. Die Kombination der Laute ist in verschiedenen Kontexten möglich, wie in ▶ Abb. 9.4 zu ersehen ist.

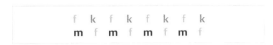

Abb. 9.4 Kombination eines Lautes in verschiedenen Kontexten.

Die Übung wird strukturiert und ohne weiteres Spielangebot durchgeführt. Eine verhaltenstherapeutische Verstärkung ist möglich. Alle Übungen werden in der Therapiesitzung schriftlich fixiert und dem Kind mit nach Hause gegeben. Eine tägliche und regelmäßige Übung mit den Eltern von 5–10 Minuten ist erforderlich.

▶ **Stufe 4: Einführung von Vokalen.** Hier wird unterschieden zwischen Kindern **ohne** Vokalprobleme und Kindern **mit** Vokalproblemen.

Vorgehen bei Kindern ohne Vokalprobleme:

Die Vokale werden wie bereits erwähnt immer schwarz dargestellt. Die **Abfolge der Einführung der Vokale** stellt sich wie folgt dar:

- „a"
- „i"
- „o"
- „u"
- „e"

Die Vokale werden auf kleine lose Arbeitsblättchen fixiert, die flexibel zwischen die Konsonanten platziert werden, so dass eine sinnlose Silbe entsteht. Diese soll mit dem Zielvokal koartikuliert gelesen werden. Dabei werden auf dieser Stufe keine Hilfen gegeben außer der initialen auditiven Vorgabe der koartikulierten Silbe durch die Therapeutin.

Die Synthese zum koartikulierten lauten Lesen wird durch taktil-kinästhetische Hinweisreize (vgl. „silben- und wortorientierte Ansätze – TAKTKIN", S. 177) unterstützt.

Vorgehen bei Kindern mit Vokalproblemen:

Es wird eruiert, welche Vokale das Kind nach auditiver Vorgabe imitieren kann. Dann werden einzelne lange Vokale (vgl. „Erarbeitungsabfolge der Vokale", Stufe 4) erarbeitet, die in der Graphemdarstellung farbig nicht besonders hervorgehoben werden. Auf dieser Stufe wird immer mit sinnlosen Silben gearbeitet.

▶ **Stufe 5: unregelmäßige Abfolge von Konsonanten.** Auf dieser Stufe werden wiederum nur Konsonanten bearbeitet. Diese werden nie ganz randomisiert angeboten, sondern immer in vorhersagbaren Abfolgen mit unterschiedlicher Anzahl der Wiederholungen der einzelnen Konsonanten. Ein Beispiel wird in ▶ Abb. 9.5 gegeben.

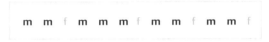

Abb. 9.5 „Unregelmäßige" Abfolgen der Konsonanten.

▶ **Stufe 6: unregelmäßige Abfolge von Vokalen und Konsonanten.** Hier werden die Prinzipien der Stufe 5 auch auf die Einführung von Vokalen übertragen. Dabei ist die Lautreinheit immer das wesentliche Durchführungskriterium. Das Tempo, in dem das Kind die Lautfolge lesen kann, muss nicht schnell sein. Es kann schneller werden, solange die Lautreinheit nicht darunter leidet. Das könnte wie im folgenden Beispiel in der ▶ Abb. 9.6 geschehen. Hier werden teilweise schon kurze Wörter angeboten, um die Motivation aufrechtzuerhalten.

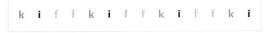

Abb. 9.6 „Unregelmäßige" Abfolge von Vokalen und Konsonanten.

▶ **Stufe 7: Zwischenschritt bei Kindern mit schwerer kindlicher Sprechapraxie.** Zeigen die Kinder nach 6 Monaten überschaubare Fortschritte in der Therapie, wird dieser Zwischenschritt bei schwerer kindlicher Sprechapraxie eingefügt. Es werden Silbenkonstruktionen ohne semantischen Gehalt aus KVK- oder aus VKV-Folgen geübt.

▶ **Stufe 8: Sinnebene.** Auf Stufe 6 war zum Teil schon mit kurzen Einzelwörtern begonnen worden. Jetzt werden diese in Phrasen integriert. Es werden darüber hinaus Lautkombinationen bearbeitet, die im Deutschen besonders häufig vorkommen (z. B. [ən] oder [di:]). Die Vokalproduktion steht immer mehr im Vordergrund. Verbleibende sonstige Schwierigkeiten (z. B. persistierende orofaziale Probleme) werden auf dieser Stufe stärker thematisiert.

▶ **Stufe 9: Erarbeitung von Diphthongen, Umlauten und Konsonantenverbindungen.** Hier stellt sich die Frage, welche der Umlaute, Diphthonge und Konsonantenverbindungen dem Kind noch nicht gelingen. Diese werden gezielt erarbeitet und integriert. Die Integration erfolgt auch mit taktil-kinästhetischer Unterstützung (vgl. TAKTKIN, Kap. PROMPT/TAKTKIN).

Bei zwei Einzelfällen mittelgradig schwer betroffener Kinder konnten überzufällige Verbesserungen in einem Therapieverlauf von über einem Jahr belegt werden [291].

9.2.2 Linguistische Ansätze

Der von McNeill et al. [388] für das Englische konzipierte Ansatz der „Integrated Phonological Awareness Intervention" wurde für die gleichzeitige Behandlung der Aussprache und des phonologischen Bewusstseins sowie der Graphem-Phonem-Korrespondenz erarbeitet. Man geht davon aus, dass sich durch die Verbesserung der phonologischen Repräsentation (siehe auch das Modell von Stackhouse und Wells [564]) die Verständlichkeit verbessern lässt.

Die im Ansatz vorgeschlagenen Übungsschritte zielen hauptsächlich auf die Verbesserung der Graphem-Laut-Korrespondenz sowie auf Synthese, Segmentierung und die Phonem-Manipulation. Die Auswahl des Übungsmaterials verknüpft die phonologische Bewusstheit mit den Zielen der Artikulation. Arbeitet das Kind beispielsweise daran, Konsonantencluster nicht mehr reduziert zu produzieren, wie z. B. das Phon [ʃ] in Verbindung mit den Konsonanten [l, r, v, n], werden sowohl Übungen zur phonologischen Bewusstheit durchgeführt (z. B. Kontrastierung von „Schlaf" versus „Schaf" zur Verdeutlichung des Konsonantenclusters als distinktivem Element der Sprache), aber in der gleichen Sitzung auch die Artikulation des Konsonantenclusters [ʃl].

In einem *multiple-single subject Design* wurden 12 Kinder im Alter von 4 bis 7 Jahren mit dem Ansatz behandelt. Es fanden 2 Sitzungen pro Woche über 6 Wochen statt. 9 der 12 Kinder erreichten signifikante Verbesserungen in der Bildung der trainierten Laute. Zumindest einer der Ziellaute konnte in die gelenkte Rede übertragen werden. Überzufällige Verbesserungen der phonologischen Bewusstheit konnten bei 8 der 12 Kinder festgestellt werden. Die Kinder wiesen Transfereffekte auf neue Aufgaben zur phonologischen Bewusstheitsfähigkeit auf. Insgesamt konnte im Verhältnis zum Studienbeginn für die Gesamtgruppe eine Leistungssteigerung im Bereich der phonologischen Bewusstheit, der Graphemkenntnis, der Worterkennung und der Rechtschreibung verzeichnet werden.

Allerdings gab es keine Kontrollgruppe und die Kinder wurden der Behandlungsabfolge und der Behandlungsart nicht zufällig zugewiesen. Da im Deutschen eine regelmäßigere Graphem-Phonem-Korrespondenz im Verhältnis zum Englischen besteht, könnte es vielversprechend sein, den Ansatz ins Deutsche zu übertragen und zu evaluieren. Andererseits ist das Deutsche durch eine größere Zahl mehrsilbiger Wörter gekennzeichnet, so dass prosodische Schwierigkeiten der Kinder in der Wortbildung eine deutlichere Schwierigkeit im Verhältnis zum Englischen bilden könnten.

9.2.3 Multimodale kommunikative Ansätze

Phonembestimmtes Manualsystem/VEDIT

Das von Schulte [512] vorgeschlagene *phonembestimmte Manualsystem (PMS)* wurde für die Verbesserung der Artikulation hörgeschädigter Kinder entwickelt. Schlenker-Schulte und Schulte [505] erweitern das Anwendungsgebiet des Verfahrens auf die Artikulationsstörungen anderer Genese.

Vorgehen

Eine spezifische Diagnostik wird nicht vorausgeschickt. Zu Schwarz-Weiß-Bildern, die Handstellungen, Mundbild und Graphem darstellen, werden Handzeichen erarbeitet. Dabei werden wesentliche sprechmotorische Kriterien wie Stimmhaftigkeit/Stimmlosigkeit, Artikulationsart und Artikulationsort systematisch berücksichtigt. Gespannte und ungespannte Vokale werden mit denselben Handzeichen versehen. Es gibt Handzeichen für alle Konsonanten, einschließlich des glottalen Verschlusslauts [ʔ].

Schlenker-Schulte und Schulte [505] betonen die phonetische Grundlage, auf der das Verfahren basiert. Die Handzeichen können unterstützend zur expressiven Leistung wie auch zur Strukturierung der rezeptiven Leistung des Kindes eingesetzt werden. Schulte-Mäter [514], [515] berichtet, dass das Verfahren auch für jüngere Kinder, bei geistiger Behinderung, bei feinmotorischen Auffälligkeiten und einer geringgradigen Gliedmaßenapraxie mit Erfolg einzusetzen ist.

Die **Grundprinzipien** beschreibt Schulte-Mäter [516] **in 4 Schritten**:
- **Multisensorielle Assoziationstheorie:** Ein Maximum an multisensoriellen Hilfen soll dabei unterstützen, Programme für Artikulationsgesten aufzubauen, abzuspeichern und abrufbar zu machen. Es handelt sich um ein assoziatives Lernen.
- **Erarbeitung motorischer Programme:** Eine extrem hohe Wiederholungsrate der jeweiligen Übungsinhalte sollte gegeben sein, damit eine Automatisierung der Sprechbewegungsabläufe erreicht werden kann. Ein intensiver Drill ist unumgänglich.
- **Sukzessive Approximation:** Über gelenkte phonematische Simplifikation werden Wörter und Phrasen erarbeitet. Das erleichtert die Sprechbewegungsplanung und -durchführung.
- **Erarbeitung eines Kernvokabulars:** Zum Aufbau und Erhalt der Therapiemotivation werden bevorzugt kommunikative Aussagen gegenüber reinen Benennübungen erarbeitet.

Eine zugrunde liegende Theorie des Vorgehens wird nicht beschrieben, weder der konkrete Wort- noch der Phrasenaufbau, z. B.:
- Welche Phone werden zuerst herangezogen?
- Welche Silbenstrukturen werden aufgebaut?
- Nach welchen Kriterien werden weitere Phone herangezogen?
- Wie werden prosodische Hinweise gegeben?
- Was ist zu tun, wenn Handgesten und Sprechbewegungen nicht koordiniert werden können?

Es bleibt bei diesem Therapieverfahren zu bedenken, dass alle Handzeichen erlernt, erinnert, abgerufen und mit der Sprechbewegung koordiniert werden müssen. So erscheint das Vorgehen kleinschrittiger als ein silbischer Aufbau. Das bedeutet besonders für Kinder mit Syndromerkrankungen und kindlicher Sprechapraxie, die häufig unter einer gleichzeitigen Gedächtniseinschränkung leiden, unter Umständen eine große Herausforderung. Um die Gedächtnisleistung zu unterstützen, müssten immer die Bilder der Handzeichen dazu vorgelegt werden. Diese Gleichzeitigkeit macht einen Transfer in die gelenkte Rede oder die Spontansprache sehr umständlich bzw. eine hohe Wiederholungsanzahl erforderlich.

Es liegen 4 kurze klinische Fallbeschreibungen ohne statistische Auswertung zu diesem Verfahren vor [516].

Exkurs: weitere gestenunterstützte Verfahren

Ein im Deutschen ebenfalls mit Lautgesten arbeitender Ansatz ist TOLGS (Therapieansatz mit optimiertem Laut-Gesten-System) [671], der 2015 erstmals vorgestellt wurde. Eine theoretische Grundlage oder neurophysiologische Fundierung wird nicht genannt, eine Diagnostik anhand der Anamnese durch die ein oder andere Beobachtung skizziert, aber nicht für die genannten Kinder konkret vorgestellt und mit objektivierten Ergebnissen. Die Fortschritte der Kinder in der Therapie werden postuliert, jedoch nicht objektiv belegt.

Darüber hinaus werden die eingesetzten Lautgesten als optimiert bezeichnet. Ob diese de facto besser einsetzbar und/oder wirksamer sind als andere Lautgesten, kann nicht nachvollziehbar deduziert werden. In jedem Fall ist das Material farbenfroh und mit hohem Aufforderungscharakter für Kinder gestaltet. Die Artikulation wird teilweise in einer Überartikulation dargestellt (z. B. die Kieferöffnungsweite beim Vokal [a:]). Die Sonorität einzelner Konsonanten wird durch den Helligkeitsgrad der gewählten Farbe gekennzeichnet (z. B. hellgrün für stimmhaft, dunkelgrün für stimmlos). Es wird ein Sprachaufbau von Einzellauten über Wörter und Floskeln hin zur sog. freien Kommunikation in 7 Stufen vermittelt.

Es wird nicht geschildert, wie außer durch klinische Beobachtungen die Indikation für die Behandlung einer kindlichen Sprechapraxie gestellt wird. Wie genau auf die Probleme sprechapraktischer Kinder im Hinblick auf koartikulatorische Schwierigkeiten, prosodische Probleme im Hinblick auf den Wortakzent und die inkonsistenten Fehlbildungen eingegangen wird, wird nicht genauer dargelegt. Es wäre vorstellbar, dass die im Artikel beschriebenen Kinder unter schwereren auditiven Wahrnehmungs- und Verarbeitungsschwierigkeiten litten, ohne sprechmotorisch beeinträchtigt zu sein. Ohne eine Objektivierung der Behandlungsergebnisse oder eine Wirksamkeitsstudie bezeichnet die Autorin selbst den Ansatz als

„ein hoch effektives Therapiekonzept zur Behandlung der verbalen Entwicklungsdyspraxie" ([671], S. 78).

Vorstellbar ist, dass ein visuell unterstützender Ansatz wie TOLGS das phonologische Arbeitsgedächtnis entlastet, welches sowohl bei einer phonologischen wie sprechmotorischen Störung beeinträchtigt sein kann. Das könnte die zukünftige Forschung genauer beleuchten.

Unterstützte Kommunikation (UK)

Durch unterstützte Kommunikation sollen die Möglichkeiten von Menschen verbessert werden, die nicht oder nur wenig sprechen können. Man unterscheidet *körpereigene Kommunikationsformen* (wie z. B. Gebärdeneinsatz) von *externen Kommunikationshilfen* (wie z. B. Zeigetafel oder Kommunikationsgerät mit Sprachausgabe). Je nach Schwere und Art der Betroffenheit sowie Entwicklungsmöglichkeiten können körpereigene Formen mit externen Kommunikationshilfen kombiniert eingesetzt werden. Besonders bei den **folgenden Problemen** beim betroffenen Kind ist über den Einsatz dieser Möglichkeiten nachzudenken:

- Gliedmaßenapraxie
- zusätzliche Dysarthrie
- Körperbehinderung in anderer Form
- autistische Züge
- sehr frustrierende Erfahrungen mit dem Aufbau von Kommunikation

Die Anschaffung eines Kommunikationsgeräts ist nicht in jedem Fall direkt zu Beginn der Therapie erforderlich, da noch nicht abzuschätzen ist, wie das Kind und seine Familie sowie sein sonstiges soziales Umfeld (z. B. Personen im Kindergarten oder in der Schule) auf den Einsatz der unterstützten Kommunikation reagieren und damit umgehen können.

So kann z. B. das Bildaustausch-Kommunikationssystem (*PECS: Picture Exchange Communication System*[182]) schon sehr früh und kostengünstig herangezogen werden, um die Kinder in die Lage zu versetzen, grundlegende Wünsche zu äußern und Kommunikationsroutinen wie Fragen – Antworten einzuüben. In diesem Austauschsystem, welches in 6 Phasen hierarchisch gegliedert ist, bekommen die Kinder *Bildkärtchen*. Diese repräsentieren Gegenstände, Tätigkeiten, Eigenschaften, Mengenbegriffe usw. und werden durch den Austausch zwischen Kind und Kommunikationspartner zum Kommunikationsmittel. Auf diese Weise ist es sogar möglich, eine gewisse Art von Improvisationsfähigkeit und somit Problemlösefähigkeiten mit den Begriffen der Kärtchen zu vermitteln [365].

Dazu können ebenso individuell zusammengestellte *Bildsammlungen* für das Kind Verwendung finden wie kommerziell erhältliche Bildsammlungen (z.B. Aladin mit 1400 Bildern, das Boardmaker-Programm mit 3 500 Bildern oder das Metacom-Programm Kitzinger [294]). Darüber hinaus ist der Einsatz von *Kommunikationsgeräten* mit Kindern mit kindlicher Sprechapraxie erprobt worden. Bornman et al. [77] konnten in einer über 3 Jahre angelegten Studie zeigen, dass die kognitiven, linguistischen und kommunikativen Leistungen eines Jungen im Alter von 6;5 Jahren durch den zusätzlichen Einsatz eines Kommunikationsgeräts mit Sprachausgabe (Macaw Digital Voice Output Device) gesteigert werden konnten. Der Junge hatte vor der Aufnahme der Studie über 2 Jahre und 5 Monate im Alter ab 4 Jahren intensive traditionelle Sprechtherapie nach van Riper und Irvin [484] erhalten, die nicht dazu führte, dass er sich seiner Umwelt verständlich mitteilen konnte. Zum Zeitpunkt der Studienaufnahme lag die Verständlichkeit in einem Artikulationstest bei 23 %. Wenn auch bei Einführung des Geräts der Anteil des verbalen Sprechens an seiner Kommunikation sank, so zeigte sich über 3 Jahre, dass die Verständlichkeit des Sprechens des Jungen zunahm und er das Gerät in der Schule immer weniger benutzte, weil er mehr und verständlicher sprechen konnte.

Cumley [127] beschreibt, dass Logopädinnen traditionell keine Mittel der unterstützten Kommunikation für Kinder mit kindlicher Sprechapraxie zur Therapieplanung in Betracht ziehen. Dafür nennt er **folgende Gründe**:

- Furcht, das Kind werde ganz aufhören zu sprechen.
- Schwierigkeiten, für gehfähige Kinder ein System zu finden, welches zur Verfügung steht, wenn das Kind es braucht und sich nicht gerade dann an einem anderen Ort befindet.

- fehlendes Wissen um den Einsatz der unterstützten Kommunikation
- Angst vor der Auseinandersetzung mit der Technik
- Probleme im Umgang mit Eltern, die es nicht akzeptieren können, dass die unterstützte Kommunikation Teil des Therapieplans für ihr Kind ist.

Dazu berichten Oomen und McCarthy [443], dass ein gleichzeitiges Vorgehen mit Hilfsmittelanpassung und der Behandlung der natürlichen Sprech- und Sprachmöglichkeiten eine größere Akzeptanz bei den Eltern findet. Eltern fürchten oft, dass die unterstützte Kommunikation die mündlichen Ausdrucksmöglichkeiten des Kindes ersetzt oder einschränkt. Wie bei einer mündlichen Zweisprachigkeit kann ein Kind durchaus entscheiden, über welchen Kommunikationsweg sich die eigenen Äußerungsabsichten welchem Kommunikationspartner gegenüber ausdrücken lassen. Da das natürliche Sprechvermögen in der Regel deutlich schneller als jegliche Kommunikationshilfe ist, werden die Kinder die unterstützte Kommunikation nicht weiter nutzen, wenn sie nicht mehr darauf angewiesen sind.

Eine Studie jüngeren Datums [269] zeigt, dass sich die Situation positiv verändert zu haben scheint: Von 15 Elternteilen mit Kindern mit Koolen-de-Vries-Syndrom und kindlicher Sprechapraxie in den USA waren 12 von 15 Eltern in einer Befragung davon überzeugt, dass ihre Kinder effektiver kommunizieren könnten, wenn sie den Einsatz um grafische oder gestische Kommunikationsmodi erweiterten. Die Eltern waren sicher, dass der Einsatz von unterstützter Kommunikation somit keine negativen Auswirkungen auf die verbale Entwicklung ihrer Kinder haben wird.

Unterstützt wird dies durch Cumley [127]. Er legte einige Studien mit Kindern mit kindlicher Sprechapraxie vor, in denen gezeigt wurde, dass die Kinder durch den Einsatz von Tafeln, Kommunikationsbüchern, Gebärden und Geräten nicht nur ihre durchschnittliche Äußerungslänge erhöhen, an Gesprächen in der Schule teilhaben, eigene Themen ins Gespräch einbringen, sondern vor allem auch Missverständnisse klären konnten. Er hebt hervor, dass Kinder, die häufig mit unterstützter Kommunikation arbeiteten, die gleiche

Anzahl geäußerter Wörter zeigten, unabhängig davon, ob Mittel zur unterstützten Kommunikation zur Verfügung standen oder nicht. Allerdings nahm der Gebärdeneinsatz zugunsten des Einsatzes der Tafeln und Geräte ab, wenn diese verfügbar waren.

Lüke [347] konnte mit einem Kind im Alter von 2;7 Jahren in einem Einzelfalldesign zeigen, dass durch den Einsatz technischer Hilfen (Go Talk 20 + und DynaVox V) bei einer Therapiedauer von über einem Jahr die Wortschatzentwicklung sowohl die syntaktische als auch die morphologische Entwicklung verbessert werden konnte. Die Konsistenz der Aussprache hatte sich signifikant von 2,2 % auf 95,8 % erhöht. Die Fortschritte stellten sich erst nach der 8.–9. Sitzung ein, da zunächst eine Einarbeitung in die Bedienung der Geräte erforderlich war. Dann erst konnte die Kommunikationshilfe der Intentionalität der eigenen Äußerungswünsche Ausdruck verleihen und somit die intrinsische Motivation zur Mitarbeit in den Vordergrund rücken lassen.

Einsatz von Apps

Aktuell wird der Einsatz von Tablets und Smartphones und den damit verbundenen Apps immer beliebter und alltäglicher. Im Sinne des häufigen Wiederholens, also der nachgewiesen fortschrittsfördernden Therapieintensität von mindestens 2 Therapiesitzungen pro Woche [425] oder sogar einer Intensivtherapie [240] und speziellen Feedback-Mechanismen des motorischen Lernens könnten Apps eine Hilfestellung sein. Fish [165] macht jedoch darauf aufmerksam, dass der Einsatz von Apps Begleitung und Führung benötigt, um die Therapie sinn- und wirkungsvoll unterstützen zu können. Die Autorin stellt die These auf, dass Apps zur Koordinationsschulung für Kinder (im Gegensatz zu linguistisch orientierten Übungen auf einem Gerät) die Unterstützung eines Erwachsenen nötig machen. Diese Ansicht wird auch von *Apraxia Kids* geteilt, einer US-amerikanischen Selbsthilfeorganisation für Eltern sprechapraktischer Kinder. Auf ihrer Internetseite (https://www.apraxia-kids.org/wp-content/uploads/2019/01/2021-App-Guide-Final.pdf) gibt die Selbsthilfeorganisation Hinweise, welche Anwendungen für sprechapraktische Kinder geeignet sein

könnten. Sie weist aber darauf hin, dass es ratsam ist, dies mit den zuständigen Ergotherapeutinnen und/oder Logopädinnen und Sprachtherapeutinnen abzustimmen.

Die als Medizinprodukt zugelassene App *Neolexon Artikulation* (https://neolexon.de/patienten/app-artikulationsstoerungen) versteht sich als Ergänzung der Therapie bei phonetisch-phonologischen Störungen, nicht direkt bei kindlicher Sprechapraxie. Die Applikation ist für Kinder zwischen 3 und 7 Jahren gedacht.

Spezielle Apps zum Einsatz bei kindlicher Sprechapraxie liegen im Deutschen nicht vor. Anfang 2021 lebten ca. 13–14 Millionen Kinder in den deutschsprachigen Ländern, so dass es rein potenziell und statistisch zwischen 13 000 und 14 000 sprechapraktische Kinder in den deutschsprachigen Ländern und Landesteilen Europas geben könnte. Für eine solche potenzielle Gruppengröße könnte es sich lohnen, eine App zu entwickeln, besonders auch im Hinblick auf ein genaueres, schnelleres und objektiveres diagnostisches Vorgehen.

9.3 Hinweise zur Überprüfung des Therapiefortschritts und der Teilhabeverbesserung durch die Eröffnung von Bildungschancen

Wenn die Therapie nicht so fortschreitet wie gedacht, schlägt Strand [576] bereits 1995 vor, **folgende Punkte zu überprüfen**, die nach wie vor aktuell sind:

- Wurden die individuellen Fähigkeiten und Schwierigkeiten des Kindes detailliert überprüft und in der Therapieplanung sowie der Auswahl des/der Therapieverfahren/s adäquat berücksichtigt?
- Wurden die Prinzipien des motorischen Lernens (z. B. ausreichende Wiederholungsfrequenz, Knowledge of Result) ausreichend in der Behandlungsplanung und -umsetzung realisiert?
- Wurde der Tatsache Aufmerksamkeit geschenkt, dass die zeitliche Beziehung zwischen der Stimulation und der Reaktion des Kindes variiert werden soll?
- Ist die Therapiefrequenz zu gering, um ausreichende Übung sicherzustellen?

Diese Fragen konnten in den letzten 15–20 Jahren in vielen Punkten bislang nur ansatzweise geklärt werden, da die kindliche Sprechapraxie noch eine recht unbekannte Störung darstellte. Durch die Fortschritte in der genetischen Forschung wurde ihr wesentlich mehr Interesse zuteil. Das führte zu einer präventiven Frühintervention, einer Lalltherapie. So wurde nicht nur durch die erste randomisiert-kontrolliert durchgeführte Therapiestudie im Jahre 2015 klarer, dass es sich um eine Störung handelt, die man de facto mit verschiedenen Ansätzen wirksam behandeln kann, auch wenn eine kindliche Sprechapraxie unter Umständen lebenslang nachweisbar bleibt. Dennoch muss die Störung die Teilhabefähigkeit und die Bildungschancen bei früher, gezielter, hochfrequenter und ressourcenorientierter Intervention nicht unbedingt stark herabsetzen.

Auch in der Logopädie setzt sich zunehmend der Einsatz evidenzbasierter Verfahren durch – wenn auch noch nicht in großem Umfang in Deutschland, was den Stand der Forschung bezüglich der kindlichen Sprechapraxie betrifft. Eine evidenzbasierte Vorgehensweise beruht auf einer Behandlungsentscheidung vor dem Hintergrund der besten und aktuellen wissenschaftlichen Erkenntnisse in Verbindung mit klinischer Erfahrung und den Wünschen des Patienten.

Mögliche Behandlungsentscheidungen in der Logopädie:

- Welche Therapiemethoden sollen für den individuellen Behandlungsplan des Patienten ausgewählt werden?
- Wie viele Therapiesitzungen sind zu veranschlagen?
- Wie hoch soll die Therapiefrequenz sein?
- Welche zusätzlichen Kenntnisse benötigt die Therapeutin?
- Mit welchen Fortschritten könnte ggf. zu rechnen sein?

9.3.1 Leseentwicklung bei sprechapraktischen Kindern

Durch die in der Regel begleitenden Schwierigkeiten in der Entwicklung der phonologischen Bewusstheit zeigen Kinder mit Sprechapraxie häufiger Leselernschwierigkeiten. Es kommt im Leselernprozess zu Problemen einer Graphem-Phonem-Korrespondenz und beim Buchstabieren. Da die Kinder Defizite beim Buchstabieren und Synthetisieren von Silben haben, fällt es ihnen sehr schwer, das Wortmaterial silbisch zu lesen und das Durchgliedern zu lernen. Das Fehlen der Grundlage einer alphabetisierenden Strategie wie das Synthetisieren zu größeren Einheiten (Silben, Morpheme, Signalgruppen und erste Sichtwörter, z. B. Funktionswörter wie *und, in*) machen das Lesenlernen ggf. zu einer weiteren Schwierigkeit. Das Lesetempo bleibt langsam.

Die beeinträchtigte alphabetische Strategie und das erschwerte Synthetisieren führen zu unlogischen Fehlern für das Kind. So passt das Gelesene nicht zur Wortlänge, der Silbenanzahl oder dem phonetischen Muster des Wortes – und die Bedeutung kann auch nicht entnommen werden. Aufgrund des sich nicht aufbauenden Sichtwortschatzes zeigen die Kinder viele visuelle Fehler beim Lesen. Strukturelle Regelmäßigkeiten können nicht erkannt und somit nicht genutzt werden. Das Lesen bleibt aufgrund der genannten Probleme langsam – und daher anstrengend und unbeliebt.

Bereits Lewis et al. [331] zeigten in einer Verlaufsstudie über mehrere Jahre vom Vorschulalter (4–6 Jahre) bis ins Grundschulalter (8–10 Jahre), dass sprechapraktische Kinder im Vergleich zu phonetisch auffälligen Kindern oder Kindern mit Sprachentwicklungsstörungen im Durchschnitt schlechtere Ergebnisse zeigten. Wenn auch die Leistungen im Gruppenvergleich eine große Übereinstimmung zwischen sprachentwicklungsgestörten und sprechapraktischen Kindern ergab, machten doch die sprachentwicklungsgestörten Kinder größere sprachliche Fortschritte. Auch wenn 8 von 10 sprechapraktischen Kindern sich artikulatorisch verbessert hatten, litten sie weiterhin unter Schwierigkeiten beim Nachsprechen von Silbenreihen und Pseudowörtern. Sie zeigten immer noch Einschränkungen in ihren sprachlichen Fähigkeiten wie auch beim Lesen und Schreiben.

In einer aktuellen Studie [394] wurden Kinder mit Verdacht auf Sprechapraxie und Kinder mit Lesestörungen bezüglich ihrer Dekodierungsfähigkeiten beim Lesen und Schreiben untersucht. Die Teilnehmenden waren zwischen 8 und 14 Jahre alt. Es wurden die **Leistungen in den folgenden Bereichen** analysiert:
- Einzelwortdekodierung
- expressives Sprachvermögen
- sprechmotorische Fähigkeiten
- phonologische Verarbeitung
- Wahrnehmung von Sprache im Störschall

Verglichen mit den leseschwachen Kindern schnitten die Kinder mit Verdacht auf Sprechapraxie deutlich schlechter ab im Hinblick auf:
- phonologische Verarbeitung
- Nachsprechen mehrsilbiger Wörter
- diadochokinetische Geschwindigkeit
- Wahrnehmen von Sprache im Störschall

Die Autorinnen schlussfolgern, dass die Therapie für Kinder mit Sprechapraxie eine individuell zugeschnittene Intervention – besonders zum Lesenlernen – sein sollte.

In einer aktuellen Studie verglichen Miller et al. [393] die Korrelate der Sprech- und Sprachschwierigkeiten von Kindern, die mit Verdacht auf kindliche Sprechapraxie diagnostiziert worden waren. Ziel der Studie war es, Prädiktoren zu ermitteln, die eine schlechte Leseleistung vorhersagen können. Dazu wurden 40 Kinder und Jugendliche zwischen 7 und 18 Jahren, die mit Verdacht auf Sprechapraxie oder anderen, nicht apraktischen Ausspracheschwierigkeiten diagnostiziert worden waren, hinsichtlich der **folgenden Punkte** untersucht:
- Intelligenzquotient
- expressive Sprachfähigkeiten
- phonologische Bewusstheit
- schnelles Benennen
- diadochokinetische Geschwindigkeit
- Artikulation einzelner Wörter wie dem Nachsprechen multisilbischer Nichtwörter

Dazu wurden logistische Regressionsanalysen durchgeführt, um die Prädiktoren einer schwachen Leseleistung vorhersagen zu können. Dabei wurden 65 % der sprechapraktischen Studienteilnehmenden im Verhältnis zu 24 % der Teilnehmenden mit anderen Aussprachestörungen als schwache Lesende identifiziert. Dies geschah auf der Grundlage der Nichtwörter und der Einzelwortdekodierung. Die expressiven Sprachleistungen und die phonologische Bewusstheitsfähigkeiten waren die besten Prädiktoren bei allen Personen, um die Leseleistung vorherzusagen, gefolgt vom Nachsprechen mehrsilbiger Wörter und der diadochokinetischen Rate. Die sprechmotorischen Schwierigkeiten wie die Aussprache erhöhen das Risiko, eine Lesestörung zu entwickeln, zu einem deutlich geringeren Anteil. Die Autoren schlussfolgern aus den Ergebnissen, dass es gerechtfertigt ist, eine Frühintervention für sprechapraktische Kinder zu installieren.

2018 hatte man sich in einer Studie von Peter et al. [462] gefragt, welches gemeinsame, zugrunde liegende Defizit zwischen legasthenen Lesern und Personen mit kindlicher Sprechapraxie bestehen könnte. Es wurden 22 Erwachsene mit Lesestörung untersucht, von denen 10 wahrscheinlich eine kindliche Sprechapraxie hatten, sowie 22 Kontrollpersonen bezüglich des Nachsprechens von Nichtwörtern und mehrsilbigen Wörtern und einer Leseaufgabe von Nichtwörtern. Mittels einer phonologischen Prozessanalyse wurden die Fehler als Sequenzierungsfehler oder Ersetzungsfehler klassifiziert. Erwachsene mit Lesestörung und einer kindlichen Sprechapraxie zeigten weiterhin ein fortbestehendes Problem beim Nachsprechen von Nichtwörtern. Bei allen 3 Aufgabentypen machten die Personen mit Lesestörungen und die Gruppe der Personen mit kindlicher Sprechapraxie mehr Fehler in beiden Kategorien als die Kontrollpersonen. Es fiel jedoch auf, dass es zu dysproportional mehr Sequenzierungsfehlern als Ersetzungsfehlern beim Nachsprechen von Nichtwörtern kam. Die Personen mit kindlicher Sprechapraxie hatten eine höhere Sequenzierungsfehlerquote beim Nachsprechen von Wörtern, während die Gruppe der leseschwachen Personen die meisten Sequenzierungsfehler beim Nachsprechen von Nichtwörtern machte. Die Leistungen in der Lösung der mehrsilbigen sprechmotorischen Aufgaben in Relation zu dem Nachsprechen von einsilbigem Material wurde mit den Sequenzierungsfehlern während des Nachsprechens von Nichtwörtern verglichen.

Die **Ergebnisse** belegen, dass ein *gemeinsames sequenzielles Verarbeitungsdefizit bei Lesestörungen und kindlicher Sprechapraxie* bei linguistischen und sprechmotorischen Aufgaben besteht. Weitere Evidenz für das Bestehen von Schwierigkeiten in der sensorischen Enkodierung, dem Kurzzeitgedächtnis und der motorischen Programmierung und Planung wurde für beide beeinträchtigte Personengruppen bestätigt. Ein Problem der Assimilation von Lauten bzw. Sprechbewegungen beim Nachsprechen von Nichtwörtern ist bei Personen mit Sprechapraxie von der Kindheit bis ins Erwachsenenalter zu beobachten. Zukünftige Studien sollten sich mit der klinischen Anwendung dieses gewonnenen Wissens bezüglich präventiver und gezielter Interventionsplanung im Hinblick auf modalitätsübergreifende Behandlungseffekte beschäftigen.

Es scheint ein einheitliches Bild bei der Auswertung der Studienergebnisse zu geben: bei Kindern mit Sprechapraxie besteht eine Gefahr einer sich anschließenden Lesestörung wie auch begleitenden psychosozialen Problemen. Diese werden bis ins Erwachsenenalter beschrieben [105]. Es zeigen sich mehr soziale Probleme und Hyperaktivität (basierend auf der Beurteilung durch die Eltern) im Verhältnis zu Adoleszenten, die eine andere Aussprachestörung aufwiesen [332].

Jüngere Kinder zwischen 4;0 und 5;11 Jahren erlebten in einer Befragung eine noch nicht gefestigte negative Haltung gegenüber ihrem Sprechen. Das war bei Schulkindern mit Sprechapraxie im Alter zwischen 6 und 10 Jahren bereits der Fall. Dabei gab es einen schwachen Zusammenhang zwischen der Frustration in der Therapie und den negativen Einstellungen dem eigenen Sprechen gegenüber, aber nicht der Einstellung der Bezugspersonen gegenüber dem Sprechen. Bei den jüngeren Kindern war die Einstellung zu ihrem Sprechverhalten von der Schwere der Sprechapraxie abhängig. Auch wenn die Entwicklung der Einstellungen sehr individuell verlief, entstand sie bei keinem der Kinder über einen kurzen Zeitraum. Die

Autoren der Befragung schlagen vor, die Selbsteinschätzungen der Betroffenen in der Forschung mehr zu berücksichtigen [284] bzw. die eigene Sensitivität gegenüber den sozialen und emotionalen Auswirkungen der kindlichen Sprechapraxie zu erhöhen und ggf. zu entsprechenden Fachleuten im Bereich der Kinder- und Jugendpsychotherapie zu verweisen [332].

Das Bild der Sprechapraxie kann sich phänotypisch wandeln, wenn die Kinder artikulatorisch deutliche Fortschritte erzielen können. Dennoch besteht sehr häufig, wie durch die zugrunde liegenden Pathomechanismen dargestellt, die Prädisposition einer Lese-Rechtschreibstörung. Bleibt diese unbehandelt, weist sie eine hohe Persistenz auf und birgt eine recht hohe Gefahr für eine folgende Suchterkrankung in sich. Das kann die Bildungs- und Teilhabechancen sprechapraktischer Kinder langfristig deutlich beeinträchtigen.

Manche Kinder können dies in der späteren Pubertätsphase, in der eine Umorganisation des Gehirns stattfindet, relativieren. So berichten Turner et al. [610] von dem Einzelfall eines Jungen, der bei überdurchschnittlicher mathematischer Begabung und Sprechapraxie sowie rezeptiven Defiziten in der frühen Adoleszenz noch einiges im Nicht-Wort-Lesen, Leseverständnis und der Orthografie nachholen konnte. Er war bereits mit 3;10 Jahren diagnostiziert worden, als er 17 % der verwendeten Konsonanten korrekt sprechen konnte.

Im Alter von 7;5 Jahren konnte er alle Laute zu 95 % korrekt verwenden. Mit 15;11 Jahren litt er immer noch unter einer mit dem VMPAC als schwer diagnostizierten Sprechapraxie. In der Zwischenzeit war der junge Mann 11-mal im Sinne der Verlaufsdiagnostik vorgestellt worden.

Für die individuell so unterschiedlichen Verläufe werden in der soeben zitierten Studie unterschiedliche genetische und epigenetische Faktoren als Ursache vermutet.

9.3.2 Rechtschreibentwicklung bei sprechapraktischen Kindern

2021 konnten Pagliarin et al. [448] in einer Therapiestudie mit 3 Jungen zwischen 5;3 und 5;8 Jahren mit kindlicher Sprechapraxie zu der Frage Stellung nehmen, wie genau Kinder Aufgaben zur integrierten phonologisch-artikulatorischen Bewusstheit lösen sowie motorische Fähigkeiten und Lesen und Schreiben erbringen können. Die Kinder erhielten 2 Sitzungen pro Woche bezüglich des Lesens und Schreibens und der motorischen Fähigkeiten. Das Training bestand in einer Kombination aus dem Aufbau einer Phonem-Graphem-Korrespondenz und dazu passenden Übungen zur phonologischen Bewusstheit. Die Kinder verbesserten ihre Genauigkeit in der Aufgabenlösung, wenn auch Vergleichskinder und eine multiple Baseline-Erhebung fehlten. Die Ausgangsfähigkeiten im Sinne einer einfachen Baseline wurden berücksichtigt. Die Verbesserungen konnten nach Therapieende bis zu einer Nachuntersuchung aufrechterhalten werden. Alle 3 Kinder zeigten signifikant konsistentere Artikulationsmöglichkeiten. Die Autorinnen schlussfolgern, dass eine Therapie, die die phonologische Bewusstheit wie auch die motorischen Fähigkeiten im Portugiesischen berücksichtigt, die Kinder gut fördern kann, wenn man die Schwere des Kommunikationsproblems in Betracht zieht.

Die Studie wurde auf Portugiesisch durchgeführt, dessen Phonem-Graphem-Korrespondenz deutlich regelmäßiger ist als im Englischen. Dennoch konnten auch im Englischen ebenso erfolgreiche Studien ausgeführt werden [331], [388]. Die Schwierigkeiten mit der Phonem-Graphem-Korrespondenz werden für das Englische auch bei lautgetreuem Material beschrieben. Defizite im phonologischen Erkennen und das eingeschränkte phonologische Arbeitsgedächtnis wie die beeinträchtigte motorische Programmierungsfähigkeit stellen keine guten Voraussetzungen für ein stabiles inneres Sprechen dar, auf das der Rechtschreiberwerb zugreift. Lewis et al. [331] zeigten in einer Faktorenanalyse, dass die Entwicklung lautlicher Fähigkeiten einen besonders wichtigen Faktor im Rechtschreiberwerb bildet. Beim Abschreiben unterscheiden sich sprechapraktische Kinder nicht von anderen Kindern, wohl aber beim Nachsprechen, Buchstabieren und Lesen eigener Produktionen. Es zeigen sich phonologische Fehler bei der Wortdurchgliederung wie auch beim lautierenden Buchstabieren. Das Buchstabieren unbekannter Wörter und die Verwendung von Alliterationen bereiten größere Schwierigkeiten. Den Kindern unterlaufen beim Schreiben Fehler, die ihre sprechmotorischen Defizite widerspiegeln [215].

10 Versorgungssituation

Gomez et al. [196] erhoben in einer **Umfrage in den USA und Kanada** die Versorgungssituation sprechapraktischer Kinder mit Sprachtherapie/Logopädie. Sie konnten zeigen, dass Therapiepläne überwiegend eklektisch zusammengestellt werden. In den USA werden in 33 % der Fälle das *Kaufman Speech to Language Protocol* und in 28 % der Fälle der *Dynamic, Temporal and Tactile Cueing Ansatz* verwendet. In Kanada ist *PROMPT* das hauptsächlich verwendete Therapieverfahren. Die Eins-zu-Eins-Therapie im Präsenz-Setting wird von den US-amerikanischen und kanadischen Therapeutinnen bevorzugt. In den USA erhalten die Kinder 2 bis 5 Sitzungen pro Woche, wohingegen in Kanada die Therapiefrequenz im Durchschnitt bei einmal in der Woche liegt. Die Therapeutinnen gaben in dieser Umfrage einige Hindernisse an, die sie davon abhielten, ein evidenzbasiertes Vorgehen einzusetzen. Dabei wurden Zeitgründe als häufigste Ursache angegeben.

Die Versorgungslage in **Hongkong** wurde von Wong et al. [670] untersucht. In dem kantonesischsprachigen Gebiet konnten 77 Rückmeldungen gewonnen werden. 83,2 % der Sprachtherapeutinnen/Logopädinnen beurteilten ihr Wissen über kindliche Sprechapraxie als „eher gering" oder „mittelmäßig". Ungefähr die Hälfte der Therapeutinnen hatte bereits mit sprechapraktischen Kindern gearbeitet. Die Autorinnen der Studie äußern sich besorgt über die Tatsache, dass trotz des Einsatzes einiger evidenzbasierter Ansätze die Therapeutinnen vor Ort Therapieansätze mit geringer Evidenz einsetzten. Die Behandlungsfrequenz ist nicht hoch und es werden sprechmotorische wie sprachliche Ziele in der gleichen Sitzung verfolgt. Dabei kämen die spezifischen Therapieansätze zur Behandlung kindlicher Sprechapaxie nur zum Teil zum Einsatz.

In **Deutschland** wurde im Rahmen eines Konferenztages am 30. Mai 2019 in Neu-Ulm ausschließlich zum Thema der kindlichen Sprechapraxie von der Autorin eine Umfrage durchgeführt. Daran nahmen auch Personen aus Österreich und der Schweiz teil. Von 247 Teilnehmenden insgesamt wurden 139 Bögen abgegeben. 133 von 139 der Teilnehmenden gaben Deutsch als Erstsprache an, 10 der 139 Teilnehmenden notierten noch eine Zweitsprache (9 × Englisch, 1 × Russisch). Der Altersdurchschnitt der Teilnehmenden lag bei 39 Jahren (Range: 23–64 Jahre). Im Durchschnitt verfügten die Befragten über 13 Jahre Berufserfahrung im Bereich Sprachtherapie/Logopädie. Der Range der Berufserfahrung der heilpädagogisch Tätigen in der Sprachtherapie/Logopädie der Schweiz lag zwischen 0 und 37 Berufsjahren. Die Qualifikation reichte von *in der Ausbildung befindlich* bis zum *Master*. Die meisten Teilnehmenden gaben als Qualifikation „Logopädin" an (98 von 139, 8 × ohne Angabe). Die Mehrheit der Teilnehmenden war in freier Praxis tätig (89 von 139 = 64,5 %, 1 × keine Angabe, Mehrfachnennungen waren möglich, z. B. Logopädieschule und freie Praxis). Die Teilnehmenden gaben an, pro Woche zwischen 0 und 48 Kinder zu behandeln. Davon waren im Durchschnitt 3 Kinder pro Woche sprechapraktisch (Range: 0–60 Kinder).

▸ Tab. 10.1 zeigt die Therapieverfahren, die als *bekannt* genannt wurden, Mehrfachnennungen waren möglich.

Der bekannteste Ansatz bei den Teilnehmenden dieser Konferenz ist TAKTKIN, gefolgt von KoART und VEDIT. International evidenzbasierte Verfahren sind deutlich weniger bekannt unter den Teilnehmenden dieses Kongresstages.

Nicht alle Programme, die bekannt sind, werden auch in der Therapie eingesetzt. ▸ Tab. 10.2 führt die Therapieansätze und die Häufigkeit der Nennung (Mehrfachnennungen möglich) auf, die in der eigenen Therapie Verwendung finden.

Das am häufigsten eingesetzte Therapieverfahren der Teilnehmenden des Kongresstages im Deutschen war KoArt, gefolgt von TAKTKIN und VEDIT. Die unterstützte Kommunikation wird von weniger als einem Viertel der Befragten eingesetzt. International evaluierte Verfahren, die im Deutschen zur Verfügung stehen, wie das Nuffield Dyspraxie Programm, werden eher weniger verwendet.

Die Ergebnisse ihrer eigenen Behandlung der Kinder mit Sprechapraxie beurteilten die Teilnehmenden (114 Angaben bei 139 Befragten) im Durchschnitt mit 2,4, also mit relativ gut (Antwortmöglichkeiten: sehr gut = 1 bis schlecht = 5).

Tab. 10.1 Als bekannt angegebene Therapieverfahren zur Behandlung kindlicher Sprechapraxie (Umfrage vom 19.05.2019; Neu-Ulm) (n = 139).

Verfahren	Nennungen
McGinnis klassisch	57
McGinnis modifiziert nach Meyr	61
VEDIT	77
KoArt	99
TAKTKIN	101
PROMPT	35
TOLGS	27
melodische Intonationstherapie (MIT)	66
Dynamic Temporal & Tactile Cueing (DTTC)	2
Rapid Syllable Transition Treatment (ReST)	9
unterstützte Kommunikation	72
Nuffield Dyspraxie Programm	12
Integrated Phonological Awareness Intervention	3
Kaufman Speech to Language Protocol	3
Andere: DDK, orthografische Laute, Lautsymbole Trialogo, Chirophonetik, Tübinger Lautsymbolarbeit, Talk Tools Apraxia Program, EMS, Spat, Nuffield Programm nach A. Makdissi	jeweils 1 Angabe

Tab. 10.2 Häufigkeit der Anwendung der Therapieansätze bei kindlicher Sprechapraxie (n = 139).

Verfahren	Häufigkeit der Anwendung
McGinnis klassisch	16
McGinnis modifiziert nach Meyr	25
VEDIT	31
KoArt	65
TAKTKIN	40
PROMPT	6
TOLGS	11
melodische Intonationstherapie (MIT)	13
Dynamic Temporal & Tactile Cueing (DTTC)	0
Rapid Syllable Transition Treatment (ReST)	1
unterstützte Kommunikation	25
Nuffield Dyspraxie Programm	3
Integrated Phonological Awareness Intervention	1
Kaufman Speech to Language Protocol	0
Andere: DDK, orthografische Laute, Lautsymbole Trialogo, Chirophonetik, Tübinger Lautsymbolarbeit, Talk Tools Apraxia Program, EMS, Spat, Nuffield Programm nach A. Makdissi keine, Synthese, Freestyle, Eigenkreation, PMS, überweist an Logopädin, arbeitet Unterrichtsinhalte auf, nur vereinzelt verwendete Ansätze, Tübinger Lautsymbolarbeit, lautunterstützende Gebärden	jeweils 1 Angabe

▶ Tab. 10.3 zeigt, wie sich die teilnehmenden Therapeutinnen in der Behandlung sprechapraktischer Kinder fühlen (13 × ohne Angabe bei 139 Befragten, Mehrfachnennungen waren möglich).

Das dominierende Gefühl ist Neugier (65 Nennungen), dicht gefolgt von Zuversicht (64 Nennungen). Mit etwas Abstand folgt das subjektive Gefühl, von den Eltern in der Behandlung unter Druck gesetzt zu werden (56 Nennungen). So sind die inneren Einstellungen der teilnehmenden Therapeutinnen des Kongresstages mit Neugier und Zuversicht als sehr positiv zu bezeichnen und stellen eine gute Grundlage für den angestrebten Therapieerfolg dar.

▶ Tab. 10.4 bildet die Einschätzung der teilnehmenden Therapeutinnen ab, ob ihnen (subjektiv eingeschätzt) während ihrer Ausbildung/ihres Studiums Therapieverfahren zur Behandlung sprechapraktischer Kinder vorgestellt und vermittelt wurden.

Tab. 10.3 Gefühlseinschätzung der Befragten in der Behandlung sprechapraktischer Kinder (n = 139).

Gefühl	Häufigkeit
unwohl	3
unsicher	45
wie immer in der Therapie	15
genervt	2
zuversichtlich	64
wohl	31
sicher	33
angestrengt	38
entspannt	9
neugierig	65
übervorteilt, da die Vorbereitung aufwendig ist	7
hoffnungsvoll	38
unter Druck (auch von Seiten der Eltern)	56
gelangweilt	0
belastet	9
ängstlich	5
freudig	20
andere	• ängstlich, etwas falsch zu machen • unter Druck durch den Arzt (2×) • unklar, wo beginnen • nichtwissend bezüglich der Störung • ambivalent • motiviert • hilflos • unverstanden durch Eltern und Pädagogen • wenn klares Konzept möglich, ist es super • fragend

Tab. 10.4 Wurde bezüglich der Therapie der kindlichen Sprechapraxie während der Ausbildung genug Wissen vermittelt? (n = 139)

Antwortmöglichkeiten	Nennung in Anzahl und Prozent
ja	26 (18,7 %)
nein	78 (56,2 %)
nicht ausreichend	33 (23,7 %)
keine Angaben	2 (1,4 %)

Die teilnehmenden Therapeutinnen waren mit sehr großer Mehrheit der Auffassung (79,9 %), dass ihnen während der Ausbildung/des Studiums keine oder nicht in ausreichender Form Behandlungsverfahren zur kindlichen Sprechapraxie vorgestellt und vermittelt wurden.

Es wäre daher sehr wünschenswert, wenn sich die Ausbildungssituation verbessern würde, um die Qualität der logopädisch-sprachtherapeutischen Behandlung gewährleisten und steigern zu können. Bei der kindlichen Sprechapraxie handelt es sich um ein Störungsbild, das eine Menge von **Folgeproblemen** nach sich ziehen kann wie:

• psychosoziale Auffälligkeiten
• Lese-Rechtschreibstörungen
• Suchterkrankungen
• mangelnde Bildungsmöglichkeiten

Mangelnde Bildung kann dazu führen, dass langfristig gesellschaftliche Unterstützungsprogramme in Anspruch genommen werden müssen, was wiederum die individuelle Lebensqualität verschlechtert sowie Kosten verursacht. Somit kommt einer spezifischen frühkindlichen Intervention bei Kindern mit Sprechapraxie eine wichtige Rolle zu, auch wenn es sich um einen kleinen Teil aller Kinder handelt. Es bleibt zu hoffen, dass für den deutschen Sprachraum eine objektive und valide Diagnostik erarbeitet werden kann, die die Grundlage dazu darstellt, früh, spezifisch und wirksam intervenieren zu können. So wäre es gesamtgesellschaftlich möglich, Einzelnen und ihren Familien Leid zu ersparen sowie längerfristige und höhere Belastungen für die Gesellschaft abzumildern oder gar abzuwenden.

11 Online-Material

11.1 Mit einem Klick

Zusatzmaterial

Alle Materialien (Fragebögen/Dokumentations-bögen/Anamnesebögen) finden Sie online in der Thieme eRef zum Download unter eref.thieme.de/9783132446861 oder unter diesem QR-Code:

11.2 Erworbene Sprechapraxie

- Untersuchungsbogen – Schweregradeinteilung
- Untersuchungsbogen – Leichte bis mittelschwere Sprechapraxie
  1. Spontansprache und Lesetext
  2. Artikulation auf Wortebene
     a) Wörter (Laute aller Artikulationszonen und -arten)
     b) Konsonantenverbindungen
     c) Vokale und Diphthonge
     d) Minimalpaare
  3. Prosodie
  4. Floskeln
  5. Wortlängeneffekte und Silbenkomplexität
     a) Zusammengesetzte Wörter (einfache Silbenstruktur)
     b) Zusammengesetzte Wörter (komplexe Silbenstruktur)
  6. Lesetext

- Untersuchungsbogen – Schwere Sprechapraxie
  1. Inspektion
  2. Artikulation auf Silben- und Kurzwortebene
  3. Automatisierte Äußerungen
- Untersuchungsbogen – Bukkofaziale Apraxie
- Untersuchungsbogen – Bukkofaziale Apraxie kurz
- Untersuchungsbogen – Artikulatorische Diadochokinese

11.3 Kindliche Sprechapraxie

- Anamnesebogen – Kindliche Sprechapraxie
  1. Stammdaten des Kindes
  2. Schwangerschaft und Geburt
  3. Erkrankungen
  4. Entwicklung des Kindes
- Diagnostikbogen – Kindliche Sprechapraxie
  1. Vorbereitung der Diagnostik / persönliche Daten des Kindes
  2. Diagnostik
     a) neuromotorische Entwicklung
     b) Inspektion der Mundhöhle
     c) Überprüfung auf frühkindliche Reaktionen
     d) Funktionsüberprüfung
     e) Überprüfung auf bukkofaziale Apraxie
     f) Ermittlung der Konsistenzraten
     g) Nachsprechen der Vokale und Diphthonge des Deutschen
     h) Nachsprechen der Konsonanten des Deutschen
     i) Nachsprechen einfacher Silben
     j) Nachsprechen komplexer Silben (einsilbiger Pseudowörter)
     k) Nachsprechen von Wörtern
     l) Ermittlung der artikulatorischen Diadochokinese und ihrer Rate

12 Literatur

[1] Abbiati C, Velleman SL, Overby MS et al. Early diagnostic indicators of childhood apraxia of speech in young children with 7q11.23 duplication syndrome: preliminary findings. Clin Linguist Phon 2022; 2: 1–15. DOI: 10.1080/02699206.20222080590

[2] Ackermann H, Hertrich I, Ziegler W. Prosodische Störungen bei neurologischen Erkrankungen – eine Literaturübersicht. Fortschritte der Neurologie und Psychiatrie 1993; 61: 241–253

[3] Aichert I, Ziegler W, Deger K et al. The Syllable in Apraxia of Speech. In: Maassen B, Hulstijn W, Kent RD, Peters HFM, Lieshout PHHM van, eds. Speech Motor Control in normal and disordered Speech. Nijmegen: Uitgeverij Vantilt; 2001: 167–170

[4] Aichert I, Wunderlich A. Sprechapraxie. Eine Einführung zur Theorie, Diagnostik und Therapie. Workshop bei den 7. Würzburger Aphasietagen; 2004

[5] Aichert I, Ziegler W. Sprechapraxie und die Silbe: Theoretische Überlegungen, empirische Beobachtungen und therapeutische Konsequenzen. Forum Logopädie 2004; 18(2): 6–13

[6] Aichert I, Marquardt C, Ziegler W. Frequenzen sublexikalischer Einheiten des Deutschen: CELEX-basierte Datenbanken. Neurolinguistik 2005; 19: 5–31

[7] Aichert I, Ziegler W. Segmentales und silbisches Lernen bei Sprechapraxie. Eine Studie zur Erhebung von Lern- und Transfereffekten. Forum Logopädie 2008; 22(3): 10–17

[8] Aichert I, Ziegler W. Therapie bei chronischer Sprechapraxie: Eine Fallbeschreibung. Forum Logopädie 2010; 24(3): 6–13

[9] Aichert I, Büchner M, Ziegler W. Why is ['ju:do] easier than [ju've:l]? Perceptual and acoustic analyses of word stress in patients with apraxia of speech. Stem- Spraak- en Taalpathologie 2011; 17: 15

[10] Aichert I, Ziegler W. Fazilitierung der Wortproduktion bei Patienten mit Sprechapraxie: Ist „eine Nelke" leichter als „Nelke"? Poster auf der 12. Jahrestagung der Gesellschaft für Aphasieforschung und -behandlung. Leipzig: Tagungsband; 2012; 63–64

[11] Aichert I. Wegweiser für die Praxis: Leitlinien und evidenzbasiertes Arbeiten in der Therapie der Sprechapraxie. Vortrag, dbl-Jahreskongress. Düsseldorf: Tagungsband; 2015: 16

[12] Aichert I, Späth M, Ziegler W. The role of metrical information in apraxia of speech. Perceptual and acoustic analyses of word stress. Neuropsychologia 2016; 82: 171–178

[13] Aichert I, Lehner K, Falk S et al. Do patients with neurogenic speech sound impairments benefit from auditory priming with a regular metrical pattern? J Speech Lang Hear Res 2019; 62: 3104–3118

[14] Aichert I. Update Sprechapraxietherapie. Forum Logopädie 2021; 35(5): 38–43

[15] Alawadhi A, Morgan AT, Mucha BE et al. Self-limited focal epilepsy and childhood apraxia of speech with WAC pathogenic variants. Eur J Paediatr Neurol 2021; 30: 25–28. DOI: 10.1016/j.ejpn.2020.12.010

[16] Albert M, Sparks RW, Helm NA. Melodic intonation therapy for aphasia. Arch Neurol 1973; 29: 130–131

[17] Alcock KJ, Passingham RE, Watkins KE et al. Oral dyspraxia in inherited speech and language impairment and acquired dysphasia. Brain Lang 2000; 75: 17–33

[18] Alcock KJ, Passingham RE, Watkins KE et al. Pitch and timing abilities in inherited speech and language impairment. Brain Lang 2000; 75: 34–46

[19] Alvand A, Kuruvilla-Mathew A, Kirk IJ et al. Altered brain networking topology in children with auditory processing disorder: a resting-state multi-echo fMRI study. NeuroImage Clinical 2022; 35: 103 139. DOI: 10.1016/j.nicl.2022103139

[20] American Speech-Language-Hearing Association. Omnibus Survey: Caseload Reports: SLP. Rockville, MD: ASHA; 2001

[21] American Speech-Language Hearing Association (ASHA). Childhood Apraxia of Speech. Causes and Numbers. ASHA; 2007. https://www.asha.org/practice-portal/clinical-topics/Childhood-apraxia-of-speech

[22] American Speech-Language-Hearing Association. Childhood Apraxia of Speech. Position Statement. 2007. https://www.asha.org/policy/ps2007–00 277/

[23] American Speech-Language-Hearing Association (ASHA). Childhood Apraxia of Speech [Technical Report]. ASHA; 2007. https://www.asha.org/practice-portal/clinical-topics/Childhood-apraxia-of-speech

[24] American Speech-Language-Hearing Association (ASHA). Childhood Apraxia of Speech [Definition]. ASHA; 2023. https://www.asha.org/practice-portal/clinical-topics/Childhood-apraxia-of-speech

[25] Amigues J-P. Das stomatognathe System aus osteopathischer Sicht. Deutsche Zeitschrift für Osteopathie 2005; 3: 12–15

[26] Aram DM, Nation JE. Child Language Disorders. St. Louis, Toronto: C.V. Mosby Company; 1982: 144–249

[27] Aram DM. Assessment and treatment of developmental apraxia. Semin Speech Lang 1984; 5(2): Preface

[28] ASHA. 2023. https://www.asha.org/practice-portal/clinical-topics/Childhood-apraxia-of-speech

[29] Austermann Hula SN, Robin DA, Maas E et al. Effects of feedback frequency and timing acquisition, retention, and transfer of speech skills in acquired apraxia of speech. J Speech Hear Res 2008; 51(5): 1088–1113

[30] AWMF. AWMF-Regelwerk Leitlinien: Stufenklassifikation nach Systematik. 26.09.2021. https://www.awmf.org/

[31] Ayala SA, Eads A, Kabakoff H et al. Auditory and somatosensory development for speech in later childhood. JSLHR 2023; 66(4): 1252–1273

[32] Ayres J. Developmental dyspraxia and adult-onset apraxia. Torrance, CA: Sensory Integration International; 1985

[33] Baas B, Strand EA, Elmer L et al. Treatment of severe childhood apraxia of speech in a 12-year-old male with CHARGE association. J Medical Speech-Lang Path 2008; 16: 180–190

[34] Baayen RH, Piepenbrock R, Gulikers L. The CELEX Lexical Database (CD-ROM). Linguistic Data Consortium. Philadelphia, PA: University of Pennsylvania; 1995

[35] Baker E, McLeod S. Evidence-based management of phonological impairment in children. Child Lang Teach Ther 2004; 20(3): 261–285

[36] Ball LJ, Sullivan MD, Dulany S et al. Speech-language characteristics of children with Sotos syndrome. American J Med Genetics 2005; 136A(4): 363–367

[37] Ballard KJ, Robin DA, McCabe P et al. A treatment for dysprosody in childhood apraxia of speech. J Speech Lang Hearing Research 2010; 53: 1227–1245

[38] Ballard KJ, Wambaugh JL, Duffy JR et al. Treatment for acquired apraxia of speech: a systematic review of intervention research between 2004 and 2012. Am J Speech-Lang Pathol 2015; 24: 316–337

[39] Ballard KJ, Etter NM, Shen S et al. Feasibility of automatic speech recognition for providing feedback during tablet-based treatment for apraxia of speech plus aphasia. Am J Speech-Lang Pathol 2019; 28(2S): 818–834

[40] Barlow SM, Cole KJ, Abbs JH. A new head-mounted lip-jaw movement transduction system for the study of motor speech disorders. Journal of Speech and Hearing Research 1983; 26(2): 283–288

[41] Bartle-Meyer CJ, Goozee JV, Murdoch BE. Kinematic investigation of lingual movement in words of increasing length in acquired apraxia of speech. Clin Linguist Phon 2009; 23(2): 93–121

[42] Baumhove M, Löhr V, Moeller A. Erfahrungen mit einem neuen Therapieansatz zur Behandlung der Sprechapraxie. Projektarbeit an der Aachener Logopädenlehranstalt; 1988

[43] Baur S. Aphasie bei Kindern. In: Grohnfeldt M, Hrsg. Lehrbuch der Sprachheilpädagogik und Logopädie. Bd. 2, Erscheinungsbilder und Störungsformen. 2. Aufl. Stuttgart: Kohlhammer; 2003: 231–236

[44] Baylis AL, Shriberg LD. Estimate of the prevalence of speech and motor speech disorders in youth with 22q11.2 deletion syndrome. American J Speech-Language Pathology 2019; 28: 53–82

[45] Baylor CR, Yorkston KM, Eadie TL et al. The Communicative Participation Item Bank (CPIB): Item bank calibration and development of a disorder-generic short form. Journal of Speech, Language, and Hearing Research 2013; 56: 1190–1208

[46] Beathard B, Krout RE. A music therapy clinical case study of a girl with childhood apraxia of speech: findings Lily's voice. The Arts in Psychotherapy 2008; 35: 107–116

[47] Becker-Redding U. Persönliche Mitteilung 2006

[48] Bedoin N, Ferragni E, Lopez C et al. Atypical hemispheric asymmetries for the processing of phonological features in children with rolandic epilepsy. Epilepsy & Behavior 2011; 21: 42–51

[49] Beiting M. Diagnosis and treatment of childhood apraxia of speech among children with autism: narrative review and clinical recommendations. Lang, Speech and Hearing Services in Schools 2022: 1–22

[50] Bell-Berti F, Krakow RA. Anticipatory velar lowering: a coproduction account. J Acoust Soc Am 1991; 90: 112–113

[51] Belton E, Salmond CH, Watkins KE et al. Bilateral brain abnormalities associated with dominantly inherited verbal and orofacial dyspraxia. Human Brain Mapping 2003; 18: 194–200

[52] Benway NR, Preston JL. Differences between school-aged children with apraxia of speech and other speech sound disorders on multisyllabic repetition. Perspect ASHA interest groups, 17; 5 (4):, 794–808, 2020. DOI:10.1044/2020_persp-19-00086

[53] Berkel S, Eltokhi A, Fröhlich A et al. Sex hormones regulate SHANK expression. Front Mol Neurosci 2018; 11: 337. DOI: 10.3389/fnmol.201800337

[54] Berlit P. Neurologie. Heidelberg: Springer; 1995

[55] Bernando HNSA, Miziara CSMG, Manreza MLG de al. Oral dyspraxia in self-limited epilepsy with centrotemporal spikes: a comparative study with a control group. Arq Neuropsiquiatr 2021; 79(12): 1076–1083

[56] Betke I, Christiansen JA, Röder S, Schädler U, Settele S, Sonnenschein S, Thiel B. ArtikuList. Wortlisten zur Behandlung von Artikulationsstörungen. Hofheim: NAT; 2010

[57] Betz SK, Stoel-Gammon C. Measuring articulatory error consistency in children with developmental apraxia of speech. Clin Linguist Phon 2005; 19(1): 53–66

[58] Beushausen U, Grötzbach H. Evidenzbasierte Sprachtherapie. 2. Aufl. Idstein: Schulz-Kirchner; 2018

[59] Bieber C, Spelsberg S. Reduzierung intersilbischer Pausen mithilfe von vereinfachtem Zeitlupensprechen unter Einbeziehung von Praat als Feedback-Instrument bei mittelschwerer, chronischer erworbener Sprechapraxie. Bachelorarbeit, Fachbereich Gesundheit & Soziales. Idstein: Hochschule Fresenius; 2011

[60] Bieber C, Spelsberg S, Lauer N. Reduzierung intersilbischer Pausen mittels vereinfachten Zeitlupensprechens unter Einbeziehung von Praat als Feedback-Instrument bei mittelschwerer. chronischer Sprechapraxie. Vortrag. Nürnberg: Jahrestagung des Deutschen Bundesverbandes für Logopädie; 2012: 60

[61] Biedermann H. KISS-Kinder. Ursachen, (Spät-)Folgen und manualtherapeutische Behandlung frühkindlicher Asymmetrien. Stuttgart: Thieme; 2001

[62] Binkofski F, Buccino G. Motor function of the Broca's region. Brain Lang 2004; 89: 362–369

[63] Birbaumer N, Schmidt RF. Lernen und Gedächtnis. In: Schmidt RF, Schaible H-G, Hrsg. Neuro- und Sinnesphysiologie. Heidelberg: Springer; 2001: 436–454

[64] Birner-Janusch B. Das PROMPT-System – Ein Ansatz zur Behandlung sprechmotorischer Störungen. Diplomarbeit, RWTH-Aachen; 1999

[65] Birner-Janusch B. Die Anwendung des PROMPTTM-Systems im Deutschen – eine Pilotstudie. Sprache – Stimme – Gehör 2001; 25: 174–179

[66] Birner-Janusch B. Sprechapraxie bei Kindern. In: Grohnfeld M, Hrsg. Kompendium der akademischen Sprachtherapie und Logopädie. Band 3: Sprachentwicklungsstörungen, Redeflussstörungen, Rhinophonie. Stuttgart: Kohlhammer; 2017: 86–107

[67] Bislick LP, Weit PC, Spencer K, Kendall D, Yorkston KM. Do principles of motor learning enhance retention and transfer of speech skills? A systematic review. Aphasiology 2012; 26 (5): 709–728

[68] Bizzozero I, Costato D, Della Sala S et al. Upper and lower face apraxia: role of the right hemisphere. Brain 2000; 123: 2213–2230

[69] Blakeley RW. Screening Test for developmental Apraxia of Speech. 2nd ed. Examiner's Manual. Austin: Pro-Ed; 2001

[70] Bleile K, Stark R, McGowan J. Speech development in a child after decannulation – further evidence that babbling facilitates later speech development. Clin Linguist Phon 1993; 7: 319–337

[71] Bliss C. Semantography-Blissymbolics. Sydney: Semantography Publications; 1965

[72] Böhme G. Sprach-, Sprech-, Stimm- und Schluckstörungen. Bd. 1: Klinik. 4. Aufl. München: Urban & Fischer; 2003

[73] Böhning M. Autismus. In: Siegmüller J, Barthels H, Hrsg. Leitfaden Sprache Sprechen Stimme Schlucken. München: Urban & Fischer; 2006: 208–211

[74] Boersma P, Weenink D. Praat: doing phonetics by computer (Version 4.3.14). 26.05.2005. http://www.Praat.org

[75] Boersma P, Weenink D. Praat: doing phonetics by computer (Version 6.1.53). 16.09.2021. http://www.Praat.org

[76] Bombonato C, Casalini C, Pecinie C et al. Implicit learning in children with apraxia of speech. Research dev disabilities 2022; 122: 104 170

[77] Bornman J, Alant E, Meiring E. The use of a digital voice output device to facilitate language development in a child with developmental apraxia of speech: a case study. Disabil Rehabil 2001; 23(14): 623–634

[78] Bose A, Square PA, Schlosser R et al. Effects of PROMPT therapy on speech motor function in a person with aphasia and apraxia of speech. Aphasiology 2001; 15: 767–785

[79] Botha H, Josephs KA. Primary progressive aphasias and apraxia of speech. American Academy of Neurology 2019; 25 (1): 101–127

[80] Boutsen FR, Christman SS. Aprosodia: whether, where and why? In: Maassen B, Hulstijn W, Kent R, Lieshout PHMM van, eds. Speech Motor Control in normal and disordered Speech. Nijmegen: Vantilt; 2001: 232–236

[81] Boutsen FR, Christman SS. Prosody in apraxia of speech. Semin Speech Lang 2002: 245–256

[82] Bouwens N, Haaften L van, Nijland L et al. Auditory-visual integration during speech perception in children with speech production disorders. Stem-, Spraak- en Taalpathologie 2006; 14: 86

[83] Bowen C. What is the evidence for oral-motor therapy? Acquiring Knowledge in Speech, Language and Hearing 2005; 7 (3): 144–147

[84] Boyar FZ, Whitney MM, Lossie AC et al. A family with a grand-materially derived interstitial duplication of proximal 151. Clin Genet 2001; 60: 421–430

[85] Bradford-Heit A, Dodd B. Learning new words using imitation and additional cues: differences between children with disordered speech. Child Lang Teach Ther 1998; 14(2): 159–179

[86] Bradford-Heit A, Dodd B. Childhood Apraxia of Speech: Treatment Case Studies. In: Dodd B. Differential Diagnosis and Treatment of Children with Speech Disorders. Chichester: Whurr Publishers; 2005: 202–210

[87] Breinl J. Wortlisten für die Sprechapraxietherapie. Unveröffentlichte Magisterarbeit an der Fakultät für Linguistik und Literaturwissenschaft der Universität Bielefeld; 2001

[88] Breitenstein C, Grewe T, Flöel A et al. Intensive speech and language therapy in patients with chronic aphasia after stroke: a randomised, open-label, blinded-endpoint, controlled trial in a health-care setting. Lancet 2017; 389: 1528–1538

[89] Brendel B, Ziegler W. Das Synchronisationsverfahren in der Therapie der Sprechapraxie. In: Huber W, Schönle PW, Weber P, Wiechers R, Hrsg. Computer helfen heilen und leben. Bad Honnef: Hippocampus; 2002: 47–52

[90] Brendel B, Ziegler W. Effectiveness of metrical pacing in the treatment of apraxia of speech. Aphasiology 2008; 22: 77–102

[91] Browman CP, Goldstein L. Articulatory phonology: An overview. Phonetica 1992; 49: 155–180

[92] Browman CP, Goldstein L. The gestural Phonology Model. In: Hulstijn W, Peters HFM, Lieshout PHH. Mv, eds. Speech Production: Motor Control, Brain Research and Fluency Disorders. Amsterdam: Elsevier; 1997: 57–71

[93] Buchwald A, Miozzo M. Finding levels of abstraction in speech production: Evidence from sound-production impairment. Psychological Science 2011; 22: 1113–1119

[94] Buckingham HW. Explanation in apraxia with consequences for the concept of apraxia of speech. Brain Lang 1979; 8: 202–226

[95] Büdel S. Hierarchisch strukturiertes Material für die Sprechapraxietherapie – organisiert nach metrischen Kriterien. Unveröffentlichte Masterarbeit, Studiengang Sprachtherapie, Fakultät für Sprach- und Literaturwissenschaften, LMU München; 2009

[96] Büdel S, Riegel I. Hierarchisch strukturiertes Material für die Sprechapraxietherapie. Sprache – Stimme – Gehör 2010; 34: 149–150

[97] Bundesverband für die Rehabilitation der Aphasiker. PictoCom. Würzburg; 2005. https://aphasiker.de/service/-info-material/

[98] Bunton K. Speech versus nonspeech: different tasks, different neural organization. Seminars in Speech and Language 2008; 29(4): 267–275

[99] Buschmann A. Heidelberger Elterntraining frühe Sprachförderung. HET Late Talkers. München: Elsevier; 2017

[100] Bußmann H. Lexikon der Sprachwissenschaft. Stuttgart: Alfred Kröner Verlag; 1990

[101] Butler MG, Thompson T. Clinical and genetic Findings with natural History of Prader-Willi-Syndrome. In: Butler MG, Lee P, Whitman BY, eds. Management of Prader-Willi-Syndrome. Heidelberg: Springer; 2022: 3–120

[102] Calignano G, Dispaldro M, Russo SO et al. Attentional engagement during syllable discrimination: the role of salient prosodic cues in 6–8 month old infants. Infant Behavior & Development: 2020; 62: 101 504

[103] Callan DE, Kent RD, Guenther FH et al. An auditory-feedback-based neural network model of speech production that is robust to developmental changes in the size and shape of the articulatory system. J Speech Lang Hear Res 2000; 43: 721–736

[104] Canter GJ, Trost JE, Burns MS. Contrasting speech patterns in apraxia of speech and phonemic paraphasia. Brain Lang 1985; 24: 204–222

[105] Cassar C, McCabe P, Cumming S. "I have still issues with pronunciation of words": a mixed methods investigation of the psychosocial and speech effects of childhood apraxia of speech in adults. Int J Speech Lang Patho 2022; 25(2): 193–205

[106] Chandrasekaran B, Yi HG, Blanco NJ et al. Enhanced procedural learning of speech sound categories in a genetic variant of FOXP2. J Neuroscience 2015; 35(20): 7 808–7 812

[107] Chenausky KV, Brignell AM, Morgan AT et al. Motor speech impairment predicts expressive language in minimally verbal, but not low verbal, individuals with autism spectrum disorder. Autism Dev Lang Impair 2019; 4. DOI: 10.1177/2396941519856333

[108] Chenausky KV, Brignell A, Morgan AT et al. Factor analysis of signs of childhood apraxia of speech. J Communn Disord 2020; 87: 106 033. DOI: 10.1016/j.jcomdis.2020106033

[109] Chenausky KV, Brignell AM, Morgan AT et al. A modelling-guided case study of disordered speech in minimally verbal children with autism spectrum disorder. American J Speech-Lang Path 2021; 30: 1542–1557

[110] Chenausky KV, Tager-Flusberg H. The importance of deep speech phenotyping for neurodevelopmental and genetic disorders: a conceptual review. J Neurodevelop Disord 2022; 14(36). https://doi.org/10.1186/s11689-022-09443-z

[111] Chenausky KV, Baas B, Stoeckel R et al. Comorbidity and severity in childhood apraxia of speech: a retrospective chart review. JSLHR 2023; 66(3): 791–803

[112] Chilosi AM, Podda I, Ricca I et al. Differences and commonalities in children with childhood apraxia of speech and comorbid neurodevelopmental disorders. A multidimensional perspective. J Pers Med 2022; 12(2): 313. DOI: 10.3390/jpm12020313

[113] Chumpelik (Hayden) D. The PROMPT system of therapy: Theoretical framework and applications for developmental apraxia of speech. Semin Speech Lang 1984; 5(2): 139–156

[114] Code C. Major review: Models, theories and heuristics in apraxia of speech. Clin Linguist Phon 1998; 12: 47–65

[115] Code C, Eales C, Pearl G, Conan M, Cowin K, Hickin J. Supported self-help Groups for aphasic People: Development

and Research. In: Papathanasiou I, De Bleser R, eds. The Sciences of Aphasia: From Therapy to Theory. Boston, MA: Pergamon; 2003: 188–200

[116] Collins M, Rosenbek JC, Wertz RT. Spectrographic analysis of vowel and word duration in apraxia of speech. J Speech Hear Res 1983; 26: 224–230

[117] Connery VM. An approach to the treatment of developmental dyspraxia. In: Taalontwikkelings-stoornissen: Onderzoek en Behandeling. Proceedings of the Netherlands National Symposium; 1984: 52–69

[118] Conterno M, Kümmerer D, Dressing A et al. Speech apraxia and oral apraxia: association or dissociation? A multivariate lesion-symptom mapping study in acute stroke patients. Experimental Brain Research; 2021

[119] Conti E, Retico A, Palumbo L et al. Autism spectrum disorder and childhood apraxia of speech: early language-related hallmarks across structural MRI study. J Pers Med 2020; 10: 275. DOI: 10.3390/jpm10040275

[120] Corsten S, Mende M, Cholewa J et al. Model-based treatment of phonetic encoding impairments: Two cases of apraxia of speech. Brain Lang 2005; 95(1): 176–177

[121] Corsten S, Mende M. Ther-A-Phon – Therapie aphasisch-phonologischer Störungen. Hofheim: NAT; 2011

[122] Cramon D von, Zihl J. Neuropsychologische Rehabilitation. Heidelberg: Springer; 1988

[123] Cramon D von, Ziegler W. Sprechapraxie und die cerebrale Organisation des Sprechens. In: Widdig W, Ohlendorf IM, Pollow TA, Hrsg. Sprache und Gehirn. Grundlagenforschung für die Aphasietherapie. Freiburg: Hochschulverlag; 1994

[124] Crary M. Developmental Motor Speech Disorders. Clifton Park, NY: Singular; 1993

[125] Crary M. Phonological characteristics of developmental verbal dyspraxia. Semin Speech Lang 1994; 5(2): 71–82

[126] Croot K. Diagnosis of AOS: Definition and criteria. Semin Speech Lang 2002: 267–280

[127] Cumley G, Swanson S. Augmentative and alternative communication options for children with developmental apraxia of speech: three case studies. Augmentative and Alternative Communication 1999; 15:101-125. DOI: 10.1080/07434619912331278615

[128] Cunningham KT, Haley KL, Jacks A. Speech sound distortions in aphasia and apraxia of speech: reliability and diagnostic significance. Aphasiology 2016; 304(04): 396–413

[129] Dale PS, Hayden DA. Treating speech subsystems in childhood apraxia of speech with tactile input: the PROMPT approach. American Journal of Speech-Language Pathology 2013; 22(4): 644–661

[130] Dannenbauer FM. Probleme der Differentialdiagnose von verbaler Entwicklungsdyspraxie. Der Sprachheilpädagoge 2000; 32(2): 1–18

[131] Darley FL, Aronson AE, Brown JR. Cluster of deviant speech dimensions in the dysarthrias. J Speech Hear Res 1969; 12: 462–496

[132] Darley FL, Aronson AE, Brown JR. Differential diagnostic patterns of dysarthria. J Speech Hear Res 1969; 12: 249–269

[133] Darley FL. Nomenclature: Aid or obstacle? Journal of Minnesota Speech and Hearing Association 1971; 10: 106–109

[134] Darley FL, Aronson AE, Brown JR. Motor Speech Disorders. Philadelphia: Saunders; 1975

[135] Deal J, Florence CL. Modification of the eight-step continuum for treatment of apraxia of speech in adults. J Speech Hear Disord 1978; 43: 89–95

[136] DeThorne LS, Johnson CJ, Walder L et al. When Simon says „Doesn't work: alternatives to imitations for facilitating early speech development". Am J Speech Lang Pathol 2009: 18: 133–145

[137] Dewey D, Roy EA, Square-Storer PA et al. Limb and oral praxic abilities of children with verbal sequencing deficits. Dev Med Child Neurol 1988; 30(6): 743–751

[138] DGN, Ziegler W. Rehabilitation aphasischer Störungen nach Schlaganfall. Deutsche Gesellschaft für Neurologie; 2012. https://www.aphasiegesellschaft.de/leitlinien/

[139] Dodd B. The differential diagnosis and treatment of children with speech disorders. London: Whurr; 1995

[140] Dodd B, Bradford A. A comparison of three therapy methods for children with different types of developmental phonological disorder. Int J Lang Commun Disord 2000; 35(2): 189–209

[141] Dogil G. Underspecification, natural Classes and the Sonority Hierarchy. In: Fisiak J, Puppel S, eds. Phonological Investigations. Amsterdam/Philadelphia: John Benjamins Publishing; 1992

[142] Dressel K. Einflüsse von Silbenfrequenz und sprechmotorischer Komplexität auf das Nachsprechen bei Sprechapraxie. Unveröffentlichte Diplomarbeit im Fach Lehr- und Forschungslogopädie an der RWTH Aachen; 2004

[143] Dronkers NF. A new brain region for coordinating speech articulation. Nature 1996; 384: 159–161

[144] Ducey-Kaufmann V, Abry Ch. Body parts in interaction within speech emergence. Poster auf der 5th International Speech Motor Conference. Nijmegen, NL; 2006

[145] Duffy JR. Motor Speech Disorders – Substrates, Differential Diagnosis and Management. St. Louis: Mosby; 1995

[146] Duffy JR, Strand EA, Josephs KA. Motor speech disorders associated with primary progressive aphasia. Aphasiology 2014; 28: 1004–1017

[147] Duffy JR. Motor Speech Disorders – Substrates, differential Diagnosis and Management. 4th ed. St. Louis, MO: Elsevier; 2020

[148] Duffy JR, Utianski RL, Josephs KA. Primary Progressive Apraxia of Speech: From Recognition to Diagnosis and Care. Aphasiology 2021; 35(4): 560–591

[149] Dworkin JP, Abkarian GG, Johns DF. Apraxia of speech: the effectiveness of a treatment regimen. J Speech Hear Disord 1988; 53(3): 280–294

[150] DynaVox Technologies. Kurzanleitung zum MightyMo. West Midlands, GB: DynaVox Technologies; 2005

[151] Edwards S, Miller N. Using EPG to investigate speech errors and motor agility in a dyspraxic patient. Clin Linguist Phon 1989; 3: 111–126

[152] Eisenson J. Aphasia and language disorders in children. New York: Harper & Row; 1972

[153] Eisenson J. Aphasia and language disorders in children. New York: Harper ... Therapie der artikulatorischen Apraxie. Sprache – Stimme – Gehör 1984; 8: 24–26

[154] Engl-Kasper E. Verfahren zur Therapie der Sprechapraxie bei aphasisch-apraktischen Patienten. Neurolinguistik 1993; 7: 69–89

[155] Engl-Kasper E, Ziegler W. Wodurch können sprechapraktische Symptome beeinflusst werden? Aphasie und verwandte Gebiete 1993; 1: 4–15

[156] Fairbanks G. Voice and Articulation Drillbook. New York: Harper & Row; 1960

[157] Falkenau HA. Sprachentwicklungsverzögerung durch Kopfgelenksblockierungen. Manuelle Medizin 1989; 27: 8–10

[158] Fang F, Minxia G, Liu J et al. Association between genetic variants in DUSP15, CNTNAP2, and PCDHA genes and risk of

childhood autism spectrum disorder. Behav Neurol 2021; 28: 4 150 926. https://doi.org/10.1155/2021/4 150 926

[159] Farias D, Davis CH, Wilson SM. Treating apraxia of speech with an implicit protocol that activates speech motor areas via inner speech. Aphasiology 2014; 28(5): 515-532

[160] Feiken J, Jonkers R. Diagnostisch instrument voor apraxie van de spraak. Houten: Bohn Stafleu van Loghum; 2012

[161] Finestack LH, Potter N, VanDam M et al. Feasibility of a proactive parent-implemented communication intervention delivered via telepractice for children with classic galactosemia. American J Speech-Lang Patho 2022; 31(6): 2527–2538

[162] Finn AS, Kalra PB, Goetz C et al. Developmental dissociation between the maturation of procedural memory and declarative memory. J Experimental Child Psychology 2016; 142: 21–220

[163] Fiori S, Guzzetta A, Mitra J et al. Neuroanatomical correlates of childhood apraxia of speech: a connectomic approach. Neuroimage Clin 2016; 12: 898–901. DOI: 10.1016/j.nici.2016.11.003

[164] Fiori S, Pannek K, Chilosi A et al. Neural changes induced by a speech motor treatment in childhood apraxia of speech: a case series. J Child Neurol 2021; 36(11): 958–967. DOI: 10.1177/08830738211015800

[165] Fish M. Here's how to treat: Childhood apraxia of speech. 2nd ed. San Diego: Plural; 2016

[166] Fiukowski H. Sprecherzieherisches Elementarbuch. 7. Aufl. Berlin: De Gruyter; 2004

[167] Florance CL, Deal JL. Treatment for apraxia of speech: A conversational program. Journal of Speech and Hearing 1979: 184–191

[168] Förster M, Rubi-Fessen I. Effekte der melodischen Intonationstherapie auf linguistische und kommunikative Fähigkeiten bei Aphasie und Sprechapraxie. Poster, Jahrestagung des Deutschen Bundesverbands für Logopädie; 2021

[169] Forrest K. Are oral-motor exercises useful in the treatment of phonological/articulatory disorders? Semin Speech Lang 2002; 23(1): 15–25

[170] Forrest K. Diagnostic criteria of developmental apraxia of speech used by clinical speech-language pathologists. Am J Speech Lang Pathol 2003; 12: 376–380

[171] Fowler CA. Coarticulation and theories of extrinsic timing. J Phon 1980; 8: 113–133

[172] Fox AV, Dodd BJ. Der Erwerb des phonologischen Systems in der deutschen Sprache. Sprache – Stimme – Gehör 1999; 23: 183–189

[173] Fox AV. Psycholinguistische Analyse kindlicher Sprechstörungen (PLAKSS). 2. überarb. Aufl. Frankfurt: Hartcourt Test Service; 2005

[174] Fox-Boyer AV. Psycholinguistische Analyse kindlicher Sprechstörungen (PLAKSS-II). Vollständig überarbeitete Neuauflage. Frankfurt/Main: Pearson; 2014

[175] Fox-Boyer AV. Phonologische Störungen. In: Siegmüller J, Bartels H, Höppe L, Hrsg. Leitfaden Sprache Sprechen Stimme Schlucken. München: Elsevier; 2022: 145–152

[176] Fox-Boyer AV. Kindliche Aussprachestörungen: Phonologischer Erwerb, Differentialdiagnostik, Therapie. Unveränderte Auflage. Idstein: Schulz-Kirchner; 2003

[177] Franke U. Artikulationstherapie bei Vorschulkindern. Diagnostik und Didaktik. 6. Aufl. München: Reinhard; 2001

[178] Freed DB, Marshall RC, Frazier KE. Long-term effectiveness of PROMPT treatment in a severely apracticaphasic speaker. Aphasiology 1997; 11(4/5): 365–372

[179] Fridovich-Keil JL, Carlock G, Coles CD et al. Developmental outcomes of children with Duarte galactosemia: exploring the bases of an apparent contradiction in the literature.

[180] Frieg H, Mühlhaus J, Ritterfeld U et al. Assistive Technologien in der Dysarthrietherapie. Forum Logopädie 2017; 31(3): 10–15

[181] Frisch SA, Wright R. The phonetics of phonological speech errors: An acoustic analysis of slips of the tongue. Journal of Phonetics 2000; 30: 139–162

[182] Frost LA, Bondy AS.The picture exchange communication system training manual. Cherry Hill, NJ: PECS Inc; 1994

[183] Fürtinger S, Zinn JC, Sharan AD et al. Dopamine drives left-hemisperic lateralization of neural networks during human speech. J Comp Neurol 2018; 526(5): 920–931

[184] Gaag A van der, Smith L, Davis S et al. Therapy and support services for people with long-term stroke and aphasia and their relatives: a six-month follow-up study. Clin Rehabil 2005; 19: 372–380

[185] Galonska S. Störungen der Sprachentwicklung und kindliche Dyspraxie. Forum Logopädie 2001; 3(15): 21–27

[186] Gebhard W. Die Assoziationsmethode nach McGinnis. Die Sprachheilarbeit 1991; 4: 180–184

[187] Geißler M, Lauer N. Sprechapraxie – Ein Ratgeber für Betroffene und Angehörige. Idstein: Schulz-Kirchner; 2015

[188] Giel B. Dysarthrie/Dysarthrophonie. In: Grohnfeldt M, Hrsg. Lehrbuch der Sprachheilpädagogik und Logopädie. Bd. 2. Erscheinungsbilder und Störungsformen. 2. Aufl. Stuttgart: Kohlhammer; 2003: 237–253

[189] Giel B, Liehs A, Müller K. Unterstützte Kommunikation bei Sprechapraxie in Verbindung mit Aphasie. Sprache – Stimme – Gehör 2006; 30: 119–124

[190] Giel B. Orofaziale Dysfunktionen. In: Siegmüller J, Bartels H, Höppe L, Hrsg. Leitfaden Sprache Sprechen Stimme Schlucken. 6. Aufl. München: Elsevier; 2022: 129–137

[191] Gierut JA. Syllable onsets: clusters and adjuncts in acquisition. J Speech Lang Hear Res 1999; 42: 708–726

[192] Glindemann R, Krug B. Individualisierte Kommunikationsbücher für die Sprachtherapie. Sprachheilarbeit 2012; 1: 12–23

[193] Glück C, Thum G. Stottern. In: Siegmüller J, Bartels H, Höppe L, Hrsg. Leitfaden Sprache Sprechen Stimme Schlucken. 6. Aufl. München: Elsevier; 2022: 456–472

[194] Gold R, Klein D, Segal O. The Bouba-Kiki effect in children with childhood apraxia of speech. J Speech-Lang Hearing Research 2022; 65: 43–52

[195] Gomez M, McCabe P, Jakielski K et al. Treating childhood apraxia of speech with the Kaufman speech to language protocol: A phase I pilot study. Language, Speech and Hearing Services in Schools 2018; 49: 524–536

[196] Gomez M, McCabe P, Purcell A. A survey of the clinical management of childhood apraxia of speech in the United States and Canada. J Commun Disor 2022; 96: 106–193

[197] Goodglass H, Kaplan E, Barresi B. Boston Diagnostic Aphasia Examination. 3 rd ed. Baltimore, MD: Lippincott Williams & Wilkins; 2001

[198] Gotto J. Therapie der Sprechapraxie: Eine Einzelfallstudie zum PC-Programm „Speechtrainer". Diplomarbeit im Studiengang Lehr- und Forschungslogopädie an der RWTH Aachen; 2004

[199] Green JR, Moore CA, Reilly KJ. The sequential development of jaw and lip control for speech. J Speech Lang Hear Res 2002; 45: 66–79

[200] Griesenauer CJ, Gupta R. Contribution of the Insula to Speech Production. In: Turgut M, Yurtla C, Tubbs RS, eds. Island of

Genet Med 2019; 21(12): 2683–2685. DOI: 10.1038/s41436-019-0567-1

Reil (Insula) in the human Brain. Anatomic, functional, clinical and surgical Aspects. NY: Springer; 2018: 175–178

[201] Grimm H. Sprachentwicklungstest für drei- bis fünfjährige Kinder. Diagnose von Sprachverarbeitungsfähigkeiten und auditiven Gedächtnisleistungen (SETK 3–5). 3. überarb. und neu normierte Aufl. Göttingen: Hogrefe; 2015

[202] Grimm H. Sprachentwicklungstest für zweijährige Kinder. Diagnose rezeptiver und produktiver Sprachverarbeitungsfähigkeiten (SETK-2). 2. überarb. und neu normierte Aufl. Göttingen: Hogrefe; 2016

[203] Gröne BF, Hoch G, Schoenle PW. Die Elektromagnetische Artikulographie (EMA) – dynamische Analyse und Wiedergabe von Sprechbewegungen auf dem Computerbildschirm. In: Roth VM, Hrsg. Computer in der Sprachtherapie. Neue WEGE. Tübingen: Gunter Narr; 1992

[204] Gröne BF. Physiologische, aerodynamische und akustische Verfahren in der Dysarthriediagnostik. In: Ziegler W, Vogel M, Gröne B, Schröter-Morasch H, Hrsg. Dysarthrie. Grundlagen, Diagnostik, Therapie. Stuttgart: Thieme; 1998

[205] Grötzbach H. Zielsetzung in der Aphasietherapie. Forum Logopädie 2004; 18(5): 12–16

[206] Grötzbach H. Bottom-up oder top-down orientierte Aphasietherapie: Welche ist besser? Die Sprachheilarbeit 2008; 53 (5): 284–290

[207] Grötzbach H, Iven C. ICF in der Sprachtherapie. Idstein: Schulz-Kirchner; 2009

[208] Grötzbach H, Beushausen U. Intensität in der Sprachtherapie: Grundlagen. In: Grötzbach H, Hrsg. Therapieintensität in der Sprachtherapie/Logopädie. Idstein: Schulz-Kirchner; 2017

[209] Guenther FH. Neural Control of Speech. Cambridge: MA: MIT Press; 2016

[210] Haas CT, Blischke K. Bedeutung der Repetition für das motorische Lernen – Lehren aus der Sportwissenschaft. neuroreha 2009; 1(1): 20–27. DOI: 10.1055/s-0029-1242444

[211] Hadden W. On certain defects of articulation in children with cases illustrating the result of education of the oral system. J Ment Sci 1891; 37: 95–105

[212] Hagedorn C, Proctor M, Goldstein L et al. Characterizing articulation in apraxic speech using realtime magnetic resonance imaging. J Speech Lang Hear Res 2017; 60: 877–891

[213] Haley KL, Wertz RT, Ohde RN. Single word intelligibility in aphasia and apraxia of speech. Aphasiology 1998; 12: 715–730

[214] Haley KL, Jacks A, Riesthal M de et al. Toward a quantitative basis for assessment and diagnosis of apraxia of speech. J Speech, Language, and Hearing Research 2012; 55: S 1502–S 1517

[215] Hall PK, Jordan LS, Robin DA. Developmental Apraxia of Speech. Theory and clinical Practice. 2nd ed. Austin, TX: pro-ed; 2007

[216] Hall PK. A letter to the parent(s) of a child with developmental apraxia of speech. Part IV: Treatment of DAS. Lang Speech Hear Serv Sch 2000; 31: 179–181

[217] Halpern H. Therapy for Agnosia and Dysarthria. In: Chapey R, ed. Language Intervention Strategies in Adult Aphasia. Baltimore: Williams & Wilkins; 1986

[218] Handwerker HO. Somatosensorik. In: Schmidt RF, Schaible HG. Neuro- und Sinnesphysiologie. 4. Aufl. Heidelberg: Springer; 2001: 227–256

[219] Harrington J. Electropalatography. Speech, Hearing and Language Research Centre, Department of Linguistics. Macquarie University; 2001

[220] Harris E. Autism prevalence has been on the rise in the US for decades – and that's progress. JAMA 2023; 329(20): 1724–1726. DOI: 10.1001/jama.20236078

[221] Hashi M. Comparisons of consonant articulation in Japanese and American English using the X-ray microbeam speech production databases. 2005. http://www.medsch.wisc.edu/ubeam/gen/generator.html

[222] Hayden D. Differential diagnosis of motor speech dysfunction in children. Clin Commun Disord 1994; 4(2): 119–141

[223] Hayden DA, Square PA. Motor speech treatment hierarchy: A system approach. Clin Commun Disord 1994; 4(3): 162–174

[224] Hayden DC, Square PA. Verbal production assessment for children. San Antonio, TX: Psychological Corporation; 1999

[225] Heide J, Siegmüller J. Erworbene Sprachstörungen bei Kindern. In: Siegmüller J, Bartels H, Höppe L, Hrsg. Leitfaden Sprache Sprechen Stimme Schlucken. 6. Aufl. München: Elsevier; 2022: 302–313

[226] Helfrich-Miller KR. Melodic intonation therapy with developmentally apraxic children. Semin Speech Lang 1984; 5(2): 119–125

[227] Helfrich-Miller KR. A clinical perspective: Melodic intonation therapy for developmental apraxia. Clin Commun Disord 1994; 4(3): 175–182

[228] Helm NA. Melodische Intonationstherapie. In: Peuser G, Hrsg. Studien zur Sprachtherapie. München: Wilhelm Fink; 1979: 428–441

[229] Helm-Estabrooks N. Stuttering associated with acquired neurological disorders. In: Curlee RF, ed. Stuttering and related disorders of fluency. Stuttgart: Thieme; 1999: 255–268

[230] Hilari K. The impact of stroke: Are people with aphasia different to those without? Disabil Rehabil 2011; 33: 211–218

[231] Hildebrand MS, Jackson VE, Scerri TS et al. Severe childhood speech disorder. Gene discovery highlights transcriptional dysregulation. Neurology 2020; 94(20): e2148–e2167. DOI: 10.1212/WNL.0000000000009441

[232] Hill AJ, Theodoros D, Russell T et al. Using telerehabilitation to assess apraxia of speech in adults. Int J Lang Commun Disord 2009; 44(5): 731–747

[233] Hill EL. A dyspraxic deficit in specific language impairment and developmental coordination disorder? Evidence from hand and arm movements. Developmental Medicine & Child Neurology 1998; 40: 388–395

[234] Hillel AD, Miller RM, Yorkston K et al. Amyotrophic lateral sclerosis severity scale. Neuroepidemiology 1989; 8(3): 142–150

[235] Hochmann JR, Toro JM. Negative mental representations in infancy. Cognition 2021; 213: 104599. DOI: 10.1016/j.cognition.2021104599

[236] Hofmann E. Progressive Muskelentspannung. Göttingen: Hogrefe, 2020

[237] Holland AL, Fromm D, Swindell CS. The labelling problem in aphasia: An illustrative case. J Speech Hear Disord 1986; 51: 176–180

[238] Holowka S, Pettito LA. Left hemisphere cerebral specialization for babies while babbling. Science 2002; 297: 1515

[239] Holt LL, Lotto AJ. The alluring but misleading analogy between mirror neurons and the motor theory of speech. Behavioral and Brain Sciences 2014; 37(2): 204–205. DOI: 10.1017/S0140525X13002331

[240] Holzinger P, Brandstötter G. Intensität als Einflussfaktor in der Therapie kindlicher Sprechapraxie. Eine Studie zur Therapieeffizienz. LOGOS interdisziplinär 2011; 19(3): 220–228

[241] Hoole P, Schröter-Morasch H, Ziegler W. Disturbed laryngeal control in apraxia of speech (abstract). Folia phoniatrica 1989; 41: 177

[242] Hoole P, Schröter-Morasch H, Ziegler W. Patterns of laryngeal apraxia in two patients with Broca's aphasia. Clin Linguist Phon 1997; 11: 429–442

[243] Hosom JP, Shriberg L, Green JR. Diagnostic assessment of childhood apraxia of speech using automatic speech recognition (ASR) methods. J Med Speech Lang Pathol 2004; 12(4): 167–171

[244] Howard S, Varley R. Using electropalatography to treat severe apraxia of speech. Eur J Disord Commun 1995; 30: 246–255

[245] Huber W, Poeck K, Weniger D et al. Aachener Aphasie Test (AAT). Göttingen: Hogrefe; 1983

[246] Huber W. Sprachliche Strukturen und Strategien bei Aphasie. Habilitationsschrift an der RWTH Aachen; 1985

[247] Huntley Bahr R. Differential diagnosis of severe speech disorders using speech gestures. Top Lang Disord 2005; 25(3): 254–265

[248] Hurst J, Baraitser M, Auger E et al. An extended family with a dominant inherited speech disorder. Dev Med Child Neurol 1990; 32(4): 352–355. DOI: 10.1111/j.1469-87491990.tb16948.x

[249] IPA Handbook of the International Phonetic Assiciation. Cambridge: Cambridge University Press; 1999

[250] Itoh M, Sasanuma S. Articulatory Movements in Apraxia of Speech. In: Rosenbek JC, McNeil MR, Aronson AE, eds. Apraxia of Speech: Physiology, Acoustics, Linguistics, Management. San Diego: College-Hill Press; 1984: 135–166

[251] Iuzzini-Seigel J, Hogan TP, Guarino AJ et al. Reliance on auditory feedback in children with childhood apraxia of speech. J Comm Disor 2015; 54: 32–42

[252] Iuzzini-Seigel J. Motor performance in children with childhood apraxia of speech and sound speech disorders. J Speech Lang Hear Research 2019; 62: 3220–3233

[253] Iuzinni-Seigel J. Procedural learning, grammar, and motor skills in children with childhood apraxia of speech, speech sound disorder, and typically developing speech. J Speech Lang Hear Research 2021; 64: 1081–1103

[254] Iuzzini-Seigel J, Allison KM, Stoecker R. A tool for differential diagnosis of childhood apraxia of speech and dysarthria in children: a tutorial. Lang Speech Hear Services Schools 2022: 1–21

[255] Iuzzini-Seigel J, Case J, Grigos M et al. Dose frequency randomized controlled trial for Dynamic Temporal and Tactile Cueing (DTTC) treatment for childhood apraxia of speech: protocol paper. BMC Pediatr 2023; 23(1): 263. DOI: 10.1186/s12887-023-04066-2

[256] Jacks A, Marquardt TP, Davis BL. Consonant and syllable structure patterns in childhood apraxia of speech: Developmental change in three children. J Commun Disord 2006; 39: 424–441

[257] Jaeger M. Therapie sprechapraktischer Störungen. Hausarbeit zur Erlangung des Magistergrades an der Ludwig-Maximilians-Universität München; 1991

[258] Jaeger M, Ziegler W. Aufgabenhierarchien in der Sprechapraxie-Therapie und der „metrische" Übungsansatz. Neurolinguistik 1993; 7: 17–29

[259] Jaeger M, Ziegler W. Der metrische Übungsansatz in der Sprechapraxiebehandlung. Ein Fallbericht. Neurolinguistik 1993; 7: 31–41

[260] Jänig W. The integrative Action of the autonomic nervous System. Neurobiology of Homeostasis. 2nd ed. Cambridge: University Press; 2022

[261] Jaffee M. Neurological Impairment of Speech Production: Assessment and Treatment. In: Costello JM, ed. Speech Disorders in Children. San Diego: College-Hill Press; 1984: 157–186

[262] Jahn T. Phonologische Störungen bei Kindern. Forum Logopädie. Stuttgart: Thieme; 2000

[263] Jain A, Spieß R. Versuchspläne der experimentellen Einzelfallforschung. Empirische Sonderpädagogik 2012; 4(3/4): 211–245

[264] Joerger D. Effectiveness of contrastive stress drill and reauditorization with an adult with apraxia of speech. Unpublished Master thesis. DeKalb, IL: Northern Illinois University; 1992

[265] Johannsen HS. Stottern bei Kindern. In: Grohnfeldt M, Hrsg. Lehrbuch der Sprachheilpädagogik und Logopädie. Bd. 2. Erscheinungsbilder und Störungsformen. 2. Aufl. Stuttgart: Kohlhammer; 2003: 150–159

[266] Johns DF, Darley FL. Phonemic variability in apraxia of speech. J Speech Hear Res 1970; 13: 556–583

[267] Johnson CJ. Getting started in evidence-based practice for childhood speech-language disorders. Am J Speech Lang Pathol 2006; 15: 20–35

[268] Johnson K, Kistenfeger K, Adelman M et al. Sound production treatment for acquired apraxia. 2015. https://prezi.com/eo8hf75oqxap/sound-production-treatment

[269] Johnston SS, Blue CW, Stegenga SM. AAC barriers and facilitators for children with Koolen de Vries syndrome and childhood apraxia of speech: parents perceptions. Augment Altern Commun 2022; 38(3): 148–160. DOI: 10.1080/07434618.20222085626

[270] Jones SD, Westermann G. Prediction cannot be directly trained. An extension to Jones and Westermann (2021). J Speech Lang Hear Research 2022; 65: 3930–3933. https://doi.org/10.1044/2022_JSLHR-22-00332

[271] Jonkers R, Feiken J, Stuive I. Diagnosing apraxia of speech on the basis of eight distinctive signs. Canadian Journal Speech-Language Pathology and Audiology (CJSLPA) 2017; 41: 303–319

[272] Jungblut M, Aldridge D. Musik als Brücke zur Sprache – die musiktherapeutische Behandlungsmethode „SIPARI" bei Langzeitaphasikern. Neurologische Rehabilitation 2004; 10 (2): 69–78

[273] Jungblut M. Music Therapy for People with chronic Aphasia: a controlled Study. In: Aldridge D, ed. Music Therapy and neurological Rehabilitation. Performing Health. London/Philadelphia: Jessica Kingsley Publishers; 2005: 189–211

[274] Jungblut M, Huber W, Mais C et al. Paving the way for speech: Voice-training-induced plasticity in chronic aphasia and apraxia of speech – three single cases. Neural Plasticity 2014: ID 841982

[275] Kadis DS, Goshulak D, Namasivayam A et al. Cortical thickness in children receiving intensive therapy for idiopathic apraxia of speech. Brain Topography 2014; 27(2): 240–247

[276] Kahn H, Stannard T, Skinner J. The use of words versus nonwords in the treatment of apraxia of speech: a case study. American Speech-Language-Hearing Association. Special Interest Division 2. Neurophysiology and Neurogenic Speech and Language Disorders 1998; 8: 5–10

[277] Kaloostian P, Chen H, Harrington H. Reversible Foix-Chavany-Marie-Syndrome in a patient treated for hydrocephalus. J Surg Case Rep 2012; 10: 11. DOI: 10.1093/jscr/2012.10.11

[278] Kaspi A, Hildebrand MS, Jackson VE et al. Genetic aetiologies for childhood speech disorder: novel pathways co-expressed during brain development. Mol Psychiatry 2023; 28(4): 1–17. DOI: 10.1038/s41380-022-01764-8

[279] Katz WF, Carstens B. Electromagnetic articulography treatment for an adult with Broca's aphasia and apraxia of speech. J Speech Lang Hear Res 1983; 42: 1355–1366

[280] Katz-Bernstein N. Selektiver Mutismus bei Kindern. Erscheinungsbild, Diagnostik, Therapie. 5. Aufl. München: Reinhardt: 2019

[281] Kauschke C, Dörfler T, Sachse S, Siegmüller J. Patholinguistische Diagnostik bei Sprachentwicklungsstörungen (PDSS). 3. Aufl. München: Elsevier; 2022

[282] Kegel G, Tramitz C. Olaf. Kind ohne Sprache. Die Geschichte einer erfolgreichen Therapie. Opladen: Westdeutscher Verlag; 1991

[283] Keith RL, Aronson AE. Singing as a therapy for apraxia of speech and aphasia: report of a case. Brain Lang 1975; 2: 483–488

[284] Keller S, Maas E. Self-reported communication attitudes of children with childhood apraxia of speech: an exploratory study. Am J Speech Lang Pathol 2023; 32(4S): 1–19

[285] Kelso JAS, Tuller B. Toward a theory of apractic syndromes. Brain Lang 1981; 12: 224–245

[286] Kempcke A. Die Assoziationsmethode nach McGinnis. Erfahrungsbericht über die Behandlung einer zentralen Sprachstörung. Unveröffentlichte Hausarbeit zur staatlichen Prüfung für Logopäden am Werner-Otto-Institut der Alsterdorfer Anstalten. Hamburg; 1977

[287] Kent RD, Rosenbek JC. Acoustic patterns of apraxia of speech. J Speech Hear Res 1983; 26: 231–249

[288] Kent RD, Kent J, Rosenbek JC. Maximum performance tests of speech production. J Speech Hear Disord 1988; 52: 367–387

[289] Kent RD. Gestural Phonology: Basic Concepts and Applications in Speech-Language-Pathology. In: Ball MJ, Kent RD, eds. The new Phonologies: Development in clinical Linguistics. London: Singular; 1997: 247–268

[290] Kertesz A. Subcortical Lesions and verbal Apraxia. In: Rosenbek JC, McNeil MR, Aronson AE, eds. Apraxia of Speech: Physiology, Acoustics, Linguistics, Management. San Diego, CA: College-Hill; 1984: 73–91

[291] Kirchner M. Die Effektivität des Therapiekonzeptes KoArt bei zwei Patienten mit kindlicher Sprechapraxie mittleren Ausprägungsgrads. RWTH Aachen: Masterarbeit im Fach Lehrund Forschungslogopädie; 2016

[292] Kiritani S, Itoh K, Fujimura O. Tongue-pellet tracking by a computer-controlled X-ray microbeam system. J Acoust Soc Am 1975; 57: 1516–1520

[293] Kitago T, Krakauer JW. Motor learning principles for neurorehabilitation. Handb Clin Neurol 2013; 110: 93–103. DOI: 10.1016/B978-0-444-52901-5.00008-3

[294] Kitzinger A. Metacomsymbole 2023. Im Internet: https://www.metacom-symbole.de

[295] Klick SL. Adapted cueing technique for use in treatment of dyspraxia. Lang Speech Hear Serv 1985; 16: 256–259

[296] Klick SL. Adapted cueing technique: Facilitating sequential phoneme production. Clin Commun Disord 1994: 183–189

[297] Koch J. Stilles Leiden. Der Spiegel 2006; 7: 148–149

[298] Korntheuer P, Gumpert M, Vogt S. Anamnese in der Sprachtherapie. München: Ernst Reinhardt; 2014

[299] Kraft SJ, Below JE. Genetic Processes. In: Zabrowski PM, Anderson JD, Conture EG. Stuttering and related Disorders of Fluency. New York: Thieme; 2022: 37–51

[300] Krauss T, Galloway H. Melodic intonation with language delayed apraxic children. J Music Ther 1982; 19: 102–113

[301] Kröger BJ. Ein visuelles Modell der Artikulation. Laryngo-Rhino-Otologie 2003; 82: 402–407

[302] Kröger BJ, Hoole P, Sader R et al. MRT-Sequenzen als Datenbasis eines visuellen Artikulationsmodells. HNO 2004; 52: 837–843

[303] Kröger BJ. SpeechTrainer. Visualization of speech movements. 2021. http://speechtrainer.eu/spetra/

[304] Kummer AW, Lee L, Schaadt Stutz L et al. The prevalence of apraxia characteristics in patients with velo-cardiofacial syndrome as compared with other cleft populations. Cleft-Palate-Craniofacial Journal. 2007; 44(2): 175–180

[305] Kunz L, Beier J. Poltern: In: Siegmüller J, Bartels H, Höppe L, Hrsg. Leitfaden Sprache Sprechen Stimme Schlucken. 6. Aufl. München: Urban & Fischer; 2022: 472–488

[306] Kurfeß C, Corsten S, Knieriemen M et al. Peer-to-peer support: Digital networking in aphasia to improve quality of life (PeerPAL) – study protocol for app development and evaluation. Reprint. Research Square; 2021

[307] Ladányi E, Novakovic M, Boorom OA et al. Using motor tempi to understand rhythm and grammatical skills in developmental language disorder and typical language development. Neurobiol Lang 2023; 4(1): 1–28. DOI: 10.1162/nol_a_00082

[308] Laffin JJS, Raca G, Jackson CA et al. Novel candidate genes and regions for childhood apraxia of speech (CAS) identified by array comparative genomic hybridization. Genet Med 2012; 14(11): 928–936. DOI: 10.1038/gim2012.72

[309] Laganaro M. Patterns of impairments in AOS and mechanisms of interaction between phonological and phonetic encoding. Journal of Speech, Language, and Hearing Research 2012; 55: S1535–S1543

[310] Lam JM, Wodchis WP. The relationship of 60 disease diagnoses and 15 conditions to preference-based health-related quality of life in Ontario hospital-based long-term care residents. Medical Care 2010; 48 (4): 380–387

[311] Lane VW, Samples JM. Facilitating communication skills in adult apraxics: application of Blissymbols in a group setting. J Commun Disord 1981; 14(2): 157–167. DOI: 10.1016/0021-9924(81)90009–5

[312] Langen E de. Neurolinguistisch-formale und pragmatisch-funktionale Diagnostik bei Aphasie. Eine kritische Bestandsaufnahme. Neurolinguistik 2003; 17: 5–32

[313] Lanyon LE, Rose ML, Worrall L. The efficacy of outpatient and community-based aphasia group interventions: A systematic review. Int J Speech Lang Pathol 2013; 15(4): 359–374

[314] Lasker JP, Stierwalt JAG, Hageman, CF, LaPointe LL. Using motor learning guided theory and augmentative and alternative communication to improve speech production in profound apraxia: A case example. Journal of Medical Speech-Language Pathology 2008; 16(4): 225–233

[315] Lasker JP, Stierwalt AGJ, Spence M et al. Using webcam interactive technology to implement treatment for severe apraxia: a case example. J Med Speech Lang Pathol 2010; 18(4): 71–76

[316] Lauer N. Mundmotorische Aufgaben in der Behandlung neurogener Sprechstörungen. Forum Logopädie 2013; 27(2): 6–11

[317] Lauer N, Grötzbach H, Abel S. ICF-basierte Therapieziele erstellen: Beispiele für die Aphasie. Würzburg: Bundesverband für die Rehabilitation der Aphasiker e.V.; 2013

[318] Lauer N, Corsten S. Quality of life in leaders and members of peer-led aphasia support groups – preliminary results of a systematic approach. Aphasiology 2018; 32(sup1): 119–121

[319] Lauer N. Teletherapie – hat die Logopädie eine digitale Zukunft? Forum Logopädie 2020; 34(5): 12–17

[320] Laughlin SA, Naeser MA, Gordon WP. Effects of three syllable durations using the Melodic Intonation Therapy Technique. J Speech Hear Res 1979; 22: 311–320

[321] Laver K, Aydey-Wakeling Z, Crotty M et al. Telerehabilitation services for stroke. Cochrane Database Syst Rev 2020; 12: CD010255

[322] Law J, Garrett Z, Nye C. Speech and language therapy interventions for children with primary speech and language delay or disorder. Cochrane Database of Syst Rev 2003(3): CD004110. DOI: 10.1002/14651858.CD004110

[323] Lebrun Y. Apraxia of speech. A critical review. J Neurolinguistics 1990; 594: 379–406

[324] Lee ASY, Gibbon FE. Non-speech oral motor treatment for children with developmental speech sound disorders. Cochrane Database of Systematic Reviews 2015; 3: CD009383. DOI: 10.1002/14651858.CD009383.pub2

[325] Legg L, Stott D, Ellis G et al. Volunteer Stroke Service (VSS) groups for patients with communication difficulties after stroke: a qualitative analysis of the value of groups to their users. Clin Rehabil 2007; 21(9): 794–804. DOI: 10.1177/0269215507077301

[326] Lehmkuhl G, Poeck K, Willmes K. Ideomotor apraxia and aphasia. Neuropsychologia 1983; 21: 199–212

[327] Lehner K, Ziegler W. Crowdbasierte Methoden in der Diagnostik neurologischer Sprechstörungen. Aphasie und verwandte Gebiete 2019; 46: 28–33

[328] Levelt WJM. Speaking. From Intention to Articulation. Cambridge, MA: MIT Press; 1989

[329] Levelt WJM, Wheeldon LR. Do speakers have access to a mental syllabary? Cognition 1994; 50: 239–269

[330] Levelt WJM, Roelofs A, Meyer AS. A theory of lexical access in speech production. Behav Brain Res 1999; 22: 1–38

[331] Lewis BA, Freebairn LA, Hansen A et al. School-age follow-up of children with childhood apraxia of speech. Lang Speech Hearing Services Schools 2004; 35(2): 122–140

[332] Lewis BA, Benchek P, Tag J et al. Psychosocial comorbidities in adolescents with histories of childhood apraxia of speech. Am J Speech Lang Path 2021; 30: 2572–2588

[333] Lidzba K, Küpper H, Kluger G et al. Acute aphasia in childhood and adolescence: age effects on functional recovery. Neuropediatrics 2014; 45(S01). DOI: 10.1055/s-0034-1390626

[334] Liégeois F, Morgan AT, Stewart LH et al. Speech and oral motor profile after childhood hemispherectomy. Brain Lang 2010; 114(2): 126–134

[335] Liégeois F, Morgan AT. Neural bases of childhood speech disorder: lateralization and plasticity for speech functions during development. Neurosci Biobehav Rev 2012; 36(1): 439–458

[336] Liégeois F, Mayes A, Morgan AT. Neural correlates of developmental speech and language disorders: evidence from neuroimaging. Curr Dev Disord Rep 2014; 7(1): 215–227

[337] Liégois FJ, Turner SJ, Mayes et al. Dorsal language stream anomalies in an inherited speech disorder. Brain 2019; 142: 966–977

[338] Liepold M, Ziegler W, Brendel B. Hierarchische Wortlisten. Ein Nachsprechtest für die Sprechapraxiediagnostik. Dortmund: Verlag modernes Lernen Borgmann; 2003

[339] Liss JM, Weismer G. Qualitative acoustic analysis in the study of motor speech disorders. J Acoust Soc Am 1992; 92: 2984–2987

[340] Liss JM, Weismer G. Selected acoustic characteristics of contrastive stress production in geriatric, apraxic, and ataxic dysarthric speakers. Clin Linguist Phon 1994; 8(1): 45–66

[341] Löb R. Mit Löb-System lernen. Amberg: Reinhold Löb; 1985

[342] Lohse-Busch H, Kraemer M. Atlastherapie nach Arlen – heutiger Stand. Manuelle Medizin 1994; 32: 153–161

[343] Lomas J, Pickard L, Bester S et al. The Communicative Effectiveness Index. J Speech Hear Disord 1989; 45(1): 113–124

[344] Lorenz K. SpAT. Sprechapraxietherapie bei schwerer Aphasie. 2. Aufl. Köln: ProLog; 2017

[345] Lotze M, Seegewies M, Erb M et al. The representation of articulation in the primary sensorimotor cortex. Brain Imaging 2000; 11(13): 2985–2989

[346] Lotze M. Zentrale Repräsentation von Bewegung. neuroreha 2011; 1: 10–17

[347] Lüke C. Impact of speech-generating devices on the language development of a child with childhood apraxia of speech: a case study. Disabil Rehabil Assist Technol 2016; 11(1): 80–88

[348] Luria AR. Traumatic aphasia: its syndromes, psychology and treatment. The Hague: Mouton; 1970

[349] Lutz L. MODAK – Modalitätenaktivierung in der Aphasietherapie: Ein Therapieprogramm. 3. Aufl. Berlin: Springer; 2016

[350] Maas E, Barlow J, Robin D, Shapiro L. Treatment of sound errors in aphasia and apraxia of speech: Effects of phonological complexity. Aphasiology 2002; 16: 609–622

[351] Maas E, Robin DA, Austermann Hula SN et al. Principles of motor learning in treatment of motor speech disorders. Am J Speech Lang Pathol 2008; 17(3): 277–298

[352] Maas E, Farinella KA. Random versus blocked practice in treatment for childhood apraxia of speech. J Speech Lang Hearing Research 2012; 55: 561–578

[353] Maas E, Gildersleeve-Neumann C, Jakielski KJ et al. Motor-based intervention protocols of childhood apraxia of speech. Curr Dev Disord Rep 2014; 1(3): 197–206

[354] Maas E, Mailend M-L, Guenther FH. Feedforward and feedback control in apraxia of speech: Effects of noise masking on vowel production. J Speech Lang Hear Res 2015; 58: 185–200

[355] Maas E, Gildersleeve-Neumann C, Jakielski K et al. Bang for your buck: A single-case experimental design study of practice amount and distribution in treatment for childhood apraxia of speech. J Speech, Language, and Hearing Research 2019; 62(9): 3160–3182

[356] Maassen B. Issues contrasting adult acquired versus developmental apraxia of speech. Semin Speech Lang 2002; 23(4): 257–266

[357] MacDermot KD, Bonora E, Sykes N et al. Identification of FOXP2 truncation as a novel cause of developmental speech and language deficits. Am J Hum Genet 2005; 76: 1074–1080

[358] MacNeilage PF, Davis BL. Motor mechanisms in speech ontogeny: phylogenetic, neurobiological and linguistic implications. Curr Opin Neurobiol 2001; 11: 696–700

[359] Makdissi A. Therapie nach dem niederländischen Dyspraxieprogramm für Kinder mit verbaler Entwicklungsdyspraxie. Sprachförderung und Sprachtherapie in Schule und Praxis 2018; 7(2): 98–100

[360] Malfitano C, Banco E, Rossetti A et al. rTMS can improve poststroke apraxia of speech. A case study. Brain Stimul 2019; 12 (2): 380–382

[361] Mangold M, Brendel B, Ziegler W. Die Untersuchung der Kommunikationsfähigkeit bei Patienten mit schweren expressiven Sprachstörungen. Poster auf der Jahrestagung für Aphasieforschung und -behandlung. Bielefeld; 2001

[362] Manz K, Sperlich K, Frank U et al. Kognitive Therapie bei Sprechapraxie: Evaluierung des metrischen Übungsansatzes. Sprachheilarbeit 2009; 54: 50–63

[363] Manzotti A, Cerritelli F, Monzani E et al. Dynamic touch induces autonomic changes in preterm infants as measured by

changes in heart rate variability. Brain Reseach 2022; 1799: 148–169

[364] Marangolo P, Marinelli CV, Bonifazi S et al. Electrical stimulation over the left inferior frontal gyrus (IFG) determines long-term effects in the recovery of speech apraxia in three chronic aphasics. Behav Brain Res 2011; 225: 498–504

[365] Marckel JM, Neef NA, Ferreri SJ. A preliminary analysis of teaching improvisation with the picture exchange communication system to children with autism. J Appl Behav Anal 2006; 39: 109–115

[366] Marien P, Verhoeven J, Wackenier P et al. Foreign accent syndrome as a developmental motor speech disorder. Cortex 2009; 45: 870–878

[367] Marignier S, Lesca G, Margin J et al. Childhood apraxia of speech without intellectual deficit in a patient with cri du chat syndrome. European J Medical Genetics 2012; 55(6–7): 433–436

[368] Marquardt TR, Sussman HM, Davis BL. Developmental Apraxia of Speech: Advances in Theory and Practice. In: Vogel D, Cannito MP, eds. Treating disordered Speech Motor Control. 2nd ed. Austin: pro-ed; 2001

[369] Marquardt TR, Sussman HM, Snow T et al. The integrity of the syllable in developmental apraxia of speech. J Commun Disord 2002; 35: 31–49

[370] Martins IP, Castro-Caldas A, Dongen HR van, Hout A van, eds. Acquired Aphasia in Children: Acquisition and Breakdown of Language in the developing Brain. Dordrecht: Kluwer; 1991

[371] Mauszycki SC, Dromey C, Wambaugh J. Variability in apraxia of speech: A perceptual, acoustic, and kinematic analysis of stop consonants. Clinical aphasiology paper. Clinical Aphasiology Conference; 2005

[372] Mayer J. Phonologisch-phonetische Überspezifizierung bei Sprechapraxie. Magisterarbeit. Fakultät für Linguistik und Literaturwissenschaft, Universität Bielefeld; 1994

[373] Mayer-Johnson R. Picture Communication Symbols. Solana Beach, Florida: Mayer-Johnson Company; 1981

[374] McCabe P, Rosenthal JB, McLeod S. Features of developmental dyspraxia in the general speech-impaired population? Clin Linguist Phon 1998; 12(2): 105–126

[375] McCabe P, Preston JL, Evans P et al. A pilot randomized control trial of motor-based treatments for childhood apraxia of speech: rapid syllable transition treatment and ultrasound biofeedback. American J Speech-Lang Patho 2023; 32: 613–628

[376] McCaffrey P. Dysarthria vs. Apraxia: A Comparison. The Neuroscience on the Web Series: SPPA 342, Neuropathologies of Swallowing and Speech. Chico: California State University; 2001

[377] McCauley RJ, Strand EA. Treatment of childhood apraxia of speech: clinical decision making in the use of nonspeech oral motor exercise. Semin Speech Lang 2008; 29(4): 284–293

[378] McCune L, Vihman MM. Early phonetic and lexical development: a productivity approach. J Speech Hear Res 2001; 44: 670–684

[379] McGinnis MA. Aphasic Children: Identification and Education by the Association Method. Washington DC: Alexander Graham Bell Association for the Deaf; 1939

[380] McGinnis MA. Aphasic Children. Identification and Training by the Association Method. 2nd ed. Washington DC: Alexander Graham Bell Association for the Deaf; 1963

[381] McGurk R, Kneebone II. The problems faced by informal carers to people with aphasia after stroke: A literature review, Aphasiology, 2013, 27(7): 765–783

[382] McMillan HJ, Holahan A-L, Richer J. Worster-Drought-Syndrome associated with LINS mutations. Child Neurology open 2018; 5: 2329048X18791083. DOI: 10.1177/2329048X18791083

[383] McNeil MR, Prescott TE, Lemme ML. An Application of Electromyographic Biofeedback to Aphasia/Apraxia Treatment. Clinical Aphasiology Paper, 1976. Im Internet: https://aphasiology.pitt.edu/21/

[384] McNeil MR, Odell KH, Miller SB et al. Consistency, variability, and target approximation for successive speech repetitions among apraxic, conduction aphasic, and ataxic dysarthric speakers. Clinical Aphasiology 1995; 23: 39–55

[385] McNeil MR, Robin DA, Schmidt RA. Apraxia of Speech: Definition, Differentiation and Treatment. In: McNeil MR, ed. Clinical Management of Sensorimotor Speech Disorders. New York: Thieme; 1997: 311–344

[386] McNeil MR, Doyle P, Wambaugh J. Apraxia of Speech: A treatable Disorder of Motor Planning and Programming. In: Nadeau E, Gonzalez Rothi LJ, Crosson B, eds. Aphasia and Language. New York: The Guilford Press; 2000: 221–266

[387] McNeil MR, Pratt SR, Fossett TRD. The differential Diagnosis of Apraxia of Speech. In: Maassen B, Kent R, Peters H, Lieshout P van, Hulstijn W. Speech Motor Control in normal and disordered Speech. Oxford: University Press; 2004: 389–413

[388] McNeill BC, Gillon GT, Dodd B. Phonological awareness and early reading development in childhood apraxia of speech. Int J Lang Commun Disord 2009; 44(2): 175–192

[389] Mei C, Reilly S, Bickerton M et al. Speech in children with cerebral palsy. Dev Med & Child Neuro 2020; 62: 1374–1382

[390] Meinzer M, Darkow R, Lindenberg R et al. Electrical stimulation of the motor cortex enhances treatment outcome in post-stroke aphasia. Brain 2016; 139: 1152–1163

[391] Mende M, Corsten S. Therapie phonologischer Störungen bei Aphasie. Vortrag bei den Würzburger Aphasietagen des Bundesverbandes für die Rehabilitation der Aphasiker e. V.; 2004

[392] Meulen I van der, Sandt-Koenderman WM van de, Heijenbrok-Kal MH et al. Melodic Intonation Therapy in chronic aphasia: Evidence from a pilot randomized controlled trial. Frontiers in Human Neuroscience 2016; 10: 533

[393] Miller GJ, Lewis BA, Benchek P et al. Reading outcomes for individuals with histories of suspected childhood apraxia of speech. Am J Speech-Lang Patho 2019; 28: 1432–1447

[394] Miller GJ, Lewis BA. Reading skills in children with suspected childhood apraxia of speech and children with reading disorders: same or different? Lang Speech Hearing Schools 2022; 53(4): 985–1005

[395] Miller N. The neurological base of apraxia of speech. Semin Speech Lang 2002: 223–230

[396] Miller N. Foreign accent syndrome – between two worlds, at home in neither. In: Llamas C, Watt D, eds. Language and Identities. Edinburgh: Edinburgh University Press; 2010: 67–75

[397] Moeller ML. Selbsthilfegruppen. Anleitungen und Hintergründe. Reinbek: Rowohlt; 2007

[398] Möller D, Spreen-Rauscher M. Frühe Sprachintervention mit Eltern. Schritte in den Dialog. Forum Logopädie. Stuttgart: Thieme; 2009

[399] Molloy J, Jagoe C. Use of diverse diagnostic criteria for acquired apraxia of speech: a scoping review. Int J Lang Commun Disord 2019; 54(6): 875–893

[400] Monrad-Krohn GH. Dysprosody or altered ‚melody of language'. Brain 1947; 70: 405–415

[401] Mooshammer T. Experimentelle Methoden in der Analyse von Zungenbewegungen in der gesprochenen Sprache. Kiel: IPDS; 2004

[402] More L. Long chain polyunsaturated fatty acid levels in chronic illness. J Fam Health Care 2002; 12: 3

[403] Morgan AT, Vogel AP. A Cochrane review of treatment for childhood apraxia of speech. Eur J Phys Rehabil Med 2009; 45: 103–110

[404] Morgan AT, Haaften L van, Hulst K van et al. Early speech development in Koolen de Vries syndrome limited by oral praxis and hypotonia. Europ J Hum Gen 2018: 26: 75–84. https://doi.org/10.1038/s41431–017–0035–9

[405] Morgan AT, Murray E, Liégeois FJ. Interventions for childhood apraxia of speech. Cochrane Database Syst Rev 2018; 5(5): CD006 278. DOI: 10.1002/14651858.CD006278.pub3

[406] Morgan AT, Su M, Reilly S et al. A brain marker for developmental speech disorder. J Pediatr 2018; 198. DOI: 10.1016/j.jpeds.2018.02.043

[407] Morgan AT, Braden R, Wong MMK et al. Speech and language deficits are central to SETBP1 haploinsufficiency disorder. Eur J Hum Genet 2021; 29(8): 1216–1225. DOI: 10.1038/s41431–021–00894-x

[408] Moriarty BC, Gillon GT. Phonological awareness intervention for children with childhood apraxia of speech. Int J Lang Commun Disord 2006; 41: 6

[409] Morihara K, Ota S, Kakinuma K, Kawakami N, Higashiyama Y, Kanno S, Tanaka F, Suzuki K Buccofacial apraxia of speech in primary progressive aphasia. Cortex 2023; 158: 61–70

[410] Morley ME, Court D, Miller H. Developmental dysarthria. Br Med J 1954; 1: 463–467

[411] Morton J. The Logogen Model and orthographic Structure. In: Frith U, ed. Cognitive Processes in Spelling. London: Academic Press; 1980

[412] Moss A, Grigos MI. Interarticulatory coordination of the lips and jaw in childhood apraxia of speech. J Med Speech-Lang Pathol 2012; 20(4): 127

[413] Mozeiko J, Abolafia V, Garneau A et al. Intensive sound production treatment for severe, chronic apraxia of speech. Aphasiology 2019: 1164–1181

[414] Müller U. Graphische Symbolsysteme in der Aphasietherapie. Frankfurt: Peter Lang; 1992

[415] Muller EM, Abbs JH. Strain gauge transduction of lip and jaw motion in the midsagittal plane: refinement of a prototype system. J Acoust Soc Am 1979; 65(2): 481. DOI: 10.1121/1382348

[416] Mumby K, Bowen A, Hesketh A. Apraxia of speech: how reliable are speech and language therapists' diagnoses. Clinic Rehab 2007; 21: 760–767

[417] Mumenthaler M, Stöhr M, Müller-Vahl H. Kompendium der Läsionen des peripheren Nervensystems. Stuttgart: Thieme; 2003

[418] Munasinghe TU, Ariyasena ADK, Siriwardhana DD. Speech therapy interventions for acquired apraxia of speech: An updated systematic review. Am J Speech Lang Pathol 2023: 1–24

[419] Murdoch BE. Acquired neurological Speech/Language Disorders in Childhood. London: CRC Press; 2017

[420] Murray E, McCabe P, Ballard KJ. A comparison of two treatments for childhood apraxia of speech: methods and treatment protocol for a parallel group randomized control trial. BMC Pediatrics 2012; 12: 112

[421] Murray E, McCabe P, Ballard KJ. A randomized controlled trial for children with childhood apraxia of speech comparing Rapid Syllable Transition Treatment and the Nuffield Dyspraxia Programme. 3rd ed. J Speech Lang Hearing Research 2015; 58: 669–686

[422] Murray E, McCabe P, Heard R et al. Differential diagnosis of children with suspected childhood apraxia of speech. J Speech Lang Hearing Research 2015; 58(1): 43–60

[423] Murray E, Iuzzini-Seigel J, Maas E et al. Differential diagnosis of childhood apraxia of speech compared to other speech sound disorders: a systematic review. Am J Speech-Lang Path 2021; 30(1): 279–300

[424] Myklebust H. Auditory disorders in children: a manual for differential diagnosis. New York: Grune & Stratton; 1954

[425] Namasivayam AK, Pukonen M, Goshulak D et al. Treatment intensity and childhood apraxia of speech. Int J Lang Commun Disord 2015; 50(4): 529–546

[426] Natke U. Stottern. Erkenntnisse, Theorien, Behandlungsmethoden. Bern: Huber; 2000

[427] Nelson CD, Waggoner DD, Donnell GN et al. Verbal dyspraxia in treated galactosemia. Pediatrics 1991; 88(2): 346–350

[428] Neri G. The clinical Phenotype of the fragile X Syndrome and related Disorders. In: Willemsen R, Kooy RF. Fragile X Syndrome. From Genetics to targeted Treatment. London: Elsevier; 2017: 3–13

[429] Newbury DF, Mari F, Akha ES et al. Dual copy number variants involving 16p11 and 6q22 in a case of childhood apraxia of speech and pervasive developmental disorder. Europ J Human Genetics 2013; 21: 361–365. DOI: 10.1038/ejh.2012166

[430] Newmeyer AJ, Aylward C, Akers R et al. Results of the sensory profile in children with suspected childhood apraxia of speech. Phys Occup Ther Pediatr 2009; 29(2): 203–218

[431] Ng WL, McCabe P, Heard R et al. Predicting treatment outcomes in Rapid Syllable Transition Treatment: an individual participant data meta-analysis. J Speech Lang Hear Res 2022; 65(5): 1784–1799. DOI: 10.1044/2022_JSLHR-21–00617

[432] Niebergall A, Zhang S, Kunay E et al. Real-time MRI of speaking at a resolution of 33 ms: undersampled radial FLASH with nonlinear inverse reconstruction. Magn Renon Med 2013; 69 (2): 477–485

[433] Nijland L, Maassen B, Meullen S van der et al. Coarticulation patterns in children with developmental apraxia of speech. Clin Linguist Phon 2002; 16(6): 461–483

[434] Nobis-Bosch R, Rubi-Fessen I, Biniek R, Springer L. Diagnostik und Therapie der akuten Aphasie. Stuttgart: Thieme; 2013

[435] Nonn K. Unterstützte Kommunikation in der Logopädie. Stuttgart: Thieme; 2011

[436] Nowack N, Zwartyes A, Zierdt A et al. Verständlichkeitsmessung mit MVP-Online: Einflussfaktoren und Validitätsaspekte. Sprache – Stimme – Gehör 2009; 33: 16–23

[437] Nürnberger-Behrends H, Borchers G. Logicon – Kommunikation mit Wort und Bild. 3. Aufl. Köln: ProLog; 2010

[438] Odell K, McNeil M, Rosenbek JC et al. Perceptual characteristics of consonant production by apraxic speakers. J Speech Hear Disord 1990; 55: 345–359

[439] Odell KH. Considerations in target selection in apraxia of speech treatment. Semin Speech Lang 2002: 309–324

[440] Öhmann SEG. Coarticulation in VCV-utterances: Spectographic measurements. J Acoust Soc Am 1966; 39: 151–168

[441] Oller DK, Eilers RE, Neal AR et al. Late onset canonical babbling: a possible early marker of abnormal development. Am J Ment Retard 1998; 103: 249–263

[442] Oller DK, Eilers RE, Neal AR et al. Precursors to speech in infancy: the prediction of speech and language disorder. J Commun Disord 1999; 32: 223–245

[443] Oomen ER, McCarthy JW. Simultaneous natural speech and AAC interventions for children with childhood apraxia of speech: lessons from a speech-language pathologist focus group. Augment Altern Commun 2015; 31(1): 63–76

[444] Otten M, Walther W. Prosodie – Bedeutung, Funktionen, Diagnostik. Forum Logopädie 2009; 23(1): 18–25

[445] Paavola LE, Remes AM, Harila MJ et al. A 13-year follow-up of Finnish patients with Salla disease. J Neurodevelop Dis 2015; (7)20. https://doi.org/10.1186/s11689-015-9116-7

[446] Paciorek A, Skora L. Vagus nerve stimulation as a gateway to interoception. Front Psychol 2020; 11: 1659. DOI: 10.3389/fpsyg.202001659

[447] Päßler D. Einsatz der elektronischen Kommunikationshilfe „TouchSpeak" bei Aphasie. Forum Logopädie 2006; 20(2): 20–25

[448] Pagliarin KC, Gubiani MB, Rosa RR et al. Performance in the accuracy task in children with childhood apraxia of speech after an integrated intervention of literacy and motor skills. CoDAS 2022; 34(2)e20210126. DOI: 10.1590/2317-1782/202112021126

[449] Pannbacker M. Management strategies for developmental apraxia of speech: a review of literature. J Commun Disord 1988; 21: 363–371

[450] Pascoe M, Stackhouse J, Wells B. Phonological therapy within a psycholinguistic framework: Promoting change in a child with persisting speech difficulties. Int J Lang Commun Disord 2005; 40(2): 189–220

[451] Patel R, Connaghan K. Park Play : a picture description task for assessing childhood motor speech disorders. Intern J Speech-Lang Path 2014; 16(4): 337–343

[452] Patel SA, Forrester A, Kang H et al. A case of Foix-Chavany-Marie Syndrome with asynchronous bilateral opercular infarcts and chronic bilateral cerebellar infarcts. Cureus 2022; 14(6): e26013. DOI: 10.7759/cureus.26013

[453] Peach RK. Acquired apraxia of speech: features, accounts and treatment. Top Stroke Rehabil 2004; 11(1): 49–58. DOI: 10.1310/ATNK-DBE8-EHUQ-AA64

[454] Pearson E, Wilde L, Heald M et al. Communication in Angelman syndrome: a scoping review. Develop Med & Child Neuro 2019; 61: 1266–1274

[455] Penner Z. Phonologische Entwicklung – eine Übersicht. In: Grimm H, Hrsg. Sprachentwicklung. Enzyklopädie der Psychologie, Serie III. Sprache, Bd. 3. Göttingen: Hogrefe; 2000: 105–139

[456] Pennigton L, Goldbart J, Marshall J. Speech and language therapy to improve the communication skills of children with cerebral palsy. Cochrane Database Syst Rev Issue 2004; 2004 (2): CD003 466. DOI: 10.1002/14651858.CD003466.pub2

[457] Perkell JS. Movement goals and feedback and feedforward control mechanisms in speech production. J Neurolinguistics 2012 Sep 1; 25(5): 382–407. DOI: 10.1016/j.jneuroling.2010.02.011

[458] Peschke C. Inneres Sprechen bei Sprechapraxie: Ein Experiment zur antizipatorischen Fehlerwahrnehmung in Abhängigkeit von wortstrukturellen Faktoren. Vortrag auf der Jahrestagung des Deutschen Bundesverbandes für Logopädie e. V.; Juni 2007

[459] Peter B, Stoel-Gammon C. Timing errors in two children with suspected childhood apraxia of speech (sCAS) during speech and music-related tasks. Clin Linguist Phon 2005; 19(2): 67–87

[460] Peter B, Wijsman EM, Nato Jr AQ. University of Washington Center for Mendelian Genomics et al. Genetic candidate variants in two multigenerational families with childhood apraxia of speech. PLoS ONE 2016; 11(4): e0 153 864. DOI: 101371/journal.pone.0153864

[461] Peter B, Lancaster H, Vose C et al. Two unrelated children with overlapping 6q25.3 deletions, motor speech disorders, and language delays. Part A. Am J Med Genet 2017; 173(10): 2659–2669. DOI: 10.1002/ajmg.a38385

[462] Peter B, Lancaster H, Vose C et al. Sequential processing deficit as a shared persisting biomarker in dyslexia and childhood apraxia of speech. Clin Lingust Phon 2018; 32(4): 316–346. DOI: 10.10.80/02699206.20171375560

[463] Peter B, Davis J, Cotter S et al. Towards preventing speech and language disorders of known genetic origin: first post-intervention results of Babble Boot Camp in children with classic galactosemia. Am J Speech Lang Path 2021; 30(6), 2616–2634. DOI: 10.1044/2021_AJSLP-21–00098

[464] Peter B, Davis J, Finestack L et al. Translating principles of precision medicine into speech-language pathology: clinical trial of proactive speech and language intervention for infants with classic galactosemia. HGG advances 2022; 3: 100119

[465] Pichler K, Pichler J. Atemtherapie nach Middendorf bei der Behandlung neurologischer Erkrankungen. Nervenheilkunde 2008; 27: 10911096

[466] Poeck K, Hartje W. Klinische Neuropsychologie. Stuttgart: Thieme; 2000

[467] Poliva O. From mimicry to language: a neuroanatomically based evolutionary model of the emergence of vocal language. Front Neurosci 2016; 10: 307. DOI: 10.3389/finis.201600307

[468] Popescu T, Stahl B, Wiernik BM et al. Melodic intonation therapy for aphasia: A multi-level meta-analysis. MedRxiv 2021

[469] Porch B. Porch Index of Communicative Ability (PICA). Palo Alto: Consulting Psychologists Press; 1981

[470] Potter N, Nievergelt Y, VanDam M. Tongue strength in children with and without speech sound disorders. Am J Speech-Lang Patho 2019; 28: 612–622

[471] Pound C. Reciprocity, resources, and relationships: new discourses in healthcare, personal, and social relationships. Int J Speech Lang Pathol 2011; 13(3): 197–206

[472] Powell KK, Van Naarden Braun K, Singh RH et al. Long-term speech and language developmental issues among children with Duarte galactosemia. Genet Med 2009; 11(12): 874–879

[473] Preston JL, Leaman M. Ultrasound visual feedback for acquired apraxia of speech: a case report. Aphasiology 2014; 28: 278–295

[474] Preston JL, Molfese PJ, Gumkowski N et al. Neurophysiology of speech differences in childhood apraxia of speech. Develop Neuropsychol 2014; 39(5): 385–403

[475] Preston JL, Leece MC, Maas E. Intensive treatment with ultrasound visual feedback for speech sound errors in childhood apraxia. Front Hum Neurosci 2016: 10.440. DOI: 10.3389/fnhum.201600440

[476] Preston JL, Benway NR, Leece MC et al. Concurrent validity between two sound sequencing tasks used to identify childhood apraxia of speech in school-aged children. Am J Speech-Lang Path 2021; 30: 1580–1588

[477] Quach W, Ball LJ, Rupp D et al. A computer software prototype for monitoring speech motor learning performance in (childhood) apraxia of speech (technical report). J Med Speech Lang Pathol 2006; 14(4): 285–289

[478] Ray J. Effects of orofacial myofunctional therapy on speech intelligibility in individuals with persistent articulatory impairments. Int J Orofacial Myology 2003; 29: 5–14

[479] Raymer AM, Thompson CK. Effects of verbal plus gestural treatment in a patient with aphasia and severe apraxia of speech. In: Prescott TE, ed. Clinical Aphasiology, Vol. 20. Austin, TX: Pro-Ed; 1991: 285–298

[480] Reetzke R, Maddox WT, Chandrasekaran B. The role of age and executive function in auditory category learning. J Exper Child Psychol 2016; 142: 48–65

[481] Reising L, Hußmann K, Halm K et al. Erprobung der „SpAT-SprechApraxieTherapie bei schwerer Sprechapraxie". Poster zur Bachelorarbeit. In: Statistischer Jahresbericht 2012 der Aphasiestation der RWTH Aachen; 2013: 56–57

[482] Reuß C. Die Assoziationsmethode nach McGinnis bei verbaler Entwicklungsdyspraxie – eine Modifikation für die logopädische Therapie. Sprachförderung und Sprachtherapie in Schule und Praxis 2018; 7(2): 91–97

[483] Rex S, Sand A, Strand E et al. A preliminary validation of a dynamic speech motor assessment for Swedish-speaking children with childhood apraxia of speech. Logoped Phoniatr Vocol 2022; 47(4): 230–238. DOI: 10.1080/14015439.20211943517

[484] Riper Ch van, Irvin JV. Voice and Articulation. Englewood Cliffs, New York: Prentice Hall; 1958

[485] Robertson A, Singh RH, Guerrero NV et al. Outcome analysis of verbal dyspraxia in classic galactosemia. Genet Med 2000; 2(2): 142–148

[486] Robin DA, Jacks A, Hageman C et al. Visuomotor tracking abilities of speakers with apraxia of speech or conduction aphasia. Brain Lang 2008; 106(2): 98–106

[487] Rogers MA, Storkel HL. Planning speech one syllable at a time: the reduced buffer capacitiy hypothesis in apraxia of speech. Aphasiology 1999; 13(9–11): 793–805

[488] Romani C, Olson A, Semenza C et al. Patterns of phonological errors as a function of a phonological versus an articulatory locus of impairment. Cortex 2002; 38(4): 541–567

[489] Romero B. Sprachrehabilitation in einem Aphasiefall mit Hilfe der Mediationstechnik. Psychiatrie, Neurologie und medizinische Psychologie 1980; 32: 731–738

[490] Rose M, Douglas J. A comparison of verbal and gesture treatments for a word production deficit resulting from acquired apraxia of speech. Aphasiology 2006; 20: 1186–1209

[491] Rosenbek JC, Lemme ML, Ahern MB et al. A treatment for apraxia of speech in adults. J Speech Hear Disord 1973; 38: 462–472

[492] Rosenbek JC. Treatment of Apraxia of Speech in Adults. In: Perkins WH, ed. Dysarthria and Apraxia. Stuttgart: Thieme; 1983

[493] Rosenbek JC, Kent RD, LaPointe LL. Apraxia of Speech: An Overview and some Perspectives. In: Rosenbek JC, McNeil MR, Aronson AE, eds. Apraxia of Speech: Physiology, Acoustics, Linguistics, Management. San Diego: College-Hill Press; 1984: 1–72

[494] Rosenbek JC. Treating Apraxia of Speech. In: Johns DF, ed. Clinical Management of neurogenic Communication Disorders. Boston: Little, Brown; 1985

[495] Ross P, Williams, E, Herbert G et al. Turn that music down! Affective musical bursts cause an auditory dominance in children recognizing bodily emotions. J Exp Child Psychol 2023; 230: 105 631. DOI: 10.1016/j.jecp.2023105632

[496] Rubow RT, Rosenbek JC, Collins MJ. Vibritactile stimulation for intersystemic reorganization in AOS. Arch Phys Med Rehabil 1982; 63: 150–153

[497] Sacher R. Handbuch KISS KIDDs. Entwicklungsauffälligkeiten im Säuglings-/Kleinkindalter und bei Vorschul-/Schulkindern. Ein manualmedizinischer Behandlungsansatz. Dortmund: Verlag modernes Lernen Borgmann; 2004

[498] Samango-Sprouse C, Lawson P, Sprouse C et al. Expanding the phenotypic profile of Kleefstra syndrome: a female with low-average intelligence and childhood apraxia of speech. Am J Med Genet 2016; Part A170A: 1312–1316

[499] Samango-Sprouse CA, Hamzik MP, Rosenbaum K et al. Case report: A case study on the neurodevelopmental profile of a child with Pallister-Killian-syndrome and his unaffected twin. Front Pediatr 2022; 10: 817 133. DOI: 10.3389/fped.2022817133

[500] Samar VJ, Metz DE. Criterion validity of speech intelligibility rating-scale procedures for the hearing-impaired population. J Speech Hear Res 1988; 31: 307–316

[501] Sandt-Koenderman M van de, Wiegers J, Hardy P. A computerised communication aid for people with aphasia. Disabil Rehabil 2005; 27(9): 529–533

[502] Santens P. The nature of the automatic-voluntary dissociation in Foix-Chavany-Marie syndrome. Acta Neurol Belg 2022; 122(1): 239. DOI: 10.1007/s13760–021–01817–9

[503] Scherer KR, Zentner MR. Emotional Effects of Music: Production Rules. In: Juslin PN, Sloboda JA, ed. Music and Emotion: Theory and Research. Oxford, New York: Oxford University Press; 2001

[504] Scheuerle J, Guilford AM, Habal MB et al. Cleft palate: modern technology and neuroscience merge. J Craniofac Surg 2000; 11(1): 66–70

[505] Schlenker-Schulte C, Schulte K. Stammlertherapie auf phonetischer Grundlage. In: Grohnfeldt M, Hrsg. Handbuch der Sprachtherapie. Bd. 2. Störungen der Aussprache. Berlin: Marhold; 1996: 21–61

[506] Schmich J, Porsche J, Vogel M et al. Alltags- und kommunikationsbezogene Dysarthriediagnostik: Ein Fragebogen zur Selbsteinschätzung. Sprache – Stimme – Gehör 2010; 34(2): 73–79

[507] Schmidt RA. A schema theory of discrete motor skill learning. Psychological Review 1975; 82: 225–260

[508] Schmidt RA, Lee TD. Motor control and learning: A behavioural emphasis. 4th edition. Champaign, IL: Human Kinetics; 2005

[509] Schneider B, Wehmeyer M, Grötzbach H. Aphasie – Wege aus dem Sprachdschungel. Heidelberg: Springer; 2014

[510] Schore AN. The development of the unconscious mind. Norton Series on Interpersonal Neurobiology. New York: W. W. Norton; 2019

[511] Schubert A. Dysarthrie. Diagnostik, Beratung, Therapie. Idstein: Schulz-Kirchner; 2004

[512] Schulte K. Phonembestimmtes Manualsystem (PMS). Villingen-Schwennigen: Neckar-Verlag; 1974

[513] Schulte-Mäter A. Verbale Entwicklungsdyspraxie – Eine Analyse des derzeitigen Erkenntnisstandes. Frankfurt: Lang; 1996

[514] Schulte-Mäter A. Verbale Entwicklungsdyspraxie. In: Grohnfeldt M, Hrsg. Lehrbuch der Sprachheilpädagogik und Logopädie. Bd. 2. Erscheinungsformen und Störungsbilder. 2. Aufl. Stuttgart: Kohlhammer; 2003: 254–261

[515] Schulte-Mäter A. Verbale Entwicklungsdyspraxie. In: Grohnfeldt M, Hrsg. Lehrbuch der Sprachheilpädagogik und Logopädie. Bd. 4. Beratung, Therapie und Rehabilitation. Stuttgart: Kohlhammer; 2003: 296–302

[516] Schulte-Mäter A. Therapieansätze zur Behandlung der verbalen Entwicklungsdyspraxie. In: Fox-Boyer AV, Ringmann S, Siegmüller J, Hrsg. Handbuch Spracherwerb und Sprachentwicklungsstörungen. Kindergartenphase. München: Elsevier; 2014: 145–155

[517] Schwytay J. Phonetische Störungen. In: Siegmüller J, Barthels H, Höppe L, Hrsg. Leitfaden Sprache Sprechen Stimme Schlucken. 6. Aufl. München: Elsevier; 2022: 141–145

[518] Seddoh SA, Robin DA, Sim H-S et al. Speech timing in apraxia of speech versus conduction aphasia. J Speech Hear Res 1996; 39: 590–603

[519] Shahin M, Ahmed B, Parnandini A et al. Tabby Talks: an automated tool for the assessment of childhood apraxia. Speech Comm 2015; 70: 49–64

[520] Shallice T, Rumiati RI, Zadini A. The selective impairment of the phonological output buffer. Cogn Neuropsychol 2000; 17: 517–546

[521] Shane H, Darley FL. The effect of auditory rhythmic stimulation on articulatory accuracy in apraxia of speech. Cortex 1978; 14: 444–450

[522] Sharma VV, Vannest J, Kadis DS. Assymetric information flow in brain networks supporting expressive language in childhood. Hum Brain Map 2023; 44: 1062–1069

[523] Shell K. Erweiterte Mediationstechnik für Sprechapraxie (EMS) – Eine Therapiemethode zur Wiederherstellung der Lautsprache mit Hilfe von Eigenstimulation durch Handzeichen. Stuttgart: Gustav Fischer; 2008

[524] Shelton JK, Graves MM. Use of visual techniques in therapy for developmental apraxia of speech. Lang Speech Hear Serv Sch 1985; 16: 129–131

[525] Shriberg LD, Aram DM, Kwiatkowski J. Developmental apraxia of speech: I. Descriptive and theoretical perspectives. J Speech Lang Hear Res 1997; 40(2): 273–285

[526] Shriberg LD, Aram DM, Kwiatkowski J. Developmental apraxia of speech: II. Towards a diagnostic marker. J Speech Lang Hear Res 1997; 40(2): 286–312

[527] Shriberg LD, Aram DM, Kwiatkowski J. Developmental apraxia of speech: III. A subtype marked by inappropriate stress. J Speech Lang Hear Res 1997; 40(2): 313–337

[528] Shriberg LD, Green JR, Campell TF et al. A diagnostic marker for childhood apraxia of speech: the coefficient of variation ratio. Clin Linguist Phon 2003; 17: 575–595

[529] Shriberg LD, Jakielski KJ, El-Shanti H. Breakpoint localisation using array-CGH in three siblings with an unbalanced 4q;16q translocation and childhood apraxia of speech (CAS). Am J Med Genet 2008; 146: 2227–2233

[530] Shriberg LD, Strand EA, Fourakis M et al. A diagnostic marker to discriminate childhood apraxia of speech from speech delay: I. Development and description of the pause marker. J Speech Lang Hear Res 2017; 60: S 1096–S 1117

[531] Shriberg LD, Strand EA, Jakielski KJ et al. Estimates of the prevalence of speech and motor speech disorders in persons with complex neurodevelopmental disorders. Clin Linguist Phon 2019; 33(8): 707–736. DOI: 10.1080/02699206.20191595732

[532] Shriberg LD, Strand EA, Kwiatkowski J et al. Estimates of the prevalence of motor speech disorders in children with idiopathic speech delay. Clin Linguist Phon 2019; 33(8): 679–706

[533] Siegert M. Akustische Signalparameter und Sprechverständlichkeit bei Dysarthrie. Diplomarbeit im Fach Lehr- und Forschungslogopädie. RWTH-Aachen; 2004

[534] Siegmüller J. Kindliche Wortfindungsstörungen. In: Siegmüller J, Barthels H. ed. Leitfaden Sprache-Sprechen-Stimme-Schlucken. München, Jena: Urban & Fischer; 2006; 77–82

[535] Siegmüller J. Kindliche Wortfindungsstörungen. In: Siegmüller J, Bartels H, Höppe L, Hrsg. Leitfaden Sprache Sprechen Stimme Schlucken. 6. Aufl. München: Urban & Fischer; 2022: 88–94

[536] Siegmüller J, Kaiser I. Sprachentwicklungsstörungen (SES). In: Siegmüller J, Bartels H, Höppe L, Hrsg. Leitfaden Sprache Sprechen Stimme Schlucken. 6. Aufl. München: Urban & Fischer; 2022: 64–128

[537] Sieron J, Westphal KP, Johannsen HS. Apraxie des Kehlkopfes. Folia Phoniatrica 1995; 47: 33–38

[538] Silverman FH. Communication for the Speechless. Englewood Cliffs: Prentice-Hall Inc.; 1980

[539] Simmons N. Finger Counting as an intersystemic Reorganizer in Apraxia of Speech. In: Brookshire RH, ed. Clinical Aphasiology Conference Proceedings. Minneapolis: BRK Publishers; 1978

[540] Simpson MB, Clark AR. Clinical Management of apractic Mutism. In: Square-Storer P, ed. Acquired Apraxia of Speech in aphasic Adults. London: Taylor & Francis; 1989

[541] Sluijs PJ van der, Joosten M, Alby C et al. Discovering a new part of the phenotypic spectrum of Coffin-Siris syndrome in a fetal cohort. Genet Med 2022; 24(8), 1753–1760. DOI: 10.1016/j.gim.2022.04.010

[542] Smith PK, Engel BJ. Melodic Intonation Training: Stop Consonants. Tuscon, AZ: Communication Skill Builders; 1984

[543] Smith S, Thyme K. Die Akzentmethode. Herning, Dänemark: Special-Pædagogisk Forlag; 1980

[544] Snippe K. Autismus-Spektrum-Störungen. In: Siegmüller J, Barthel H, Höppe L, Hrsg. Leitfaden Sprache Sprechen Stimme Schlucken. 6. Aufl. München: Elsevier; 2022: 240–244

[545] Soblet J, Dimov I, Graf von Kalckreuth C, et al. BCL 11 A frameshift mutation associated with dyspraxia and hypotonia affecting the fine, gross, oral, and speech motor systems. Am J Med Genet Part A. 2018; 176A: 201–208. https://doi.org/10.1002/ajmg.a.38479

[546] Sotto CD, Redle E, Bandaranayake D et al. Fricatives at 18 months as a measure for predicting vocabulary and grammar at 24 and 30 months. J Commun Disord 2014; 49: 1–2. http://dx.doi.org/10.1016/j.comdis.201402003

[547] Späth M, Haas E, Jakob H. Neolexon-Therapiesystem. Forum Logopädie 2017; 31: 4

[548] Späth M, Jakob H. Digitale Unterstützung in der Aphasie- und Sprechapraxietherapie am Beispiel des neolexon Therapiesystems. Neurol Rehabil 2018; 24: 110–115

[549] Spahiu L, Behluli E, Grajcevic-Uka V et al. Joubert syndrome: molecular basis and treatment. J Mother Child 2023; 26(1): 118–123. DOI: 10.34763/jmotherandchild.20222601. d-22–00034

[550] Spencer C, Davidson K, Boucher AR et al. Speech perception variability in childhood apraxia of speech: implications for assessment and intervention. Lang, Speech Hear Services Schools 2022; 53(4): 969–984

[551] Spinelli M, Oliveira Rocha AC de, Giacheti CM et al. Word-finding difficulties, verbal paraphasias, and verbal dyspraxia in ten individuals with fragile x syndrome. Am J Med Genet (Neuropsychiatric Genetics) 1995; 60: 39–43

[552] Spitzer L, Grötzbach H, Kaiser J, Klick M, Lauer N. FATMA 2.1 Fragebogen zur Erfassung von Aktivitäts- und Teilhabezielen im Sinne der ICF bei Menschen mit Aphasie. Idstein: Schulz-Kirchner; 2021

[553] Springer L. Erklärungsansätze und Behandlung sprechapraktischer Störungen. Forum Logopädie 1995; 3: 3–7

[554] Square PA. Apraxia of speech in adults: Speech perception and speech production. Unpublished Doctoral Dissertation. State University Kent; 1981

[555] Square PA, Chumpelik D, Adams S. Efficacy of the PROMPT system of therapy for the treatment of apraxia of speech. In: Brookshire RH, ed. Clinical Aphasiology Conference Proceedings. Minneapolis: BRK; 1985: 319–320

[556] Square PA, Chumpelik D, Morningstar D et al. Efficacy of the PROMPT system of therapy for the treatment of acquired apraxia of speech: A follow-up investigation. In: Brookshire RH, ed. Clinical Aphasiology Conference Proceedings. Minneapolis: BRK; 1986: 221–226

[557] Square PA, Martin RE. The nature and treatment of neuromotor speech disorders in aplasia. In: Chapey R, ed. Language intervention strategies in adult aphasia. Baltimore, Philadelphia: Williams & Wilkins; 1994

[558] Square PA. Treatment of developmental apraxia of speech: Tactil-kinesthetic, rhythmic, and gestural approaches. In: Caruso AJ, Strand EA, eds. Clinical management of motor speech disorders in children. New York: Thieme; 1999: 149–186

[559] Square-Storer P. Acquired Apraxia of Speech. In: Winitz H, ed. Human Communication and its Disorders. Norwood: ABLEX; 1987

[560] Square-Storer P, Darley FL, Sommers RK. Nonspeech and speech processing skills in patients with aplasia and apraxia of speech. Brain Lang 1988; 33: 65–85

[561] Square-Storer P, Hayden D. PROMPT Treatment. In: Square-Storer PA, ed. Acquired Apraxia of Speech in aphasic Adults. London: Taylor & Francis; 1989

[562] Square-Storer PA, Roy EA, Hogg SC. The dissociation of aphasia from apraxia of speech, ideomotor limb, and buccofacial apraxia. In: Hammond GE, ed. Cerebral Control of Speech and Limb Movement. North-Holland: Elsevier Science Publishers B.V.; 1990

[563] Stackhouse J. Developmental verbal Dyspraxia: a longitudinal Case Study. In: Campbell R, ed. Mental Lives. Studies in Cognition. Oxford: Blackwell Publishers; 1992: 84–98

[564] Stackhouse J, Wells B. Children's Speech and Literacy Difficulties. London: Whurr; 1997

[565] Stackhouse J, Wells B. Children's Speech and Literacy Difficulties. Identification and Intervention. London: Whurr; 2001

[566] Stahl B, Kotz SA, Henseler I et al. Rhythm in disguise: Why singing may not hold the key to recovery from aphasia. Brain 2011; 134: 3 083–3 093

[567] Stahl B, Van Lancker Sidtis D. Tapping into neural resources of communication: formulaic language in aphasia therapy. Frontiers in Psychology 2015; 6: 1526

[568] Stahl F, Pollex D, Mattmann P et al. Digimotography in children with oro-facial-dysfunction (OFD oro-facial-myofunctional disorders) and childhood apraxia of speech. J Oral Rehabil 2021; 48: 937–944

[569] Staiger A, Ziegler W. Syllable frequency and syllable structure in the spontaneous speech production of patients with apraxia of speech. Aphasiology 2008; (22)11: 1201–1215

[570] Staiger A, Finger-Berg W, Aichert I et al. Error variability in apraxia of speech: A matter of controversy. Journal of Speech, Language, and Hearing Research 2012; 55: S 1544–S 1561

[571] Stegenwallner M, Aichert I, Ziegler W. Artikulatorische Schwierigkeitsgrade für Konsonantencluster bei Sprechapraxie: Warum ist „Knecht" schwieriger als „Stift"? Vortrag auf der 10. Jahrestagung der Gesellschaft für Aphasieforschung und -behandlung in Münster. Tagungsband 2010: 34–35

[572] Stevens ER, Glaser LE. Multiple Input Phoneme Therapy: An Approach to severe Apraxia and expressive Aphasia. In: Brookshire R, ed. Clinical Aphasiology Conference Proceedings. Minneapolis: BRK; 1983: 148–155

[573] Stevens ER. Efficacy of multiple input phoneme therapy in the treatment of severe expressive aphasia. Journal of Rehabilitation Research and Development-Rehabilitation R & D Progress Reports 1986; 24: 338

[574] Stevens ER. Multiple Input Phoneme Therapy. In: Square-Storer PA, ed. Acquired Apraxia of Speech in Adults. London: Taylor & Francis; 1989

[575] Stinchfield S, Young E. Children with delayed and defective Speech: Moto-Kinesthetic Factors and their Training. California: Stanford University Press; 1938

[576] Strand EA. Treatment of motor speech disorders in children. Semin Speech Lang 1995; 16(2): 126–139

[577] Strand EA, Skinder A. Treatment of developmental Apraxia of Speech: Integral Stimulation Methods. In: Caruso AJ, Strand EA, eds. Clinical Management of Motor Speech Disorders in Children. New York: Thieme; 1999: 109–147

[578] Strand EA, Debertine P. The efficacy of Integral Stimulation Intervention with developmental apraxia of speech. J Med Speech Lang Pathol 2000; 8(4): 295–300

[579] Strand EA. Darleys contributions to the understanding and diagnosis of developmental apraxia of speech. Aphasiology 2001; 15(3): 291–304

[580] Strand EA, Stoeckel R, Baas R. Treatment of severe childhood apraxia of speech. A treatment efficacy study. J Med Speech-Lang Patho 2006; 14: 297–307

[581] Strand EA, McCauley RJ, Weigand SD et al. A motor speech assessment for children with severe speech disorders: reliability and validity evidence. J Speech Lang Hear Res 2013; 56 (2): 505–520. DOI: 10.1044/1092–4388 (2012/12–0094)

[582] Strand EA, Duffy JR, Clark HM et al. The apraxia of speech rating scale: a tool for diagnosis and description of apraxia of speech. J Commun Disord 2014; 51: 43–50

[583] Strand EA. Dynamic temporal and tactile cueing: a treatment strategy for childhood apraxia of speech. Am J Speech-Lang Patho 2019; 29(1): 30–48

[584] Studer-Eichenberger E. Verbale Entwicklungsdyspraxie. Störungsbild, Abgrenzung zur erworbenen Sprechapraxie bei Erwachsenen und Interventionsstudie mittels der Behandlungstechnik des PROMPT-Systems (TAKTKIN). Unveröffentlichte Lizentiatsarbeit der Philosophischen Fakultät der Universität Freiburg (Schweiz); 2004

[585] Takayama Y, Kido T, Ogawa M et al. A case of foreign accent syndrome without aphasia caused by a lesion of the left precentral gyrus. Neurology 1993; 43: 1361–1363

[586] Talmon l'Armée E, Weber K, Lotte J et al. Different courses of Foix-Chavany-Marie syndrome (FCMS) in children with herpes encephalitis. Neuropediatrics 2013; 44: PS 18_1058. DOI: 10.1055/s-0033–1337835

[587] Tendera A, Rispoli M, Sethilselvan A et al. It's mine, … It's mine: unsolicited repetitions are reduced in toddlers. Lang Speech 2022; 24. https://doi.org/10.1177/00238309221119185

[588] Terband H, Brenk F van, Doornik-van der Zee A van. Auditory feedback perturbation in children with developmental speech sound disorderes. J Commun Disord 2014; 51: 64–77

[589] Terband H, Namasivayam A, Maas E et al. Assessment of childhood apraxia of speech: a review/tutorial of objective measurement techniques. J Speech Lang Hear Res 2019; 62 (8S): 2999–3 023. DOI: 10.1044/2019_JSLHR-S-CSMC7-19–0214

[590] Terband H, Rodd J, Maas E. Testing hypotheses about the underlying deficit of apraxia of speech through computational neural modelling with the DIVA model. Intern J Speech-Lang Pathol 2020; 22(4): 475–486

[591] Terband H, Maassen B. Speech motor development in childhood apraxia of speech: generating testable hypotheses by neurocomputational modeling Folia Phoniatr Logop 2010; 62 (3): 134–142. doi: 10.1159/000287212

[592] Terumitsu M, Fujii Y, Suzuki K et al. Human primary motor cortex shows hemipheric specialization for speech. Neuroreport 2006; 17: 1091–1095

[593] Thelen E, Smith LB. A dynamic Systems Approach to the Development of Cognition and Action. Cambridge, MA: MIT Press; 1994

[594] Themistocleous C, Webster K, Tsapkini K. Effects of tDCS on sound duration in patients with apraxia of speech in primary progressive aphasia. Brain Sci 2021; 11(3): 335

[595] Thevenon J, Callier P, Andrieux J et al. 12p13.33 microdeletion including ELKS/ERC 1, a new locus associated with childhood apraxia of speech. Eur J Hum Gen 2013; 21: 82–88. DOI: 10.1038/ejhg.2012116

[596] Thoma M. Evaluation des SpAT-Konzeptes - eine Einzelfallstudie. Unveröffentlichte Bachelorarbeit, Hochschule Osnabrück; 2016

[597] Thomas DC, McCabe P, Ballard KJ. Rapid syllable transitions (ReST) treatment for childhood apraxia of speech: the effect of lower-dose frequency. J Comm Dis 2014; 51: 29–42. DOI: 10.1016/j.jcomdis.2014.06.004

[598] Thomas DC, McCabe P, Ballard KJ et al. Telehealth delivery of Rapid Syllable Transitions (ReST) treatment for childhood apraxia of speech. Int J Commun Disord 2016; 51(6): 654–671

[599] Thoonen G, Maassen B, Gabreels F et al. Towards a standardised assessment procedure for developmental apraxia of speech. Eur J Disord Commun 1997; 32: 37–60

[600] Thoonen G. Developmental apraxia of speech in children – quantitative assessment of speech characteristics. Doktorarbeit. Nijmegen: University Hospital Nijmegen; 1998

[601] Thoonen G, Maasen B, Gabreels F et al. Validity of maximum performance tasks to diagnose motor speech disorders in children. Clin Linguist Phon 1999; 13(1): 1–23

[602] Thyme-Frøkjær K, Frøkjær-Jensen B. Die Akzentmethode. Idstein: Schulz-Kirchner; 2003

[603] Tonkovich J, Marquardt TP. The Effects of Stress and melodic Intonation on Apraxia of Speech. In: Brookshire RH, ed. Clinical Aphasiology Conference Proceedings. Minneapolis: BRK; 1977

[604] Tregea S, Brown K. What makes a successful peer-led aphasia support group? Aphasiology 2013; 27(5): 581–598

[605] Trost JE, Canter GJ. Apraxia of speech in patients with Broca's aphasia: A study of phoneme production accuracy and error patterns. Brain Lang 1974; 1: 63–79

[606] Trupe LA, Varma DD, Gomez Y et al. Chronic apraxia of speech and Broca's area. Stroke 2013; 44: 740–744

[607] Tükel S, Björelius H, Henningsson G et al. Motor functions and adaptive behaviour in children with childhood apraxia of speech. Int J Speech-Lang Path 2015; 17(5): 470–480

[608] Turgut AC, Tubbs RS, Turgut M. French neurologists Charles Foix and Jean Alfred Émile Chavany and French pediatrician Julien Marie and the Foix-Chavany-Marie syndrome. Child's Nervous System 2020; 36: 2597–2598. https://doi.org/10.1007/s00381–019–04290–1

[609] Turner SJ, Hildebrand MS, Block S et al. Small intregenic deletion in FOXP2 associated with childhood apraxia of speech and dysarthria. Part A. Am J Med Genet 2013; 161A: 2321–2326

[610] Turner SJ, Vogel AP, Parry-Fielder B et al. Looking to the future: speech, language, and academic outcomes in an adolescent with childhood apraxia of speech. Folia Phoniatrica 2019; 71: 203–215

[611] Ullman MT. The declarative/procedural model of lexicon and grammar. J Psycholinguistic Res 2001; 30(1): 37–69

[612] Ullman MT, Pierpont EI. Specific language impairment is not specific to language: the procedural deficit hypothesis. Cortex 2005; 41: 399–433

[613] Usha GP, Alex JSR. Speech assessment tool methods for speech impaired children: a systematic literature review on the state-of-the-art in speech impairment analysis. Multimed Tools Appl 2023. DOI: 10.1007/s11042–023–14913–0

[614] Uyanikgil Y, Cavusoglu T, Celik S, Kilic KD, Turgut M. The insular Cortex: histological and embryological Evaluation. In: Turgut M, Yurtta C, Tubbs, RS. Island of Reil (Insula) in the human Brain: Anatomical, functional, clinical and surgical Aspects. Heidelberg: Springer; 2018: 3–13

[615] Vanderheiden GC, Grilley K. Non-Vocal Communication Techniques and Aids for the severely physically Handicapped. Baltimore: University Park Press; 1976

[616] van Haaften L, Diepeveen S, Terband H. Profiling Speech Sound Disorders for Clinical Validation of the Computer Articulation Instrument. Am J Speech Lang Pathol; 2019 Jul 15; 28(2S): 844–856. DOI: 10.1044/2018_AJSLP-MSC18-18-0112

[617] van Haaften L, Diepeveen S, Terband H et al. Maximum repetition rate in a large cross-sectional sample of typically developing Dutch-speaking children, International Journal of Speech-Language Pathology 2021; 23(5):, 508–518, DOI: 10.1080/17549507.20201865458

[618] Van Riper C. The Treatment of Stuttering. New York, NY: Prentice-Hall; 1973

[619] Vargha-Khadem F, Watkins KE, Price CJ et al. Neural basis of an inherited speech and language disorder. Proc Natl Acad Sci USA 1998; 95: 12695–12700

[620] Vargha-Khadem F. FOXP2 and the neuroanatomy of speech and language. Stem-, Spraak- en Taalpathologie 2006; 14

[621] Varley R, Cowell PE, Dyson L et al. Self-administered computer therapy for apraxia of speech: two-period randomized control trial with crossover. Stroke 2016; 47: 822–828

[622] Varley RA, Whiteside SP.What is the underlying impairment in acquired apraxia of speech. Aphasiology 2001; 15: 39–49

[623] Velleman S, Strand K. Developmental verbal Dyspraxia. In: Bernthal JE, Bankson NW, eds. Child Phonology: Characteristics, Assessment, and Intervention with special Populations. New York: Thieme; 1994: 110–139

[624] Velleman S.Childhood Apraxia of Speech. Ressource Guide. Clifton Park: Delmar Learning; 2003

[625] Velleman SL, Mervis CB. Children with 7q11.23 duplication syndrome: speech, language, cognitive, and behavioral characteristics and their implications for intervention. Perspectives on Language Learning and Education 2011. https://doi.org/10.1044/lle18.3.108

[626] Verly M, Gerrits R, Lagae L et al. Evaluation of the language profile in children with rolandic epilepsy and developmental dysphagia: evidence for distinct strengths and weaknesses. Brain & Lang 2017; 117: 18–28

[627] Vickers CP. Social networks after the onset of aphasia: The impact of aphasia group attendance. Aphasiology 2010; 24: 902–913

[628] Vihman MM. Phonological Development. The first two years. 2nd ed. Oxford: Blackwell Publishers; 2014

[629] Vogel M, Ziegler W, Morasch H. Sprechen. In: Cramon DY von, Zihl J, Hrsg. Neuropsychologische Rehabilitation. Grundlagen – Diagnostik – Behandlungsverfahren. Berlin: Springer; 1988

[630] Vogel M. Ausgewählte Ansätze der Dysarthrietherapie. Seminar am Zentrum für interdisziplinäre Fort- und Weiterbildung in der neurologischen Rehabilitation (ZENITH). Allensbach; 1999

[631] Wängler HD. Atlas deutscher Sprachlaute. Berlin: Akademie-Verlag; 1981

[632] Wahn C. PCAD: Portable Communication Assistant for People with Acquired Dysphasia – eine elektronische Kommunikationshilfe für sprach- und sprechgestörte Menschen. In: Huber W, Schönle P-W, Weber P, Wiechers R, Hrsg. Computer helfen heilen und leben. Bad Honnef: Hippocampus; 2002: 295–304

[633] Waisbren S, Tran C, Demirbas D et al. Transient developmental delays in infants with Duarte-2 variant galactosemia. Molecular Genetics and Metabolism 2021; 134(1–2): 132–138

[634] Wambaugh JL, Doyle PJ, Kalinyak MM et al. A minimal contrast treatment for apraxia of speech. Clinical Aphasiology 1996; 24: 97–108

[635] Wambaugh JL, Kalinyak-Flizar MM, West JE et al. Effects of treatment for sound and errors in apraxia of speech and aphasia. J Speech Lang Hear Res 1998; 41: 725–743

[636] Wambaugh JL, Martinez AL, McNeil MR et al. Sound production treatment for apraxia of speech: overgeneralization and maintenance effects. Aphasiology 1999; 13: 821–837

[637] Wambaugh JL, Martinez AL. Effects of rate and rhythm control treatment on consonant production accuracy in apraxia of speech. Aphasiology 2000; 14: 851–871

[638] Wambaugh JL. Stimulus generalization effects of sound production treatment for apraxia of speech. J Med Speech Lang Pathol 2004; 12: 77–97

[639] Wambaugh JL, Duffy JR, McNeil MR et al. Treatment guidelines for acquired apraxia of speech: A synthesis and evaluation of the evidence. J Med Speech Lang Pathol 2006; 14: 15–33

[640] Wambaugh JL, Duffy JR, McNeil MR et al. Treatment guidelines for acquired apraxia of speech: Treatment descriptions and recommendations. J Med Speech Lang Pathol 2006; 14: 35–67

[641] Wambaugh JL, Mauszycki SC. Sound production treatment: application with severe apraxia of speech. Aphasiology 2010; 24: 814–825

[642] Wambaugh JL, Nessler C, Wright S et al. Sound production treatment: effects of blocked and random practice. Am J Speech Lang Pathol 2014; 23: S225–S245

[643] Wambaugh JL. Sound Production Treatment Video; 2016. https://www.medbridgeeducation.com

[644] Wambaugh JL, Nessler C, Wright S, Mauszycki SC, DeLong C, Berggren K, Bailey DJ. Effects of Blocked and Random Practice Schedule on Outcomes of Sound Production Treatment for Acquired Apraxia of Speech: Results of a Group Investigation J Speech Lang Hear Res 2017; 22; 60(6S): 1739–1751

[645] Wambaugh JL, Wright S, Mauszycki S et al. Combined Aphasia and Apraxia of Speech Treatment (CAAST): Systematic replications in the development of a novel treatment. Int J Speech Lang Pathol 2018; 20(2): 247–261

[646] Wambaugh JL. An expanding apraxia of speech (AOS) treatment evidence base: An update of recent developments. Aphasiology 2020; 35(4): 442–461

[647] Wang J, Wu D, Cheng Y et al. Effects of transcranial direct current stimulation on apraxia of speech and cortical activation in patients with stroke: A randomized sham-controlled study. Am J Speech Lang Pathol 2019; 28: 1625–1637

[648] Wartenburger I, Zakariás L, Schumacher R et al. Die Vielfalt der akademischen Sprachtherapie im Spiegel der patholinguistischen Forschung. Sprachtherapie aktuell: Forschung – Wissen – Transfer 1: Schwerpunktthema: Intensive Sprachtherapie 2020: e2020–02

[649] Watkins KE, Dronkers NF, Vargha-Khadem F. Behavioural analysis of an inherited speech and language disorder: comparison with acquired aphasia. Brain 2002; 125: 452–464

[650] Watkins KE, Vargha-Khadem F, Ashburner J et al. MRI analysis of an inherited speech and language disorder: structural brain abnormalties. Brain 2002; 125: 465–478

[651] Watson MM, Leahy J. Multimodal therapy for a child with developmental apraxia of speech: a case study. Child Lang Teach Ther 1995; 11(3): 264–272

[652] Webb AL, Singh RH, Kennedy MJ et al. Verbal dyspraxia and galactosemia. Pediatric Research 2003; 53(3): 396–402

[653] Weidner K, Lowman J. Telepractice for adult speech-language pathology services: a systematic review. Perspectives of the ASHA Special Interest Groups 2020; 5(1): 326–338

[654] Weinrich M, Zehner H. Phonetische und phonologische Störungen bei Kindern. Dyslalietherapie in Bewegung. 2. Aufl. Heidelberg: Springer; 2004

[655] Wertz RT, LaPointe LL, Rosenbek JC. Apraxia of Speech in Adults. The Disorder and its Management. Orlando: Grune & Stratton; 1984

[656] Wertz RT. Neuropathologies of Speech and Language: An Introduction to Patient Management. In: Johns DF, ed. Clinical Management of neurogenic communicative Disorders. Boston: Little, Brown and Co.; 1985: 1–96

[657] Wertz RT, LaPointe LL, Rosenbek JC. The Disorder and its Management. San Diego: Singular Publishing Group; 1991

[658] West C, Hesketh A, Vail A et al. Interventions for apraxia of speech following stroke (Review). Cochrane Database Syst Rev 2005; 4: CD004 298

[659] Westermann G, Miranda ER. A new model of sensorimotor coupling in the development of speech. Brain Lang 2004; 89: 393–400

[660] Whiteside SP, Varley RA. A reconceptualisation of apraxia of speech: A synthesis of evidence. Cortex 1998; 34: 221–231

[661] Whiteside SP, Dyson L, Cowell PE et al. The relationship between apraxia of speech and oral apraxia: association or dissociation? Arch Clin Neuropsychol 2015; 30: 670–682

[662] Whitmore J. Coaching for Performance. London: Brealey; 1992

[663] WHO – World Health Organization. International Classification of Functioning, Disability and Health (ICF). Geneva: WHO Publication; 2001. https://www.who.int/standards/classifications/international-classification-of-functioning-disability-and-health

[664] WHO – World Health Organization. ICF, Internationale Klassifikation der Funktionsfähigkeit, Behinderung und Gesundheit. Köln: DIMDI; 2004

[665] Wickens S, Bowden S, D'Souza W. Cognitive functioning in children with self-limited epilepsy with centrotemporal spikes: a systematic review and meta-analysis. Epilepsia 2017; 58(10): 1673–1685

[666] Willbold B, Johannsen-Horbach H, Wallesch CW. Zur Therapie der artikulatorischen Apraxie. Sprache – Stimme –Gehör 1984; 8: 24–26

[667] Williams P, Stackhouse J. Rate, accuracy and consistency: diadochokinetic performance of young, normally developing children. Clin Linguist Phon 2000; 14(4): 267–293

[668] Williams P, Stephens H, Nuffield Hearing and Speech Centre. Nuffield Centre Dyspraxia Programme. Medienpaket. 3rd ed. Windsor, UK: Miracle Factory; 2004

[669] Wilson EM, Abbeduto L, Camarata SM et al. Estimates of the prevalence of speech and motor speech disorders in adolescents with Down syndrome. Clin Linguist & Phon 2019; 33 (8): 772–789

[670] Wong ECH, Wong MN, Velleman SL. Clinical practice of childhood apraxia of speech in Hong Kong: a web-based survey study. PLOS ONE 2023; 18(4): e0284109. DOI: 10.1371/journal.pone.0284109

[671] Wurzer I. TOLGS bei VED – Verbale Entwicklungsdyspraxie mit Lautgesten erfolgreich therapieren. Durch Lautgesten gestützter Sprachaufbau bei verbaler Entwicklungsdyspraxie und Late Talkern mit Verdacht auf VED. Sprachförderung und Sprachtherapie in Schule und Praxis 2018; 7(2): 71–79

[672] Yairi E, Seery CH. Stuttering. Foundations and clinical Applications. 3 rd ed. San Diego: Plural Publishing; 2023

[673] Yang F, Tan J, Huang Y et al. Altered language-related effective connectivity in patients with benign childhood epilepsy with centrotemporal spikes. Life 2023; 13: 590. https://doi.org/10.3390/life13020590

[674] Yang J, Li P. Brain networks of explicit and implicit learning. PLoS ONE 2012; 7(8): e42 993. DOI: 101.371/journal.pone-0042993

[675] Yaruss JS, Logan KJ. Evaluating rate, accuracy, and fluency of young children's diadochokinetic productions: a preliminary investigation. J Fluency Disord 2002; 27: 65–86

[676] Yoss KA, Darley FL. Developmental apraxia of speech in children with defective articulation. J Speech Hear Res 1974; 17: 399–416

[677] Yun JH, Shin SM, Son SM. Clinical utility of repeated urimal test of articulation and phonation for patients with childhood apraxia of speech. Children 2021; 8(12): 1106. DOI: 10.3390/children8121106

[678] Zabrowski PM, Anderson JD, Conture EG. Stuttering and related Disorders of Fluency. New York: Thieme; 2022

[679] Zelcer M, Goldman RD. Omega-3 and dyslexia. Canadian Familiy Physician Le Médecin de famille canadien 2015; 61; 768–770

[680] Zhang F, Gervain J, Roeyers H. Developmental changes in the brain response to speech during the first year of life: a near-infrared spectroscopy study of Dutch-learning infants. Infant Behav Dev 2022; 67: 101 724. DOI: 10.1016/j.infbeh.2022101724

[681] Zhang Y, Zhou W, Huang J et al. Neural correlates of perceived emtions in human insula and amygdala for auditory recognition. Neuroimage 2022; 260: 119502. https://doi.org/10.1016/j.neuroimage.2022119502

[682] Ziegler W, Cramon DY von. Disturbed coarticulation in apraxia of speech: acoustic evidence. Brain Lang 1986; 29: 34–47

[683] Ziegler W, Cramon DY von. Timing deficits in apraxia of speech. Eur Arch Psychiatry Neurol Sci 1986; 236: 44–49

[684] Ziegler W, Cramon DY von. Die Sprechapraxie – eine apraktische Störung? Fortschritte der Neurologie und Psychiatrien 1989; 57: 198–204

[685] Ziegler W. Sprechpraktische Störungen bei Aphasie. In: Blanken G, Hrsg. Einführung in die linguistische Aphasiologie. Freiburg: Hochschulverlag; 1991

[686] Ziegler W, Hartmann E, Wiesner I. Dysarthriediagnostik mit dem „Münchner Verständlichkeits-Profil" (MVP) – Konstruktion des Verfahrens und Anwendungen. Nervenarzt 1992; 63: 602–608

[687] Ziegler W, Hartmann E. Das Münchner Verständlichkeits-Profil (MVP): Untersuchungen zur Reliabilität und Validität. Nervenarzt 1993; 64: 653–658

[688] Ziegler W, Jaeger M. Materialien zur Sprechapraxie-Therapie. EKN-Materialien für die Rehabilitation. Dortmund: Verlag modernes Lernen Borgmann; 1993

[689] Ziegler W, Vogel M, Brust D. Beeinträchtigungen der Kommunikation bei Dysarthrie. Ein Fragebogen. München: EKN; 1996

[690] Ziegler W, Vogel M, Gröne B, Schröter-Morasch H. Dysarthrie. Stuttgart: Thieme; 1998

[691] Ziegler W. Auditive Methoden in der Neurophonetik. Habilitationsschrift. München: Ludwig-Maximilians-Universität; 2000

[692] Ziegler W. Sprechapraxie bei Erwachsenen. In: Grohnfeldt M, Hrsg. Lehrbuch der Sprachheilpädagogik und Logopädie. Bd. 2. Erscheinungsformen und Störungsbilder. Stuttgart: Kohlhammer; 2001

[693] Ziegler W. Psycholinguistic and motor theories of apraxia of speech. Semin Speech Lang 2002: 231–244

[694] Ziegler W. Zur Autonomie sprechmotorischer Kontrollfunktionen. Forum Logopädie 2003; 2(7): 6–13

[695] Ziegler W, Brendel B. Sprechapraxie. In: Grohnfeldt M, Hrsg. Lehrbuch der Sprachheilpädagogik und Logopädie. Bd.4. Stuttgart: Kohlhammer; 2003

[696] Ziegler W, Maassen B. The Role of the Syllable in Disorders of spoken Language Production. In: Maassen B, Kent R, Peters H, Lieshout P van, Hulstijn W, eds. Speech Motor Control in normal and disordered Speech. Oxford: New York; 2004

[697] Ziegler W, Zierdt A. Teledignostic assessment of intelligibility in dysarthria: a pilot investigation of MVP-online. J Commun Disord 2008; 41: 553–577

[698] Ziegler W, Jaeger M. Materialien zur Sprechapraxie-Therapie. EKN-Materialien für die Rehabilitation. Dortmund: Verlag modernes Lernen Borgmann; 1993

[699] Ziegler W, Vogel M. Dysarthrie – verstehen, untersuchen, behandeln. Stuttgart: Thieme; 2010

[700] Ziegler W, Staiger A. Motor Speech Impairments. In: Hickok G, Small SL. Neurobiology of Language. London: Elsivier; 2016: 985–994

[701] Ziegler W, Aichert I, Staiger A, Schimeczek M. HWL-kompakt. 2019. https://neurophonetik.de/sprechapraxie-wortlisten

[702] Ziegler W, Aichert, I, Staiger A. Sprechapraxie. Grundlagen – Diagnostik – Therapie. Heidelberg: Springer; 2020

[703] Ziegler W, Aichert I, Staiger A et al. Die Prävalenz der Sprechapraxie bei Patienten mit chronischer Aphasie nach Schlaganfall: Eine Bayes-Analyse. Neurologie & Rehabilitation 2021; 27(S 1): S 13–S 14

[704] Ziegler W, Staiger A, Willmes K et al. The prevalence of apraxia of speech in chronic aphasia after stroke: A Bayesian hierarchical analysis. Cortex 2022; 151: 15–29

[705] Ziemainz H, Hendrich S, Schleinkofer M et al. Der Einsatz von mentalem Training in der Rehabilitation von Schlaganfallpatienten – Review und Effektstärkenberechnung. Physikalische Medizin-Rehabilitationsmedizin-Kurortmedizin 2008; 18: 198–202

[706] Zipse L, Norton A, Marchina S, Schlaug G. When right is all that is left: plasticity of right-hemisphere tracts in a young aphasic patient. Ann N Y Acad Sci 2012; 1252: 237–45

[707] Zuk J, Iuzzini-Seigel J, Cabbage K et al. Poor speech perception is not a core deficit of childhood apraxia of speech: preliminary findings. J Speech Lang Hear Res 2018; 61: 583–592

[708] Zumbansen A, Trembley P. Music-based interventions for aphasia could act through a motor-speech mechanism: a systematic review and case-control analysis of published individual participant data. Aphasiology 2019; 33(4): 466–497

Sachverzeichnis